全国高等院校中药类专业“十二五”规划建设教材

# 中药化学

张　晶　袁　珂　主编



中国农业大学出版社

·北京·

## 内 容 简 介

本书主要内容包括糖和苷类、苯丙素类、醌类、黄酮类、萜类和挥发油、皂苷、强心苷、生物碱及其他类中药化学成分的研究方法。

**图书在版编目(CIP)数据**

中药化学/张晶,袁珂主编. —北京:中国农业大学出版社,2015.2(2021.6 重印)
ISBN 978-7-5655-1159-2

Ⅰ.①中… Ⅱ.①张… ②袁… Ⅲ.①中药化学-高等学校-教材 Ⅳ.①R284

中国版本图书馆 CIP 数据核字(2015)第 002617 号

**书　　名**　中药化学
**作　　者**　张　晶　袁　珂　主编

**策划编辑**　赵　艳　孙　勇　　**责任编辑**　冯雪梅
**封面设计**　郑　川　　**责任校对**　王晓凤
**出版发行**　中国农业大学出版社
**社　　址**　北京市海淀区圆明园西路 2 号　　**邮政编码**　100193
**电　　话**　发行部 010-62818525,8625　　读者服务部 010-62732336
　　　　　　编辑部 010-62732617,2618　　出　版　部 010-62733440
**网　　址**　http://www.cau.edu.cn/caup　　**e-mail** cbsszs @ cau.edu.cn
**经　　销**　新华书店
**印　　刷**　北京鑫丰华彩印有限公司
**版　　次**　2015 年 4 月第 1 版　2021 年 6 月第 2 次印刷
**规　　格**　787×1 092　16 开本　22.5 印张　558 千字
**定　　价**　58.00 元

# 高等院校中医药类专业系列教材
# 编审指导委员会

# 编写人员


**主　编**　张　晶（吉林农业大学）
　　　　　袁　珂（浙江农林大学）

**副主编**　赵　岩（吉林农业大学）
　　　　　孙佳明（长春中医药大学）
　　　　　王文斌（山西农业大学）
　　　　　向　兰（山东大学）

**编　委**　**（按章节顺序排名）**
　　　　　张　晶（吉林农业大学）
　　　　　王文斌（山西农业大学）
　　　　　李　伟（吉林农业大学）
　　　　　孙印石（山东农业大学）
　　　　　李艳辉（沈阳农业大学）
　　　　　段文达（甘肃中医学院）
　　　　　鲁巍巍（沈阳农业大学）
　　　　　袁　珂（浙江农林大学）
　　　　　赵启铎（天津中医药大学）
　　　　　任晓亮（天津中医药大学）
　　　　　赵　岩（吉林农业大学）
　　　　　向　兰（山东大学）
　　　　　刘芳芳（长春科技学院）
　　　　　任　珅（吉林农业大学）
　　　　　孙佳明（长春中医药大学）

# 出版说明

中医药是我国人民在几千年生产生活实践和与疾病做斗争中逐步形成并不断丰富发展起来的一门医学科学，为中华民族繁衍昌盛做出了重要贡献，对世界文明进步产生了积极影响。新中国成立后特别是改革开放以来，党中央、国务院高度重视中医药工作，中医药事业取得了巨大成就。但随着我国经济社会的快速发展，目前我国的中医药事业远不能满足人民群众日益增长的健康需求。

《中共中央国务院关于深化医药卫生体制改革的意见》（中发〔2009〕6号）提出，要坚持中西医并重的方针，充分发挥中医药作用。我国是世界上生物多样性最丰富的国家之一，也是中药资源最丰富的国家。我国约有1.28万种中药材资源，包括1.114万种药用植物和0.158万种药用动物。中药工业产值已超过医药产业总产值的1/3，与化学药、生物药呈现出三足鼎立之势。以中医药为代表的传统医学日益受到国际社会的广泛重视和认可。中医药对人体生命质量、健康状况和生活状况提升的效用也越来越被人们广泛认识，其独特的优势和巨大价值日益显现。随着人们健康观念的变化和医疗模式转变，中医药事业正以新的姿态快速发展。但其进一步发展也面临着许多新情况和新问题，中医药产业发展和中药资源保护之间的矛盾日益突出。野生中药资源破坏严重、道地药材以及部分规范栽培品种产量不能完全满足中药产业需求。中药材价格大幅波动，市场极不稳定。同时，药用植物的大量采集和挖掘，不但使中药材资源生物多样性受到严重破坏，对生态环境也造成了严重的威胁；部分中药材不仅产量不稳定，而且重金属、农药残留污染严重，已影响到复方中成药品种的持续供应以及国家基本药物的安全与保障。

《国务院关于扶持和促进中医药事业发展的若干意见》（以下简称《意见》）（国发〔2009〕22号）从国家发展战略高度提出了“提升中药产业发展水平”的要求。《意见》指出，要遵循中医药发展规律，保持和发扬中医药特色优势，推动继承与创新，丰富和发展中医药理论与实践，促进中医中药协调发展，为提高全民健康水平服务。《意见》重申，要整理研究传统中药制药技术和经验，形成技术规范。促进中药资源可持续发展，加强对中药资源的保护、研究开发和合理利用。要保护药用野生动植物资源，加快种质资源库建设。加强珍稀濒危品种保护、繁育和替代，促进资源恢复与增长。《意见》强调，要加强中医药人才队伍建设。人才匮乏是制约中医药事业发展的瓶颈。高等教育是中医药人才培养的重要途径。中医药事业整体健康发展需要培养更多的复合型、交叉型、多学科型的应用人才。

为深入贯彻落实《国家中长期教育改革和发展规划纲要（2010—2020年）》、《医药卫生中长期人才发展规划（2010—2020年）》和《中医药事业发展“十二五”规划》，推进《中医药标准化中长期发展规划纲要（2011—2020年）》的实施，培养传承中医药文明、促进中医药事业发展的复合型、创新型高等中医药人才，推动中医药类专业教育教学改革和发展，中国农业大学出版社以整体规划、系列统筹和立体化建设等方式，组织全国37所院校的近200位一线专家和教师，启动了“全国高等院校中医药类专业系列教材建设工程”。本系列教材秉承“融合、传承、创新、发展、先进”的理念，在全体参编的老师共同努力下，历经近3年时间，现各种教材均已达到了“规划”预定的目标和要求，第一批共计21种教材将陆续出版。

本系列教材的运作和出版具有以下特点：

一、统筹规划、整体运作、校际合作、学科交融。站在中医药类专业教学整体的高度，审核确定教材品种和教材内容，农林类专业院校教师与中医药类专业院校教师积极参与，共同切磋研讨，极大地促进了这两类院校在中医药类专业教育平台的融合，尤其是促进了中医药学与中医药资源学的融合，起到了学科优势互补的积极作用。

二、同期启动、同步研讨、品种丰富、覆盖面广。同期启动21种教材的编写出版工作，37所院校近200位教师参与编写，系列教材基本覆盖了中医药类专业主干课程，是目前中医药类专业教材建设力度最大的一次。各院校教师积极参与，共同研讨，在教学理念、教材编写和体例规范上达成广泛共识，提升了教材的适用性。

三、最新理论、最新技术和最新进展及时融入，教材先进。本系列教材体现了中医药学科的文化传承特性，较好地将传承与发展、理论与实践有机结合，融入了学科最新理论、最新技术和最新进展以及各院校中医药类专业近年来的教学改革成果，使得教材具有较强的先进性。

四、立项建设、严格要求、专家把关、确保质量。经过广泛深入的选题调，在与多所院校广泛沟通达成共识后，中国农业大学出版社确定了以立项的方式实施“中医药类专业系列教材建设工程”。“教材建设工程”历时近3年，在系列教材编审指导委员会的统一指导下，各项工作始终按照既定的编写指导思想、运行方式和质量保障措施等规定严格运行，保障了教材编写的高质量。

中医药类专业系列教材建设是一种尝试、一种探索，我们衷心希望有更多的院校、更多的教师参与进来，让我们一起共同为我国中医药事业的健康发展，为中医药专业高等人才培养做出贡献。同时，我们也希望选用本系列教材的老师和同学对教材提出宝贵意见，使我们的教材在修订时质量有新的提高。

**全国高等院校中医药类专业系列教材编审指导委员会**

**中国农业大学出版社**

2014年6月

# 前　言

中药化学是中药学及相关专业的专业基础课。中药化学是结合中医药基本理论和临床用药经验，运用化学的理论和方法及其他现代科学理论和技术等研究中药中化学成分的学科。通过中药化学教学使学生掌握中药中有效成分的结构类型、理论性质及提取、分离、检识的基本理论和技能，熟悉对单味中药中成分的系统检识和有效成分的结构鉴定，为今后从事中药剂型改进、中药炮制方法及成品质量控制和研制新药、建立和完善中药的质量评价标准奠定必要的理论基础。希望对学生掌握中药化学成分的基本知识，对将来从事相关的工作，对准备研究生考试提供有益的指导和帮助。

本教材编写任务由张晶（吉林农业大学，第 1 章）、王文斌（山西农业大学，第 2 章）、李伟（吉林农业大学，第 3 章）、孙印石（山东农业大学，第 3 章）、李艳辉（沈阳农业大学，第 4 章）、段文达（甘肃中医学院，第 5 章）、鲁巍巍（沈阳农业大学，第 6 章）、袁珂（浙江农林大学，第 7 章）、赵启铎（天津中医药大学，第 8 章）、任晓亮（天津中医药大学，第 8 章）、赵岩（吉林农业大学，第 9 章）、向兰（山东大学，第 10 章）、刘芳芳（长春科技学院，第 11 章）、任珅（吉林农业大学，第 11 章）、孙佳明（长春中医药大学，第 12 章）共 15 位此门课程的主讲教师共同完成，他们也是直接从事中药化学的研究者，具有丰富的科研及教学经验。

本教材编写过程中力求内容精练、深入浅出、脉络清晰，且编者将自身研究成果及相关领域的最新研究进展融入其中，提出了中药化学成分的新结构类型、新的活性、新的研究方法，充分反映了中药化学的研究现状和发展趋势。

教材设计理论教学时数为 48～72 学时，共分 12 章，每章按照各类成分结构类型、理化性质、结构研究、提取分离方法、研究实例的顺序进行教学，并建议了较高（▲）及选讲（▲▲）内容，可根据专业教学需要进行选择。

尽管我们做了最大的努力，但因编者学术水平及编写能力有限，不当之处在所难免，敬请广大师生和读者予以指正。

编　者

2014 年 7 月

# 目　　录

# 第1章　绪论

**教学目的和要求：**

1. 掌握中药化学的研究对象及基本名词。
2. 掌握各类化学成分的生物合成途径。
3. 了解中药化学的发展历程，研究任务及研究意义。

中药是我国传统防治疾病的重要武器，与中医一起构成了中华民族文化的瑰宝。我国劳动人民在与疾病做斗争的长期实践中，在辨认、采集、种植、炮制和使用中药方面积累了宝贵的经验。目前，中药除少数品种如青黛、冰片、阿胶等为人工制品外，其他均来自于植物、动物、矿物的天然制品，种类繁多，其中以植物来源为主。根据全国中药资源普查的资料和有关文献总结可知，我国中药资源有12 820种之多，其中药用植物11 146种，药用动物1 590种，药用矿物84种，常用的中药为700种左右。来源各异的中药中的化学成分也是十分复杂的。

我国古代的先祖们在中药化学成分的领域内创造出不少领先于同时代的研究方法和成果。例如，在炼丹的实践中发展了汞、锌等制剂，开创了无机化学制备药物的先河。酶水解、酸水解、碱水解以及其他一些提取、分离制备纯成分药物的方法和实践仍然在现代中药化学研究中被应用，如：明代李梴的《医学入门》(公元1575年)中记载的用发酵法从五倍子中获得没食子酸的方法，即"五倍子粗末，并矾、曲和匀，如作酒曲样，入瓷器遮不见风，候生白取出"；李时珍《本草纲目》39卷中有"看药上长起长霜，则药已成矣"的记载，其中的"生白"、"长霜"均是指没食子酸结晶之意，这是世界上最早用发酵法从中药，也是从天然药物中分离得到的有机酸结晶。此后约200年，瑞典药剂师、化学家舍勒(K. W. Schelle)才于1796年将酒石(酒石酸氢钾)先转化为钙盐，再用硫酸分解制得酒石酸。《本草纲目》卷34记载了用升华法制备、纯化樟脑的过程，而欧洲直到18世纪下半叶才制备提纯了樟脑。

但是，令人遗憾的是到了近代，直至新中国成立前，在西医药学急速发展的面前，中医药的发展却处于停滞状态，逐渐失去了一些领域中的优势。19世纪初，法国药学家Derosone(1804年)和德国药学家F. A. W. Sertürer(1806年)先后从鸦片中提取分离出具有镇痛镇咳作用的有效成分吗啡(morphine)，开创了现代从天然药物中提取分离有效成分的历史。此后，一些具有药理作用的成分不断地从药用植物中被分离出来，如奎宁(quinine)、阿托品、麻黄碱、芦丁(rutin)、利血平、甘草皂苷、洋地黄毒苷等。在相当长的时期内，包括天然药物化学在内的整个天然药物研究领域的优势一直倾向于欧美国家和日本。

21世纪的今天，人类生活、生存条件的变化，现代疾病对人类的威胁正在或已经取代了以往的传染性疾病，人类的医学模式已经由"生物医学"向"生物—心理—社会医学"转变。因此，医疗模式也由单纯的疾病治疗转变为预防、保健、治疗、康复相结合的模式，各种替代医学和传统医学发挥着越来越大的作用。另外，由于化学药物毒副作用大，易产生抗药性，对一些世界性的疑难病症疗效不佳且使药源性疾患增多，已难以满足人们日益提高的健康需求。在人类“回归自然”的浪潮中，天然药物由于毒副作用小，越来越受到人们的青睐。从20世纪50年代起，特别是70年代后期，随着我国中医药事业发展取得的显著成绩，中医药学更引起了世人的高度重视。尤其中药，其本身就是在人们经过数千年同疾病做斗争的过程中，筛选证实其确有疗效而保留下来的，因而，从中药中发现新的活性成分并进而开发成新药的命中率是很高的，这就更使得国内外科学家把期待的目光投向中药。中西方的学者及一些国际医药学知名机构，都对中药的研究产生了浓厚的兴趣。学者们将中西方医药学研究的新技术、新方法相互借鉴，在中药的种质资源、栽培加工、质量评价、药理作用及作用机理、临床应用等方面都进行了系统的研究，取得了一大批领先世界的研究成果并与中国传统医学相结合，形成了新的学说。

从近十几年的国内外中药研究状况来看，在研究思路方面，更加注重以活性为指标，追踪有效成分的分离，特别是国内尤为重视建立符合中医药理论的活性指标，以使研究更能体现中医药特色及为发展中医药学服务，从这点来说，从中药单味药研究向中药复方研究的发展，则是这种研究思路进一步发展的必然。从具体研究目标上看，多针对或根据临床医疗实际的需要，希望从中药中寻找出对目前严重危害或影响人类健康和生存的疾病如癌症、艾滋病、心脑血管系统疾病、病毒性疾病、老年性疾病等确有疗效的有效成分或药物。在研究方法和手段上，更加重视引进和结合现代科学技术的最新理论和技术成果，这不仅大大加快了研究的速度、提高了研究水平，极大地拓展了研究工作的深度和广度，甚至许多过去令人望而生畏、不敢涉足的领域如机体内源性生理活性物质，微量、水溶性、不稳定的成分，大分子物质如多糖、多肽、鞣质等以及中药复方药效物质基础等的研究都已成为可行或可能。此外，对具有新、奇、特结构骨架的化合物的追求，以及对新的天然药物资源的寻找，如对海洋生物的积极热情也是这个时期引人注目的现象。

## 1.1 中药化学的研究对象、任务及意义

### 1.1.1 中药化学的研究对象

中药化学是一门结合中医药基本理论和临床用药经验，运用化学的理论和方法及其他现代科学理论和技术等研究中药中化学成分的学科。

中药化学的研究对象是中药防治疾病的物质基础——中药化学成分，即有效成分。任何一种中药的化学成分都是十分复杂的，如《本草纲目》记载大黄主治“下瘀血、血闭、寒热、破瘕积聚、留饮宿食、荡涤肠胃、推陈出新、通利水谷、调中化食、安和五脏……下痢赤白、里急腹痛、小便淋沥、实热燥结、潮热谵语、黄疸诸火疮”。只一味大黄即有如此多方面的功效，是与大黄含有的多种化学成分直接相关的，大黄中具有泻下作用的是番泻苷(sennosides)类成分，而游离蒽醌苷元则对多种细菌有抑菌活性，芪类成分则可能是抗高血脂的有效成分，苯丁酮类具有一定的镇抗炎作用，大黄鞣质具有明显的降低血清尿素氮的作用，由此证明了大黄多种功效的来源。中药的化学成分与其功效或药理作用的相关性研究，对于阐明中药的科学性是不可或缺的。这些具有一定的生物活性，能起到治疗疾病作用的化学成分，称为有效成分，其往往是各种中药中所特有的化学成分。

中药中除含有效成分外，还有一些化学成分是普遍存在的，例如，百合中含有 4% 的蛋白质，甘草中含有 5%～13% 的还原糖，山药、葛根、何首乌中富含淀粉，几乎所有的绿色植物均含有大量的叶绿素，而这些蛋白质、鞣质、碳水化合物、色素、油脂、树脂和无机盐等成分一般无生物活性，不起药效，称为无效成分。对于有效成分和无效成分的划分并不是绝对的，随着科学的发展，某些过去被认为是无效的成分，如一些多糖、蛋白质和油脂，现在已发现了它们的新的生物活性，栝楼中的蛋白质就是具有引产作用的天花粉。此外，一些中药中的化学成分本身不具有生物活性，也不能起防病治病的作用，但是，它们受采收、加工、炮制或制剂过程中一些条件的影响而产生次生物质，或它们口服后经人体胃肠道内的消化液或细菌等的作用后产生的代谢产物，以及它们以原型的形式被吸收进入血液或被直接注射进入血液后在血液中产生的代谢产物却具有防病治病的作用，这些化学成分也应被视为有效成分。另一方面，随着中药化学研究的深入，某些过去被认为是有效成分的化合物也在被不断地修改或进一步完善，如麝香的抗炎有效成分被证实是多肽而不是过去认为的麝香酮。需要注意的是，每种中药的有效成分一般都含有多种，可能是同一结构类型的，也可能是不同结构类型的。在中药化学中，常将含有一种主要有效成分或一组结构相近的有效成分的提取分离部位称为有效部位，如人参总皂苷、苦参总生物碱、银杏叶总黄酮、大黄总蒽醌等。将含有两类或两类以上有效部位的提取分离部分称为有效部位群，如醚提取物、醇提取物、水提取物等。这些有效部位及有效部位群中都会含有其他无效成分。因此，对中药有效成分与无效成分的概念不能以简单机械的态度去理解。一种中药往往有多种临床用途，其有效成分可以有一个或多个。如鸦片中的吗啡具有镇痛作用，罂粟碱有解痉作用，而可待因具有止咳作用，它们只分别部分地代表了鸦片的临床疗效，因此，对中药中有效成分的研究必须缜密、系统、全面地进行，才能阐明其真正的药效物质基础。

中药的化学成分，特别是有效成分的复杂性虽然增加了中药化学的研究难度，但也使中药化学的研究变得更加富有挑战性和饶有兴趣。

## 1.1.2 中药化学研究的任务与主要内容

中药化学主要是研究中药中有效成分的化学结构、物理化学性质、提取、分离、检识、结构鉴定或确定、生物合成途径和必要的化学结构的修饰和改造，以及有效成分的结构与中药药效之间的关系等。

祖国医药学经历数千年，形成了与西医西药迥然各异的科学体系，中医中药是在临床治疗经验的基础上发展起来的；西医西药是在解剖学、生理学的基础上发展起来的。中医的用药是在中医“辨证论治”的理论指导下，在临床实践中总结、归纳出来的。从中药的采集、炮制、配伍到制剂等各个环节都注意到形色气味、升降浮沉和归经等方面。而中药的复方配伍更能体现中医理论的整体观念。通过中药化学成分的研究，可以阐明中医用药的基本理论。

### 1.1.2.1 阐明中药的药效物质基础

通过对中药进行有效成分的研究，不仅可以阐明中药产生功效的本体究竟为何物的核心问题，也为探索中药防治疾病的原理提供了前提和物质基础，促进了中药药理学的发展。

迄今为止，许多中药，特别是一些常用中药的化学成分或有效成分已被较为深入地进行了研究，其防治疾病的物质基础已被阐明。如麻黄是具有发汗散寒、宣肺平喘、利水消肿等功效的常用中药。现代研究证明，麻黄中的挥发油成分 $\alpha$-松油醇（$\alpha$-terpineol）能降低小鼠体温，是其发汗散寒的有效成分；其平喘的有效成分是麻黄碱（ephedrine）和去甲麻黄碱（norephedrine），前者具有肾上腺素样作用，能收缩血管、兴奋中枢，后者亦有松弛支气管平滑肌的作用；而利水的有效成分则是伪麻黄碱（pseudophedrine），它具有升压、利尿的作用。

### 1.1.2.2 阐明中药化学成分与药性之间的关系

中药理论是中医药学理论体系的重要组成部分，其核心则是以性味、归经、升降浮沉等为主要内容的中药药性理论，也是指导中医临床用药的重要依据。中药药性理论的现代研究在近些年虽然有所进展，但在学术思想和研究方法上仍无突破性进展。尽管如此，从研究中药的生理活性和产生这些活性的物质基础——有效成分入手，对阐明中药药性的科学内涵大有裨益的。

近年来，一些学者探讨了中药的化学成分与中药药性之间的关系，并取得了一些有意义的研究结果。如通过对热证和寒症患者治疗前后植物神经平衡状态的测量与尿中儿茶酚胺类及17-羟皮质酮的系统测定，发现寒症大鼠表现为心率减慢、尿中儿茶酚胺和17-羟皮质酮的排出量减少、耗氧量降低；热证大鼠则相反。温热药附子、吴茱萸、细辛、高良姜、丁香等都含有消旋去甲乌药碱（*DL*-demethylcoclaurine），此成分为 $\beta$-受体激动剂，具有加强心肌收缩力，加快心率，促进脂肪、糖代谢等一系列作用，这些作用与热性药的药性基本一致，故推测去甲乌药碱可能是“热药”中药的有效成分。通过研究还发现一些温药如麻黄、陈皮、青皮有升压、强心作用。在这些中药中，麻黄含有麻黄碱，陈皮、青皮含新福林（synephrine），这两种化学成分及去甲乌药碱与肾上腺素都具有儿茶酚胺（catecholamine）的类似结构，由此进一步提出中药中具有儿茶酚胺类结构的化学成分可能是“热性”中药的物质基础。

对中药的化学成分与中药药味之间的相关性进行的研究也总结出一些初步规律。如以辛味药为例，辛味药含挥发油成分者最多，其次是苷类和生物碱。许多药理实验研究证明，麻黄、桂枝、紫苏、细辛、防风、生姜等解表药均有发汗解热作用。14 味行（理）气药中的 13 味为辛味，其化学成分以含挥发油成分者占多数，如枳实、陈皮、佛手、厚朴、木香、香附、乌药、荔枝核等均含有挥发油及其他活性成分。

在中药归经的研究中，可以探讨同一归经中药的相同化学成分或相同结构类型的化学成分，以此阐明归经的物质基础。也有学者通过研究中药化学成分的药理作用或通过考察中药中某种有效成分在体内药物代谢动力学的特点，来探讨与归经的关系。前者如麻黄碱对支气管平滑肌有解痉作用和升压作用等，伪麻黄碱有明显的利尿、抗炎作用，从肺主气、与膀胱相表里等中医理论来看，麻黄的主要药理作用说明其入肺、膀胱经是有依据的。再如川芎嗪（tetramethylpyrazine）是川芎的有效成分，川芎嗪在动物体内主要分布在肝脏和胆囊中，与川芎归肝、胆经相一致。

### 1.1.2.3 阐明中药复方配伍的原理

中药在临床上大多是以复方的形式应用。为了阐明中药复方配伍理论的科学内涵，有必要对复方进行有效成分的研究。对单味药中有效成分的研究，是开展中药复方有效成分研究的前提和基础。从药效学方面看，中药通过配伍，或可加强疗效，或可降低毒性和副作用，或可改变与影响药效。从有效成分方面看，配伍而成的方剂，不是单味药有效成分的简单加和，在中药方剂的煎煮或剂型制备过程中，各中药中所含有效成分之间会产生物理的或化学的相互作用，从而使方剂中的有效成分无论在质还是在量的方面都与单味药有所改变。

中药方剂各组成药味的有效成分在制剂中或可提高相互的溶解度，从而提高药效。如很多含柴胡的方剂常配伍人参，经研究证明，柴胡的主要有效成分是柴胡皂苷A、D(saikosaponin A、D)等，因水溶性较差，用水煎煮溶出率较低。与人参配伍后，人参中的有效成分——人参皂苷有助溶作用，可大幅度提高柴胡皂苷的溶出率，从而提高了临床疗效。甘草与甘遂配伍是中药"十八反"之一。研究结果表明，在煎煮过程中，甘草中的有效成分甘草皂苷(glycyrrhizin)能增加甘遂的毒性成分甾萜类成分的溶出率，使其毒性增加，故甘草不宜与甘遂配伍是有道理的。

中药方剂各组成药味的有效成分之间通过配伍产生化学变化的情况也比较多。含生物碱的中药与含酸性成分的中药配伍时，往往会因它们之间产生难溶性物质而使有效成分在煎煮液中的含量降低。如黄连与吴茱萸配伍，黄连中的小檗碱(berberine)和吴茱萸中的黄酮类化合物生成沉淀而导致含量较单味黄连煎液降低37%。四逆汤由附子、干姜、甘草三味中药组成，其煎液的毒性比单味附子的煎液毒性要小得多，半数致死量约为后者的5倍，表明干姜、甘草与附子配伍，可减低附子的毒性。进一步的研究发现，乌头和甘草合煎与乌头单煎相比，毒性成分乌头碱(aconitine)的溶出率降低了22%，故推测四逆汤的毒性较低，是由于其乌头碱与甘草皂苷生成了难溶与水的物质，使煎液中乌头碱的溶出率降低引起的。

#### 1.1.2.4 阐明中药炮制的原理

中药炮制是中医药学中的一门独特的制药技术。很多中药被用于临床前，都要经过炮制，以达到提高疗效、降低毒副作用、便于贮藏和服用等目的。研究中药炮制前后化学成分的变化，将有助于阐明中药炮制的原理、改善传统的炮制方法、制定控制炮制品的质量标准、丰富中药炮制的内容等。如延胡索的有效成分为生物碱类化合物，用水煎煮溶出量甚少，醋炒后，延胡索中的生物碱与醋酸结合成易溶于水的生物碱醋酸盐，使水煎液中溶出的总生物碱含量增加，从而增强了延胡索的镇痛作用。乌头和附子均为剧毒药，其毒性成分主要为乌头碱等双酯型生物碱。将乌头用蒸、煮等方法进行炮制，使乌头碱等化合物的酯键水解，生成毒性较低的醇氨型乌头原碱(aconine)。制乌头仍保留镇痛消炎的作用，但毒性却大大降低。黄芩有浸、烫、煮、蒸等炮制方法。过去南方认为"黄芩有小毒，必须用冷水浸泡至色变绿去毒后，再切成饮片，叫淡黄芩"。而北方则认为"黄芩遇冷水变绿影响质量，必须用热水煮后切成饮片，以色黄为佳"。中药化学的研究表明，黄芩在冷水浸泡过程中，其有效成分黄芩苷可被药材中的酶水解成黄芩素，后者不稳定易氧化成醌类化合物而显绿色。药理学研究也证明，生黄芩、淡黄芩的抑菌活性比烫、煮、蒸的黄芩低。可见用冷水浸泡的方法炮制，使有效成分损失导致抑菌活性降低，而用烫、煮、蒸等方法炮制时，由于高温破坏了酶的活性，使黄芩苷免遭水解，故抑菌活性较强，且药材软化易切片。因此，认为黄芩应以北方的蒸或用沸水略煮的方法进行炮制。

### 1.1.3 中药化学成分研究的意义

#### 1.1.3.1 控制中药材及其制剂的质量

中药材作为一种天然药物，其有效成分的生物合成、积累及保持易受品种、产地、栽培条件、采收季节、贮存条件、加工方法等各种自然及人工条件的影响而产生变化，使之以此为原料的中药制剂中有效成分的含量也难以保证，最终导致临床疗效不稳定。中药材和中药制剂有效成分的不稳定性也是影响中药走向世界的一个重要因素。

为了更好地控制中药的质量，在严格按照中药材栽培质量管理规范(GAP)的要求进行中药材栽培、生产，以及严格按照药品生产质量管理规范(GMP)的要求进行中药制剂生产的同时，现在越来越多地应用中药化学的检识反应、鉴别方法、各种色谱法(如薄层色谱法、高效液相色谱法、气相色谱法及高效毛细管电泳法等)以及各种谱学法(如红外吸收光谱法、核磁共振波谱法及质谱法等)对中药材及其制剂进行定性鉴别和含量测定，并尽可能对其生产的全过程进行监控。

在中药材的质量控制中，如果已确定其有效成分，则应以其有效成分为指标，建立定性鉴别和含量测定的方法，以此来控制中药材的生产质量。如果其有效成分不明确时，可采用该中药材的主要化学成分或标志性化学成分为指标进行质量控制。

在中药复方制剂的质量控制中，应尽量选用方剂中的君药、主要臣药以及贵重药、毒剧药中的有效成分作为质量控制的指标。如果中药制剂中的有效成分含量过低，也可选用有效部位来进行检测，如总生物碱、总黄酮、总皂苷等。如果有效部位也不易测定，还可采用对照药材制备成对照溶液进行检测。

近年来，国内许多学者采用各种色谱法或波谱法对中药材及中药制剂有效部位的指纹图谱进行了不少探索，并取得了一些开创性的成果，积累了很多经验，表明以有效部位的指纹图谱控制中药材或中药制剂质量具有多方面的优越性，且是可行的。

总之，作为中药材或中药制剂的质量控制方法，应尽量排除杂质的干扰，专一性要好，反应现象要明显，重现性要好，才能达到有效控制其质量的目的。

#### 1.1.3.2 改进中药制剂剂型，提高药物质量和临床疗效

中药制剂的剂型从汤剂开始，距今已有三千多年的历史，明代《本草纲目》收载的药物剂型已有汤、丸、散、膏、药酒、浸剂、栓剂、糖浆剂、浸膏剂、软膏剂、脏器制剂、蜡丸、锭剂等40余种。但是，至新中国成立前，我国的药物剂型基本保持在原有的水平。一般地讲，汤剂和丸散膏丹等中药传统剂型都存在制剂技术落后、产品比较粗糙、给药途径少、使用不便、用量大、起效慢、卫生指标难以控制、含有的有效成分和临床疗效也不能相对稳定、携带麻烦等缺点，既不能适应现代医学防治疾病的需要，更难适应国际市场的要求。中华人民共和国建立后，对中药剂型的继承、发掘与提高才有较大的发展。特别是自20世纪80年代初以来，随着我国实行改革开放政策和科教兴国战略的实施，中药剂型的改革也出现了迅速的发展。除传统的丸散膏丹外，中药片剂、胶囊剂、颗粒剂、口服液、针剂、粉针剂等现代剂型的产品不断被开发并应用于临床。然而，目前我国中药制剂的技术和产品的质量，与先进发达国家相比还有一定的差距，制剂技

术相对落后、产品粗糙、质量不稳定等问题还没有从根本上得到解决。因此，必须吸收和采用包括药学理论和制药技术在内的各学科当代最新的理论成果和高新技术，以研制开发出高效、优质、安全、稳定的“三效”（高效、速效、长效）、“三小”（剂量小、毒性小、副作用小）、“三便”（贮存、携带、服用方便）的新型中药。只有这样，才能更好地保障我国人民的健康，为世界做出更大的贡献，同时，使我国的医药产业在我国进入 WTO 后，能够在激烈的国际医药市场竞争中立于不败之地。

中药化学在中药制剂的研制中，起着十分重要的作用。如中药的有效成分或有效部位的溶解性、酸碱性、挥发性、稳定性、生物利用度等性质是中药制剂剂型选择的主要考虑因素。如果它们的水溶性较好，可制成注射液、口服液、颗粒剂等，如双黄连注射液、参麦注射液、生脉口服液、板蓝根颗粒剂等。如果它们难溶于水，可考虑制成片剂、胶囊剂、滴丸等，如复方丹参滴丸等。再如中药制剂的制备过程中的提取、精制、浓缩、干燥、灭菌等步骤无不与中药有效成分或化学成分有关。根据中药有效成分或有效部位的理化性质，还可研制出合理可行的工艺，如选择适当的溶剂和提取分离方法、确定被提取中药材的颗粒大小、溶剂的用量和提取的温度、时间、次数等因素，把中药有效成分最大限度地提取分离出来，将杂质最大限度地除去，这是中药制剂过程中的一个重要步骤。中药制剂的稳定性是保证中药制剂安全有效的主要因素，中药有效成分是否稳定对中药制剂的稳定性影响很大。如中药制剂在整个制备加工过程及贮存放置过程中，其中有的中药有效成分受光、热、空气、温度、酸碱度等影响，可能会发生水解、聚合、氧化、酶解等反应，使有效成分破坏，产生化学变化，导致中药制剂变色、混浊、沉淀等，使药效降低或消失，甚至产生毒副作用。因此，应针对中药有效成分的理化性质，通过采用适当的剂型、调整合适的 pH、制备衍生物或采用适当的包装等方法，提高中药制剂的稳定性。

#### 1.1.3.3 开发新药源，创制新药

创新药物的研制与开发，关系到人类的健康与生存，其意义重大而深远。从天然物中寻找生物活性成分，通过与毒理学、药理学、制剂学、临床医学等学科的密切配合，研制出疗效高、毒副作用小、使用安全方便的新药，这是国内外新药研制开发的重要途径之一。特别是从经过数千年的临床实践证明其临床疗效可靠且其药效也已被进行分类整理的中药中寻找其有效成分，并将其研制开发成为新药，是一条事半功倍的研制新药的途径，其成功率要比从一般的天然物开始高得多。但这项工作的技术难度大，需要多学科的协作，研制时间长，且资金的投入大。通过中药有效成分研制出的许多药物，目前仍是临床的常用基本药物，如麻黄素（麻黄碱）、黄连素（盐酸小檗碱）、阿托品（atropine）、利血平（reserpine）、洋地黄毒苷（digitoxin）等药物。

有些中药的有效成分疗效好、毒副作用小、能满足开发成为新药的条件，并且在中药中的含量较高，可以采用从中药材中提取分离的方法制备成药物，供临床使用。如黄连素、吗啡、利血平等药物。有些从中药有效成分研制出来的药物，其化学结构比较简单，可以用化学合成的方法大量生产，如麻黄素、阿托品、天麻素等药物。

有些中药有效成分在药材中的含量少，或该药材产量少、价格高，可以从其他植物中寻找其代用品，扩大药源，大量生产供临床使用。如黄连素是黄连的有效成分，但如果用黄连为原料生产黄连素，其成本很高。通过调查和研究发现，三颗针、黄柏、古山龙等植物中均

含有黄连素，现已作为生产黄连素的原料。一般来说，植物的亲缘关系相近，则其所含的化学成分也相同或相近。因此，可以根据这一规律按植物的亲缘关系寻找某中药有效成分的代用品。

有些有效成分的生物活性不太强，或毒副作用较大，或结构过于复杂，或药物资源太少，或溶解度不符合制剂的要求，或化学性质不够稳定等，不能直接开发成为新药，可以用其为先导化合物，通过结构修饰或改造，以克服其缺点，使之能够符合开发成为新药的条件。如青蒿素是从中药青蒿中分离出来的抗疟疾有效成分，是一个具有过氧化结构的倍半萜类化合物。青蒿素在水和油中的溶解度都不好，临床使用不方便，影响疗效。为了解决青蒿素溶解性能不好的缺点，对青蒿素进行了一系列的化学结构修饰，将青蒿素结构中的羰基还原成羟基，再制备成水溶性的青蒿琥珀单酯钠(artesunate)和油溶性的蒿甲醚(artemether)。这两个青蒿素的衍生物都有速效低毒、溶解性好、生物利用度高、便于临床使用的优点，并均已实现了工业化生产。

从中药中研制开发新药，目前不仅可以将中药的有效成分作为研究开发对象，使之成为1类新中药，而且也可以将单味中药的有效部位或中药复方的有效部位为研究开发的对象，使之成为创新性很高的新中药。同样，中药化学的研究及其结果，在新中药的研制开发中也扮演着极其重要的角色。

## 1.2 中药化学成分简介及其合成途径

### 1.2.1 中药化学成分类型简介

生物体在生长过程中进行着一系列的新陈代谢，形成和积累了各种化学成分，其中包括：生物碱、萜类、甾体、黄酮、蒽醌、香豆素、有机酸、糖类、蛋白质及氨基酸、酶及鞣质等被认为具有药用价值的成分；以及纤维素、叶绿素、蜡、油脂、树脂和树胶等，被认为是具有经济价值的成分。在进行生物体生理活性成分研究时，后者常被作为杂质除去。

我们将一些重要的中药化学成分类型进行简要介绍。

#### 1.2.1.1 糖类

糖类是中药中普遍存在的成分，根据其分子水解反应的情况，糖类可以分为单糖类、低聚糖和多聚糖类及其衍生物。单糖多为无色晶体，有旋光性，味甜，易溶于水，难溶于无水乙醇，不溶于乙醚、苯等极性小的有机溶剂。低聚糖通常是由2～9个分子的单糖脱水缩合而成的化合物，易溶于水，但难溶或几乎不溶于乙醇等有机溶剂。多糖是由10个以上分子单糖脱水而形成的高聚物，大多不溶于水，有的即使溶于水，也只能生成胶体溶液。

#### 1.2.1.2 苷类

苷是糖或糖的衍生物与非糖物质(称为苷元或配基)通过糖的端基碳原子连接而成的化合物。多数是无色、无臭的晶体，能溶于水，可溶于乙醇、甲醇，难溶于乙醚或苯，有些苷可溶于乙酸乙酯、氯仿。而苷元则大多难溶于水，易溶于有机溶剂。

#### 1.2.1.3　醌类化合物

是一类分子中具有醌式结构的化合物。分子中多具有酚羟基，有一定的酸性。游离醌类多溶于乙醇、氯仿、乙醚、苯等有机溶剂，微溶或难溶于水。成苷后，则易溶于甲醇、乙醇，在热水中也可溶解。

#### 1.2.1.4　苯丙素类化合物

是一类以苯丙基为分子基本骨架单位（$C_6—C_3$）的化合物。其中以香豆素和木脂素最具代表性。

1. 香豆素

其可视为由邻羟基桂皮酸形成的内酯，在稀碱溶液中内酯环可水解开环，生成能溶于水的顺邻羟桂皮酸的盐，加酸后可环合成为原来的内酯。游离香豆素溶于沸水、甲醇、乙醇和乙醚；香豆素苷类溶于水、甲醇、乙醇。

2. 木脂素

游离木脂素为亲脂性，难溶于水，能溶于苯、氯仿、乙醚、乙醇等。木脂素苷类水溶性增大。

#### 1.2.1.5　黄酮类化合物

泛指具有两个苯环通过三碳链连接而成（$C_6—C_3—C_6$）的一类化学成分。多具有酚羟基，显酸性。游离黄酮类化合物易溶于甲醇、乙醇、乙酸乙酯、乙醚等有机溶剂及稀碱溶液中。黄酮苷类化合物一般易溶于水、甲醇、乙醇、吡啶等极性溶剂。

#### 1.2.1.6　萜类和挥发油

由甲戊二羟酸代谢途径衍生，基本母核的分子式符合（$C_5H_8$）$_n$ 通式的化合物为萜类化合物。根据分子结构中异戊二烯单位的数目可分为：单萜、倍半萜、二萜、多萜等。单萜和倍半萜类多为具有特殊香气的油状液体或低熔点的固体，常温下可以挥发；二萜和二倍半萜多为结晶性固体。游离萜类化合物易溶于醇及脂溶性有机溶剂，难溶于水。萜类苷化后具有一定的亲水性，能溶于热水、甲醇、乙醇等极性溶剂。

挥发油又称精油，是一类可随水蒸气蒸馏，与水不相混溶的油状液体物质的总称。随来源不同，其所含的组成成分的种类和比例也不同，但主要由萜类和芳香族化合物以及它们的含氧衍生物如醇、醛、酮、酸、酚、醚、内酯等组成，此外还包括含氮及含硫化合物。挥发油多为无色或淡黄色，具芳香味，常温下能挥发，有较强的折光性和旋光性；在水中的溶解度极小，易溶于有机溶剂中，如乙醚、苯、石油醚、乙醇等。

#### 1.2.1.7　生物碱

是一类存在于生物体内的含氮有机化合物，多数具有碱性，有类似碱的性质。游离的生物碱大多不溶或难溶于水，能溶于乙醇、氯仿、丙酮、乙醚和苯等有机溶剂。而生物碱盐尤其是无机酸盐和小分子有机酸盐则易溶于水及乙醇，不溶或难溶于常见的有机溶剂。生物碱多具有特殊而显著的生理活性。如：罂粟中的罂粟碱具有镇痛作用；麻黄中的麻黄碱具有止咳作用；黄连中的小檗碱具有抗菌消炎作用；长春花中的长春花碱具有抗癌作用等。

#### 1.2.1.8 甾体类化合物

是一类结构中具有环戊烷骈多氢菲甾核的化合物。主要有甾体皂苷、强心苷等类成分。甾类化合物多有较好的晶形，能溶于亲脂性溶剂中如石油醚、氯仿等，而不溶于水。甾体皂苷一般可溶于水，易溶于热水、稀醇，不溶或难溶于石油醚、苯、乙醚等亲脂性溶剂。

#### 1.2.1.9 鞣质

又称单宁或鞣酸，是一类复杂的多元酚类化合物的总称，可与蛋白质结合形成致密、柔韧、不易腐败又难透水的化合物。大多为无定形粉末，能溶于水、乙醇、丙酮、乙酸乙酯等极性大的溶剂，不溶于乙醚、氯仿、苯、石油醚等极性小的有机溶剂，可溶于乙醚和乙醇的混合溶液。其水溶液遇重金属盐如醋酸铅、醋酸铜等能产生沉淀，还能与蛋白质、多种生物碱盐类形成沉淀。

### 1.2.2 各类中药化学成分的主要生物合成途径

中药化学成分大多属天然有机化合物，类型复杂，数目庞大，但其结构间却存在着一定的内在联系。通常同类型的化合物结构中都包含着相似的基本组成单位。如苯丙素类化合物具有 $C_6—C_3$ 单位，萜类化合物具有重复的 $C_5H_8$ 单位，脂肪酸、酚类、醌及聚酮类化合物具有 $C_2$ 单位，生物碱类化合物具有氨基酸单位，黄酮类化合物具有 $C_6—C_3—C_6$ 单位等。同类型化合物的合成通常衍生自生物体中的同一代谢途径。

生物体中的成分按照合成途径可分为初生代谢产物和次生代谢产物。初生代谢产物是生物体中普遍存在的维持有机体正常生存的必需物质，如叶绿素、糖类、蛋白质、脂类和核酸等。次生代谢是在特定的条件下，一些重要的初生代谢产物，如乙酰辅酶 A、丙二酸单酰辅酶 A、莽草酸及一些氨基酸等作为前体或原料，进一步经历不同的代谢过程，生成生物碱、黄酮、萜类、皂苷等。次生代谢产物对生物体的生命活动无明显作用，但往往反映了植物科、属、种的特征，且大多具有特殊、显著的生理活性，因此，它们成为中药化学的主要研究对象。了解生物合成的有关知识，不仅对中药化学成分进行结构分类有所帮助，而且对中药化学分类学以及仿生合成等学科的发展有着重要的理论指导意义，对中药材的引种驯化及采用组织培养方法进行中药活性物质生产都有着实际指导意义。次生代谢产物的主要生物合成途径有以下几种：

#### 1.2.2.1 乙酸—丙二酸途径（acetate—malonate pathway，AA—MA 途径）

通过这一途径能生成脂肪酸类、酚类、醌类等化合物。

**1. 脂肪酸类**

乙酰辅酶 A 为这一合成过程的起始物质，丙二酸单酰辅酶 A 起延伸碳链的作用。由缩合及还原两个反应交叉进行，生成各种长碳链的脂肪酸，得到的饱和脂肪酸均为偶数（图 1-1）。如果起始物质为丙酰辅酶 A（propyonyl CoA），则产生碳链为奇数的脂肪酸。支链脂肪酸的起始物质则为异丁酰辅酶 A（isobutyryl CoA）、$\alpha$-甲基丁酰辅酶 A（$\alpha$-methylbutyryl CoA）及甲基丙二酸单酰辅酶 A（methylmalonyl CoA）等。

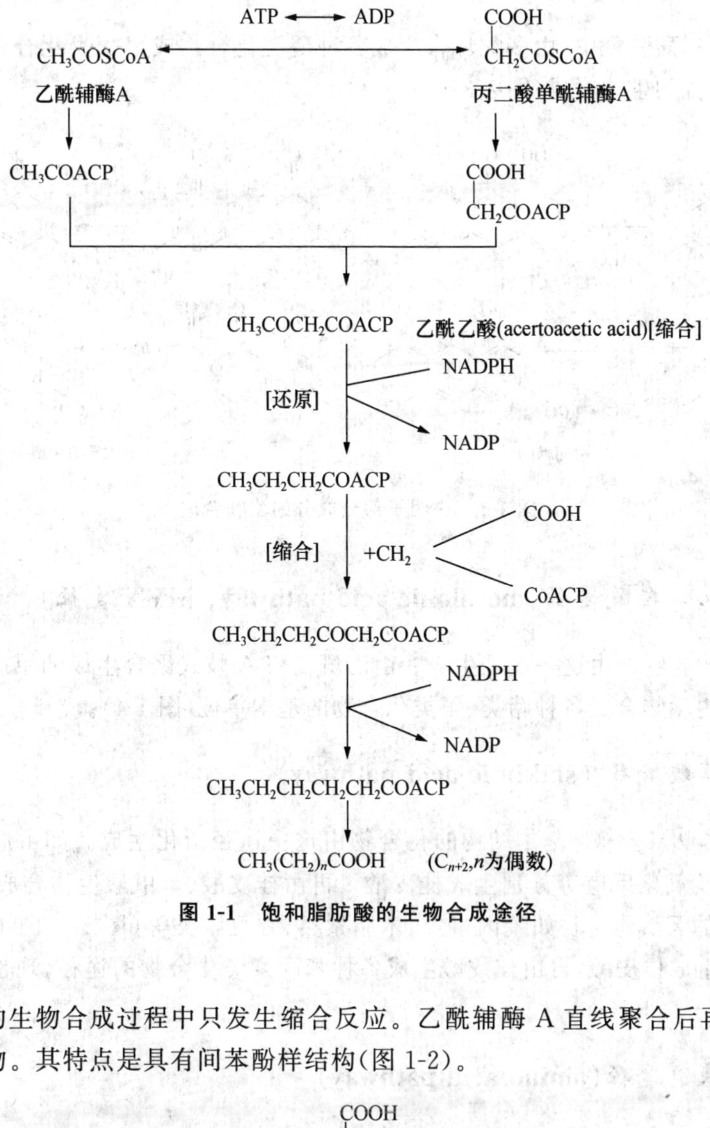


图 1-1　饱和脂肪酸的生物合成途径

## 2. 酚类

这类物质的生物合成过程中只发生缩合反应。乙酰辅酶 A 直线聚合后再进行环合生成各种酚类化合物。其特点是具有间苯酚样结构(图 1-2)。

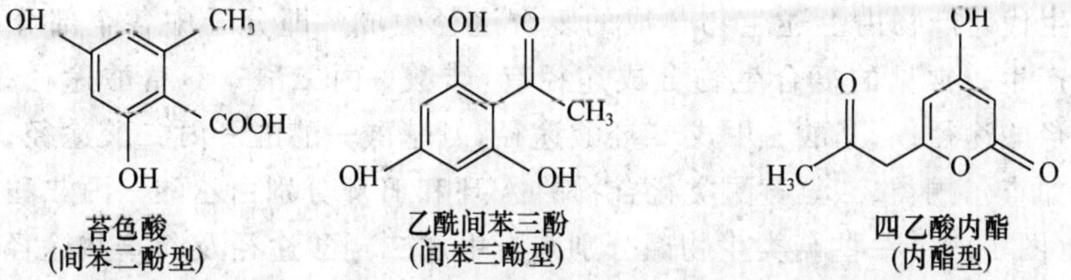


图 1-2　酚类的生物合成途径

3. 醌类

在乙酸—丙二酸途径中，由多酮环合生成各种醌类化合物或聚酮类化合物。如中药决明子中部分有效成分的生物合成(图 1-3)。

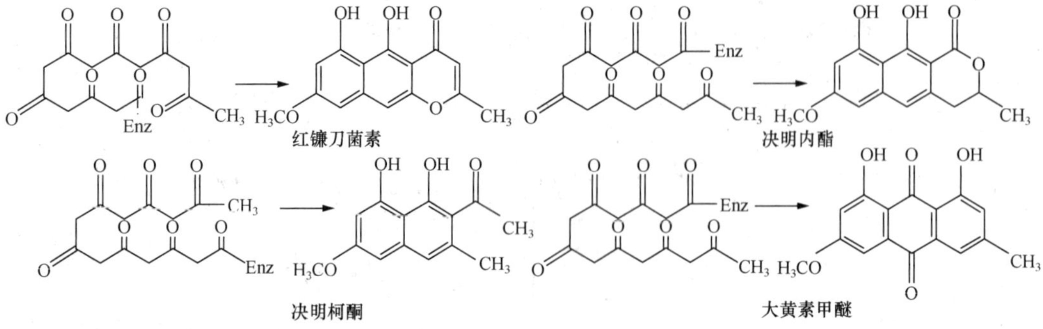


图 1-3 决明子部分成分的生物合成

### 1.2.2.2 甲戊二羟酸途径(mevalonic acid pathway, MVA 途径)

萜类、甾类化合物均由这一途径生成。由乙酰辅酶 A 歧式聚合生成的甲戊二羟酸单酰辅酶 A，是中药体内生物合成各种萜类、甾类化合物的基本单位(图 1-4)。

### 1.2.2.3 莽草酸途径 (shikimic acid pathway)

具有 $C_6$—$C_3$ 及 $C_6$—$C_1$ 基本结构的化合物由这一途径衍化生成。如由此途径生成的苯丙氨酸，经脱氨及氧化反应等分别生成桂皮酸。再由桂皮酸、苯甲酸生物合成各种含 $C_6$—$C_3$ 及 $C_6$—$C_1$ 结构的天然化合物如苯丙素类、木脂素类、香豆素类等(图 1-5，图 1-6)。由莽草酸通过苯丙氨酸，生成桂皮酸，再由桂皮酸生成各种苯丙素类化合物的途径，现也被称为桂皮酸途径(cinnamic acid phthway)。

### 1.2.2.4 氨基酸途径(amino acid pathway)

大多数生物碱类成分由此途径生成。有些氨基酸，如鸟氨酸、赖氨酸、苯丙氨酸、酪氨酸及色氨酸等，经脱羧成为胺类，再经过一系列化学反应(甲基化、氧化、还原、重排等)生成各种生物碱(图 1-7)。

### 1.2.2.5 复合途径

许多次生代谢产物由上述生物合成的复合途径生成。即分子中各个部分由不同的生物合成途径产生。常见的复合生物合成途径有：醋酸—丙二酸—莽草酸途径；醋酸—丙二酸—甲戊二羟酸途径；氨基酸—甲戊二羟酸途径；氨基酸—醋酸—丙二酸途径；氨基酸—莽草酸途径。如查尔酮类、二氢黄酮类化合物的 A 环和 B 环分别由乙酸—丙二酸途径和莽草酸途径生成(图 1-8)。一些萜类生物碱分别来自甲戊二羟酸途径及莽草酸途径或乙酸—丙二酸途径。

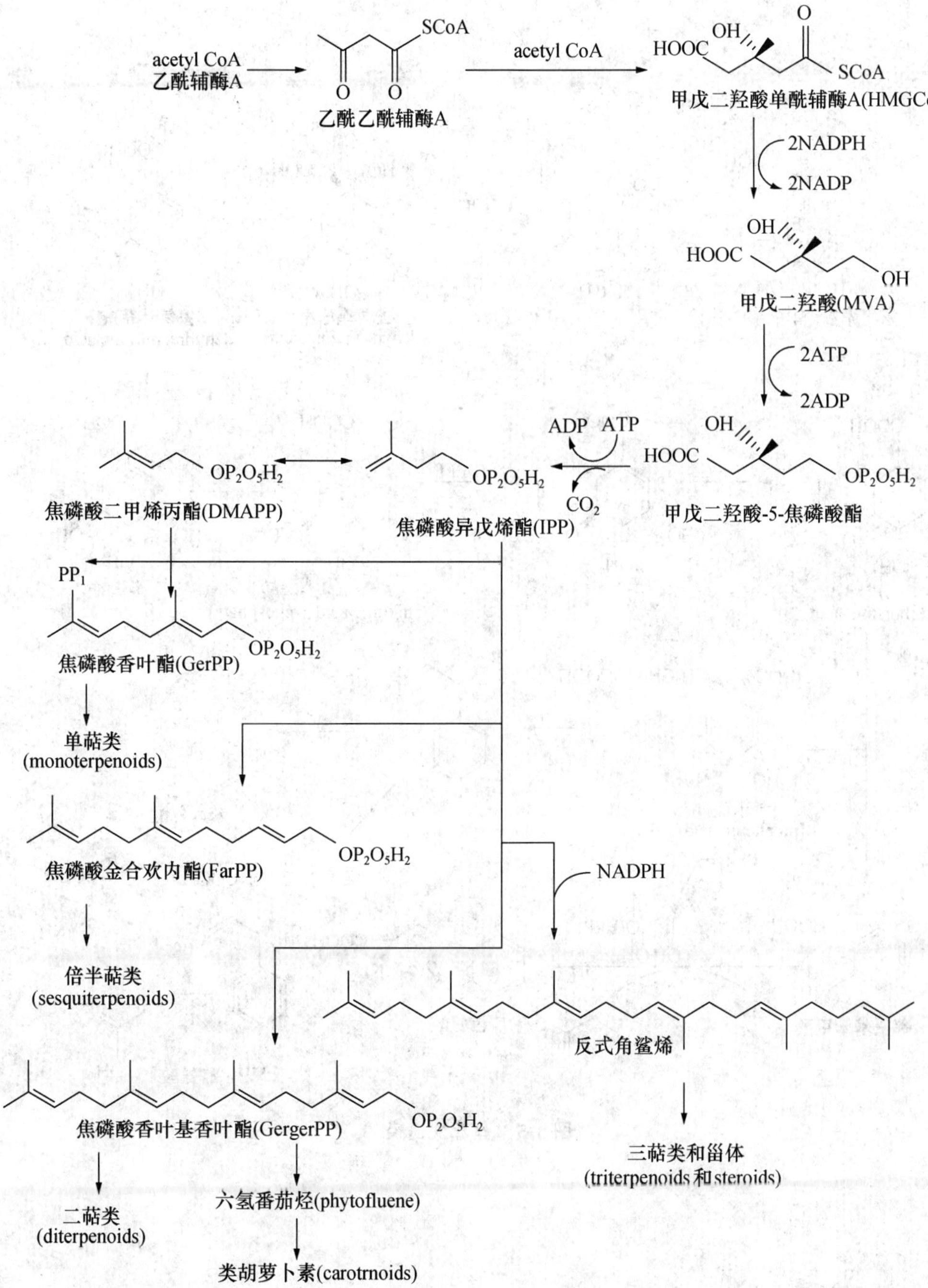
acetyl CoA
乙酰辅酶A
SCoA
乙酰乙酰辅酶A
acetyl CoA
OH
HOOC
SCoA
甲戊二羟酸单酰辅酶A(HMGCoA)
2NADPH
2NADP
HOOC
OH
甲戊二羟酸(MVA)
2ATP
2ADP
ADP ATP
$OP_2O_5H_2$
$CO_2$
焦磷酸二甲烯丙酯(DMAPP)
焦磷酸异戊烯酯(IPP)
甲戊二羟酸-5-焦磷酸酯
$PP_1$
焦磷酸香叶酯(GerPP)
单萜类
(monoterpenoids)
焦磷酸金合欢内酯(FarPP)
NADPH
倍半萜类
(sesquiterpenoids)
反式角鲨烯
焦磷酸香叶基香叶酯(GergerPP)
三萜类和留体
(triterpenoids 和 steroids)
二萜类
(diterpenoids)
六氢番茄烃(phytofluene)
类胡萝卜素(carotrnoids)

图 1-4 甲戊二羟酸途径

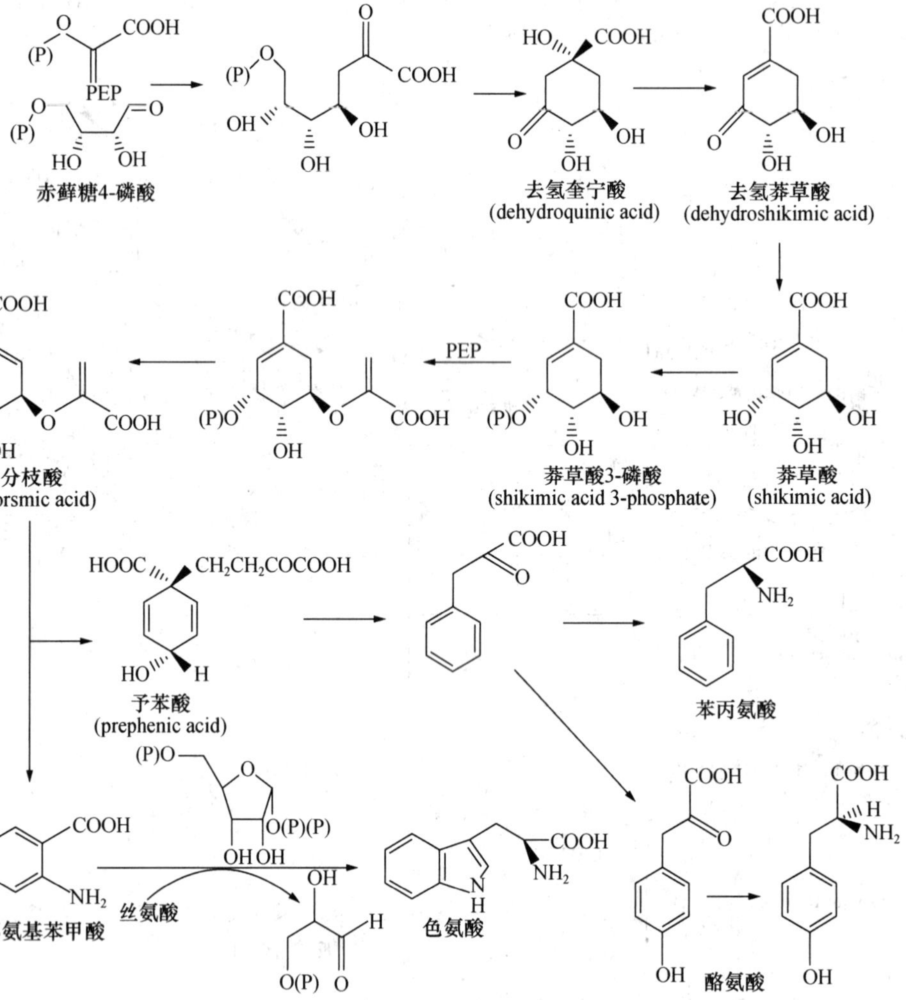
PEP
赤藓糖4-磷酸
去氢奎宁酸
(dehydroquinic acid)
去氢莽草酸
(dehydroshikimic acid)
分枝酸
(chorsmic acid)
PEP
莽草酸3-磷酸
(shikimic acid 3-phosphate)
莽草酸
(shikimic acid)
预苯酸
(prephenic acid)
苯丙氨酸
邻氨基苯甲酸
丝氨酸
色氨酸
酪氨酸

图 1-5 莽草酸途径

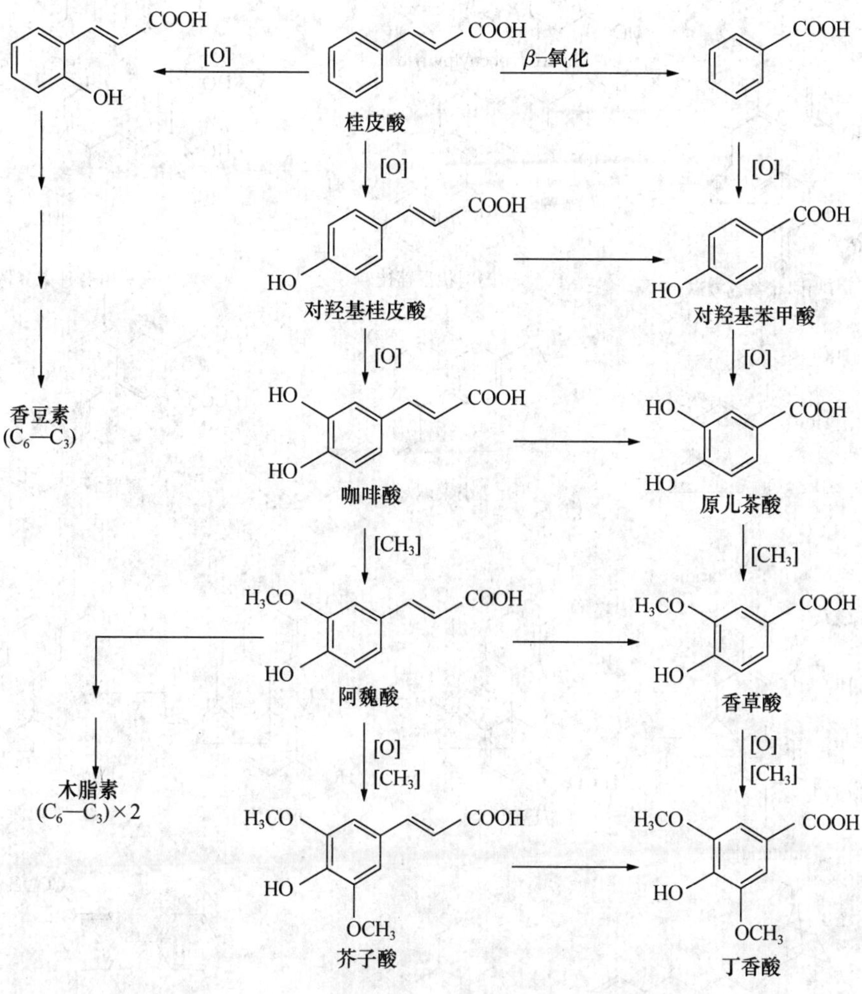


图 1-6　$C_6—C_3$，$C_6—C_1$ 类天然产物生物合成途径

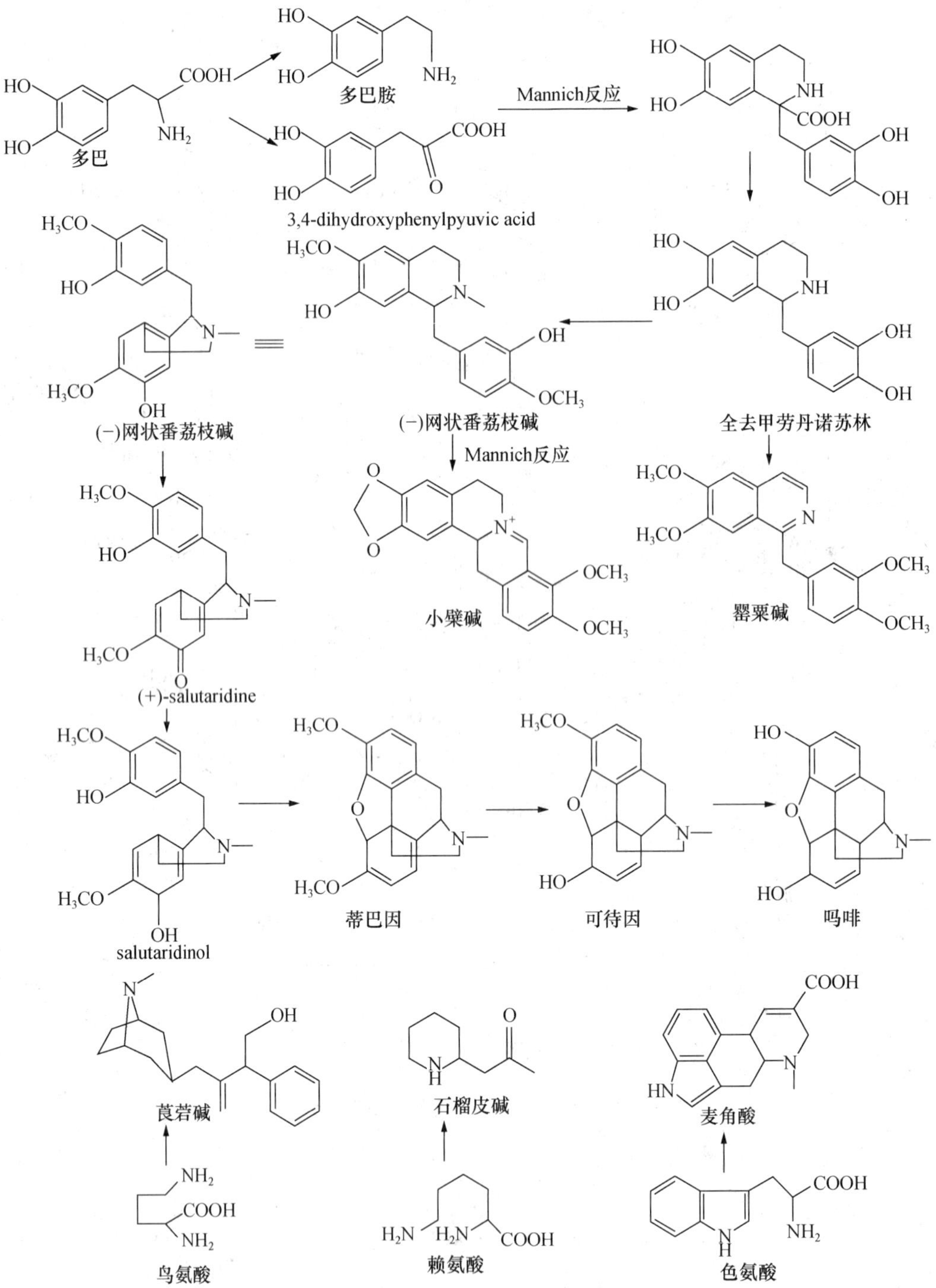
多巴
多巴胺
3,4-dihydroxyphenylpyuvic acid
Mannich反应
(−)网状番荔枝碱
(−)网状番荔枝碱
全去甲劳丹诺苏林
Mannich反应
小檗碱
罂粟碱
(+)-salutaridine
salutaridinol
蒂巴因
可待因
吗啡
莨菪碱
石榴皮碱
麦角酸
鸟氨酸
赖氨酸
色氨酸

**图 1-7 氨基酸途径**

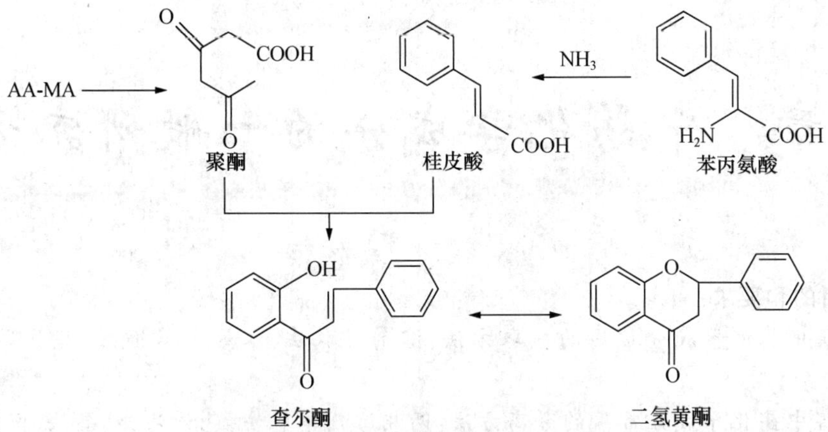


图 1-8　查尔酮、二氢黄酮生成的复合途径

## 参考文献

[1]中国药材公司. 中国中药资源志要. 北京:科学出版社,1994.

[2]吴立军. 天然药物化学. 5 版. 北京:人民卫生出版社,2009.

[3]匡海学. 中药化学. 2 版. 北京:中国中医药出版社,2011.

[4]Facchini P J. Alkaloid biosynthesis in plants: biochemistry, cell biology, molecular regulation, and metabolic engineering application. Annu. Rev. Plant physical plant Mol Biol, 2001, 52:29-66.

# 第2章　中药化学成分的一般研究方法

**教学目的和要求：**

1. 掌握中药化学成分常用的提取方法：溶剂提取法、水蒸气蒸馏法、超临界流体萃取法等。

2. 掌握中药化学成分常用的分离方法：两相溶剂萃取法、色谱法、结晶法、沉淀法、盐析法、膜分离法、分馏法等。

3. 熟悉中药有效成分的类型预试及理化鉴定方法。

4. 了解紫外光谱、红外光谱、质谱、核磁共振谱等在中药化学成分结构鉴定中的应用。

中药材中化学成分通常较为复杂，往往多种成分和大量杂质共存。因此，要深入研究和应用其中的有效成分，就必须将它们从中药中提取出来并加以分离，得到高纯度单体，并进一步进行结构鉴定、活性筛选、药效学等研究。由于中药中化学成分种类繁多，含量差别也较大，所以，中药化学成分的提取、分离和化学结构鉴定是中药化学研究的重要任务之一，也是一项十分艰巨而细致的工作。

## 2.1　中药化学成分的提取方法

中药化学成分的提取是指用适当的溶剂或方法将化学成分从药材组织中提出的过程。这一过程一般应在生物活性或药理学指标跟踪下进行。提取时可结合目标成分的理化性质或活性强弱尽可能多的将其提出，而不需要的成分则尽可能少的提出。但一般情况下，无论用何种溶剂或方法获得的提取物仍含有多种化学成分或杂质，称为总提取物，还需进一步的分离和精制。

另外，为了提高提取效率，提取前一般需要将药材粉碎或切细。而为了便于后续的成分分离，也需要对药材做一些预处理，如含油脂较多的种子，进行脱脂处理；含叶绿素较多的叶、茎类药材需预先除去叶绿素等。

中药化学成分常用的提取方法有溶剂提取法、水蒸气蒸馏法、升华法等。此外还有一些现代辅助提取方法如超临界流体萃取法、酶提取法、超声波辅助提取法、微波辅助提取法等。

### 2.1.1　常用的提取方法

#### 2.1.1.1　溶剂提取法

**1. 溶剂提取法的原理**

溶剂提取法是根据被提取成分的溶解性能，选用对该成分溶解度大，对不需要溶出成分溶解度小的溶剂，而将其从药材组织内溶解出来的方法。溶剂提取法是中药化学成分提取最常用的方法。

溶剂提取法的原理是溶剂由于扩散、渗透作用进入到药材粉末的细胞膜内，溶解溶质，而造成细胞内外的溶质浓度差，细胞内的溶质不断向外扩散，同时溶剂又不断进入药材组织细胞中，直至细胞内外溶质浓度达到动态平衡时，将此饱和溶液滤出，继续加入新溶剂，如此反复多次，就可以把所需要的成分近于完全或大部分溶出。

**2. 提取溶剂的选择**

中药化学成分在溶剂中的溶解度直接与溶剂极性有关。溶剂按极性可分为水、亲水性有机溶剂和亲脂性有机溶剂。一些常用溶剂的极性由弱到强的顺序如下：

石油醚＜四氯化碳＜苯＜二氯甲烷＜氯仿＜乙醚＜乙酸乙酯＜正丁醇＜丙酮＜乙醇＜甲醇＜水

而中药化学成分也有亲水性及亲脂性的不同。一般来说，基本母核相似的成分，其分子中功能基的极性越大、数量越多，则整个分子的极性也越大，亲水性也越强，而亲脂性则越弱。

因此，提取溶剂的选择首先是遵循"极性相似相溶"规律，即亲水性的化学成分易溶于亲水性的溶剂，而难溶于亲脂性的溶剂；亲脂性的化学成分易溶于亲脂性的溶剂，而难溶于亲水性的溶剂。按照这一规律，根据所提取化学成分和共存杂质的亲水性和亲脂性大小的差异，选择适当的溶剂，以最大限度地提取所需要的化学成分，这也是溶剂提取法的关键。此外，所选择的溶剂不能与待提取的化学成分发生化学反应。同时，溶剂要经济、易得、低毒安全。如甲醇、乙醇均是最常用的溶剂，相对而言，甲醇比乙醇有更好的提取效果，但由于甲醇毒性较乙醇大，所以多数情况甲醇仅在实验室研究中应用，而乙醇更适于工业化生产。苯、氯仿毒性较强，一般宜用甲苯代替苯，用二氯甲烷代替氯仿。

**3. 提取方法**

用溶剂提取中药化学成分，常用浸渍法、渗漉法、煎煮法、回流提取法及连续回流提取法等。同时，原料的粉碎度、提取时间、提取温度、设备条件等因素也都能影响提取效率，必须加以考虑。

(1)浸渍法　是将中药粉末或碎块装入适当的容器中，加入适宜的溶剂(一般用稀乙醇或水)，浸渍药材，也可伴以振摇或搅拌，以溶出其中成分的方法。因本法在常温或温热的情况下进行，故适用于遇热易破坏或含较多淀粉、黏液质、树胶、果胶成分的中药提取。

本法简单易行，但浸出率较差，提取时间长，且用水为溶剂，其提取液易发霉变质，须注意加入适当的防腐剂。

(2)渗漉法　是将中药粉末装在渗漉筒中，不断添加新溶剂，使其渗过药材，自上而下从渗漉器下部流出浸出液的一种浸出方法(图 2-1)，是浸渍法的发展。当溶剂渗进药粉溶出成分密度加大而向下移动时，上层的溶液或稀浸液便置换其位置，造成良好的质量浓度差，使扩散能较好地进行，故提取效果优于浸渍法，提取液也较澄清。但木法溶剂消耗量大，提取时间长。

(3)煎煮法　是最早使用的传统的浸出方法，是将中药粉末加水煮沸，以提取化学成分的方法。本法简便易行，大部分成分可被不同程度的提出。但挥发性成分或加热易破坏的成分不宜使用此法。多糖类成分含量较高的中药，煎煮后药液黏度增大，过滤较困难。

(4)回流提取法　是用有机溶剂提取时最常用的一种方法，需采用回流加热装置，以免溶剂挥发损失。小量提取时，可在圆底烧瓶上连接回流冷凝器，多采用水浴或电热套加热。操作时，烧瓶内装药材约为容量的 1/3～1/2，溶剂浸过药材表面 1～2 cm。一般多采用反复回流法，即第一次回流一定时间后，滤出提取液，加入新溶剂，重新回流，反复数次，合并提取液，减压回收溶剂。大量提取时，一般使用有隔层的提取罐，用蒸汽加热提取。本法提取效率较高，但受热易破坏的成分不宜使用，且溶剂消耗量较大，操作较麻烦。

(5)连续回流提取法　是回流提取法的发展，主要弥补了溶剂消耗量大、操作繁琐的不足。实验室常用的连续回流提取装置为索氏提取器，见图 2-2。将中药粉末装入滤纸筒置于提取管内，溶剂加入下端烧瓶。水浴加热后，溶剂蒸发，通过上端冷凝管使溶剂冷凝滴入提取管而浸泡药粉。当溶剂达到一定量时，通过虹吸作用经虹吸管流回烧瓶，如此反复，即可将有效成分不断提出。本法溶剂消耗量少，提取效率高，但由于加热时间长，故对遇热易破坏的成分不宜使用本法。

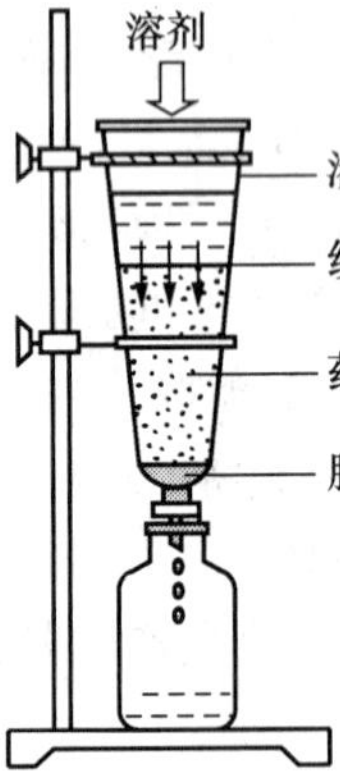


图 2-1　渗漉法提取示意图

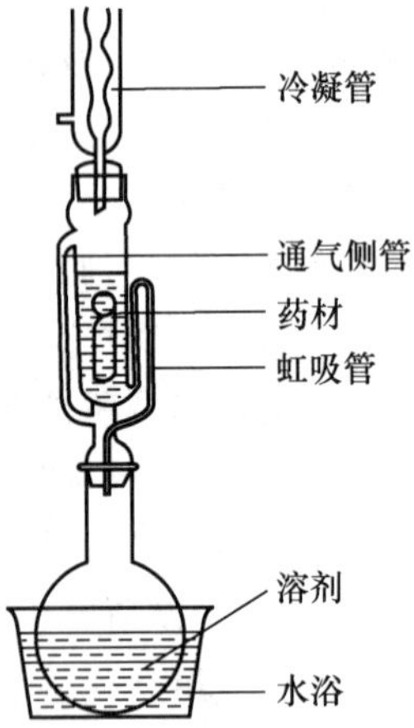


图 2-2　索氏提取器

### 2.1.1.2　水蒸气蒸馏法

水蒸气蒸馏法只适用于能随水蒸气蒸馏而不被破坏、难溶或不溶于水的挥发性成分的提取。如中药中的挥发油，某些小分子生物碱如麻黄碱、烟碱、槟榔碱以及某些小分子的酚性物质如牡丹酚(paeonol)等。此类成分的沸点多在 100℃以上，且在约 100℃时有一定的蒸气压，与水一起受热，其蒸气压和水的蒸气压总和为 101.325 kPa(1 atm)时，液体沸腾，水蒸气将挥发性成分带出，然后再用油水分离器或有机溶剂萃取，即可将这类成分分离。

### 2.1.1.3　升华法

固体成分受热直接气化，遇冷后又直接凝固为固体的性质称为升华。有些中药化学成分具有升华的性质，故可利用升华法直接自中药中将其提取出来。例如，樟木中升华的樟脑(camphor)，在《本草纲目》中已有详细的记载，为世界上最早应用升华法制取药材有效成分的记述。茶叶中的咖啡因在 178℃以上就能升华而不被分解。某些游离羟基蒽醌类成分、香豆素类、有机酸类成分等也具有升华的性质。

本法虽然简单易行，但具有升华特性的中药化学成分较少，升华不完全，产率低，有时还伴有热分解现象等，使其应用受到一定的限制。

## 2.1.2　现代设备辅助提取方法

### 2.1.2.1　超临界流体萃取法

超临界流体萃取法(supercritical fluid extraction,SFE)是一种集提取和分离于一体,又基本上不用有机溶剂的新技术。超临界流体(supercritical fluid,SF)是指处于临界温度($T_c$)和临界压力($p_c$)以上,介于气体和液体之间的流体。其同时具有液体和气体的双重特性,它的黏度与气体相近,密度与液体相近,扩散系数虽不及气体,但比液体大 100 倍。化学成分的溶解度与溶剂的密度、扩散系数成正比,与黏度成反比,因此,SF 对许多成分有很强的溶解能力。

可以作为超临界流体的物质很多,如 $CO_2$、$NH_3$、$N_2$、Ar、$C_2H_4$、$CCl_2F_2$ 等,每种流体都有其最佳提取工艺条件。$CO_2$ 因其临界温度($T_c=31.4$℃)接近室温,临界压力($p_c=7.37$ MPa)并不太高,临界条件好,且同时具有无毒、安全、无污染、价格便宜等优点,成为中药化学成分提取中最常用的超临界流体。

$CO_2$ 超临界流体对极性较低的化合物,如酯、醚、内酯和含氧化合物易萃取,但对羟基、羧基等极性基团较多的化合物萃取较难。对此,可通过加入夹带剂的方法予以解决。夹带剂是指在被待萃取成分和超临界流体组成的二元系统中加入的第三组分,它可以改善原有化学成分的溶解度,提高提取效率。常用的夹带剂有甲醇、乙醇、丙酮等,其用量一般不超过 15%。例如在 $2\times10^4$ kPa 和 70℃条件下,棕榈酸在 $CO_2$ 超临界流体中溶解度是 0.25%(质量分数),而在同样条件下,于体系中加入 10%乙醇,棕榈酸的溶解度可提高到 5.0%以上。

超临界流体萃取中药化学成分的主要优点:①在接近室温下进行工作,防止对热不稳定成分的破坏或逸散;②萃取过程中几乎不用有机溶剂,萃取物中无溶剂残留,对环境无污染;③提取效率高,节约能耗等。

超临界流体萃取工艺见图 2-3。操作时,$CO_2$ 在临界条件下形成超临界流体,溶出药材中待提取的化学成分,经萃取釜与原料残渣分开后,再减压恢复至常温常压,化学成分与 $CO_2$ 气体分离,达到提取化学成分的目的。

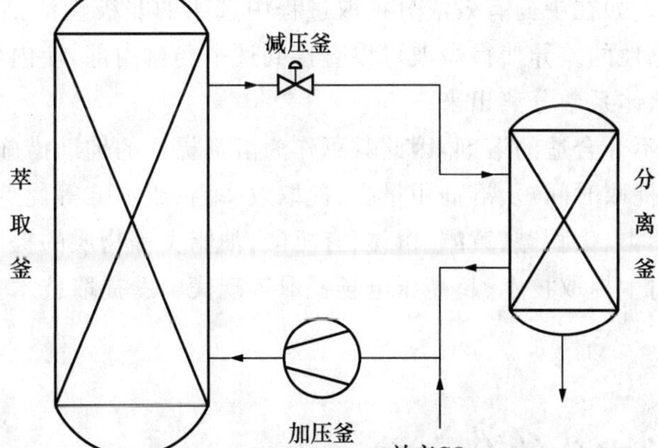


图 2-3　超临界流体萃取工艺示意图

#### 2.1.2.2 酶提取法

酶是具有特殊催化作用的蛋白质。酶提取法依据植物细胞壁的构成，利用酶反应高度专一性的特点，选用适当的酶，将药材细胞壁的组成成分如纤维素、半纤维素、果胶质等水解或降解，破坏细胞壁结构，使细胞内的有效成分释放出来，使之溶解、混悬或胶溶于适当的溶剂中，从而达到提取的目的。酶提取法反应条件温和、提取效果好、收率高、节约能耗，具有广阔的应用前景。大部分药材的细胞壁主要由纤维素组成，因此，一般选用纤维素酶来酶解药材，也可用复合酶来进行酶解。例如，利用纤维素酶从穿心莲中提取穿心莲内酯、黄连中提取小檗碱、三七叶中提取总皂苷等，可以明显提高日标成分的提取率。

#### 2.1.2.3 超声波辅助提取法

超声波辅助提取法(ultrasonic assisted extraction, UAE)是一种利用外场介入强化提取过程的技术，是应用在中药有效成分提取方面的一种较为成熟的手段。超声波辅助提取主要依据其三大效应:机械效应、空化效应和热效应。超声波能增加溶质分子的运动频率和速度及溶剂的穿透力，从而加速中药有效成分的溶解，以提高其溶出率。超声波辅助提取技术具有提取过程无需高温、不改变有效成分化学结构、提取效率高、提取时间短、能耗低、适应性广等特点，近年来在生物碱类、黄酮类、蒽醌类、皂苷类、多糖类、有机酸类、苯丙素类等化学成分方面均有较为广泛的应用。

#### 2.1.2.4 微波辅助提取法

微波是电磁波的一种形式，其与物质相互作用时，不改变物质分子的内部结构，只改变其运动状态。微波辅助提取法(microwave assisted extraction, MAE)主要利用微波强烈的热效应。但其加热方式不同于传统加热，它不是将热量由外向内传递，而是利用微波强烈的穿透性，同时直接作用于内部和外部的介质分子，使整个物质同时被加热升温，从而克服传统的传导式加热方式存在的温度上升缓慢并存在温度梯度的缺陷，大大缩短传统加热中的热传导时间。同时，由于不同物质介电常数的差异，对微波的敏感性也不同，对微波能的吸收以及热量的产生及传递也不同。如在中药有效成分提取过程中选用的非极性溶剂，由于其介电常数较小等原因，对微波敏感性的差异使得微波可以直接到达中药材内部，使内部化学成分被选择性加热，从而较容易地从体系中分离出来。

微波辅助提取离不开合适的溶剂，因此其可作为溶剂提取的辅助措施，使溶剂提取过程更为有效。该技术具有提取时间短、溶剂用量少、提取效率高、成本低等优点，在中药活性成分如挥发油、苷类、多糖、萜类、生物碱、黄酮、甾体、有机酸、油脂类等物质的提取中均有应用。

除上述方法外，仿生提取技术、超高压电场提取等现代辅助提取技术在中药有效成分提取中也有广泛应用。

## 2.2 中药化学成分的分离方法

中药提取液或浓缩后得到的提取物仍然是混合物，需进一步分离才能得到化学成分的单体。不同的分离方法依提取物中各成分间物理或化学性质的不同而异。常用的分离方法有溶剂分离法、色谱分离法和结晶法，此外还有沉淀法、盐析法、膜分离法、分馏法等。

## 2.2.1 溶剂分离法

### 2.2.1.1 固-液溶剂分离法

固-液溶剂分离法是依据“极性相似相溶”规律，选用多种极性不同的溶剂，由极性由低到高的顺序对总提取物的粉末依次进行抽提，从而分离不同化学成分的方法。总提取物中的各种成分依其在不同极性溶剂中溶解度的差异，也按极性由低到高被分成若干部分，这是一种较常用的初步分离的方法。

一些水浸膏、乙醇浸膏常为胶状物，难以均匀分散在低极性的溶剂中，故不能提取完全，可拌入适量惰性填充剂，如硅藻土或纤维粉等，然后低温或自然干燥，粉碎后，再采用固-液溶剂分离法进行分离。

### 2.2.1.2 两相溶剂萃取法

两相溶剂萃取法是利用混合物中各组分在两种互不相溶的溶剂中分配系数的差异而进行分离的方法。分配系数差异越大，分离的效率越高。

**1. 简单萃取法**

简单萃取是指使用普通的分液漏斗等器皿进行的非连续性萃取操作。对于亲脂性成分，一般多用苯、氯仿或乙醚等亲脂性有机溶剂进行两相萃取；对于偏亲水性成分，则需用乙酸乙酯、正丁醇等弱亲脂性有机溶剂进行萃取。如分离黄酮类成分时，多用乙酸乙酯和水的两相萃取；分离亲水性强的皂苷则多选用正丁醇、异戊醇和水作两相萃取。而事实上，中药成分非常复杂，往往多采用极性由低到高的多种溶剂依次进行萃取，且重复萃取的次数也要根据具体情况加以确定。

当提取物中含有难溶于水的酸性或碱性成分时，可通过调节 pH，并结合萃取法进行分离。如对于难溶于水的生物碱，可加酸使之成盐，经萃取与难溶于水的其他成分分离；对于难溶于水的含有羧基或酚羟基的酸性成分则反之；对于含有内酯或内酰胺结构的组分，可通过加入碱并加热皂化，使之成盐，从而与难溶于水的其他成分分离。当混合物中含有强度不同的酸性或碱性成分时，也可利用 pH 梯度法，即通过改变 pH 条件将不同酸碱强度的化学成分依次萃取而达到分离的目的。

**2. 逆流连续萃取法**

逆流连续萃取法是一种连续的两相溶剂萃取法。其装置可采用具有一根或数根萃取管，管内用小瓷圈或小的不锈钢丝圈等填充，以增加两相溶剂萃取时的接触面。将两相溶剂(其中一相是提取液)中相对密度较大的一相装入萃取管，相对密度较小的一相装入高位容器中，利用高位压力，相对密度较小的一相可穿过萃取管溶剂层进行萃取。例如，用氯仿从川楝树皮的水浸液中萃取川楝素，将相对密度较大的氯仿装入萃取管内，而水提取浓缩液贮于高位容器内，则水浸液在高位压力下流入萃取管，遇瓷圈撞击而分散成细粒，使与氯仿接触面增大，萃取就比较完全。如果浓缩液用比水轻的苯、乙酸乙酯等进行萃取，则需将浓缩液装在萃取管内，而苯、乙酸乙酯等贮于高位容器内。

逆流连续萃取法由于实现了溶剂与浓缩液的逆流接触，质量浓度梯度大，提取推动力大，因此其提取效率要优于简单萃取法。

### 3. 逆流分配法

逆流分配法（counter current distribution，CCD）又称逆流分溶法、逆流分布法或反流分布法。逆流分配法与两相溶剂逆流连续萃取法原理一致，但加样量一定，并不断在一定容量的两相溶剂中经多次移位萃取分配而达到混合物的分离。本法所采用的逆流分布仪是由若干乃至数百只管子组成，还需预先选择对混合物分离效果较好，即分配系数差异大的两种不相混溶的溶剂，并参考分配层析的行为分析推断和选用溶剂系统，通过试验测知萃取移位次数而达到真正的分离。逆流分配法对于分离具有相似性质的混合物，往往可以取得良好的效果。但操作时间长，萃取管易因机械振荡而损坏，消耗溶剂也较多，应用上常受到一定限制。

### 4. 液滴逆流分配法

液滴逆流分配法（droplet counter current chromatography，DCCC）又称液滴逆流色谱法，是近年来在逆流分配法基础上改进的两相溶剂萃取法，是一种全液相分离技术。该装置如图2-4所示，主要由3部分组成：①输液部分，由微型泵、移动相溶剂瓶和进样器组成；②萃取管部分，由内径约2 mm，长度为20～40 cm的萃取管连接而成，萃取管通常在300～500根之间；③检测收集部分，由检测器和分部自动收集器组成。

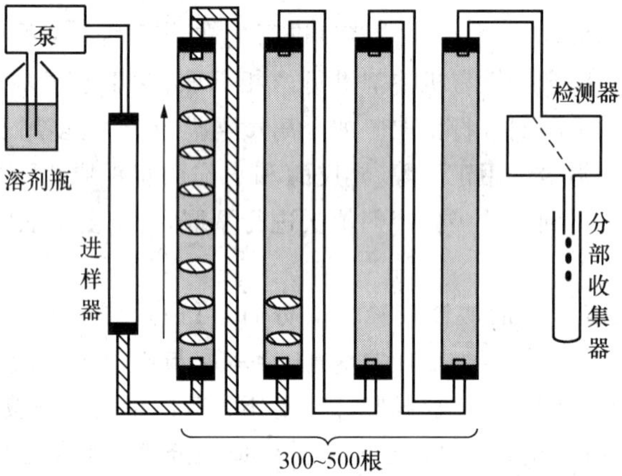


图 2-4 液滴逆流分配装置示意图

液滴逆流分配法对溶剂系统的选择基本同逆流分配法，但要求能在短时间内分离成两相，并可生成有效的液滴。由于流动相形成液滴，在较细的萃取管中与固定相有效接触、不断摩擦形成新的表面，促进溶质在两相溶剂中的分配，故其分离效果往往比逆流分配法好，且不会产生乳化现象。分离过程中用氮气驱动流动相，被分离物质隔绝空气而不会发生氧化。本法必须选用能生成液滴的溶剂系统，且对高分子化合物的分离效果较差，处理样品量小（1 g以下），对设备有一定要求。应用该法曾有效地分离出多种化学成分，如皂苷、生物碱、蛋白质、多肽、氨基酸及糖类等。液滴逆流分配装置，近年来虽经不断改进，但装置和操作仍显繁琐。

## 2.2.2　色谱分离法

色谱法(chromatography)是基于混合物中各组分在互不相溶的溶剂之间分配系数差异、组分对吸附剂吸附能力差异、离子交换能力差异、分子大小差异等而进行分离的方法。色谱技术的应用与发展,对于中药各类化学成分的分离鉴定工作起到了重大的推动作用。近年来,随着色谱理论和电子学、光学、计算机等技术的应用,色谱技术已日趋完善,逐渐成为分离中药化学成分最重要、应用范围最广、使用最多的手段。

按照不同的分类依据,色谱可以分成各种类型。色谱中固定相可以是固体或液体,流动相可以是液体或气体,一般将流动相为液体的称为液相色谱,流动相为气体的称为气相色谱。根据两相所处状态将色谱分为液-固色谱、液-液色谱、气-固色谱、气-液色谱。此外,将固定相极性大于流动相极性的色谱称为正相色谱,而将固定相极性小于流动相极性的色谱称为反相色谱。按照色谱床的不同,将在色谱柱、薄层、滤纸上进行的色谱分别称为柱色谱、薄层色谱和纸色谱。按照色谱分离原理不同又可分为吸附色谱、分配色谱、离子交换色谱、空间排阻色谱等。本节将按照色谱原理的不同进行介绍。

### 2.2.2.1　吸附色谱

吸附色谱(absorption chromatography)是利用混合物中各组分对固体吸附剂(固定相)吸附能力的差异而达到分离的方法。液-固吸附色谱是应用较多的一种方法,并可用柱色谱、薄层色谱等多种操作方法进行,吸附剂的吸附能力主要通过氢键、络合作用、静电引力、范德华力等产生。

1. 吸附剂

常用的吸附剂有硅胶、氧化铝、聚酰胺、活性炭、硅酸镁、硅藻土等。

(1)硅胶　色谱用硅胶为一种多孔性物质,通常用 $SiO_2 \cdot xH_2O$ 表示,分子中具有硅氧烷(—Si—O—Si—)交联结构,同时在颗粒表面又有很多硅醇基(—SiOH)。硅醇基是使硅胶具有吸附力的活性基团,它能与极性化合物或不饱和化合物形成氢键或发生其他形式的作用。硅胶吸附作用的强弱与硅醇基的含量多少有关。被分离组分由于极性或不饱和程度不同,与硅醇基相互作用的程度也不同,从而得以分离。硅醇基还能够通过氢键的形成而吸附水分,因此硅胶的吸附力随吸着水分的增加而降低。若吸水量超过 17%,吸附力极弱不能作为吸附剂,但可作为分配色谱中的支持剂。当硅胶加热至 100～110℃时,硅胶表面因氢键所吸附的水分即能被除去,因此用硅胶作吸附剂一般需加热活化。但活化温度不宜过高,以防止硅胶表面的硅醇基脱水缩合转变为硅氧烷键而丧失吸附能力。硅胶活化一般以 105℃、30 min 为宜。

硅胶是一种极性吸附剂,中药中大多数成分都可以用硅胶进行色谱分离。尤其适用于中性或酸性成分如挥发油、萜类、黄酮、皂苷以及某些极性较小或非极性化合物的分离。

(2)氧化铝　氧化铝是一种吸附能力较强的极性吸附剂,色谱用氧化铝有碱性、中性和酸性 3 种,其中中性氧化铝用途最广。

碱性氧化铝因颗粒表面含少量碳酸钠等成分而呈微碱性,对于分离一些碱性和中性的中药化学成分较为理想,如生物碱类。但是碱性氧化铝不宜用于醛、酮、酯、内酯等类型化合物的分离,因为有时碱性氧化铝可与上述成分发生异构化、氧化、消除反应等次级反应。

除去氧化铝中的碱性杂质并用水洗至中性，称为中性氧化铝。中性氧化铝可用于碱性或中性成分的分离。

用稀硝酸或稀盐酸处理氧化铝，可中和氧化铝中含有的碱性杂质，并可使氧化铝颗粒表面带有 $NO_3^-$ 或 $Cl^-$ 阴离子，从而具有离子交换剂的性质，称为酸性氧化铝，适合于酸性成分如有机酸、氨基酸的色谱分离。

(3)聚酰胺　聚酰胺是通过酰胺键聚合而成的一类高分子化合物，其吸附作用主要是由于其酰胺键与酚类、酸类、醌类等化合物形成的氢键。主要用于分离黄酮、蒽醌、酚类、有机酸、鞣质等成分。近年来，也有用聚酰胺分离萜类、甾体、生物碱、糖类等成分，这些成分很难与聚酰胺形成氢键，不能用"氢键吸附"原理解释。目前普遍认为聚酰胺具有"双重色谱"能力，因为聚酰胺中除含有极性的酰基团外，还含有非极性的脂肪链。"双重色谱"理论只适用于解释难以与聚酰胺形成氢键或形成氢键能力不强的化合物。

(4)活性炭　活性炭是使用较多的一种非极性吸附剂，与非极性成分具有较强的亲和能力。活性炭主要用于分离水溶性成分如氨基酸、糖类及某些苷类。活性炭的吸附作用在水溶液中最强，在有机溶剂中则较弱，故水的洗脱能力最弱。例如以醇-水进行洗脱时，则随乙醇质量浓度的递增而洗脱力增加。活性炭对芳香族化合物的吸附力大于脂肪族化合物，对大分子化合物的吸附力大于小分子化合物。利用这些吸附性的差别，可将水溶性芳香族物质与脂肪族物质分开，单糖与多糖分开，氨基酸与多肽分开。

**2. 流动相**

通常将在柱色谱中的流动相称为洗脱剂，在薄层色谱或纸色谱中的流动相称为展开剂。流动相对分离结果影响较大，选择时需结合被分离成分和所选用的吸附剂性质来考虑。通常对用极性吸附剂的色谱(正相色谱)而言，被分离组分极性越强，吸附作用越强；而对洗脱剂而言，极性越强，洗脱能力则越强。

对用极性吸附剂的正相色谱，洗脱剂洗脱能力由小到大的顺序为：

石油醚＜己烷＜苯＜甲苯＜乙醚＜氯仿＜乙酸乙酯＜丙酮＜乙醇＜甲醇＜水

对于非极性吸附剂，洗脱剂洗脱能力正好与上述顺序相反。

在用极性吸附剂进行正相色谱时，洗脱剂的选择和化合物的洗脱顺序遵循一定规律。当被分离组分极性较弱时，一般选择吸附能力强的吸附剂，而选择极性小的溶剂为洗脱剂；当被分离组分极性较强时，则选用吸附能力较弱的吸附剂，选用极性大的溶剂作为洗脱剂。在洗脱过程中，极性小的化合物先被洗脱下来，极性大的化合物后被洗脱下来。而对用非极性吸附剂的反相色谱，洗脱顺序则相反。

以单一溶剂为洗脱剂时，组成简单，但往往分离效果不佳，通常采用二元、三元或多元溶剂系统做洗脱剂，并逐渐增大洗脱能力强的溶剂的比例。这样在整个洗脱过程中，洗脱剂的洗脱能力是逐渐地提高，更有利于混合物的完全分离，这种洗脱方法称为梯度洗脱。在薄层色谱中，通常也需采用两种以上溶剂按一定比例配成的混合溶剂作展开剂，方可达到理想的分离效果。

### 2.2.2.2　分配色谱

分配色谱(partition chromatography)是利用混合物中各成分在两种互不相溶的液体中分配系数存在差异而进行分离的一种方法。在分配色谱中，将两相溶剂中的一种吸着于某种固体颗粒的表面，这种固体物质只起支持和固定溶剂的作用，本身无吸附能力，故称为载体或支持剂，被载体吸着的溶剂为固定相。

当流动相流经载体时，由于被分离的各成分在两相之间分配系数不同，随流动相移动的速率也不同，易溶于流动相的成分移动快，不易溶于流动相的成分移动慢，进而得以分离。

在正相分配色谱中，固定相都是极性较大的溶剂如水、各种水溶液(酸、碱、盐与缓冲液)、甲酰胺、低级醇等，流动相为与水不互溶的亲脂性有机溶剂如石油醚、苯、卤代烷类、酮类(如丁酮)、醇类(如丁醇、戊醇)或其混合物等。在反相色谱中，通常固定相为硅油、石蜡等亲脂性有机溶剂，而流动相为水、各种水溶液或能与水混溶的有机溶剂。

分配色谱常用的载体有含水硅胶(无吸附能力)、硅藻土、纤维素等。这些载体中性多孔，无吸附作用，不溶于色谱溶剂系统，能吸着较多的固定相，并且能保证流动相自由通过。

### 2.2.2.3　离子交换色谱

离子交换色谱(ion exchange chromatography, IEC)是利用各种离子型化学成分与离子交换树脂进行交换反应时，因交换平衡的差异或亲和力差异而达到分离的一种分离方法。

离子交换色谱以离子交换树脂为固定相，以水或含水溶剂为流动相，通常采用柱色谱方式进行。中性分子和具有与离子交换基团相反电荷的离子将不被交换而随流动相一起流出，具有与离子交换基团相同电荷的离子则被交换吸附到树脂上，用适当洗脱剂洗脱，即可达到混合物分离的目的。化合物与离子交换树脂交换反应能力的强弱主要取决于其解离度的大小和携带电荷的多少等因素，因此，当具有不同解离度成分的混合物被交换到树脂上，解离度小的化合物先于解离度大的化合物被洗脱。离子交换色谱主要适用于离子型化合物的分离，如生物碱、有机酸、肽类、黄酮类等成分。

**1. 离子交换树脂的类型及选择**

离子交换树脂是一种不溶性的网状高分子化合物，网状结构的骨架是由苯乙烯通过二乙烯苯交联聚合而成，骨架上带有能解离的基团作为被交换的离子。根据交换基团的不同分为阳离子交换树脂和阴离子交换树脂。阳离子交换树脂根据酸性基团的解离度不同，可分为强酸型和弱酸型：强酸型含有—$SO_3H$ 交换基团，弱酸型含有—COOH 或—$PO_3H$ 交换基团。阴离子交换树脂根据碱性基团的碱性强弱，可分为强碱型和弱碱型：强碱型含有—$N^+R_1R_2R_3$(季胺)基团，弱碱型含有—$NH_2$(伯胺)、—NHR(仲胺)或—$NR_1R_2$(叔胺)基团。

离子交换树脂的选择一般要根据被分离物质所带电荷种类及其电性强弱。具体规律是：①被分离成分为生物碱或无机阳离子时，选用阳离子交换树脂；是有机酸或无机阴离子时，选用阴离子交换树脂；②被分离的离子吸附性强，选用弱酸或弱碱型离子交换树脂，如用强酸或强碱型树脂，由于吸附力过强而很难洗脱；被分离离子吸附性弱，选用强酸或强碱性离子交换树脂，如用弱酸或弱碱型树脂则不能很好地交换或交换不完全；③被分离物质相对分子质量大，选用低交联度树脂；相对分子质量小则选用高交联度树脂。如果不影响分离的完成，尽量使用高交联度树脂；④作色谱用的树脂要求颗粒细，一般 200～400 目；作提取离子性成分用的树脂，颗粒较粗，一般 100 目左右；制备无离子水的树脂一般 16～60 目。

**2. 洗脱剂的选择**

水是优良的溶剂并具有电离性，因此大多数离子交换树脂都选用水作洗脱剂，有时也采用水-甲醇混合溶剂。为了获得较佳的洗脱效果，经常需用竞争的溶剂离子，并同时保持恒定的

pH 值，因而经常采用各种不同离子质量浓度的含水缓冲液。如在阳离子交换树脂中，经常用乙酸、枸橼酸、磷酸缓冲液；在阴离子交换树脂中，则选用氨水、吡啶等缓冲液；对复杂的多组分可采用梯度洗脱方法，即有规律地随时间而改变溶剂的性质如 pH、离子强度等。

#### 2.2.2.4 分子筛色谱

凝胶色谱(gel filtration chromatography, GFC)是一种以凝胶为固定相的液相色谱，其主要依据各种多孔凝胶的分子筛效应进行化合物的分离，因此又称分子筛色谱。

凝胶色谱所用凝胶大多具有极性基团，能吸收大量水分或其他极性溶剂。将凝胶在适宜溶剂中浸泡，使其充分溶胀，装入色谱柱，然后加入样品溶液，再进一步用洗脱剂洗脱。化合物分子在固定相中的移动速度因相对分子质量的大小和在固定相上阻滞作用的差异而不同，相对分子质量大的分子阻滞作用小，不能进入凝胶内部，只能在凝胶颗粒间隙移动，并随洗脱剂先行洗脱出凝胶柱；相对分子质量小的分子可以自由进入凝胶内部，其移动被阻滞，移动速度慢，后被洗脱出来。这样经过一定时间洗脱后，混合物中的各成分就能按相对分子质量由大到小的顺序先后流出并得到分离。在中药化学成分的分离中，凝胶色谱主要用于蛋白质、酶、多肽、氨基酸、多糖、苷类、甾体、某些黄酮、生物碱的分离。

商品凝胶种类很多，常用的有葡聚糖凝胶(Sephadex G)和羟丙基葡聚糖凝胶(Sephadex LH-20)。

葡聚糖凝胶是由葡聚糖和甘油以醚键形式相互交联而成的三维空间的网状结构物质，具有水不溶性。其分子内含有大量羟基而具有强亲水性，能迅速在水和电解质溶液中膨胀。凝胶颗粒网孔大小取决于制备时所用交联剂的数量及反应条件。商品型号按交联度大小分类，并以吸水量(每克干凝胶吸水量 $\times$ 10)表示，如 Sephadex G-25 表示该凝胶吸水量为 2.5 mL/g。Sephadex G 系列凝胶只适于在水中应用，不同规格凝胶适合分离不同相对分子质量的物质。

羟丙基葡聚糖凝胶是 Sephadex G-25 的羟丙基衍生物，能溶胀于水及亲脂性溶剂，不仅可以在水中应用，也可以在多种有机溶剂中溶胀后应用，因此其适用范围较广，可用于分离亲脂性或难溶于水的小分子物质。

在葡聚糖凝胶分子上引入各种离子交换基团，可以使凝胶既具有离子交换的性能，又保持凝胶的一些特点。如羧甲基交联葡聚糖凝胶(CM-Sephadex)、二乙胺基乙基交联葡聚糖凝胶(DEAE-Sephadex)、磺丙基交联葡聚糖凝胶(SP-Sephadex)、苯胺乙基交联葡聚糖凝胶(QAE-Sephadex)等。

此外，商品凝胶还有丙烯酰胺凝胶(Sephacrylose，商品名 Bio-Gel P)、琼脂糖凝胶(Sepharose，商品名 Bio-Gel A)等，都适用于水溶性大分子化合物的分离。

#### 2.2.2.5 大孔树脂吸附法

大孔树脂吸附法是利用化合物与大孔树脂吸附力的差异及化合物相对分子质量大小的不同进行分离的方法。大孔树脂是一种没有可解离基团，具有大孔结构的高分子物质。其分离原理结合了吸附作用和分子筛作用，吸附力以分子间范德华力为主，分子筛作用由其多孔结构所决定。

大孔树脂在水中吸附力较强，因此，在中药水溶性成分的提取分离中应用较为广泛。大孔树脂根据孔径、比表面积和树脂结构可分为多种型号如 AB-8、NKA-9、NKA-12、X-5、DA-101 等，以聚苯乙烯为核心的非极性大孔树脂，能吸附非极性化合物；以极性物质为核心的大孔树脂属于极性大孔树脂，能吸附极性化合物。在应用中，可根据实际要求和化合物性质选择合适的树脂型号和分离条件。

大孔树脂用于中药化学成分分离时，通常用混合组分的水溶液通过大孔树脂后，依次用水、甲醇、乙醇、丙酮、乙酸乙酯等洗脱剂洗脱，可获得若干有效部位。根据吸附力的强弱可选择不同的洗脱剂。对非极性大孔树脂，洗脱剂极性越小，洗脱能力越强；而对于极性大孔树脂，洗脱剂极性越大，洗脱能力越强。也可用不同质量浓度的含水甲醇（或乙醇、丙酮）进行洗脱，根据实际情况，可采用不同极性梯度的洗脱剂分别洗脱下不同组分。

#### 2.2.2.6　高效液相色谱

高效液相色谱（high performance liquid chromatography，HPLC）是在经典液相柱色谱基础上发展起来的一种新型快速分离分析技术，其分离原理与经典液相色谱相同，包括液-固色谱、液-液色谱、凝胶色谱、离子交换色谱等多种方法。高效液相色谱采用了微粒型填充剂（5～10 μm）和高压匀浆装柱技术，洗脱剂有高压输液泵压入色谱柱（入口压强可达 980～49 000 kPa），并配有高灵敏度的检测器、工作站及收集装置，从而使其在分离速度和分离效能等方面远胜于经典液相柱色谱，具有高效化、高速化和自动化的特点。高效液色谱还保持了液相色谱对样品的适用范围广、流动相改变灵活性大的优点，对于难气化、相对分子质量较高的成分或对热不稳定的成分都可应用，制备型高效液相色谱还能用于较大量分离制备纯度较高的样品，因而在中药化学成分的分离、定性检识和定量分析等方面占有越来越重要的地位。

此外，其他各种加压或减压制备色谱技术也越来越多的应用于中药化学成分的分离及纯化，如中压制备液相色谱（MPLC）、低压制备液相色谱（LPLC）、快速制备液相色谱（又称闪柱色谱）、真空柱色谱（VLC）等。

### 2.2.3　结晶法

在常温下，物质本身性质是液体的化合物，可以通过分馏或色谱法进行分离精制。一般来说，中药化学成分在常温下大多是固体物质，如具有结晶性质，则可以用结晶法来达到分离精制的目的。

#### 2.2.3.1　结晶、重结晶、分步结晶

结晶是指从非结晶状物质经处理得到结晶状物质的过程。是利用混合物中各成分在某种单一溶剂或混合溶剂中溶解度的差异达到分离的目的。一般的操作是将固体化学成分溶解于一种单一溶剂或混合溶剂中，然后经冷却，待分离的化学成分在较低温度下由于溶解度降低形成过饱和溶液并呈结晶状析出，再通过过滤与留在母液中的杂质分离。

结晶过程中最初析出的结晶总会含有一些杂质，因此需要通过反复结晶才能得到纯粹单一的结晶，这种从不纯结晶经处理得到较纯结晶的过程称为重结晶。结晶与重结晶并没有本质上的区别，除原料状态有所差异外，操作原理和方法基本相同。重结晶过程中结晶的析出总是越来越快，纯度也越来越高。

当中药成分的粗结晶含有两种以上的组分时，可以采用分步结晶的方法进行分离。分步结晶是将粗结晶溶于适当的溶剂中经处理先析出结晶Ⅰ，分离结晶Ⅰ后的母液经浓缩后析出结晶Ⅱ，再浓缩或可得到结晶Ⅲ等，从而加以分离。分步结晶所得各部分结晶，其纯度往往有较大差别，有时也含一种以上的化学成分，在未加检查前不要贸然混在一起。

通常情况下，中药化学成分先经过初步的提取分离，得到较纯的组分时才进行结晶操作，所以结晶法是中药化学成分分离纯化后期常采用的方法，一旦获得结晶，往往可较容易地精制得到单体，以便进行化合物的鉴定。如果鉴定的物质不是单体纯品，不但不能得出正确的结论，还会造成工作上的浪费。因此，获得结晶并制备成单体纯品，就成为鉴定中药成分、研究其分子结构的重要一步。

但要注意的是，结晶大部分是单体，但有时也是混合物；某些成分即使达到了很高的纯度，也不能结晶或不易结晶，只呈无定形粉末，如某些游离生物碱、皂苷、多糖或蛋白质等。这种情况下，可通过制备结晶性的衍生物来进行精制，如生物碱或有机酸可制成各种盐类；羟基化合物可制成乙酰衍生物或苯甲酰衍生物；内酯可开环后制成盐等，结晶分离后，再通过化学方法处理使其恢复回原来的化合物。此外，是否能得到理想的结晶，还与溶剂条件、化合物的含量以及温度和结晶时间有关。

#### 2.2.3.2 结晶溶剂的选择

结晶法的关键在于结晶条件的选择，其中又以结晶溶剂的选择最为重要。

理想的溶剂应该具备以下条件：

(1)具有良好的选择性。对欲结晶成分的溶解度随温度不同有显著差别，在温度较高时溶解度较大，温度较低时溶解度较小；而杂质在溶剂中的溶解度对温度的依赖性小，冷热都溶或都不溶，从而可以使欲结晶成分和杂质较容易地分离。

(2)沸点适中。溶剂沸点过低易挥发逸散，过高则便于对结晶表面附着溶剂的去除，一般要求溶剂的沸点低于结晶的熔点。

(3)与结晶成分不发生化学反应。

(4)尽可能安全、价廉、易得。

事实上很难找到完全符合上述条件的理想溶剂，还需要通过小量摸索实验而定，或通过查阅有关资料，参考同类型化合物的一般溶解性质和结晶溶剂条件。常用的结晶溶剂有：甲醇、乙醇、丙酮、乙酸乙酯、氯仿等，在常用溶剂中不能结晶时，可考虑其他不常用有机溶剂，如二氧六环、二甲基亚砜、乙腈、吡啶、二甲基甲酰胺及其他酯类等，或考虑试用混合溶剂。

混合溶剂一般由两种互溶的溶剂组成，其中一种溶剂对欲结晶成分的溶解度大，而另一种溶剂对欲结晶成分的溶解度小。使用混合溶剂一般先将样品溶于易溶的溶剂中，在加热的情况下滴加难溶的溶剂直至浑浊，再加热溶解或稍加易溶的溶剂使恰好全溶，再冷却时即可析出结晶。如制备生物碱的盐类时，往往在甲醇或乙醇中加醚而使其结晶，制备野菊花黄酮苷时用吡啶加水结晶等。另外，在选择混合溶剂时，最好选择欲结晶成分能在低沸点溶剂中较易溶解，而在高沸点溶剂中较难溶解，以便在放置过程中低沸点溶剂较易挥发而比例减小，促进结晶的析出。常用的混合溶剂有：乙醇-水、丙酮-水、乙醚-甲醇、氯仿-甲醇、石油醚-乙酸乙酯等。

## 2.2.4　其他分离方法

### 2.2.4.1　沉淀法

沉淀法是在中药提取液中加入某些试剂使产生沉淀，以获得有效成分或去除杂质的方法。

1. 铅盐沉淀法

铅盐沉淀法为分离某些中药成分的经典方法之一。由于中性醋酸铅及碱式醋酸铅在水或醇溶液中，能与多种中药成分生成难溶的铅盐或络合物沉淀，故可用其使有效成分与杂质分离。中性醋酸铅可与酸性物质或某些酚性物质结合成不溶性铅盐沉淀，因此，常用以沉淀有机酸、氨基酸、蛋白质、黏液质、果胶、鞣质、酸性树脂、酸性皂苷及部分黄酮等。碱式醋酸铅沉淀范围更广，除上述成分以外，还能沉淀某些苷类、酚类、糖类和一些碱性较弱的生物碱类。但此法所得的铅盐沉淀需经通硫化氢气体或用硫酸、磷酸、硫酸钠、磷酸钠等脱铅处理，才可得到所需的化学成分。由于脱铅处理较为麻烦，且易引起化学成分的损失、铅离子会引起环境污染等，故现在很少应用。

2. 试剂沉淀法

试剂沉淀法是在含有混合成分的溶液中，加入某种试剂(酸、碱、醇或某些选择性试剂等)，使化合物中的某些成分沉淀出来的分离方法。例如，水溶性生物碱难以用萃取法提取分出，常加入雷氏铵盐使生成生物碱雷氏盐沉淀析出；又如橙皮苷、芦丁、黄芩苷、甘草皂苷均易溶于碱性溶液，当加入酸后可使之沉淀析出；某些蛋白质溶液，可以通过改变溶液的 pH 利用其在等电点时溶解度最小的性质而使之沉淀析出。此外，还可以用明胶、蛋白溶液沉淀鞣质，用胆甾醇沉淀洋地黄皂苷等。实际情况中，可根据中药有效成分和杂质的性质，选用适当的沉淀试剂。

### 2.2.4.2　盐析法

盐析法是在中药的水提液中加入某些无机盐至一定质量浓度，或达到饱和状态，使某些成分在水中的溶解度降低而沉淀析出，从而与水溶性较大的杂质分离的方法。常用于盐析的无机盐有氯化钠、硫酸钠、硫酸镁、硫酸铵等。例如，三七的水提取液中加硫酸镁至饱和状态，三七皂苷乙即可沉淀析出；从黄藤中提取掌叶防己碱，从三颗针中提取小檗碱在生产上都是用氯化钠或硫酸铵盐析法制备。有些成分如原白头翁素、麻黄碱、苦参碱等成分水溶性较大，在提取时，分离时也往往先在水提取液中加入一定量的氯化钠，再用有机溶剂萃取。

### 2.2.4.3　膜分离法

膜分离法是利用小分子物质在溶液中可通过半透膜，而大分子物质不能通过半透膜的性质进而相互分离的方法。例如，分离和纯化皂苷、蛋白质、多肽、多糖等物质时，可用膜分离法以除去无机盐、单糖、双糖等杂质。反之也可将大分子的杂质留在半透膜内，而将小分子的物质通过半透膜进入膜外溶液中，而加以分离精制。

半透膜的膜孔有大有小，要根据欲分离成分的具体情况而选择。依据分离目的及膜孔大小，可将膜分离法分为微滤、超滤和纳滤 3 种类型。微滤采用多孔半透膜，截流 0.02～10 μm

的微粒，使溶液透过而除去悬浮的微粒，一般用作中药有效成分溶液的预处理。超滤采用非对称膜或复合膜，截流 0.001～0.02 μm 的大分子物质，一般用作除去溶液中生物大分子杂质，得到较纯的相对分子质量较小的中药有效成分溶液。纳滤采用复合膜，除去 1 nm 以下的分子，一般用作除去溶液中的小分子和低价离子杂质，得到较纯的相对分子质量较大的中药有效成分溶液。

纳滤常采用透析法，透析的分离量较小，一般在实验室使用较多。操作时，将半透膜扎成袋状，外面用尼龙网袋加以保护，小心加入欲透析的样品溶液，悬挂在盛有清水的容器中，经常更换清水以增大透析膜内外溶液的质量浓度差，必要时适当加热，并加以搅拌。为了加快透析速度还可应用电透析法，即在半透膜外的溶剂中放置两个电极，接通电路，则透析膜中的带正电荷的成分如无机阳离子、生物碱盐阳离子等向阴极移动，而带负电荷的成分如无机阴离子、有机酸根阴离子等则向阳极移动，中性化合物及高分子化合物则留在透析膜中，这样可以显著加快带电荷离子的透析速度。

#### 2.2.4.4 分馏法

分馏法是利用混合物各组分沸点的差异，通过反复蒸馏以达到分离液体成分的方法。在中药化学成分的研究中，分馏法主要应用于挥发油和一些液体生物碱的分离。经过一次理想的蒸馏后（即气液两相达到平衡），馏出液中沸点较低的成分含量较高，而沸点高的成分含量较低。若将馏出液再进行一次蒸馏，沸点低的成分含量进一步提高，如此经过反复蒸馏就可以将混合物中各成分分离开来。实际分馏是经过分馏柱来完成的，在一支分馏柱上完成这种多次蒸馏的复杂操作过程。

用分馏法分离挥发油时，由于挥发油中各成分沸点较高（常在 150℃以上），且有些成分受热时易发生化学变化，因而常需在减压条件下进行操作。同时，挥发油成分较复杂，有些成分沸点相差很小（小于 25℃），用分馏法很难得到单体，常常需要配合其他分离方法如色谱法进一步分离。

## 2.3 中药化学成分的结构研究方法

### 2.3.1 中药中化学成分类型预试

中药中化学成分种类繁多、组成复杂，因此在研究中药有效成分时，首先要了解该中药中含有哪些类型的化学成分，这就需要进行一些简单的定性预实验。中药化学成分类型预试的目的就是初步检识中药中含有哪些化学成分，以便再根据预试结果，按照所含化学成分的性质，设计合理的提取、分离方法。

根据研究目的不同，中药化学成分预试可分为单项预试和系统预试。单项预试是指有重点的检查某类成分和某种有效成分。系统预试是指应用一些简单的定性实验，对中药中所含的各类化学成分进行的全面检查。单项预试和系统预试原理相似，只是检识成分的种类不同。

中药化学成分预试首先需要制备供试液。预试溶液的经典制备方法是用极性由小到大的溶剂对中药粉末进行顺次抽提，从而获得一系列提取溶液，供各类成分检测。但通常也可采用水、乙醇、石油醚对样品分别进行提取，再辅以酸碱处理，以便将中药中绝大部分成分初步提取、分离出来，制备相应的供试液。

供试液可采用以下方法制备：

1. **水浸液**

取适量中药粉末，加入 10 倍体积的蒸馏水，在 50～60℃水浴上加热约 1 h 后过滤。此供试液可在试管或滤纸片上做单糖、多糖、有机酸、皂苷、酚类、鞣质、氨基酸、蛋白质、多肽、生物碱等项的预实验。

2. **乙醇提取液**

取适量中药粉末，加入 10 倍体积的 95%乙醇，在水浴上回流约 1 h 后过滤。此供试液可进行酚类、鞣质、有机酸等项的预实验。上述滤液减压浓缩至糖浆状，置于研钵中，用少量 5%的盐酸研溶，取盐酸水溶液可进行生物碱的预实验。

3. **石油醚提取液**

取适量中药粉末，加入 10 倍体积的石油醚，放置 2～3 h 后过滤，滤液置表面皿上挥去石油醚，残留物可进行萜类、甾体、脂肪等项的预实验。

中药化学成分的检识要求简便、快速、正确。一般可用试管法、滤纸片法或色谱法等。试管实验简便易行，但由于提取液大多颜色较深，颜色变化在试管内观察易产生干扰。滤纸片法的操作是将样品和试剂点在滤纸上，发生化学反应，观察其颜色变化，相对于试管法，提取液颜色的干扰较小。纸色谱和薄层色谱经常用于中药化学成分预试，灵敏度也相应提高。薄层色谱比纸色谱展开时间短，操作方便，更适于进行预实验。此外，也可采用高效液相色谱-质谱、气相色谱-质谱技术进行中药化学成分的预试，根据待测成分的色谱保留行为、光谱特征、质谱数据以预测可能含有的化学成分类型及含量，质谱的灵敏度和选择性更高，故可给出更丰富的化学信息。

预试试剂的配制和具体各类成分的检识方法可参阅有关章节及相应参考书籍。

同时需要说明的是，中药化学成分的预试往往只能提供初步的线索。因为预实验中各种检识反应的专属性并非都很强，并且中药中各类成分复杂，或各类成分间相互干扰，或含量甚低，因此仅凭预实验的结果来判断某些成分是否存在是不全面的。化学成分的确证尚需进一步提纯，通过鉴定后才能予以肯定。

## 2.3.2　中药化学成分的理化鉴定

从中药中经过提取、分离、精制获得单体化合物后，必须对其进行鉴定，确定其化学结构，才能为深入研究化学成分的生物活性、作用机制以及进行结构改造、人工合成等提供可靠的依据。因此，中药化学成分的鉴定工作，是本学科的重要内容之一。

### 2.3.2.1　物理常数的测定

物理常数的测定包括熔点、沸点、比旋度、折光率和密度等。这些物理常数的测定一方面可用于判断化合物的纯度，另一方面也可为利用测得的物理常数通过查阅有关文献初步确定样品是已知物还是未知物。

一般纯化合物的结晶都有一定的熔点和较窄的熔距，熔距通常在 0.5～1℃的范围内，如熔距过长，则可能存在杂质，需进一步进行精制或改用不同溶剂进行重结晶，直至熔点恒定为止。液体物质可测定其沸点，纯液体化合物也应有恒定的沸点，除高沸点的液体物质外，其沸程不应超过0.5～1℃的范围。比旋度、折光率和密度也可帮助判断样品的纯度。化合物精制到旋光度不再改变就接近纯品,但恒定的旋光度并不能说明就是单体,若每次重结晶后旋光度连续下降,则可能有外消旋化或差向异构化现象的存在。

#### 2.3.2.2 分子式的确定

目前最为常用的是质谱法(mass spectrometry,MS)。其中高分辨质谱法(high resolution mass spectrometry,HR-MS)不仅可给出化合物的精确相对分子质量,也可能直接给出化合物的分子式,如青蒿素的HR-MS中,分子离子峰($M^+$)$m/z$ 282.147 2,可计算出其分子式为$C_{25}H_{22}O_5$(计算值为282.146 7),也可通过质谱中出现的同位素峰的强度推定化合物的分子式。分子离子峰不稳定的化合物,难以用HR-MS测出,可用自动元素分析仪进行定性定量分析。得到一个化合物的实验式后,用场解吸质谱、快原子轰击质谱或制备衍生物再测定其质谱等方法测定它的相对分子质量,以求得化合物的分子式。

#### 2.3.2.3 化合物的结构骨架与官能团的确定

在确定一个化合物的分子式后,就需要进行分子结构骨架和官能团的推定。

一般首先确定化合物的不饱和度,准确计算结构中可能含有的双键数或环数。用化学法推定分子结构骨架主要依靠各类中药化学成分的呈色反应:如羟基蒽醌类化合物通过碱液显色反应(Bornträger反应)检识;黄酮类化合物可用盐酸镁粉反应、四氢硼钠还原反应等鉴定;强心苷类化合物可利用甾体母核、$\alpha,\beta$-五元不饱和内酯环和$\alpha$-去氧糖的呈色反应结果综合加以判断等。官能团的确定可利用样品与某种试剂发生的颜色变化或沉淀反应进行判断。有时根据一种检识反应的结果尚不足以确定某种官能团的存在,最好做两种以上的实验。用经典的化学方法确定分子骨架或官能团,有时还要利用其他的化学反应如降解反应、氧化反应或还原反应等,甚至通过化学合成加以验证。除此之外,样品在提取、分离、精制过程中的部分理化性质(如酸碱性、极性、色谱行为等),也可为化合物基本骨架或结构类型的判断提供重要的参考依据。除此之外,各种波谱数据能够提供大量的化合物结构骨架和官能团的信息,可帮助最终确定化合物结构。

### 2.3.3 中药化学的谱学测定

谱学测定是中药化学成分结构鉴定的主要手段。相对于理化鉴定,谱学测定一般具有灵敏度高、选择性强、用量少及快速、简便的优点。紫外光谱(ultraviolet spectroscopy,UV)、红外光谱(infrered spectroscopy,IR)、质谱(mass spectrometry,MS)和核磁共振谱(nuclear magnetic resonance spectroscopy,NMR)等均能提供大量的化学结构信息,现做简要介绍。

#### 2.3.3.1 UV光谱

UV光谱的测定范围在200～400 nm之间,一般来说,UV光谱主要可提供分子中共轭体系的结构信息,还可帮助判断共轭体系中取代基的位置、种类和数目,也可以化合物最大吸收波长作为检测波长进行含量测定。尽管UV光谱在有效成分的结构确定中给出的信息较少,但对具有共轭体系类型的中药有效成分,如蒽醌类、黄酮类以及强心苷类等成分的结构确定具有重要的应用价值。

#### 2.3.3.2　IR 光谱

通过分子中价键的伸缩及弯曲振动所引起的吸收进而测得的吸收图谱，称为红外光谱。用红外光谱测定分子结构时，化合物用量只需 5～10 μg，测定范围在波数 4 000～500 $cm^{-1}$ 之间，其中 1 250 $cm^{-1}$ 以上为化合物的特征基团区，1 000～500 $cm^{-1}$ 为指纹区。特征基团区可以提供中药化学成分中羟基、氨基、羰基、不饱和键和芳环等信息；还可根据吸收峰的波数，对醛羰基、酯羰基、酸酐羰基等不同类型的羰基，以及羰基的共轭情况等提供信息。指纹区主要用于化合物真伪的鉴别，如果样品与已知化合物对照品的红外光谱完全一致，可以推测是同一物质。如果被测物结构基本已知，可能某一局部构型不同，在指纹区就会有差别，如 25*R* 与 25*S* 型螺甾烷型皂苷元，在 980～860 $cm^{-1}$ 附近有显著区别，很容易鉴别。红外光谱对未知化合物的鉴定主要用于功能基的确认和芳环取代类型的判断等。

#### 2.3.3.3　MS

质谱是样品在质谱仪中经高温(300℃)气化形成气态分子，在受到能量冲击后，失去电子形成阳离子，而后在稳定磁场中按质荷比 ($m/z$) 顺序进行分离，最终通过检测器而记录的图谱。

质谱是目前确定相对分子质量和测定分子式最为快速和准确的方法。同时，质谱数据也可以为化合物结构的确定提供重要的参考信息。如通过质谱测得化合物相对分子质量为奇数时，可推测该化合物可能为含奇数氮原子的生物碱或氨基酸等类型的化合物；如果化合物的 MS 谱中，连续出现 M-$CO_2$ 峰，则化合物可能为香豆素或蒽醌等类型的化合物。另外，通过 MS 谱的裂解碎片也可检测分子的官能团种类，官能团连接位置等信息，如 MS 谱中出现 M-15 峰，表明分子中可能有甲基；出现 M-18 峰，可能有羟基；出现 M-28 峰，可能有羰基；出现 M-45 峰，可能有羧基；出现 M-162 峰，可能有葡萄糖基等。

根据质谱仪中离子源的不同可将质谱分为多种类型。对于较稳定的化合物可用电子轰击质谱(EI-MS)测得相对分子质量，并获得较多裂解碎片信息。而对于不太稳定的化合物可通过化学电离质谱(CI-MS)、场解吸质谱(FD-MS)、快原子轰击质谱(FAB-MS)和电喷雾电离质谱 (ESI-MS)等进行测定，以获得相对分子质量信息。

#### 2.3.3.4　NMR 谱

化合物分子在磁场中受电磁波的辐射，有磁矩的原子核吸收一定的能量产生能级的跃迁，即发生核磁共振，以吸收峰的频率对吸收强度作图所得的图谱即为核磁共振谱。NMR 谱能提供化合物分子中有关氢原子及碳原子的类型、数目、相互连接方式、周围化学环境以及构型、构象的结构信息。NMR 谱有氢谱($^{1}H$-NMR)、碳谱($^{13}C$-NMR)，还有多种同核(如$^{1}H$-$^{1}H$、$^{13}C$-$^{13}C$)及异核(如$^{1}H$-$^{13}C$)的二维相关谱。

**1. 核磁共振氢谱($^{1}H$-NMR)**

$^{1}H$-NMR 谱的化学位移($\delta$)范围在 0～20 ppm，通过氢谱所提供的化学位移、吸收峰峰型、偶合常数($J$)及积分曲线等结构信息参数，不仅可以推测氢质子在化合物结构中的位置，还可以判断其周围的化学环境，从而帮助测定化合物的结构。

$^{1}H$-NMR 谱中，在 $\delta$13 ppm 左右出现吸收峰表明可能有羧基或缔合羟基；$\delta$9 ppm 左右出

现单峰表明可能有醛基；δ6.5～8.0 ppm之间出现吸收峰表明可能有芳环；δ5.0～9.0 ppm之间出现吸收峰表明可能有不饱和键；δ3.3～4.6 ppm之间出现吸收峰表明可能有与氧同碳的氢存在，根据峰面积的大小和裂分情况，还可判断该基团为甲氧基、甲基、亚甲氧基或次甲氧基。

氢质子吸收峰的峰型和偶合常数还可给出其周围的化学环境情况，如四取代芳环上的2个氢质子，处于邻位时，其dd峰的偶合常数为6.0～9.0 Hz；间位时，为1.0～3.0 Hz；对位时，为0～2.0 Hz。根据氢质子峰的偶合常数可推断双键的顺反异构，若其偶合常数为6.0～12.0 Hz，表明其为顺式连接，若为12.0～18.0 Hz，则为反式连接。

$^1$H-NMR谱能提供大量的化合物结构骨架的信息，如五环三萜类化合物在高场区出现5～8个甲基单峰，并出现多个亚甲基和次甲基的吸收峰。黄酮、香豆素、木脂素和蒽醌类化合物由于分子中均含有芳环，在δ 6.0～9.0 ppm范围内往往出现芳环质子的吸收峰。糖和苷类化合物在δ 5.0 ppm左右出现糖的端基质子信号，常为双峰，并在δ 3.1～4.7 ppm出现糖的其他质子信号。

除了正常$^1$H-NMR谱技术外，还有一些帮助结构分析的辅助技术，如选择性去偶、重氢交换、加入位移试剂、双照射等。通过重氢($D_2O$)交换可以推断活泼质子(羟基)的存在与否；通过溶剂位移(如苯诱导位移)，由于溶剂分子(苯)的接近，对化合物将发生不同的屏蔽及去屏蔽作用，使质子化学位移发生变化；应用较多的双照射技术是核增益效应(NOE)，NOE是在核磁共振中选择地照射一种质子使其饱和，则与该质子在立体空间位置上接近的另一个或数个质子的信号强度增高的现象。它不但可以找出互相偶合的两个核的关系，还可以反映出不互相偶合，但空间距离较近的两个核间关系。

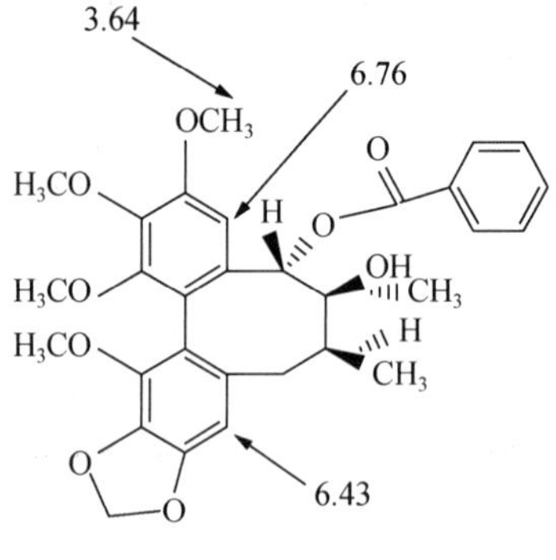

图 2-5　五味子酯甲

如五味子酯甲(图2-5)的联苯双酯部分有两个芳氢，$^1$H-NMR表示两个单峰，δ值分别为6.76 ppm、6.43 ppm，这两个单峰的归属可用双照射的NOE技术予以确定。照射δ3.64 ppm的甲氧基，发现位于δ6.76 ppm的芳氢峰增益19%，照射另外三个甲氧基，均未见到NOE现象，故推测位于甲氧基邻位的芳氢δ值为6.76 ppm，位于亚甲二氧基邻位芳氢的δ值为6.43 ppm。

**2. 核磁共振碳谱($^{13}$C-NMR谱)**

$^{13}$C-NMR谱的化学位移(δ)范围为0～250 ppm，主要提供分子中各种不同类型及化学环境的碳核化学位移($\delta_C$)，异核偶合常数($J_{CH}$)及弛豫时间($T_1$)等信息，以帮助测定化合物结构。$^{13}$C-NMR谱是中药化学有效成分结构测定中最重要手段之一。

常见的$^{13}$C-NMR测定技术及其特征如下：

(1)质子宽带去偶　又称质子噪声去偶或全氢去偶，此时H核对C的偶合全部被消除，从而简化了图谱。在分子中没有对称因素和不含F、P等元素时，每个碳原子都只给出一个单峰，互不重叠，便于判断碳信号的化学位移。因照射H后产生NOE现象，连有H的C(伯、仲、叔碳)信号强度增加，季碳信号因不连有H，表现为较弱的峰。在核磁共振谱中，处于不同化学环境的碳核，化学位移不同，见表2-1。

表 2-1　不同含碳基团的化学位移范围

| 基团 | C—C | C—N | C—O | C═C | 芳环 C | O═C |
|---|---|---|---|---|---|---|
| $\delta$/ppm | 0～55 | 25～65 | 55～90 | 95～170 | 105～160 | 155～210 |

可根据不同化学位移范围内的吸收峰，判断化合物是否含有双键、芳环、羰基、与氧相连的碳等基团，还可根据吸收峰数目推测这些基团的数目。

(2)偏共振去偶　仅保留直接与碳原子相连的$^1$H 核对碳的偶合 $J^1_{CH}$(即去掉氢核对碳核的远程偶合 $J^2_{CH}$，$J^3_{CH}$)，故在所得图谱中伯碳($—CH_3$)表现为四重峰(q)；仲碳($—CH_2—$)表现为三重峰(t)；叔碳(—CH—)表现为双峰(d)；季碳(—C—)表现为单峰(s)，其强度最低。可用于碳核(伯、仲、叔、季)类型的判断。但此法现已基本上被 DEPT 所替代。

(3)INEPT(低灵敏核极化转移增强法)　用调节弛豫时间 ($\Delta$) 来调节 CH、$CH_2$、$CH_3$ 信号的强度，从而有效地识别 CH、$CH_2$、$CH_3$。不同类型$^{13}$C 信号在谱图上呈单峰，并分别呈现正向峰(↑)或倒置峰(↓)。

当 $\Delta=1/4(J_{CH})$时，CH↑、$CH_2$↑、$CH_3$↑；

当 $\Delta=2/4(J_{CH})$时，CH↑；

当 $\Delta=3/4(J_{CH})$时，CH↑、$CH_3$↑、$CH_2$↓。

由此可以区分 CH、$CH_2$ 和 $CH_3$ 信号。再与质子宽带去偶谱对照，还可以确定季碳信号，季碳因为没有极化转移条件，所以在 INEPT 谱中无信号。

(4)DEPT(无畸变极化转移增强法)　是 INEPT 的一种改进方法。

在 DEPT 法中，通过改变照射$^1$H 的脉冲宽度($\theta$)，使为 45°、90°、和 135°变化并测定$^{13}$C-NMR 谱。所得结果与 INEPT 谱类似。

当 $\theta=45°$时，CH↑、$CH_2$↑、$CH_3$↑；

当 $\theta=90°$时，CH↑；

当 $\theta=135°$时，CH↑、$CH_3$↑、$CH_2$↓。

季碳同样无信号出现。

图 2-6 至图 2-8 分别为 $\beta$-紫罗兰酮质子宽带去偶谱、偏共振去偶谱及 DEPT 谱。

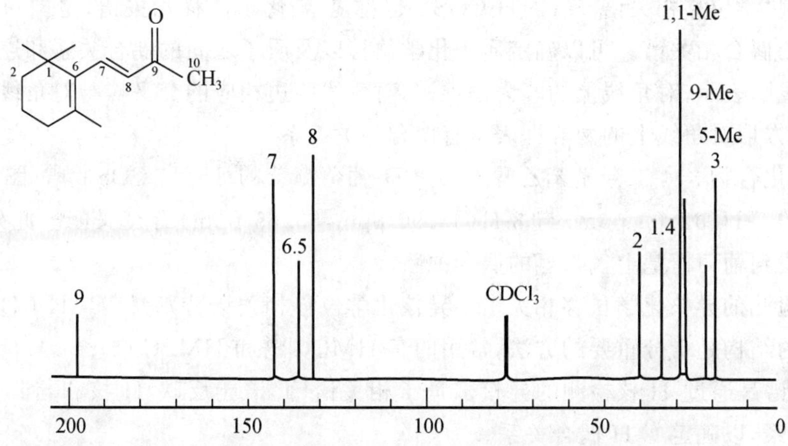


图 2-6　$\beta$-紫罗兰酮质子宽带去偶谱

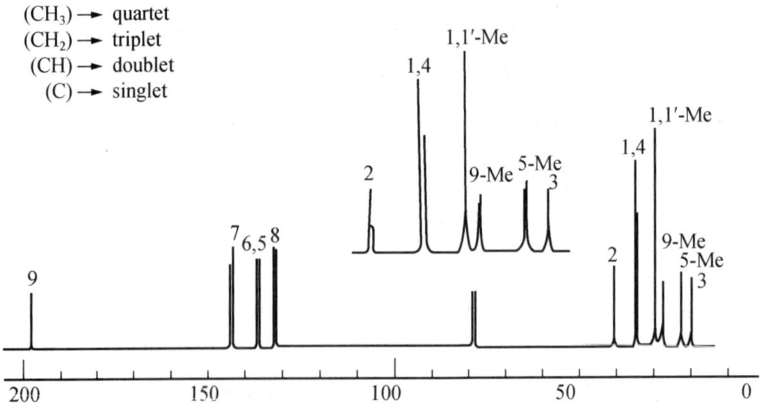


图 2-7　*β*-紫罗兰酮偏共振去偶谱

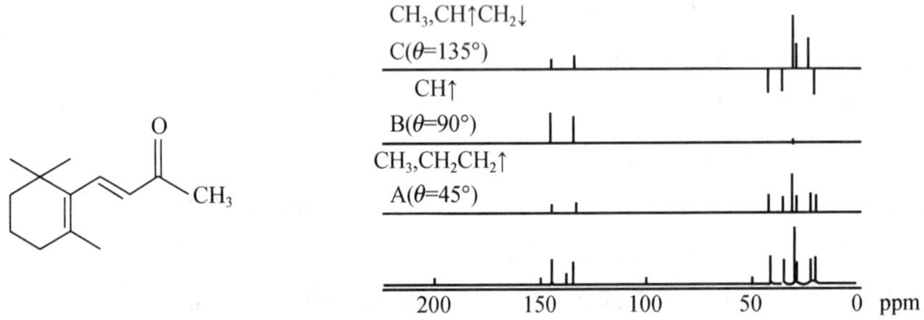


图 2-8　*β*-紫罗兰酮 DEPT 谱

### 3. 二维核磁共振谱(2D-NMR 谱)

二维化学位移相关谱(相关谱,简写为 COSY)是 2D-COSY 谱中最重要,也是最常用的一种检测技术。

2D-COSY 谱又分为同核和异核相关谱两种。相关谱的二维坐标 $F_1$ 和 $F_2$ 都表示化学位移。在中药有效成分结构研究中常用的相关谱类型如下:

(1)同核化学位移相关谱　$^1H$-$^1H$ COSY 也称氢-氢化学位移相关谱,是同一个偶合体系中质子之间的偶合相关谱。可以确定质子化学位移以及质子之间的偶合关系和连接顺序。图谱多以等高线图表示,对角线上的峰为一维谱,对角线两边相应的交叉峰与对角线上的峰连成正方形,该正方形对角线上的两峰即表示有偶合相关关系。

例如,在化合物 3,4-二羟基苯乙醇-8-O-*β*-*D*-葡萄糖苷的$^1H$-$^1H$ COSY 谱(图 2-9)中可见苷元苯乙醇的 7-H(δ2.65 ppm)与 8-H(δ3.90 ppm,δ3.65 ppm)有交叉峰。此外,在$^1H$-$^1H$ COSY 谱能找到葡萄糖基上氢与氢的偶合关系。

(2)$^1H$ 检测的异核化学位移相关谱　异核化学位移相关谱特别是$^{13}C$-$^1H$ COSY 谱,对于鉴定化合物的结构是十分重要的方法,常用的有 HMQC 谱和 HMBC 谱。

HMQC 谱是通过$^1H$ 核检测的异核多量子相关谱,此谱能反映$^1H$ 核和与其直接相连的$^{13}C$ 的关联关系,以确定 C-H 偶合关系。

在 HMQC 谱中,$F_1$ 域为$^{13}C$ 化学位移,$F_2$ 域为$^1H$ 化学位移。直接相连的$^{13}C$ 与$^1H$ 将在

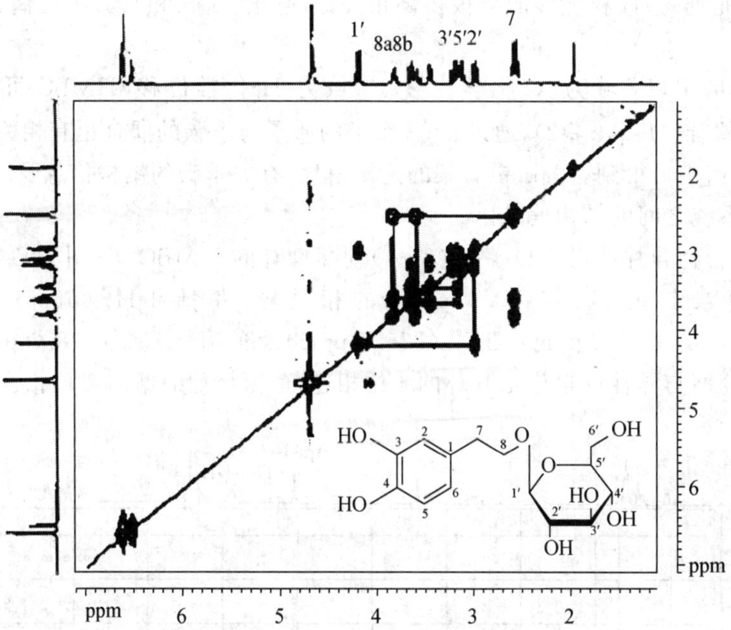


**图 2-9　3,4-二羟基苯乙醇-8-O-*β*-*D*-葡萄糖苷的$^{1}H$-$^{1}H$ COSY 谱**

对应的$^{13}C$和$^{1}H$化学位移的交点处给出相关信号，由相关信号分别沿两轴画平行线，就可将相连的$^{13}C$与$^{1}H$信号予以直接归属。

例如，在 3,4-二羟基苯乙醇-8-O-*β*-*D*-葡萄糖苷的 HMQC 谱（图 2-10）中，可找到各碳、氢的相关峰，由此可容易确定各碳氢的归属。

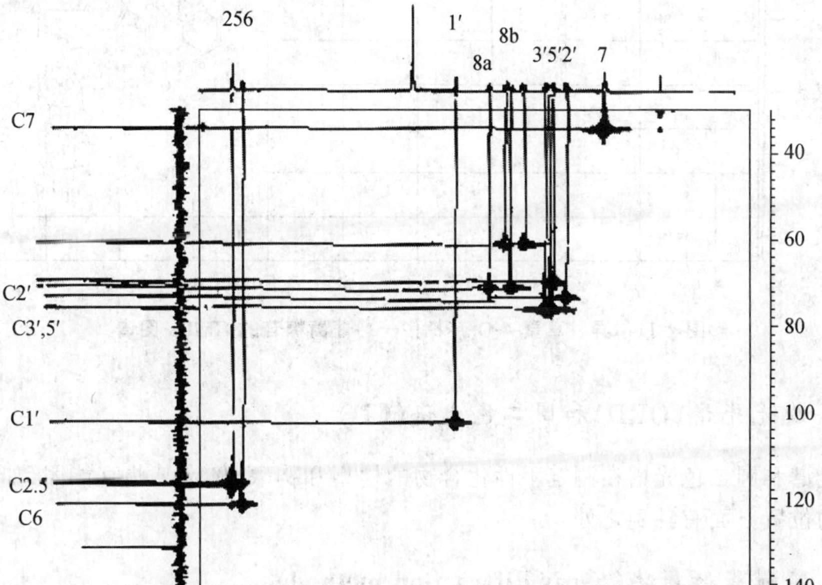


**图 2-10　3,4-二羟基苯乙醇-8-O-*β*-*D*-葡萄糖苷的 HMQC 谱**

HMBC 谱是通过$^{1}H$核检测的异核多键相关谱，它把$^{1}H$核和与其远程偶合的$^{13}C$核关联起来。

在 HMBC 谱中，$F_1$ 域为$^{13}C$化学位移，$F_2$ 域为$^{1}H$化学位移，HMBC 可以高灵敏地检测$^{1}H$-$^{13}C$远程偶合（$^{n}J_{CH}$，$n \geq 2$），通过 2～3 个键的质子与季碳的偶合也有相关峰。

从 HMBC 谱中可得到有关碳链骨架的连接信息，有关季碳的结构信息及因杂原子存在而被切断的偶合系统之间的结构信息。

例如，在化合物异甘草素-4-O-芹糖(2→1)葡萄糖苷的 HMBC 谱（图 2-11）中可见葡萄糖 1″-H 与异甘草素苷元 C-4（δ160.9 ppm）的相关峰，芹糖 1-H‴（δ5.51 ppm）与 C-3‴（δ 80.7 ppm）、C-2‴（δ78.2 ppm）、C-5‴（δ75.5 ppm）及葡萄糖 C-2″（δ78.2 ppm）有相关峰。由此可确定葡萄糖与异甘草素苷元 B 环的 4 位相连，芹糖与葡萄糖的 2″位相连。

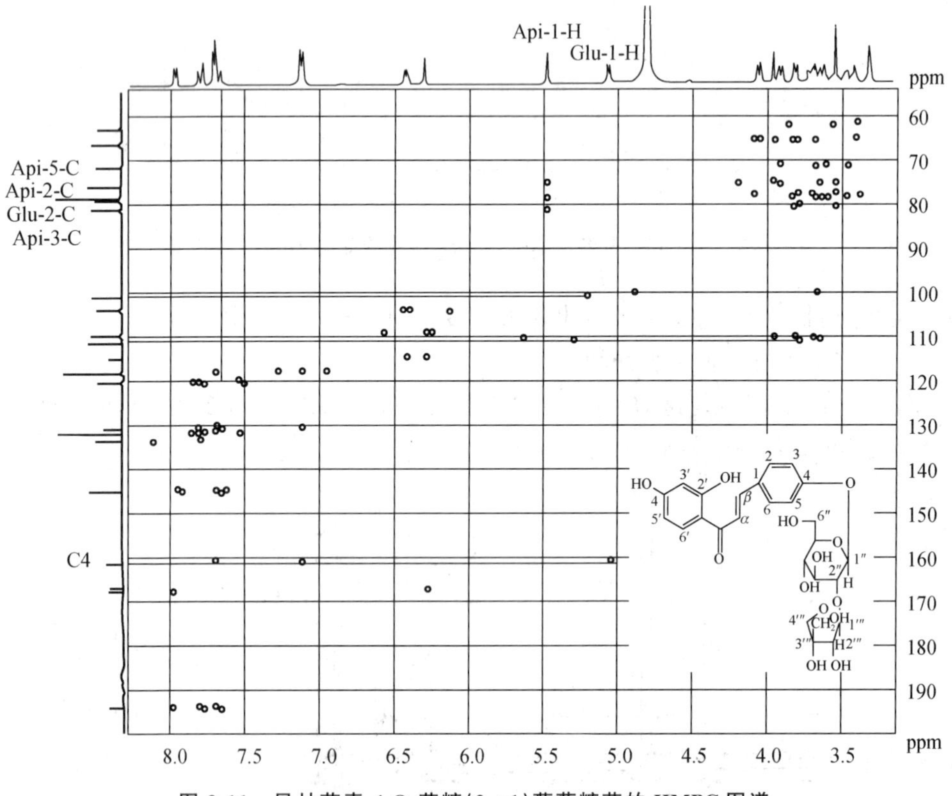


图 2-11　异甘草素-4-O-芹糖(2→1)葡萄糖苷的 HMBC 图谱

### 2.3.3.5　旋光光谱(ORD)和圆二色光谱(CD)

旋光光谱和圆二色光谱在测定手性化合物的构型和构象，确定某些官能团（如羰基）在手性分子中的位置方面有独到之处。

### 2.3.3.6　X 射线衍射法(X-ray diffraction method)

结晶 X 射线衍射法测定出的化学结构可靠性大，能测定化学法和其他波谱法难以测定的化合物结构。它不仅能测定出化合物的一般结构，还能测定出化合物结构中的键长、键角、构象、绝对构型等结构细节。晶体 X 射线衍射法是测定大分子物质结构最有力的工具，现已能测定相对分子质量 800 万的大分子物质的化学结构。

## 参考文献

[1]吴立军.天然药物化学.5 版.北京:人民卫生出版社,2007.
[2]王峥涛,梁光义.中药化学.上海:上海科学技术出版社,2009.
[3]肖崇厚,中药化学.上海:上海科学技术出版社,2007.
[4]杨世林,热娜·卡斯木.天然药物化学.北京:科学出版社,2010.
[5]杨义芳,孔德云.中药提取分离新技术. 北京:化学工业出版社,2010.
[6]徐任生.天然产物化学.2 版.北京:科学出版社,2004.
[7]周晶,冯淑华.中药提取分离新技术.北京:科学出版社,2010.
[8]吴继洲,孔令义.天然药物化学.北京:中国医药科技出版社,2008.
[9]杨义芳,孔德云.中药提取分离手册.北京:化学工业出版社,2009.

# 第3章　糖和苷类化合物

**教学目的和要求：**

1. 掌握糖和苷的一般理化性质：溶解性、旋光性、化学性质和检识方法；掌握糖和苷的一般提取、分离方法。

2. 熟悉糖和苷的结构研究方法。

3. 了解糖和苷的含义、结构、分类和分布。

## 3.1　糖类化合物

### 3.1.1　概述

糖(saccharides)是多羟基醛或多羟基酮及其衍生物、聚合物的总称。糖的分子中含有碳、氢、氧三种元素，大多数糖分子中氢和氧的比例是2∶1，因此，具有$C_x(H_2O)_y(x \geqslant y)$的通式，如葡萄糖(glucose)为$C_6(H_2O)_6$，蔗糖(sucrose)为$C_{12}(H_2O)_{11}$，淀粉(starch)为$[C_6(H_2O)_5]_n$，所以，糖又称为碳水化合物(carbohydrates)，但有的糖分子组成并不符合这个通式，如鼠李糖(rhamnose)为$C_6H_{12}O_5$。

在自然界中，糖的分布极广，无论是在植物界还是动物界，都有它们的存在。由于糖是构成生物机体的重要基础物质之一，所以在所有的生物体中均含有糖及其衍生物，如核酸中的糖类物质核糖(ribose)和脱氧核糖(deoxyribose)。

在生物体中，糖是植物细胞与组织的重要营养物质和支持物质。动物通过摄入糖类物质，以提供生理活动以及其他运动所需的能量。糖还可与其他非糖物质结合，形成苷类(glycosides)等存在于生物体中。

糖可分布于植物的各个部位，植物的根、茎、叶、花、果实、种子等大多含有葡萄糖、果糖(fructose)、淀粉和纤维素(cellulose)等糖类物质。

糖及其衍生物是中药的重要生物活性物质之一，如香菇多糖(lentinan)具有抗肿瘤活性，黄芪多糖(astragalan)具有增强免疫功能的作用，茯苓次聚糖(pachymaran)具有抗肿瘤活性。由糖衍生的各种苷类化合物，常为中药的有效成分。

### 3.1.2　糖类的结构与分类

糖类物质可根据其能否水解和分子量的大小分为单糖(monosaccharide)、低聚糖(oligosaccharides)和多糖(polysaccharides)。

单糖，如葡萄糖、鼠李糖和阿拉伯糖等，是不能再被水解成更小分子的糖，是糖类物质的最小单位，也是构成其他糖类物质的基本单元。

低聚糖是由2～9个单糖通过糖苷键聚合而成的糖，能被水解为相应数目的单糖，又常称为寡糖，如蔗糖、棉籽糖(raffinose)和麦芽糖等。

多糖是一类由10个以上的单糖通过糖苷键聚合而成的化合物，通常是由几百甚至几千个单糖组成的高分子化合物，如淀粉，纤维素和糖原等。多糖不是一种纯粹的化学物质，而是聚合程度不同的物质的混合物，能被水解为多个单糖。多糖分子量很大，其性质也大大不同于单糖和低聚糖。多糖常为中药的活性成分。

### 3.1.2.1　单糖

自然界中的单糖，从三碳糖到八碳糖都存在，但以五碳(戊)糖和六碳(己)糖最为常见，而单糖的衍生物以糖醇和糖醛酸较为常见。

中药中较为常见的单糖及其衍生物有：

五碳醛糖：*D*-木糖(*D*-xylose，xyl)、*D*-核糖(*D*-ribose，rib)、*L*-阿拉伯糖(*L*-arabinose，ara)。

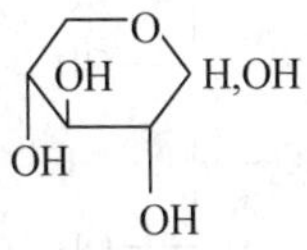

*D*-木糖

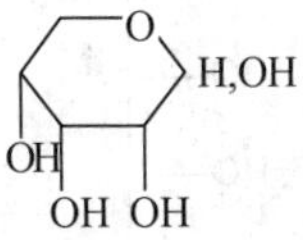

*D*-核糖

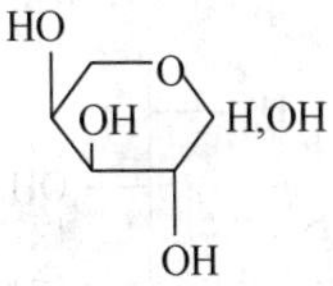

*L*-阿拉伯糖

甲基五碳糖：*L*-夫糖(*L*-fucose，fuc)、*D*-鸡纳糖(*D*-quinovose)、*L*-鼠李糖(*L*-rhamnose，rha)。

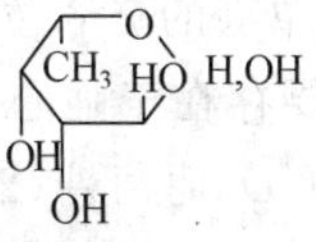

*L*-夫糖

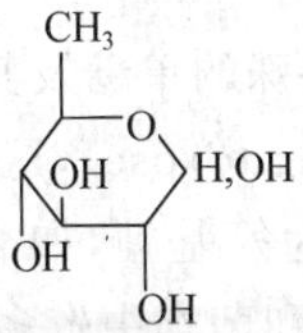

*D*-鸡纳糖

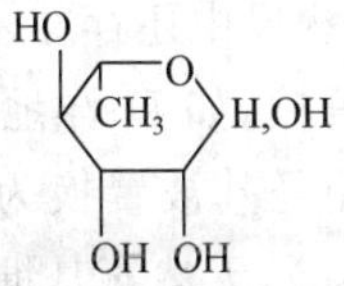

*L*-鼠李糖

六碳醛糖：*D*-葡萄糖(*D*-glucose，glc)、*D*-甘露糖(*D*-mannose，man)、*D*-半乳糖(*D*-galactose，gal)。

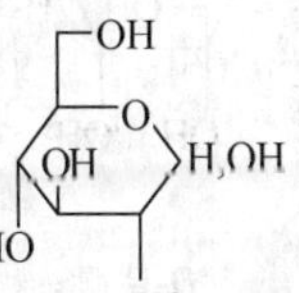

*D*-葡萄糖

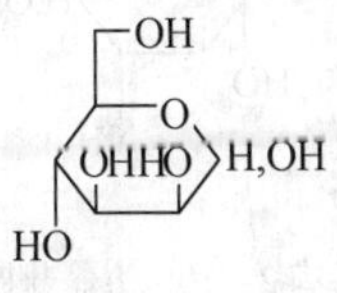

*D*-甘露糖

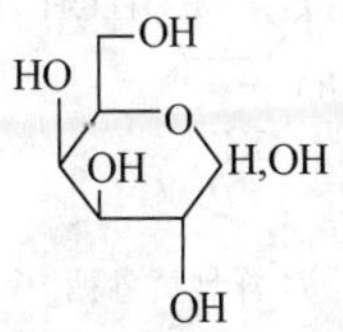

*D*-半乳糖

六碳酮糖：*D*-果糖(fructose，fru)、*L*-山梨糖(*L*-sorbose，sor)。

七碳酮糖：*D*-景天庚酮糖(*D*-sedoheptulose)。

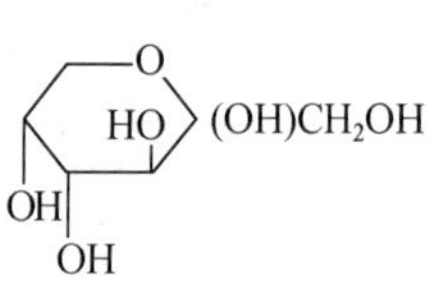


*D*-果糖

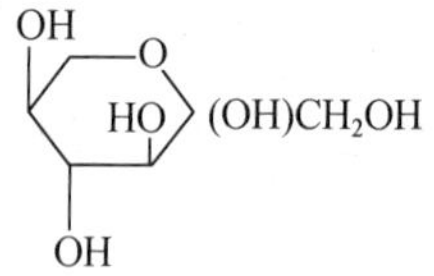


*L*-山梨糖

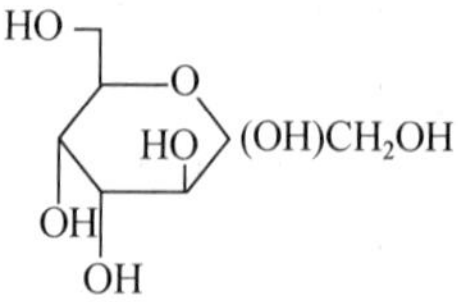


*D*-景天庚酮糖

糖醛酸：*D*-葡萄糖醛酸(*D*-glucuronic acid)、*D*-半乳糖醛酸(*D*-galacturonic acid)。

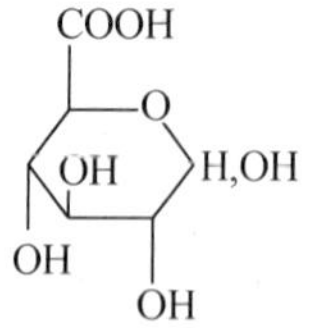


*D*-葡萄糖醛酸

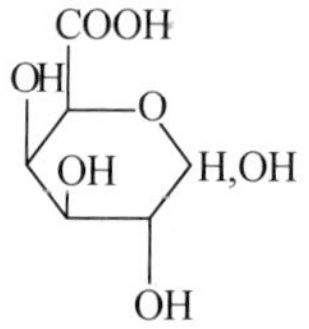


*D*-半乳糖醛酸

糖醇：单糖的醛或酮基还原成羟基后所得到的多元醇称糖醇。糖醇在天然界分布也很广，亦多有甜味。如卫矛醇(ducitol)、*D*-甘露醇(*D*-mannitol)、*D*-山梨醇(*D*-sorbitol)。

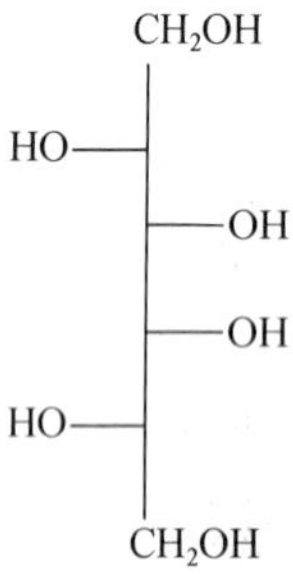


卫矛醇

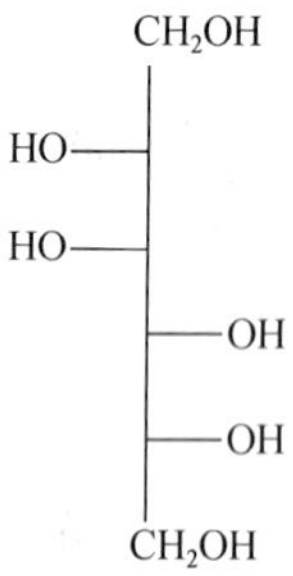


*D*-甘露醇

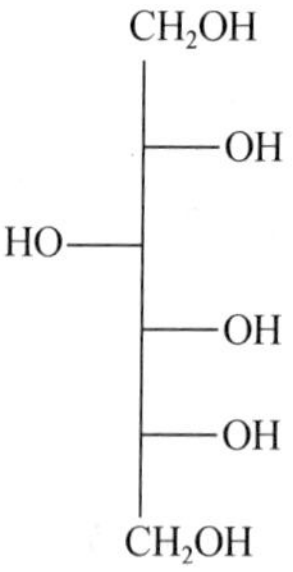


*D*-山梨醇

此外，自然界中还存在着一些较为特殊的单糖及其衍生物。在单糖的 2，6 位失去氧，就成为 2，6-二去氧糖，如 *D*-洋地黄毒糖(*D*-digitoxose)，这类去氧糖主要存在于强心苷等成分中。单糖的伯或仲羟基被置换为氨基，就成为氨基糖，如 2-氨基-2-去氧-*D*-葡萄糖(2-amino-2-deoxy-*D*-glucose)，天然氨基糖存在于动物和菌类中较多。自然界亦发现一些有分支碳链的糖，如 *D*-芹糖(D-apiose，api)。

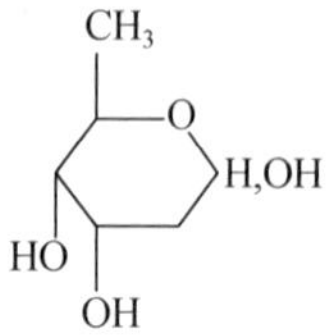


*D*-洋地黄毒糖

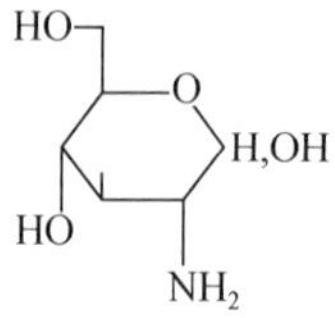


2-氨基-2-去氧-*D*-葡萄糖

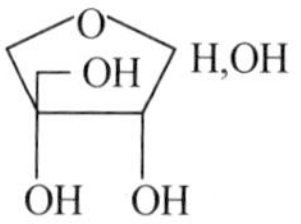


*D*-芹糖

关于糖的绝对构型，在哈沃斯(Haworth)式中，只要看六碳吡喃糖的 $C_5$(五碳呋喃糖的 $C_4$)上取代基的取向，向上的为 *D* 型，向下的为 *L* 型。端基碳原子的相对构型 $\alpha$ 或 $\beta$ 是指 $C_1$ 羟基与六碳糖 $C_5$(五碳糖 $C_4$)取代基的相对关系，当 $C_1$ 羟基与六碳糖 $C_5$(五碳糖 $C_4$)上取代基在环的同一侧为 $\beta$ 构型，在环的异侧为 $\alpha$ 构型(以下糖结构式中的部分羟基未画出)。

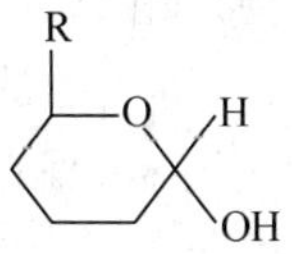
α-D-糖

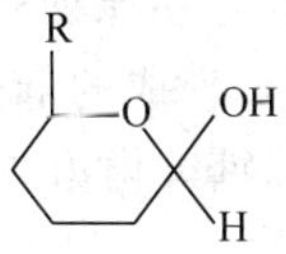
β-D-糖

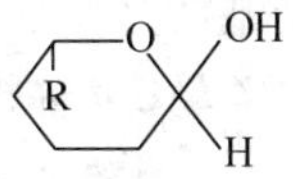
α-L-糖

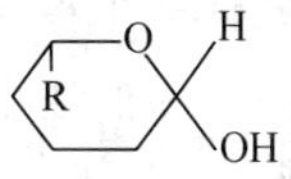
β-L-糖

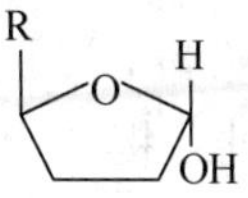
α-D-糖

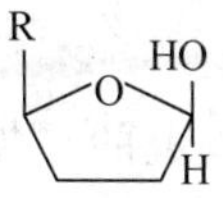
β-D-糖

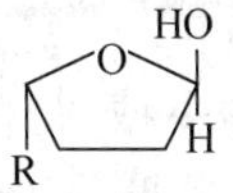
α-L-糖

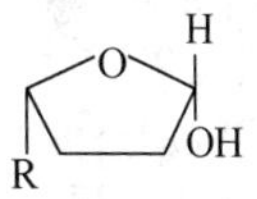
β-L-糖

### 3.1.2.2　低聚糖

天然存在的低聚糖多数由 2～4 个单糖基组成，在皂苷等成分中，有时可存在组成达 7～8 个单糖基的低聚糖片段。按组成低聚糖的单糖基数目，低聚糖分为二糖、三糖、四糖等。常见的二糖有蔗糖、龙胆二糖（gentiobiose）、麦芽糖（maltose）、芸香糖（rutinose）、蚕豆糖（vicianose）、槐糖（sophorose）等。

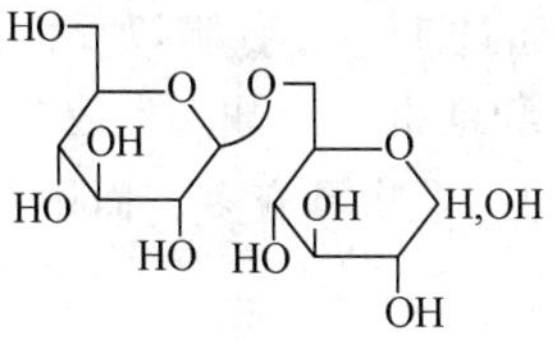
龙胆二糖

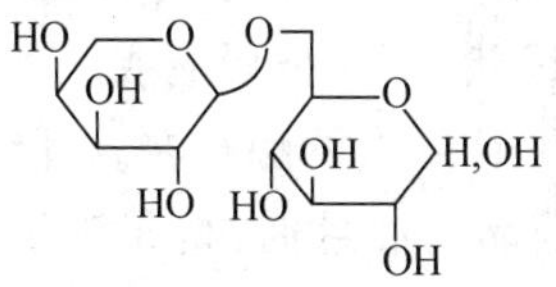
蚕豆糖

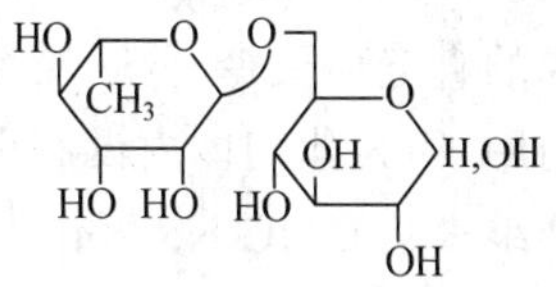
芸香糖

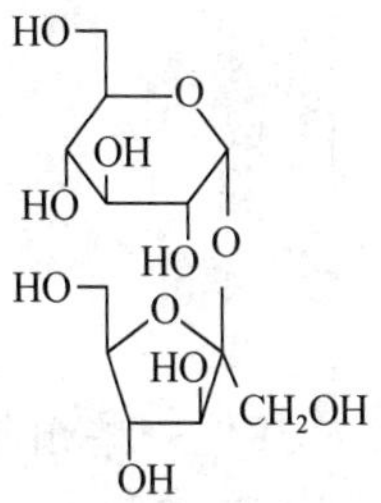
蔗糖

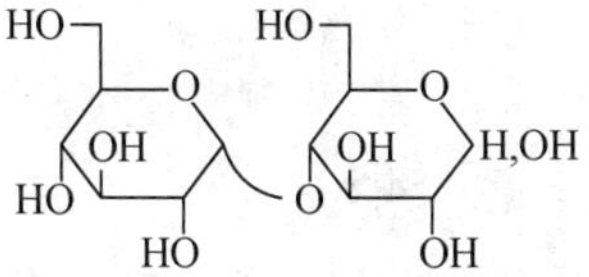
麦芽糖

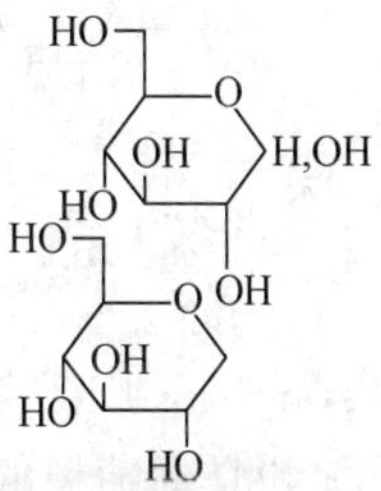
槐糖

天然存在的三糖大多是在蔗糖的基本结构上再连接一个单糖而成，如棉籽糖（raffinose）。四糖又多是在棉籽糖的结构上延长，如水苏糖（stachyose）。

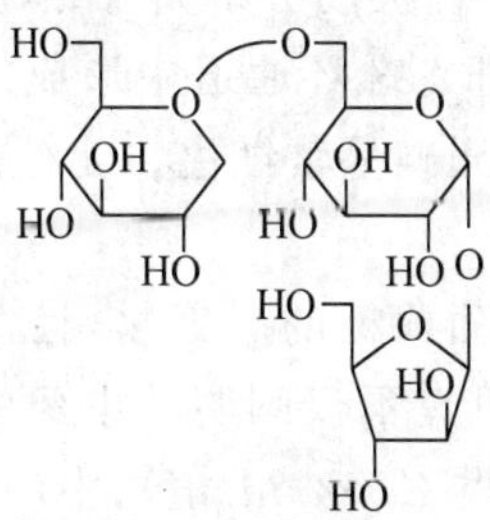
棉籽糖

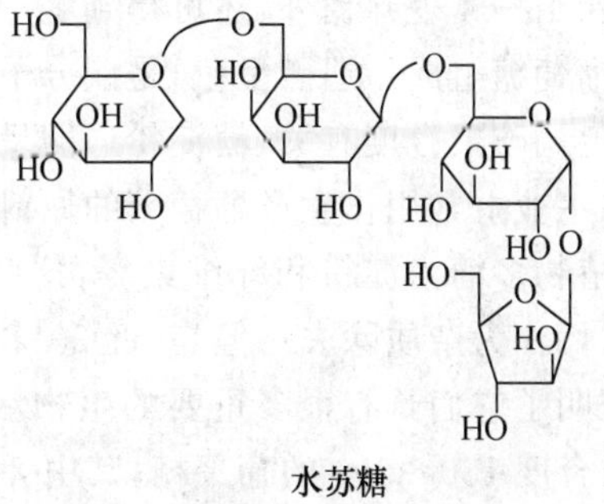
水苏糖

根据是否含有游离的醛基或酮基，将低聚糖分为还原糖和非还原糖。组成低聚糖的单糖基中，如果有两个单糖基均以端基的羟基脱水缩合，形成的低聚糖就没有游离的醛基或酮基，失去还原性，称为非还原糖。如蔗糖、棉籽糖、水苏糖等均为非还原糖，麦芽糖、槐糖、芸香糖等均为还原糖。

### 3.1.2.3 多聚糖

多聚糖(polysaccharides)又称多糖，是由 10 个以上的单糖分子通过苷键聚合而成，分子量较大，一般由几百个甚至几万个单糖分子组成，已失去一般单糖的性质，一般无甜味，也无还原性。多糖大致分为两类：一类为水不溶物，在动、植物体内主要起支持组织的作用，如植物中的半纤维素和纤维素，动物甲壳中的甲壳素等，分子呈直糖链型；另一类为水溶物，如动、植物体内贮藏的营养物质：淀粉、菊糖、黏液质、果胶、树胶等；再如植物体内的初生代谢产物：人参多糖、黄芪多糖、刺五加多糖、昆布多糖等，多糖有直糖链分子，但多为支糖链分子。由一种单糖组成的多糖为均多糖(homosaccharides)，由二种以上单糖组成的为杂多糖(heterosaccharides)。

**1. 植物多糖**

(1)纤维素(cellulose)　由 3 000～5 000 分子的 *D*-葡萄糖通过 1$\beta$→4 苷键以反向连接聚合而成的直链葡聚糖，分子结构直线状，不易被稀酸或碱水解。纤维素不能被人类或食肉动物消化利用，因为他们体内没有可水解纤维素的酶存在。纤维素的衍生物具有多方面用途，如羧甲基纤维素钠 CMC-Na 可作为医药品的混悬剂、黏合剂等。

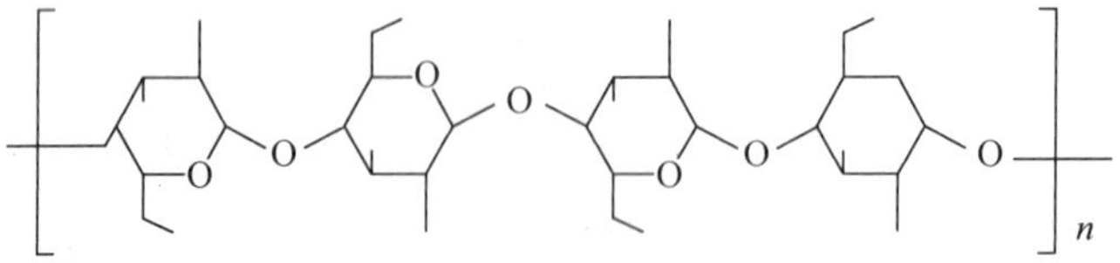

纤维素

(2)淀粉(starch)　广泛存在于植物体，尤其是禾本科植物的果实及其他一些植物的根、茎及种子中。淀粉是葡萄糖的高聚物，约由 73%以上的胶淀粉(支链淀粉)和 27%以下的糖淀粉(直链淀粉)组成。糖淀粉是 1$\alpha$→4 连接的 *D*-葡聚糖，聚合度为 300～350；胶淀粉聚合度 3 000 左右，也是 1$\alpha$→4 葡聚糖，但有 1$\alpha$→6 的分支链，平均支链长为 25 个葡萄糖单位。淀粉可溶于热水，胶淀粉还可溶于冷水，可受淀粉酶的作用水解成糊精，再成麦芽糖，最后成葡萄糖。胶淀粉除 1$\alpha$→4 麦芽糖外，还可得到 1$\alpha$→6 的异麦芽糖。淀粉分子具有螺旋状结构，每一螺环由 6 个葡萄糖组成。遇碘呈色，是碘分子和离子排列进入螺环通道中形成的有色包结化合物。所呈色调与聚合度有关，糖淀粉遇碘呈蓝色，胶淀粉遇碘呈紫红色。淀粉在制剂中常用作赋形剂，在工业上常用作生产葡萄糖的原料。

常见的植物多糖为淀粉和纤维素等，这些多糖均为由葡萄糖的高聚物，且大都无生物活性，通常把它们作为杂质除去。但是，近 20 多年来的大量研究不仅阐明了中药中的许多多糖的结构，还证明了它们具有很多重要的生物活性。如地衣类 *Cetraria* 植物中的地衣多糖(lichenan)是聚合度 180～200 的葡聚糖，其中 2/3 为 1$\beta$→4，1/3 为 1$\beta$→3 结合。黄芪中的黄芪多糖(astragalus polysaccharide)AG-1 为 1$\alpha$→4 和 1$\alpha$→6 葡聚糖，二者糖基组成比例为 5∶2。

这些葡聚糖具有较强的肿瘤抑制作用而引人注目。

(3)黏液质(mucilage)　是植物种子、果实、根、茎和海藻中存在的一类黏多糖。黏液质可溶于热水,冷后呈胶冻状。如车前(*Plantago major*)种子中的车前子胶(plantosan),由 *D*-木糖 1β→4 连接成主链,$C_2$ 上连接由 *D*-木糖、*L*-阿拉伯糖、*D*-半乳糖、*D*-半乳糖醛酸、*L*-鼠李糖组成的支链。褐藻酸(alginic acid)是从海洋药物昆布(*Thallus laminariae*)或海藻(*Sargassum*)中提取的多糖,是 1→4 结合的 α-*L*-古洛糖醛酸残基和 1→4 结合的 β-*D*-甘露糖醛酸残基以不规则的方式排列组成的多聚体,*L*-古洛糖醛酸是 α-结合的 1C 构象,*D*-甘露糖醛酸是 β-结合的 1C 构象。国内已制成褐藻酸钠注射液,国外称 Alginon、Glyco-Algin 等,用以增加血容和维持血压。

(4)果聚糖(fructans)　果聚糖在高等植物以及微生物中均有存在。菊糖(inulin)又称菊淀粉,是果聚糖的一种。它由 35 个 *D*-果糖以 2β→1 苷键连接而成,最后接上 *D*-葡萄糖基,故其末端为一个蔗糖结构。菊糖在菊科植物中分布较多。此外,中药麦冬内含的麦冬多糖,桔梗中的桔梗多糖都是果聚糖型的多糖。

(5)树胶(gum)　树胶是植物在受伤害或毒菌类侵袭后分泌的物质,干后呈半透明块状物。如中药没药内含 64%树胶,是由 *D*-半乳糖(4 份)、*L*-阿拉伯糖(1 份)和 4-甲基-*D*-葡萄糖醛酸(3 份)组成的酸性杂多糖。

**2. 菌类多糖**

(1)猪苓多糖(polyporus polysaccharide)　是从多孔菌科真菌猪苓[*Polyporus umbellatus* (Pers.) Fr.]中分离得到,以 1β→3、1β→4、1β→6 键结合的葡聚糖,支链在 $C_3$ 和 $C_6$ 位上。药理实验证明,能显著提高荷瘤小鼠巨噬细胞的吞噬能力,促进抗体形成,是良好的免疫调节剂,具有抗肿瘤转移和调节机体细胞免疫功能的作用。此外,对慢性肝炎也有良好的疗效。

(2)茯苓多糖(pachyman)　是多孔菌科真菌科真菌茯苓[*Poria cocos* (Schw.) Wolf]中分离得到的一种多糖,为具有 1β→6 吡喃葡萄糖为支链的 1β→3 葡聚糖。茯苓多糖本身无抗肿瘤活性,若切断其所含的 1β→6 吡喃葡聚糖支链,成为单纯的 1β→3 葡聚糖(称为茯苓次聚糖 pachymaran)则具有显著的抗肿瘤作用。

(3)灵芝多糖　是从多孔菌科真菌赤芝[*Ganoderma lunidum* (Leyss. ex Fr.) Karst]中提得 20 多种多糖。有葡聚糖(1β→6,1β→3 等)、杂多糖(1β→6,1β→3 阿拉伯半乳聚糖等)及肽多糖。就抗肿瘤活性而言,灵芝多糖间并无差异,但多糖的三维螺旋结构遭破坏则影响其活性。

**3. 动物多糖**

(1)肝素(heparin)　是一种含有硫酸酯的黏多糖,它的组分是氨基葡萄糖、艾杜糖醛酸和葡萄糖醛酸。其分子结构可用一个四糖重复单位表示,在 4 个糖单位中,有 2 个氨基葡萄糖含 4 个硫酸基,硫酸基在氨基葡萄糖的 2 位氨基和 6 位羟基上,分别成磺酰胺和酯。艾杜糖醛酸的 2 位羟基成硫酸酯。肝素的含硫量在 9%~12.9%之间。氨基葡萄糖基为 α-型,葡萄糖醛酸基为 β-型。分子呈螺旋形纤维状。肝素广泛分布于哺乳动物的内脏、肌肉和血液里,作为天然抗凝血物质受到高度重视,国外用于预防血栓疾病,并已形成了一种肝素疗法。

(2)透明质酸(hyaluronic acid)　是由 *D*-葡萄糖醛酸 1β→4 和乙酰 *D*-葡萄糖胺 1β→3 连接而成的直链酸性黏多糖。透明质酸广泛存在于动物的各种组织中,在哺乳动物体内,以玻璃体、脐带和关节滑液中含量最高，鸡冠的含量与滑液相似。透明质酸可用于视网膜脱离手术，并作为天然保湿因子，广泛用于化妆品中。

(3)硫酸软骨素(chondroitin sulfate)　是从动物的软骨组织中得到的酸性黏多糖，有A、B、C、D、E、F、H等多种。硫酸软骨素A由*D*-葡萄糖醛酸$1\beta\rightarrow3$和乙酰*D*-半乳糖胺$1\beta\rightarrow4$相间连接而成直链分子，在半乳糖胺$C_4$-OH上有硫酸酯化。硫酸软骨素A能增强脂肪酶的活性，使乳糜微粒中的甘油三酯分解成脂肪酸，使血液中乳糜微粒减少而澄清，还具有抗凝和抗血栓形成的作用。

(4)甲壳素(chitin)　是组成甲壳类昆虫外壳的多糖，其结构和安定性与纤维素类似。由N-乙酰葡萄糖胺以$1\beta\rightarrow4$反向连接成直线状结构。不溶于水，对稀酸和碱稳定。甲壳素经浓碱处理，可得脱乙酰甲壳素(chitosan)。甲壳素及脱乙酰甲壳素应用非常广泛，可制成透析膜、超滤膜，用作药物的载体具有缓释，持效的优点，还可用于人造皮肤、人造血管、手术缝合线等。

# 3.2　苷类化合物

## 3.2.1　概述

苷类(glycosides)是糖或糖的衍生物与另一非糖物质通过糖的端基碳原子连接而成的一类化合物，又称为配糖体。苷中的非糖部分称为苷元(genin)或配基(aglycone)。

在自然界中，由于各种类型的天然成分均可以和糖结合成苷，因此，苷类的分布广泛，化合物很多，是普遍存在的天然产物，尤以在高等植物中分布最多。苷的共性在糖的部分，但由于苷元的结构类型不同，各种结构类型的苷类在植物中的分布情况亦不一样。如黄酮苷在近200个科的植物中都有分布；强心苷主要分布于玄参科、夹竹桃科等10多个科。

苷类可分布于植物的各个部位，如中药人参的根、根茎、茎、叶、花、种子均含有三萜皂苷。但不同的植物、不同的成分，又有相对的分布重点，如三七以根和根茎的皂苷含量最高，黄花夹竹桃以种子中强心苷的含量最高。对多数中草药，根及根茎往往是苷类分布的一个重要部位。

苷类化合物多具有广泛的生物活性，是很多中草药的有效成分之一。如天麻苷(gastrodin)是天麻安神镇静的主要活性成分；人参皂苷(ginsenosides)是人参补益的主要活性成分；强心苷有强心作用；黄酮苷有抗菌、止咳、平喘、扩张冠状动脉血管等作用。

## 3.2.2　苷类的结构与分类

### 3.2.2.1　苷类的结构

从结构上看，绝大多数的苷类化合物是糖的半缩醛羟基与苷元上羟基脱水缩合，成为具有缩醛结构的物质。苷类在稀酸(如稀盐酸、稀硫酸)或者酶的作用下，苷键可以断裂，水解成为苷元和糖。

$$\text{糖}—OH + HO—R \xrightarrow{-H_2O} \text{糖}—OR \underset{-H_2O}{\xrightarrow{H^+}} \text{糖}—OH + HOR$$

苷元　　苷　　苷元

苷中的连接苷元与糖之间的化学键称为苷键。苷元上形成苷键并连接糖的原子，称为苷键原子，也称苷原子。苷键原子通常是氧原子，也有硫原子、氮原子；少数情况下，苷元碳原子上的氢与糖的半缩醛羟基脱水缩合，形成碳—碳直接相连的苷键，此时，苷元上形成苷键的碳原子即是苷键原子。

由于单糖有 α 及 β 二种端基异构体，因此在形成苷类时就有两种构型的苷，即 α-苷和 β-苷。在天然的苷类中，由 *D*-型糖衍生而成的苷多为 β-苷，而由 *L*-型糖衍生而成的苷多为 α-苷。但必须注意的是，β-*D*-糖苷与 α-*L*-糖苷中糖的端基碳原子的绝对构型是相同的；α-*D*-糖苷与 β-*L*-糖苷中糖的端基碳原子的绝对构型也是相同的。

苷类可由单糖和苷元结合而成，也可以是几个单糖聚合成为低聚糖，再和苷元结合成多糖苷。与苷元连接成苷的低聚糖多数由 2～4 个单糖组成，在强心苷、皂苷等类型的成分中，成苷的低聚糖组成可达 7～8 个单糖单元。如果苷元上有多个羟基，也可以分别和糖缩合，形成多糖链苷。

苷类结构中最常见的单糖是 *D*-葡萄糖，此外，还有 *L*-阿拉伯糖、*D*-木糖、*D*-核糖、*D*-鸡纳糖、*L*-鼠李糖、*D*-呋糖、*D*-甘露糖、*D*-半乳糖、*D*-果糖、*D*-葡萄糖醛酸以及 *D*-半乳糖醛酸等。也还有一些比较少见的单糖，如强心苷中 *D*-洋地黄毒糖等 2,6-去氧糖，有分枝碳链的 *D*-芹糖则存在于伞形科植物所含的黄酮苷或香豆素苷中。

### 3.2.2.2　苷类的分类

苷类涉及的范围广，虽然糖基部分有一定的共性，但苷元的结构类型差别很大，形成的苷类在性质和生物活性上各不相同，在植物中的分布情况也不一样。所以，苷类的分类可以按不同的观点、从不同的角度作分类。

**1. 按苷键原子分类**

根据苷键原子的不同，苷类可以分为氧苷、硫苷、氮苷和碳苷。

（1）氧苷　苷元通过氧原子和糖相连接而成的苷称为氧苷。氧苷是数量最多、最常见的苷类。根据形成苷键的苷元羟基类型不同，又分为醇苷、酚苷、酯苷和氰苷等，其中以醇苷和酚苷居多，酯苷较少见。

①醇苷：是苷元的醇羟基与糖缩合而成的苷。如毛茛苷（ranunculin）是原白头翁素（proanemonin）的 β-*D*-葡萄糖苷，具有抗菌杀虫作用；红景天中的红景天苷（rhodioloside）具有致适应原的作用。

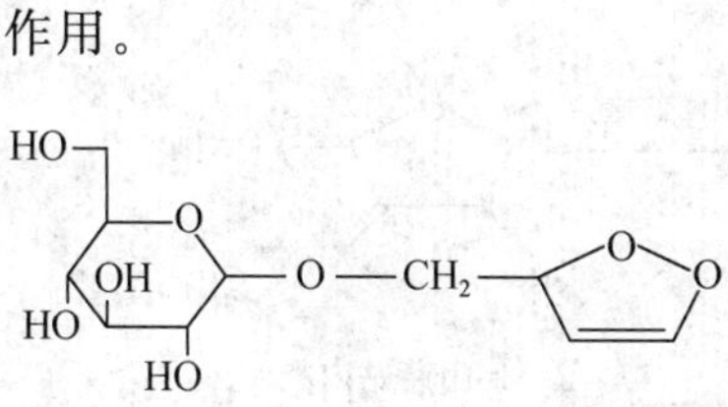

毛茛苷

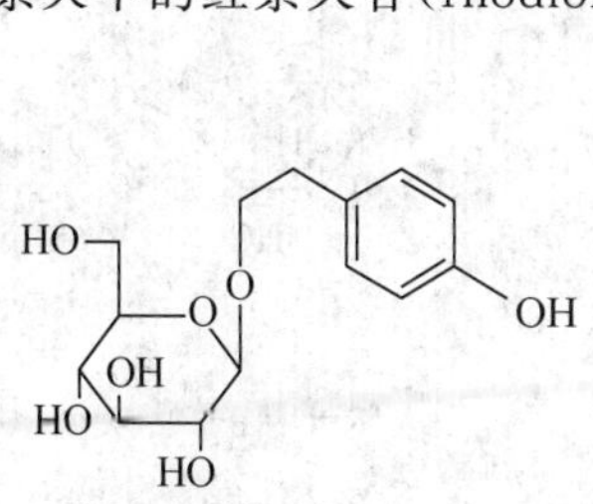

红景天苷

②酚苷：苷元分子中的酚性羟基与糖脱水而成的苷。苯酚苷、萘酚苷、蒽醌苷、香豆素苷、黄酮苷、木脂素苷等多属于酚苷。熊果中的熊果苷（arbutin）具有尿道消毒功效；天麻中的天麻苷（gastrodin）具有镇静作用；丹皮中的丹皮苷（paeonolide），其苷元丹皮酚（paeonol）在徐长

卿中含量可达 1%，临床用于镇痛、皮肤瘙痒、过敏性皮炎、湿疹等。虎杖中所含的白藜芦醇葡萄糖苷（又称虎杖苷，piceid）、何首乌中所含的 2，3，5，4′-四羟基二苯乙烯-2-O-*β*-*D*-葡萄糖苷和土大黄苷（rhaponticin）均有降血脂的作用。它们的苷元都是二苯乙烯的衍生物。

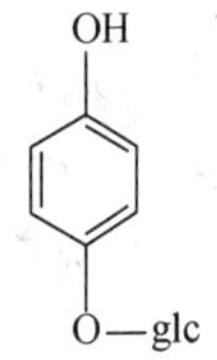
熊果苷

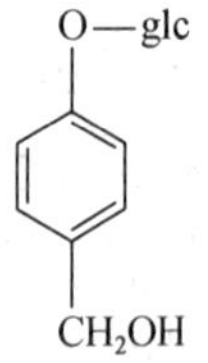
天麻苷

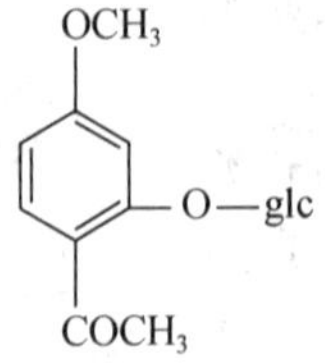
丹皮苷

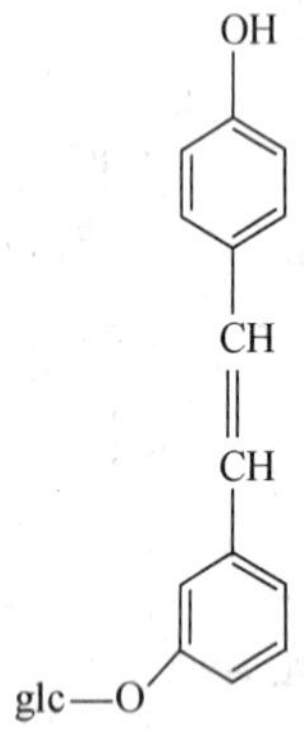
白藜芦醇葡萄糖苷

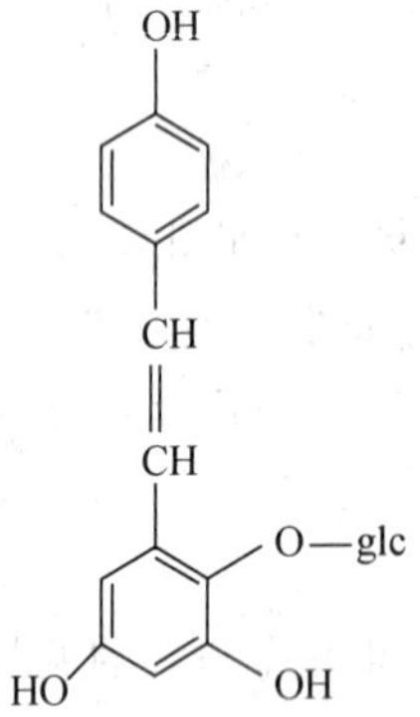
2,3,5,4′-四羟基二苯乙烯-2-O-*β*-*D*-葡萄糖苷

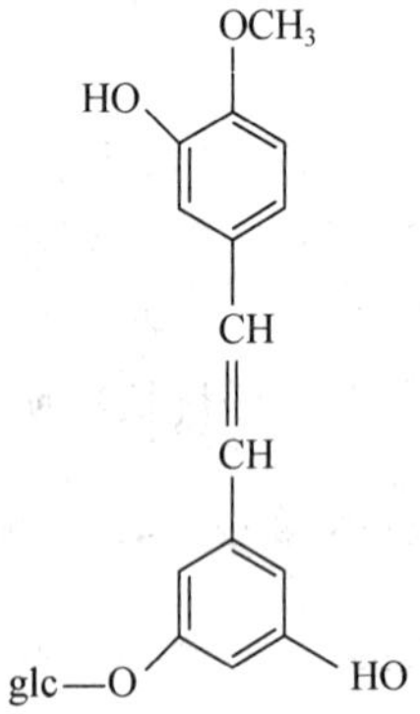
土大黄苷

③酯苷：苷元中羧基与糖缩合而成的苷，其苷键既有缩醛性质又有酯的性质，易为稀酸和稀碱所水解。如山慈姑苷 A 和 B（tuliposideA 及 B），是山慈姑中抗霉菌的活性成分，被水解后，苷元立即环合生成山慈姑内酯（tulipalin）A 和 B。某些二萜和三萜化合物的羧基也常与糖缩合成酯苷，尤其在三萜皂苷中酯苷更较多见。

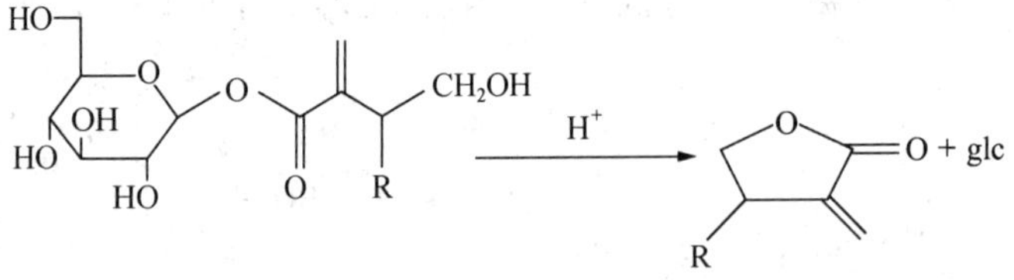

R=H=山慈姑苷=A　　R=H=山慈姑内酯=A

R=OH=山慈姑苷=B　　R=OH=山慈姑内酯=B

④氰苷：主要是指一类具有 *α*-羟基腈的苷，数目不多，但分布广泛。这种苷易水解，尤其是在有稀酸和酶催化时水解更快，生成的苷元 *α*-羟腈很不稳定，立即分解为醛（酮）和氢氰酸；而在浓酸作用下，苷元中的—CN 基易氧化成—COOH 基，并产生 $NH_4^+$；在碱性条件下，苷元容易发生异构化而生成 *α*-羟基羧酸盐。

苦杏仁苷(amygdalin)存在于杏的种子中,具有α-羟基腈结构,属于氰苷类(cyanogenic glycosides)。苦杏仁苷在人体内会缓慢分解生成不稳定的α-羟基苯乙腈,进而分解成为具有苦杏仁味的苯甲醛以及氢氰酸。小剂量口服时,由于释放少量氢氰酸,对呼吸中枢产生抑制作用而镇咳。大剂量口服时因氢氰酸能使延髓生命中枢先兴奋而后麻痹,并能抑制酶的活性而阻断生物氧化链,从而引起中毒,严重者甚至导致死亡。在酸碱或酶的作用下,苦杏仁苷依不同的条件生成不同的分解产物。此外,亚麻子中的亚麻氰苷(linamanin)和百脉根茎中的百脉根苷(lotaustralin)也属于氰苷。

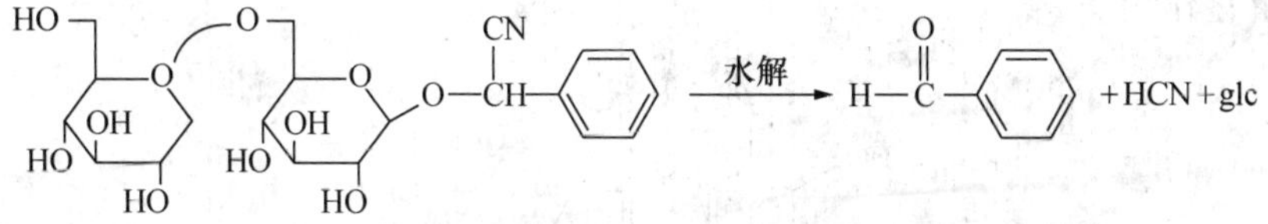


⑤吲哚苷:由苷元吲哚醇中的羟基与糖缩合而成的苷,如蓼蓝植物叶中的靛蓝苷(indicum),被酸水解后生成的苷元吲哚醇在空气易被氧化成铵蓝色的靛蓝(indigo)。

(2)硫苷　糖的半缩醛羟基与苷元上巯基缩合而成的苷称为硫苷。这类苷为数不多,常存在于十字花科植物中,如萝卜中的萝卜苷(glugoraphenin),以及黑芥子中的黑芥子苷(sinigrin)和白芥子中的白芥子苷(sinalbin)等都是硫苷。

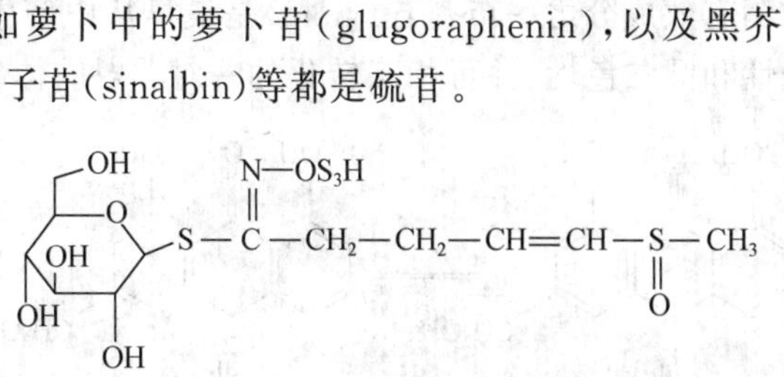

萝卜苷

在植物体内,芥子酶常与硫苷伴存,故当这些植物原料与水接触或加水研磨时,在芥子酶的作用下,硫苷被酶解生成异硫氰酸酯类(俗称芥子油)、硫酸根离子和葡萄糖。故此类成分水解后得到的苷元并不含巯基,而多为异硫氰酸酯类,这是与其他苷类不同的。

(3)氮苷　糖上的端基碳与苷元上氮原子相连接而成的苷称为氮苷。氮苷在生物化学领域中是十分重要的物质,腺苷(adenosine)、鸟苷(guanosine)、胞苷(cytidine)、尿苷(uridine)等是核酸的重要组成部分。另外,中药巴豆中的巴豆苷(crotonside),其化学结构与腺苷相似。巴豆苷水解后产生的苷元巴豆毒素具大毒,能抑制蛋白质的合成,家兔皮下注射的致死量为50～80 mg/kg。

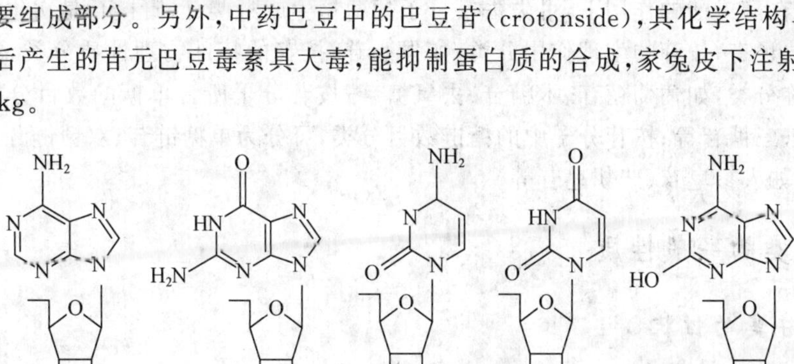

腺苷　鸟苷　胞苷　尿苷　巴豆苷

(4)碳苷　碳苷是一类糖基的端基碳原子直接与苷元碳原子相连接而成的苷类化合物。组成碳苷的苷元多为黄酮类、蒽醌类化合物等,其中以黄酮碳苷最为多见。它的形成是由于苷元酚羟基所活化的邻或对位氢,即苷元的活泼氢与糖的端基羟基脱水缩合而成,因此在碳苷分子中,糖总是连接着有间二位酚或间三位酚结构的芳香环上。碳苷类具有水溶性小,难于水解的共同特性。

牡荆素(vitexin)是存在于马鞭草科和桑科植物中的黄酮碳苷类化合物,也是多种山楂的主要成分之一,近年在毛茛科金莲花属植物的花和茎叶中也有发现。牡荆素具有抗肿瘤、降压、抗炎及解痉作用。

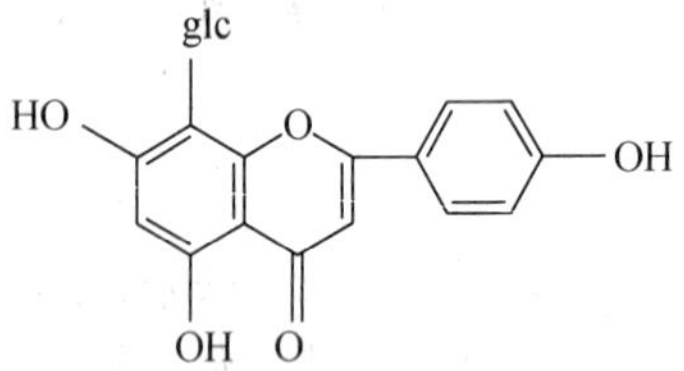

牡荆素(vitexin)

芦荟(Aloe)中的致泻有效成分之一芦荟苷(aloin)是最早从中药中获得的蒽醌碳苷,近年发现它是具有不同旋光性和圆二色性、并可相互转化的一对非对映体。

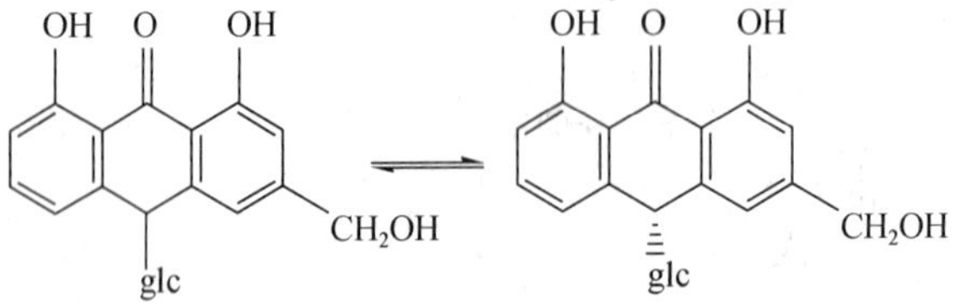

芦荟苷

2. **其他分类方法**

从不同的角度,在不同的研究、生产领域,苷类还可作不同的分类,有的分类方法是约定俗成的习惯。例如,按苷元的化学结构类型,可以将苷类分为香豆素苷、蒽醌苷、黄酮苷、吲哚苷等。按苷类在植物体内的存在状况,可将原存在于植物体内的苷称为原生苷(primary glycosides),原生苷水解失去一部分糖后生成的苷,称为次生苷(secondary glycosides)。如苦杏仁苷是原生苷,在酶或酸的作用下,可失去一分子葡萄糖生成野樱苷,野樱苷是次生苷。此外,常见的分类方法还有,按苷的生理作用分类,如强心苷;按苷的特殊物理性质分类,如皂苷;按糖的种类或名称分类,如葡萄糖苷、木糖苷、去氧糖苷;按苷分子所含单糖的数目分类,可分为单糖苷、双糖苷、三糖苷等;按苷分子中的糖链数目分类,可分为单糖链苷、双糖链苷等;按其植物来源分类,例如人参皂苷、柴胡皂苷等。

## 3.2.3 苷类的一般性质

### 3.2.3.1 苷类的性状

苷类均为固体,其中糖基少的苷类可能形成具有完好晶形的结晶,含糖基多的苷多是具有吸湿性的无定形粉末状物。苷类是否有颜色取决于苷元部分共轭系统的大小和助色团的存在与否。苷类一般是无味的,但也有很苦或很甜的苷。有些苷类对黏膜具有刺激作用,如皂苷、强心苷等。

### 3.2.3.2 苷类的旋光性

苷类具有旋光性，多数苷呈左旋。苷类水解后由于生成的糖是右旋的，因而使混合物呈右旋。苷类旋光度的大小与苷元和糖的结构，以及苷元和糖、糖和糖之间的连接方式均有关系。

### 3.2.3.3 苷类的溶解性

苷类的溶解性与苷元和糖的结构均有关系。一般而言，苷元是弱亲水性物质而糖是亲水性物质，所以，苷类分子的极性、亲水性随糖基数目的增加而增大。

在中药各类化学成分中，苷类属于极性较大的物质，在甲醇、乙醇、含水正丁醇等极性大的有机溶剂中有较大的溶解度，一般也能溶于水。但一些由极性较小的大分子苷元（如甾醇、萜醇等）形成的单糖苷，由于糖基所占的比例小，往往可以溶于低极性的有机溶剂（如氯仿等）。苷的糖基增多，极性增大，亲水性增强，在水中的溶解度也就增加。在用不同极性度的溶剂顺次提取中药时，除了挥发油部分、石油醚部分等非极性部分外，在极性小、中等极性、极性大的提取部分中都存在苷类的可能，但主要存在于极性大的部位。

碳苷的溶解性较为特殊，和一般苷类不同，无论是在水还是在其他溶剂中，碳苷的溶解度一般都较小。

### 3.2.3.4 苷键的裂解

苷键具有缩醛结构，在稀酸或酶的作用下，苷键可发生断裂，水解成为苷元和糖。苷键的裂解是研究苷类的组成和结构的重要方法。通过苷键的裂解反应将有助于了解苷元的结构、糖的种类和组成，确定苷元与糖、糖与糖之间的连接方式。苷键裂解的方法主要有酸水解、酶水解、碱水解和氧化开裂等。

**1. 酸催化水解**

苷键易被稀酸催化水解，反应一般在水或稀醇中进行，所用的酸有盐酸、硫酸、乙酸和甲酸等。苷发生酸催化水解反应的机理是：苷键原子首先发生质子化，然后苷键断裂生成苷元和糖的阳碳离子中间体，在水中阳碳离子经溶剂化，再脱去氢离子而形成糖分子。下面以氧苷中的葡萄糖苷为例，说明其反应历程。

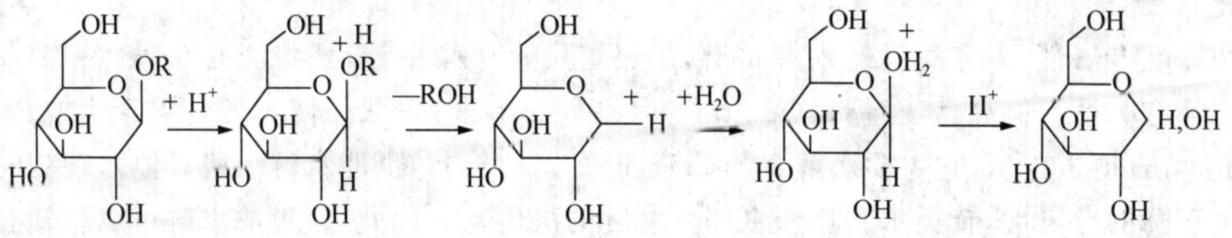


从上述反应机理可以看出，酸催化水解的难易与苷键原子的碱度、即苷原子上的电子云密度以及其空间环境有密切的关系。只要是有利于苷元质子化的因素，就能有利于水解的进行。苷类酸水解的难易有以下规律。

(1)按苷原子的不同,苷类酸水解的易难顺序为:N-苷>O-苷>S-苷>C-苷。氮原子碱度高,易于接受质子,故氮苷最易发生酸水解。而碳原子上无游离电子对,不能质子化,故碳苷很难发生水解。如葡萄糖碳苷,需要长时间与酸加热才能在水解液中检出少量水解生成的葡萄糖。但是,如果苷键氮原子处于酰胺氮或嘧啶环中氮位置时,因酰基的吸电子作用,使苷键氮原子的电子云密度降低,导致该氮苷亦难水解。

(2)呋喃糖苷较吡喃糖苷容易水解。这是由于五元呋喃环的平面性使环上各取代基处于重叠位置,张力较大,形成水解中间体可使张力减小,故有利于水解。一般果糖、核糖等多为呋喃糖,葡萄糖、半乳糖、鼠李糖等都以吡喃糖存在,而阿拉伯糖则两种形式都有。

(3)酮糖苷较醛糖苷易于水解,这是因为酮糖大多为呋喃糖结构所致。

(4)吡喃糖苷中,吡喃环 $C_5$ 上的取代基越大越难于水解,因此五碳糖最易解。其水解速率顺序是:五碳糖苷>甲基五碳糖苷>六碳糖苷>七碳糖苷>糖醛酸苷。

(5)氨基糖较羟基糖难于水解,而羟基糖又较去氧糖(尤其 2-去氧糖)难于水解。这是因为吸电子基的诱导效应,尤其是 $C_2$ 上的取代基对质子的竞争性吸引使苷键原子的电子云密度降低,质子化困难所致。其水解的难易顺序是:2-氨基糖苷<2-羟基糖苷<3-去氧糖苷<2-去氧糖苷<2,3-二去氧糖苷。

(6)芳香族苷因苷元部分有供电子结构,其水解比脂肪族苷(如萜苷、甾苷)容易得多。某些酚苷,如蒽醌苷、香豆素苷不用加酸,只须加热也可能水解成苷元。

酸催化水解常采用稀酸,对于难水解的苷类才采用较为剧烈的条件,而这又可能使苷元发生脱水等变化。为防止结构发生变化,可用二相酸水解法,即在反应混合液中加入与水不相混溶的有机溶剂(如苯、氯仿等),苷元一旦生成即刻进入有机相,避免与酸长时间接触,从而获得真正的苷元。

### 2. 碱催化水解

由于一般的苷键属缩醛结构,对稀碱较稳定,不易被碱催化水解,故苷很少用碱催化水解,多数采用酸催化水解或酶水解。但酯苷、酚苷、烯醇苷和 $\beta$ 位吸电子基团的苷类易为碱催化水解。

### 3. 酶催化水解

苷类化合物除可被酸或碱催化水解外,还易受酶的作用而水解。特别是对难以水解或不稳定的苷,应用酸水解法往往会使苷元脱水、异构化等反应,而得不到真正的苷元,而酶水解条件温和(30～40℃),不会破坏苷元的结构,可得到真正的苷元。同时酶的高度专属性和水解的渐进性,还可提供更多的结构信息,也为酸或碱催化反应所不及。因而酶水解已成为苷类水解的重要方法。

酶高度专属性,$\alpha$-苷酶只能水解 $\alpha$-苷,$\beta$-苷酶只能水解 $\beta$-苷,某些酶的专属性和糖及苷元的结构都有关系。例如,麦芽糖酶(maltase)是一种 $\alpha$-苷酶,它只能使 $\alpha$-葡萄糖苷水解;苦杏仁酶(emulsin)是 $\beta$-苷酶,它主要水解 $\beta$-葡萄糖,但专属性较差,也能水解一些其他六碳糖的 $\beta$-苷键。由于酶的专属性,苷类水解还产生部分水解的次生苷。因此,通过酶水解可以获知有关糖的类型、苷键及糖苷键的构型、连接方式等信息。

除了少数酶外,要获得各种适应特定糖的酶是困难的。在实际应用上多用混合酶进行酶水解,如粗陈皮苷酶(hesperidinase)、淀粉酶(takadiastase)、纤维素酶(cellulase)等。需要特别强调的是,含苷的中药往往也含水解相应苷的酶,因此,在中药的采收、加工、贮藏和提取过程中，必须特别注意中药内存的酶对所含苷的影响。

#### 4. 乙酰解反应

在多糖苷的结构研究中，为了确定糖与糖之间的连接位置，常应用乙酰解开裂一部分苷键，保留另一部分苷键，然后用薄层或气相色谱鉴定在水解产物中得到的乙酰化单糖和乙酰化低聚糖。反应用的试剂为乙酸酐与不同酸的混合液，常用的酸有硫酸、高氯酸或 Lewis 酸（如氯化锌、三氟化硼等）。乙酰解反应的机理与酸催化水解相似，它是以 $CH_3CO^+$ 为进攻基团。

苷发生乙酰解反应的速度与糖苷键的位置有关。如果在苷键的邻位有可乙酰化的羟基，则由于电负性，可使乙酰解的速度减慢。从二糖的乙酰解速率可以看出，苷键的乙酰解一般以 1→6 苷键最易断裂，其次为 1→4 苷键和 1→3 苷键，而以 1→2 苷键最难开裂。

乙酰解反应的操作较为简单，一般可将苷溶于乙酐与冰乙酸的混合液中，加入 3%～5% 量的浓硫酸，在室温下放置 1～10 天，将反应液倒入冰水中，并以碳酸氢钠中和至 pH 3～4，再用氯仿萃取其中的乙酰化糖，然后通过柱色谱分离，就可获得不同的乙酰化单糖或乙酰化低聚糖，再用 TLC 对它们进行鉴定。

以下为一种五糖苷的乙酰解过程，其分子组成中含有 *D*-木糖、*D*-葡萄糖、*D*-鸡纳糖和 *D*-葡萄糖-3-甲醚。当用乙酐-$ZnCl_2$ 乙酰解后，TLC 检出了单糖、三糖和四糖的乙酰化物，并与标准品对照进行鉴定，由此可推出苷分子中糖的连接方式。

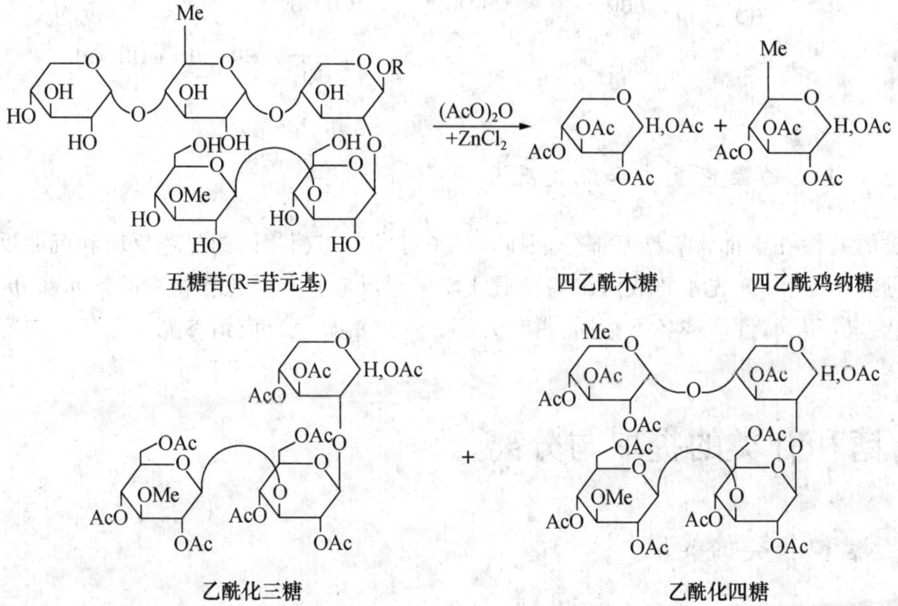


五糖苷(R=苷元基)　　四乙酰木糖　　四乙酰鸡纳糖

乙酰化三糖　　乙酰化四糖

#### 5. 氧化开裂反应

苷类分子中的糖基具有邻二醇结构，可以被过碘酸氧化开裂。Smith 降解法是常用的氧化开裂法。此法先用过碘酸氧化糖苷，使之生成二元醛以及甲酸，再用四氢硼钠还原成相应的二元醇。这种二元醇具有简单的缩醛结构，比苷的稳定性差得多，在室温下与稀酸作用即可水解成苷元、多元醇和羟基乙醛等产物。

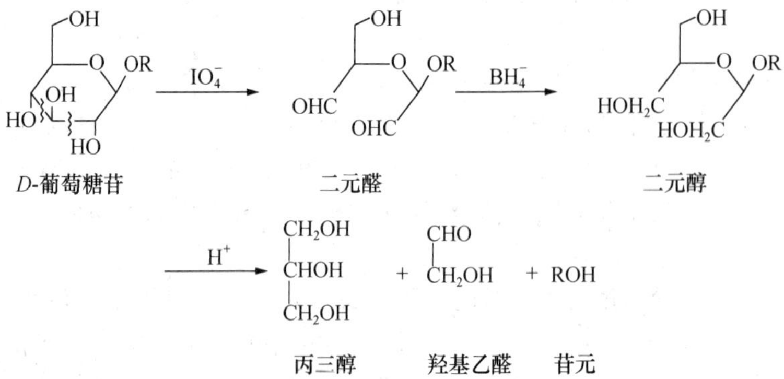


Smith 降解法在苷的结构研究中，具有重要的作用。对难水解的碳苷，也可用此法进行水解，以避免使用剧烈的酸进行水解，可获得连有一个醛基、但其他结构保持不变的苷元。此外，对一些苷元结构不太稳定的苷类，如某些皂苷，为了避免酸水解使苷元发生脱水或结构上的变化以获取真正的苷元，也常用 Smith 降解法进行水解。

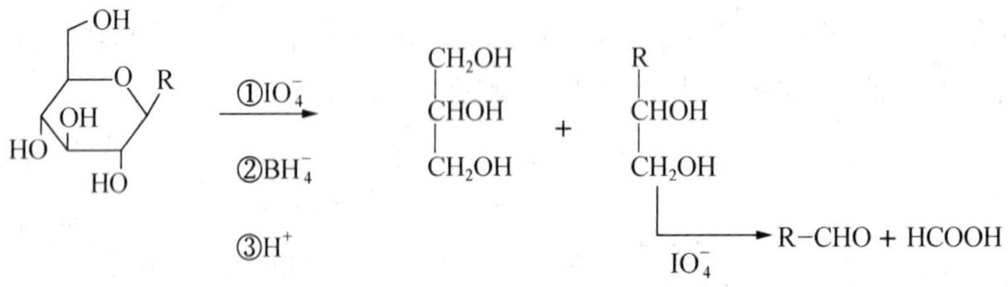


### 3.2.3.5 苷类的显色反应和沉淀反应

苷类的共性在于都含有糖基部分，因此，苷类可发生与糖相同的显色反应和沉淀反应。但苷中的糖为结合糖，需先水解成为游离糖后才能进行反应。苷类化合物中的苷元部分，其结构可能彼此差异很大，性质亦各不相同，由苷元部分产生的显色反应请参见以后各章内容。

# 3.3 糖和苷类的提取与分离

## 3.3.1 糖和苷类的提取

### 3.3.1.1 糖类的提取

糖类是极性大的中药成分，能溶于水和稀醇，不溶于极性小的溶剂，从中药中提取糖时，一般都是用水或稀醇提取。由于多种物质共存的助溶作用，用乙醇(甲醇)回流提取也可提出单糖和一些低聚糖。

从中药中提取单糖及低聚糖的一般方法如下：

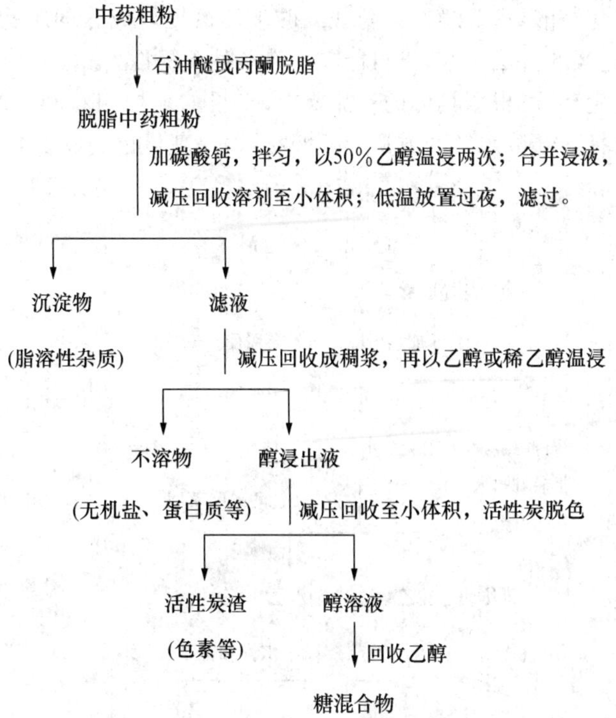


多糖以及分子量较大的低聚糖可用水提取，根据多糖的具体性质的不同，有的也可用稀醇、稀碱、稀盐溶液或二甲基亚砜提取。多糖常与其他成分共存于中药中，可利用多糖不溶于乙醇的性质，在提取液中加乙醇、甲醇或丙酮使多糖从提取液中沉淀出来，一般乙醇浓度达到80％以上，多糖可基本沉淀完全，达到初步纯化的目的。

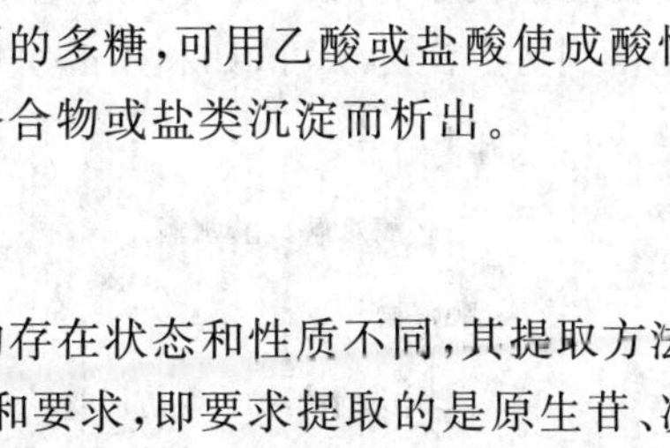


含葡萄糖醛酸等酸性基团的多糖，可用乙酸或盐酸使成酸性再加乙醇，使多糖沉淀析出，也可加入铜盐等生成不溶性络合物或盐类沉淀而析出。

#### 3.3.1.2　苷类的提取

由于中药中苷类化合物的存在状态和性质不同，其提取方法有较大的差别。因此，苷类的提取，首先要明确提取的目的和要求，即要求提取的是原生苷、次生苷，还是苷元，然后根据要求进行提取。

在中药研究时，需要尽量保持化学成分原来的存在状况，要求提取原生苷。在生产中，很多中药的有效成分是原生苷，也要求提取原生苷。在植物体中，苷类往往是与能水解苷的酶共存，因此，在提取原生苷时，首先要设法破坏或抑制酶的活性，以避免原生苷被酶解，常用的方法是采用甲醇、乙醇或沸水提取，或者在药材原料中拌入一定量的无机盐（如碳酸钙）。其次在提取过程中要注意避免与酸或碱接触,以防酸或碱破坏欲提取成分的结构。如果药材本身呈一定的酸碱性,可用适当的方法中和,尽可能在中性条件下提取。

如果要求提取次生苷,可根据具体的产品要求,有目的地控制和利用酶、酸或碱的水解作用,采取诸如发酵、选择性部分水解的方法处理药材,以提高目标提取物的产量。

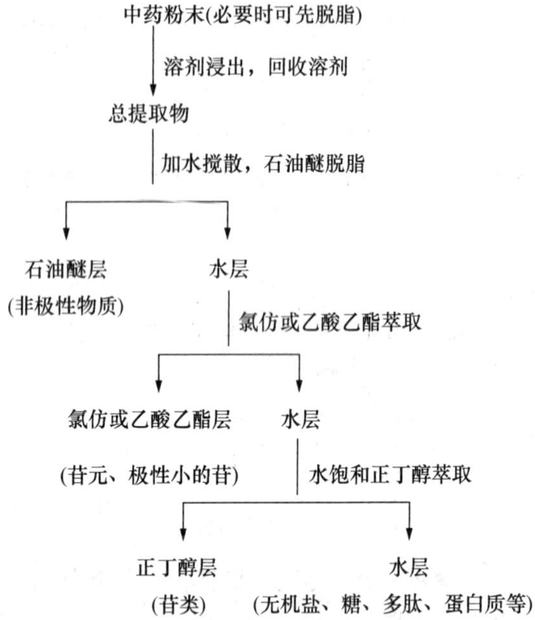


树脂吸附法也可用来提取总苷,一般选用非极性或极性小的大孔吸附树脂。其主要方法是将中药按上述方法经溶剂浸出,脱脂后用氯仿或乙酸乙酯萃取脂溶性部位,然后不用正丁醇萃取,而是用大孔吸附树脂柱色谱来富集、纯化总苷。

#### 3.3.1.3 苷元的提取

苷元的提取,要用适当的水解方法把糖基部分尽量全部除掉,彻底水解,但同时又要尽量不破坏苷元的结构,以达到最高的提取率,苷元多属脂溶性成分,可用极性小的溶剂提取。

一般先将中药用酸水解,或者先酶解后再用酸水解,以使苷类水解生成苷元。水解液用碱中和至中性,然后用氯仿等亲脂性溶剂提取苷元。有时也可先提取出总苷,再将总苷水解为苷元。当前,利用酶水解制备苷元得到更广泛的认可,如利用酶水解虎杖苷制备白藜芦醇等。

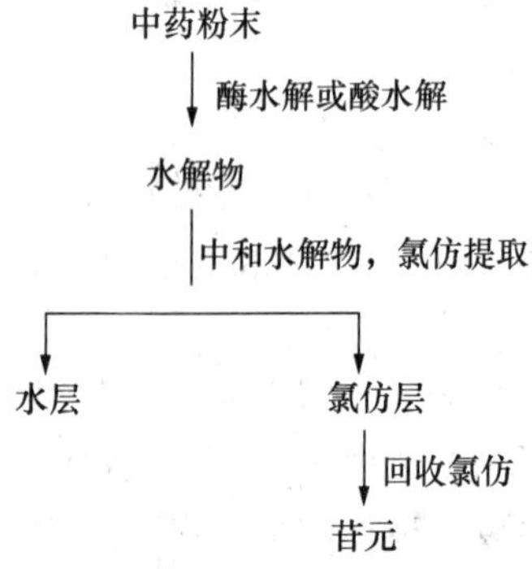

### 3.3.2　糖和苷类的分离

#### 3.3.2.1　糖的分离

如提取物中有含量很高的单糖或二糖，可尝试用结晶方法分出。糖混合物一般需要通过色谱的方法进行分离。常用活性炭、大孔吸附树脂、纤维素等进行色谱分离。此外，也可用硅胶及反相硅胶进行色谱分离。

以活性炭柱色谱分离糖类时，可将糖混合物以适量的水溶解，加到活性炭柱的顶端，以缓慢的流速让其充分吸附。先用水洗脱，最先洗下的一般是无机盐和氨基酸，同时或稍后洗下的是单糖；洗下单糖后，用逐渐增加浓度的稀醇洗脱，通常 10% 的稀醇可洗下二糖，15% 的稀醇可洗下三糖。随着醇浓度的增加，依次洗下分子量较大的糖，一般 35%～45% 的稀醇即能洗下所有的单糖和低聚糖。

大孔树脂色谱一般选用非极性或低极性大孔树脂作吸附剂，洗脱的溶剂系统和方法基本同活性炭柱色谱。

纤维素色谱分离糖类，一般可获良好分离效果，溶剂系统可用水、稀乙醇、稀丙酮、水饱和正丁醇或异丙醇等。但对酸性多糖，可在溶剂系统中加入适量的乙酸（甲酸），以避免拖尾。

对于多糖的分离，一般采用分级沉淀法精制后再用色谱法分离。分级沉淀的方法即将多糖水提取液适当浓缩后，加入一定量的乙醇（丙酮）至不同的浓度，使多糖分级沉淀，得到不同的多糖组分。此外，多糖中的小分子物质可用透析法除去。

一般经分级沉淀法得到的粗多糖常混有较多的蛋白质，必须予以除去。现多采用三氟三氯乙烷法和 Sevag 法，即正丁醇-氯仿按 1∶4 混合后与多糖水溶液振摇，放置，使蛋白质变性沉淀。此外，琼脂糖凝胶（商品名 Sepharose，Bio-gel A）和聚丙烯酰胺凝胶（商品名 Bio-gel P）也都可用于多糖类的分离。

凝胶滤过色谱分离多糖较为理想，分子大小不同的多糖在分离过程中不断扩散和排阻，大分子多糖先流出，小分子多糖后流出。常用的葡聚糖凝胶有 Sephadex G-50、G-75、G-150 等。

酸性多糖在电场作用下向两极迁移的速度不同，可用电泳法分离。

多糖在超离心条件下，由于分子大小不同，其沉积速率不同，故也可用超速离心法分离多糖。

#### 3.3.2.2　苷的分离

苷类是极性较大的成分类型，且很多是非结晶性物质，分离较为困难，在提取后一般先经初步精制除去大量杂质，再用色谱法分离。

初步精制的方法有溶剂法和大孔树脂法。溶剂法是将粗提物溶于少量甲醇（水），再滴加丙酮（或乙醚），使苷类沉淀析出而精制。大孔树脂法是将粗提物溶于水，吸附于大孔树脂柱上，先用水洗去无机盐、糖、肽类等水溶性成分，再用逐步增加浓度的稀醇洗脱苷类，此法也可用于苷类的分离。

苷类的色谱分离一般要综合应用各种色谱法，包括高效液相色谱等，才能彼此分离。常用硅胶、反相硅胶、葡聚糖凝胶等色谱材料来分离苷类。有些苷类也可用活性炭、纤维素、聚酰胺、离子交换树脂等色谱材料来分离。

硅胶是用于苷类分离的常用色谱材料，多用氯仿-甲醇或氯仿-甲醇-水系统洗脱。但硅胶对苷类物质的分离效果远不如其对脂溶性物质的分离，且死吸附严重，样品损失较大，往往用于初步分离或部位分离。

反相硅胶常用于苷类的分离，常用的反相色谱材料有 Rp-18 和 Rp-8。常用的洗脱剂是水-甲醇系统和水-乙腈系统等。

分离苷类物质所用的葡聚糖凝胶主要是可在有机相适用的类型，如 Sephadex LH-20，对水溶性很大的苷类物质，也可用水相适用的 Sephadex-G 系列葡聚糖凝胶。常用的洗脱剂一般是逐渐增加醇浓度的水-醇溶剂系统。

## 3.4 糖和苷类的检识

糖的检识主要是利用糖的还原性和糖的脱水反应所产生的颜色变化、生成沉淀等现象来进行理化检识。色谱检识则利用薄层色谱和纸色谱等方法进行。

苷由糖和苷元组成，含有糖基是苷类的共性。因此，其共性检识的方法是检识分子中是否含有糖，这和糖类的检识类似。其苷元部分的检识将在相应的章节中介绍。

### 3.4.1 理化检识

糖的理化检识，对纯化合物或是已经部分分离得到的较为纯净的部位，可直接进行检识。对中药样品，可用冷水浸取液作初步检识，但一般应先提取出糖，并经初步的纯化后检识。

苷的理化检识要注意排除游离糖的干扰。对纯化合物样品，或是经初步分离得到的较为纯净的部位，可直接进行检识。对中药样品，可用热水或醇提取制备成供试液，在检识时应作适当的处理，才能确定样品中是否有苷类存在。

#### 3.4.1.1 Molish 反应

取样品的提取液 1 mL，加 5% $\alpha$-萘酚乙醇液 1～3 滴，摇匀后沿试管壁缓缓加入浓硫酸，若在两液面间有紫色环产生，说明样品组成中含有糖或苷类。但 Molish 反应阳性仅能说明样品中含有游离或结合的糖，却不能判定是苷类还是游离糖或其他形式的糖。可用以下方法进一步证实苷类的存在。

根据单糖微溶于乙醇或甲醇，而多糖则不溶的性质，将样品的醇提取液进行斐林反应，如产生砖红色氧化亚铜沉淀，说明有游离的糖存在。反应液滤去沉淀，再将除去了游离糖的滤液进行 Molish 反应，如呈阳性反应，则说明存在苷类。

水提取液往往含有大量的单糖、低聚糖、多糖等，难以直接检识苷类，可用正丁醇萃取，因正丁醇提取物一般不含有单糖、低聚糖、多糖等，正丁醇萃取液蒸去溶剂后进行 Molish 反应，如呈阳性则表明含有苷类。

此外，应注意的是碳苷和糖醛酸与 Molish 试剂反应往往呈阴性。

#### 3.4.1.2　斐林反应和多伦反应

样品与斐林试剂或多伦试剂反应呈阳性，说明存在还原糖，而非还原糖和苷类则呈阴性反应。将反应液滤液酸水解后再进行斐林反应或多伦反应，如果为阳性反应，说明存在多糖或苷类。

#### 3.4.1.3　水解反应

苷类水解后产生糖和苷元，苷元一般具亲脂性，水溶性差，易在水解液中析出沉淀，如样品酸水解后放冷的反应液出现沉淀，则可能存在苷类。低聚糖、多糖由于水解后产生单糖是水溶性的而不会有沉淀出现。还可将苷元以氯仿提取，利用苷元的性质进行检识。

根据苷元和糖的结构不同，如含有特殊的糖，或具有特殊的性质，各种结构类型苷元的苷类还有其特别的、有针对性的检识方法，如强心苷多含 $\alpha$-去氧糖，皂苷具发泡性等，这些将在以后的章节中学习。

### 3.4.2　色谱检识

糖和苷类的色谱检识主要有薄层色谱和纸色谱，薄层色谱常用的吸附剂是硅胶、反相硅胶，也可用纤维素进行薄层色谱。

#### 3.4.2.1　薄层色谱

硅胶薄层色谱常用极性较大的含水溶剂系统为展开剂，如正丁醇-乙酸-水（4∶5∶1，上层）、氯仿-甲醇-水（65∶35∶10，下层），乙酸乙酯-正丁醇-水（4∶5∶1，上层）等三元溶剂系统。对一些极性较小的苷类，也常用适当比例的氯仿-甲醇、丙酮-甲醇的二元溶剂系统展开。反相硅胶薄层色谱时，常用氯仿-甲醇、氯仿-甲醇-水、甲醇-水等溶剂系统为展开剂。

#### 3.4.2.2　纸色谱

糖和苷类多属极性较大的物质，其纸色谱一般用水饱和的有机溶剂为展开剂，如正丁醇-乙酸-水（4∶5∶1，上层）、正丁醇-乙醇-水（4∶2∶1）、水饱和的苯酚等。

糖的 PC 或 TLC 所用的显色剂有些是相同的，其显色原理主要是利用糖的还原性或由于形成糖醛后引起的呈色反应。有些显色剂不仅可以决定糖的斑点的位置，尚可区分其类型。常用的显色剂有苯胺-邻苯二甲酸试剂、三苯四氮盐试剂（TTC 试剂）、间苯二酚-盐酸试剂、双甲酮-磷酸试剂等。这些显色剂对不同的糖往往显不同的颜色。

有些显色剂中有硫酸，因此只能用于 TLC。例如，茴香醛-硫酸试剂、间苯二酚-硫酸试剂、$\alpha$-萘酚-硫酸试剂、酚-硫酸试剂等。喷后一般要在 100℃ 左右加热数分钟至斑点显现。以羧甲基纤维素钠为黏合剂的硅胶薄层，在使用含浓硫酸的显色剂时应注意加热的温度与时间。

各种类型苷类化合物的性质差别较大，苷类的色谱检识，很难有通用性的方法。同时，由于各种类型的苷类化合物，在结构和性质上具有自身的特殊性，色谱检识方法也就各有特色，具有很强的针对性，这些将会在具体类型化合物的学习中涉及，此节则不一一详细论述。

## 3.5 苷类的结构研究

苷类化合物多为固体化合物，其结构研究一般通过以下各项程序进行。

### 3.5.1 物理常数的测定

如测定熔点、比旋度等。

### 3.5.2 分子式的测定

经典的方法是进行元素的定性和定量分析，并测定分子量，确定分子的组成和分子式。近年来广泛应用质谱分析的方法测定分子量和分子式。苷类化合物一般极性较大，无挥发性，遇热气化时易于分解，采用电子轰击质谱（EI-MS）常常不能获得分子离子峰，而需采用化学电离质谱（CI-MS）、场解吸质谱（FD-MS）、快原子轰击质谱（FAB-MS）等方法来获得分子离子峰，尤其是 FD-MS 及 FAB-MS 两种质谱法更是目前测定苷类分子量的常用方法，其中高分辨快原子轰击质谱法（HR-FAB-MS）还能够直接测定苷类化合物的分子式。

### 3.5.3 组成苷的苷元和糖的鉴定

将苷用稀酸或酶进行水解，使生成苷元和各种单糖，然后再对这些水解产物进行鉴定。

#### 3.5.3.1 苷元的结构鉴定

苷元的结构类型不一，需要通过某些化学反应先确定其结构类型和基本母核结构，再按照所属类型进行研究，其方法将在有关章节逐一介绍。

#### 3.5.3.2 苷中组成糖的种类鉴定

通常采用 PC、TLC 或 GLC 等方法对苷的水解液中的单糖种类进行鉴定，也可以直接通过解析苷的一维或二维 NMR 谱进行鉴定。

如上节所述，糖类的 PC 常用的展开剂有正丁醇-乙酸-水（4∶1∶5 上层），其 $R_f$ 值与溶剂的含水量有关，因此配制展开剂时必须注意，尤其对三元组成的展开剂，其混合比例更应力求正确，并须用标准品同时点样作为对照。必要时应将标准品按苷水解相同的条件进行处理后，再作为鉴别单糖种类的对照品。

糖类的 TLC 常选用硅胶薄层，由于糖的吸附性强，一般点样量不能大于 5 μg，但这一缺点在用硼酸溶液或一些无机盐的水溶液代替水调制吸附剂进行铺板，就能显著提高点样量，并改善分离效果。制备这种硅胶薄层时，所用的盐一般是强碱弱酸（或中强酸）盐，如 0.3 mol/L 的磷酸氢二钠或磷酸二氢钠的水溶液。用这种盐溶液制备的硅胶薄层板分离糖时，其上样量可达 400～500 μg。

纤维素薄层色谱也可用于糖类的分离与鉴定。其分离原理与 PC 相似，属分配色谱。PC 所用的展开剂和显色剂均可用于纤维素薄层色谱，但后者展开所需时间比前者显著缩短。

GLC应用于糖的鉴定时，可先将化合物用9%HCl-MeOH进行甲醇解，再将甲醇解溶液用$Ag_2CO_3$中和，滤去无机物后，减压蒸去溶剂，残渣溶于少量吡啶，加入硅化烷试剂以制成单糖甲苷的TMS衍生物，然后采用GLC进行鉴定。

GLC鉴定糖类还可以按下法进行：将化合物1～2 mg溶于3.5%盐酸的50%二氧六环（bp 101.3℃）溶液进行水解，水解液在室温下用氮气流浓缩并减压干燥，加硅化烷试剂制备单糖的TMS衍生物。反应液加水使之停止反应，再以正己烷萃取，并用水洗涤正己烷溶液，正己烷液以氮气流浓缩至干，残渣用少量正己烷溶解后进行GLC鉴定。同时以同样的方法处理单糖标准品，并与样品在相同的条件下进行GLC分析，根据标准品的$t_R$值确定样品中所含单糖的种类。此法所需样品量小，操作简单，结果准确。

近年，超导FT-NMR光谱技术的应用在苷的结构鉴定上起到越来越重要的作用，同时也使在苷类化合物NMR谱上直接对其中的糖进行鉴定成为可能。在$^{1}$H-NMR氢谱中，根据苷中组成糖上不同质子的化学位移及相邻质子间的偶合常数可鉴定出糖的种类，而在$^{13}$C-NMR谱中，苷中不同糖的碳信号也有较明显的区别。表3-1和表3-2分别列举了常见糖及其甲苷的$^{1}$H-NMR和$^{13}$C-NMR的化学位移数据。

**表3-1 部分单糖及单糖甲苷的$^{1}$H-NMR谱数据($\delta$)**

| 糖(苷) | H-1 | H-2 | H-3 | H-4 | H-5 | H-6 |
|---|---|---|---|---|---|---|
| *β-D*-葡萄糖 | 4.64 | 3.25 | 3.50 | 3.42 | 3.46 | 3.72 3.90 |
| *α-D*-葡萄糖 | 5.23 | 3.54 | 3.72 | 3.42 | 3.84 | 3.76 3.84 |
| *β-D*-半乳糖 | 4.53 | 3.45 | 3.59 | 3.89 | 3.65 | 3.64 3.72 |
| *α-D*-半乳糖 | 5.22 | 3.78 | 3.81 | 3.95 | 4.03 | 3.69 3.69 |
| *β-D*-甘露糖 | 4.89 | 3.95 | 3.66 | 3.60 | 3.38 | 3.75 3.91 |
| *α-D*-甘露糖 | 5.18 | 3.94 | 3.86 | 3.68 | 3.82 | 3.74 3.84 |
| *β-L*-鼠李糖 | 4.85 | 3.93 | 3.59 | 3.38 | 23.39 | 1.30 |
| *α-L*-鼠李糖 | 5.12 | 3.92 | 3.81 | 3.45 | 3.86 | 1.28 |
| *β-L*-夫糖 | 4.55 | 3.46 | 3.63 | 3.74 | 3.79 | 1.26 |
| *α-L*-夫糖 | 5.20 | 3.77 | 3.86 | 3.81 | 4.20 | 1.21 |
| 甲基*β-D*-葡萄糖苷 | 4.27 | 3.15 | 3.38 | 3.27 | 3.36 | 3.82 3.62 |
| 甲基*α-D*-葡萄糖苷 | 4.70 | 3.46 | 3.56 | 3.29 | 3.54 | 3.77 3.66 |
| 甲基*β-D*-半乳糖苷 | 4.20 | 3.39 | 3.53 | 3.81 | 3.57 | 3.69 3.74 |
| 甲基*α-D*-半乳糖苷 | 4.73 | 3.72 | 3.68 | 3.86 | 3.78 | 3.67 3.61 |
| 甲基*β-D*-甘露糖 | 4.47 | 3.88 | 3.53 | 3.46 | 3.27 | 3.83 3.63 |
| 甲基*α-D*-甘露糖 | 4.66 | 3.82 | 3.65 | 3.53 | 3.51 | 3.79 3.65 |
| 甲基*β-D*-鼠李糖 | 4.16 | 3.74 | 3.72 | 3.89 | 3.55 3.77 | — |
| 甲基*α-D*-鼠李糖 | 4.52 | 3.43 | 3.57 | 3.85 | 3.82 3.57 | — |
| 甲基*β-D*-木糖苷 | 4.21 | 3.14 | 3.33 | 3.51 | 3.88 3.21 | — |
| 甲基*α-D*-木糖苷 | 4.67 | 3.44 | 3.53 | 3.47 | 3.59 3.39 | — |

表 3-2 单糖及其甲苷的碳谱数据

| 糖(苷) | C-1 | C-2 | C-3 | C-4 | C-5 | C-6 |
|---|---|---|---|---|---|---|
| *β-D*-葡萄糖 | 96.8 | 75.2 | 76.7 | 70.7 | 76.7 | 61.8 |
| *α-D*-葡萄糖 | 93.0 | 72.4 | 73.7 | 70.7 | 72.3 | 61.8 |
| *β-D*-半乳糖 | 97.4 | 72.9 | 73.8 | 69.7 | 75.9 | 61.8 |
| *α-D*-半乳糖 | 93.2 | 69.3 | 70.1 | 70.3 | 71.3 | 62.0 |
| *β-D*-甘露糖 | 94.5 | 72.1 | 74.0 | 67.7 | 77.0 | 62.0 |
| *α-D*-甘露糖 | 94.7 | 71.7 | 71.2 | 67.9 | 73.3 | 62.0 |
| *β-L*-鼠李糖 | 94.4 | 72.2 | 73.8 | 72.8 | 72.8 | 17.6 |
| *α-L*-鼠李糖 | 94.8 | 71.8 | 71.0 | 73.2 | 69.1 | 17.7 |
| *β-L*-夫糖 | 97.2 | 72.7 | 73.9 | 72.4 | 71.6 | 16.3 |
| *α-L*-夫糖 | 93.1 | 69.1 | 70.3 | 72.8 | 67.1 | 16.3 |
| *β-D*-阿拉伯糖 | 93.4 | 69.5 | 69.5 | 69.5 | 63.4 | — |
| *α-D*-阿拉伯糖 | 97.6 | 72.9 | 73.5 | 69.6 | 67.2 | — |
| *β-D*-木糖 | 97.5 | 75.1 | 76.8 | 70.2 | 66.1 | — |
| *α-D*-木糖 | 93.1 | 72.5 | 73.9 | 70.4 | 91.9 | — |
| 甲基 *β-D*-葡萄糖苷 | 104.0 | 74.1 | 76.8 | 70.6 | 76.8 | 61.8 |
| 甲基 *α-D*-葡萄糖苷 | 100.0 | 72.2 | 74.1 | 70.6 | 72.5 | 61.6 |
| 甲基 *β-D*-半乳糖苷 | 104.5 | 71.7 | 73.8 | 69.7 | 76.0 | 62.0 |
| 甲基 *α-D*-半乳糖苷 | 100.1 | 69.2 | 70.5 | 70.2 | 71.6 | 62.2 |
| 甲基 *β-D*-甘露糖苷 | 102.3 | 71.7 | 74.5 | 68.4 | 77.6 | 62.6 |
| 甲基 *α-D*-甘露糖苷 | 102.2 | 71.4 | 72.1 | 68.3 | 73.9 | 62.5 |
| 甲基 *β-D*-鼠李糖苷 | 102.4 | 71.8 | 74.1 | 73.4 | 73.4 | 17.9 |
| 甲基 *α-D*-鼠李糖苷 | 102.1 | 71.2 | 71.5 | 73.3 | 69.5 | 17.9 |
| 甲基 *β-D*-夫糖苷 | 97.2 | 72.7 | 73.9 | 72.4 | 71.6 | 16.3 |
| 甲基 *α-D*-夫糖苷 | 93.1 | 69.1 | 70.3 | 72.8 | 67.1 | 16.3 |

利用二维 NMR 谱,也可以有效地鉴定苷分子中糖的种类。如在同核 2D-HOHAHA 谱中,由于苷中每个组成糖基上的质子均可形成独立的自旋偶合系统,故只要确定了每个组成糖的端基质子,就能依次找出同一自旋偶合系统的 $H_1$、$H_2$……,再根据每个质子的精细结构(峰形与偶合常数等),就可鉴定出该糖基的种类。此外,$^1H$-$^1H$ COSY、$^1H$-$^{13}C$ COSY 谱等亦对鉴定苷中组成糖的种类大有帮助。

### 3.5.3.3 苷中糖的数目的测定

利用 PC 或 GLC 法鉴定苷水解液中糖的种类,还可以进一步采用光密度扫描法测定各单糖斑点的含量,算出各糖的分子比,以推测组成苷的糖的数目。

近年，测定苷中糖的数目大多是通过波谱测定完成的。例如，利用质谱测定苷和苷元的分子量，然后计算其差值，并由此求出糖的数目；利用$^{1}$H-NMR 谱，根据出现的糖端基质子的信号数目确定苷中糖分子的数目，或是将苷制成全乙酰化或全甲基化衍生物，根据在$^{1}$H-NMR 谱中出现的乙酰氧基或甲氧基信号的数目，推测出所含糖的数目。常见的是利用$^{13}$C-NMR 谱，根据出现的糖端基碳信号的数目（一般位于 $\delta$ 90～112 ppm 处），或者根据苷分子总的碳信号数目与苷元碳信号数目的差值，推断出糖的数目。此外，利用$^{1}$H-$^{1}$H COSY 和$^{1}$H-$^{13}$C COSY，也是确定苷中糖的数目的有效方法。

### 3.5.3.4　苷分子中苷元和糖，糖和糖之间连接位置的确定

**1. 苷元和糖之间连接位置的确定**

以前通过分析由化学降解或酶解得到的产物来确定糖与苷元之间的连接位置，现在，这种方法已基本被 NMR 谱的解析所取代。

$^{13}$C-NMR 谱是确定苷元和糖之间连接位置的有效方法。在$^{13}$C-NMR 谱中，苷元羟基因与糖结合成苷，故苷元羟基的成苷碳原子（一般称为 $\alpha$-碳原子）和与其相邻的碳原子（一般称为 $\beta$-碳原子）的信号发生位移，而其他距苷键较远的碳原子的信号几乎不变；同时，苷分子中的糖部分，其端基碳原子的信号与游离单糖端基碳信号比较，也发生了位移，这种信号的移动被称为苷化位移（glycosylation shift，简称 GS）。对苷元而言，羟基的苷化，可因羟基的性质不同而使苷化位移的方向有所改变。醇类羟基的苷化，可引起苷元 $\alpha$-碳向低场位移（4～10 ppm），$\beta$-碳向高场位移（－0.9～－4.6）；而酚羟基的苷化，可引起苷元 $\alpha$-碳向高场位移，$\beta$-碳向低场位移。利用苷化位移规律，将苷和苷元的$^{13}$C-NMR 谱相比较，就可以很容易地辨别出苷元的哪个碳原子与糖相连接。

在 2D-NMR 谱中，HMBC 谱已成为确定苷元的连接位置的主要方法而被广泛应用。在 HMBC 谱中，可以观察到糖的端基质子与苷元 $\alpha$-碳信号以及苷元 $\alpha$-碳原子上的质子与糖的端基碳信号之间出现相关峰，据此可确定糖与苷元的连接位置。

**2. 糖与糖之间连接位置的确定**

可采用化学方法或波谱（NMR）法进行。

（1）化学方法　一般可先将苷进行全甲基化，然后用含 6%～9%盐酸的甲醇进行甲醇解，即可得到未完全甲醚化的各种单糖，而连接在最末端的一定是全甲醚化的单糖。根据这些甲醚化的单糖中羟基的位置，即可对糖与糖之间的连接位置作出判断。采用的方法通常是将这些甲醚化的单糖进行 TLC 或 GLC 鉴定，并与标准品对照。近来亦有用 GC-MS 联用仪对其进行鉴定的报道。全甲基化苷的甲醇解反应如下：

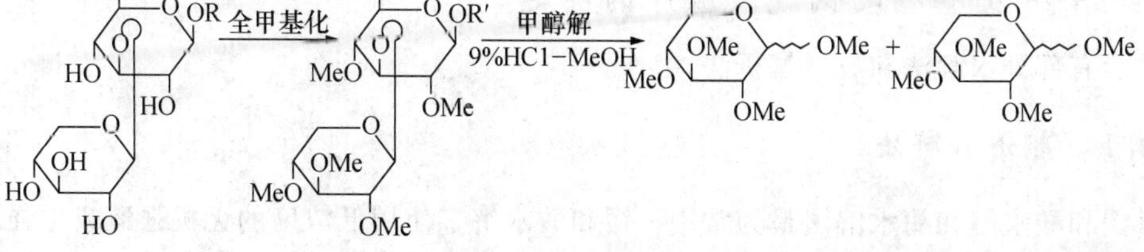


R=苷元　　R′=全甲基化苷元

上例中，苷通过全甲基化及甲醇解反应后，将甲醇解的产物进行 TLC 和 GLC 鉴定可知除苷元以外，所得到的甲醚化单糖为 2,3,4-三氧甲基吡喃木糖甲苷和 2,4,6-三氧甲基吡喃葡萄糖甲苷。由于前者是全甲基化的木糖，因此可推断木糖处于糖链的末端，而后者是未完全甲醚化的葡萄糖，在其 $C_3$ 位上有一羟基，因此可推断它不仅与苷元相连，并在 $C_3$ 位上与木糖相连接。

苷的甲基化反应常用的方法主要有以下四种，其中前两种为经典的方法，后两种是半微量的现代方法。

①Haworth 法：用硫酸二甲酯和氢氧化钠（或碳酸钠，碳酸钾），可使醇羟基甲基化。本法的缺点是甲基化能力弱，如欲进行全甲基化反应，必须进行多次反应才能达到目的。

②Purdie 法：用碘甲烷和氧化银为试剂（一般可在丙酮或四氢吡喃中进行），可使醇羟基甲基化，但因氧化银具有氧化作用，只能用于苷的甲基化，且不能用于还原糖的甲基化。

③Kuhn 改良法：在二甲基甲酰胺（DMF）溶液中，加入碘甲烷和氧化银或硫酸二甲酯及氢氧化钡（或氧化钡），在搅拌下进行甲基化。本法的缺点是反应较慢。

④Hakomori 法（箱守法）：在二甲基亚砜（DMSO）溶液中，加入氢化钠，以碘甲烷进行甲基化反应。其反应机理是二甲基亚砜与氢化钠首先生成甲基亚磺酰阴碳离子，然后在甲基亚磺酰阴碳离子的存在下进行甲基化反应，由于亚磺酰阴碳离子具有强脱质子作用，使苷中糖上的醇羟基脱氢，从而使全甲基化反应可以迅速完成。从整个反应过程来看，二甲亚砜只起催化作用。

$$\underset{\text{二甲亚砜}}{CH_3SOCH_3} + NaH \longrightarrow \underset{\text{甲基亚磺酰阴碳离子}}{CH_3SOC^-H_2} + H_2 + Na^+$$

$$CH_3SOC^-H_2Na^+ + \underset{\text{苷}}{ROH} \longrightarrow RO^-Na^+ + CH_3SOCH_3$$

$$RO^-Na^+ + CH_3I \longrightarrow \underset{\text{甲基化苷}}{ROCH_3} + NaI$$

此法反应迅速、完全，无需特殊装置，可在室温下连续反应，是目前常用的全甲基化方法。但因在反应中，所用二甲亚砜和 NaH 均呈强碱性，故分子中有酯键的苷类不宜用本法，而应采用 Kuhn 改良法进行全甲基化。

（2）NMR 法　在确定了苷中糖的种类以后，将苷的碳谱数据与相应单糖的碳谱数据进行比较，根据苷化位移规律就可确定苷中单糖的连接位置。例如，欲判断苷中两单糖的连接位置，可将该糖的碳谱数据与单糖进行比较，若内端糖的某碳原子向低场移动（一般 4～7），而其相邻两碳又略向高场移动（1～4），那么内端糖的该碳原子就是连糖的位置。

如前所述，HMBC 谱对于确定糖与糖之间连接位置，也是十分有效而常用的方法。

## 3.5.4 苷中糖和糖之间连接顺序的确定

一般有部分水解法和波谱解析法。

### 3.5.4.1 部分水解法

以缓和酸水解和酶水解法最为常用。缓和酸水解多使用低浓度的无机强酸或中强度的有机酸（如草酸）进行水解，可使苷中的部分糖水解脱去。例如：

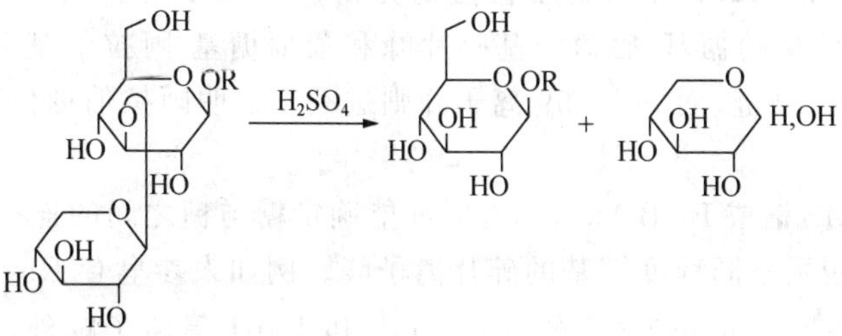


R=苷元　　　次生苷　　　木糖

由于在水解产物中检出木糖，因此可以确定木糖连接在末端。

此外还可以将苷的全甲基化物进行甲醇解，然后分析其甲醇解产物，也可以获得有关糖与糖之间连接顺序的信息，一般全甲基化糖甲苷应是处于末端的糖。

利用苷的乙酰解，使开裂一部分苷键，保留另一部分苷键，分析水解产物中得到的乙酰化低聚糖，也有助于确定糖的连接顺序。

### 3.5.4.2　波谱分析法

1. MS 法

主要利用质谱中归属于有关糖基的碎片离子峰或各种分子离子脱糖基的碎片离子峰，可对糖的连接顺序作出判断。在 EI-MS 中，由于苷类是非挥发性的，常制备成全乙酰化物、全甲基化物或全三甲基硅醚化物等进行测定。在它们的 MS 谱中，常出现各种特征性的糖基离子峰，或全乙酰化或全甲基化的单糖及低聚糖的特征性碎片离子峰。下面列出常见的单糖及二糖的全乙酰化物或全甲基硅醚化物的碎片离子峰。

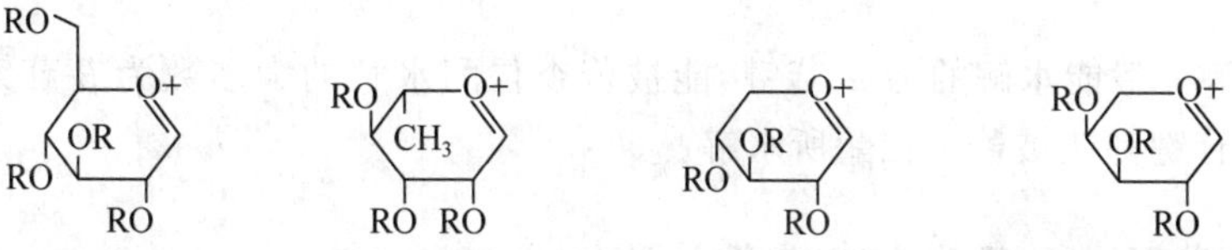


| 末端葡萄糖基 | 末端鼠李糖基 | 末端木糖基 | 末端阿拉伯糖基 |
|---|---|---|---|
| R＝Ac　*m*/*z*331 | R＝Ac　*m*/*z*273 | R＝Ac　*m*/*z*259 | R＝Ac　*m*/*z*259 |
| R＝TMS *m*/*z*451 | R＝TMS *m*/*z*363 | R＝TMS *m*/*z*349 | R＝TMS *m*/*z*349 |

$glc(R)_3-glc(R)_4^+$
葡萄糖基-葡萄糖基
R＝Ac　*m*/*z*619
R＝TMS *m*/*z*828

$glc(R)_3-xyl(R)_3^+$
葡萄糖基-木糖基
R＝Ac　*m*/*z*547
R＝TMS *m*/*z*727

$glc(R)_3-ara(R)_3^+$
葡萄糖基-阿拉伯糖基
R＝Ac　*m*/*z*547
R＝TMS *m*/*z*727

$glc(R)_3-rha(R)_3^+$
葡萄糖基-鼠李糖基
R＝Ac　*m*/*z*561
R＝TMS *m*/*z*741

例如，人参皂苷 $Rb_2$(ginsenoside $Rb_2$)分子中有 3 个葡萄糖单位，1 个阿拉伯糖单位。为了确定它们的连接情况，对其全乙酰化物的 EI-MS 进行了分析。结果发现有 *m*/*z*619、

$m/z$547，$m/z$331 和 $m/z$259 等归属于糖链部分的碎片离子峰。其中 $m/z$619 和 $m/z$547 应分别为全乙酰化的葡萄糖基-葡萄糖基碎片峰和葡萄糖基-阿拉伯基碎片峰，证明人参皂苷 $Rb_2$ 中存在两个二糖链，而 $m/z$259 离子峰则进一步证明阿拉伯糖位于葡萄糖-阿拉伯糖链的末端。

利用苷的 FD-MS 谱或 FAB-MS 谱，有时亦能确定糖与糖之间的连接顺序。因为这两种质谱中会出现各种脱去不同程度糖基的碎片离子峰。例如人参皂苷 $Rb_2$ 的 FD-MS 谱中，除出现归属于$[M+K]^+$和$[M+Na]^+$的 $m/z$1 117 和 1 101 等离子峰外，还有丰度较显著的 $m/z$969、939、807、777 等碎片离子峰，其中 $m/z$969 与$[(M+Na)^+-132]$相符，表明分子中有末端阿拉伯糖，而 $m/z$939 与$[(M+Na)^+-162]$相符，表明有末端葡萄糖，离子峰 $m/z$807 应为$[(M+Na)^+-294]$及 $m/z$777 应为$[(M+Na)^+-324]$，分别证明了分子内有葡萄糖-阿拉伯糖链和葡萄糖-葡萄糖链。

2. NMR 法

在 NMR 谱中，可利用$^{13}$C-NMR 谱来确定糖与糖之间的连接顺序，或利用碳原子的自旋-弛豫时间($T_1$)的大小来推测糖的连接顺序。一般来说，苷中组成糖的 $NT_1$ 随糖链距离的增加而增大，因此，末端糖的 $NT_1$ 要比处于中心位置糖的 $NT_1$ 要大，由分子末端向中心，糖分子的 $NT_1$ 逐步减小。

## 3.5.5 苷键构型的确定

糖与苷元之间的苷键及糖与糖之间的苷键都属于缩醛键，因而都存在糖苷键的构型问题。确定苷键构型的方法主要有以下几种。

### 3.5.5.1 利用酶水解进行测定

如麦芽糖酶一般能水解的为 $\alpha$-苷键，能被苦杏仁酶水解的大多数为 $\beta$-苷键。但需注意，并非所有的 $\beta$-苷键都能被苦杏仁酶所水解。

### 3.5.5.2 利用 Klyne 经验公式进行计算

不同的单糖，其端基碳的构型不同时，对糖分子的旋光性贡献也会有很大的差别。Klyne 根据前人的经验，提出将苷和苷元的分子旋光差与组成该苷的糖的一对甲苷(即 $\alpha$-和 $\beta$-型苷)的分子旋光度进行比较，在数值上最接近的一个便是与之有相同的苷键构型的确定苷键构型的方法。Klyne 的计算公式如下：

$$\Delta[M]_D=[M]_D^{苷}-[M]_D^{苷元}$$

式中的$[M]_D$为分子比旋度，可由测得的旋光度及分子量求算。将分子旋光差值 $\Delta[M]_D$ 与形成该苷的单糖的一对甲苷的分子比旋度相比较，如与 $\alpha$-甲苷的数值相近，可认为其苷键为 $\alpha$-苷键，如与 $\beta$-甲苷的数值相近，则认为其苷键为 $\beta$-构型。表 3-3 列出常见糖的甲苷的分子比旋数值。

表 3-3 几种 α-和 β-吡喃醛糖甲苷的分子比旋

| 苷的名称 | $[M]_D^{\alpha}$ | $[M]_D^{\beta}$ | 苷的名称 | $[M]_D^{\alpha}$ | $[M]_D^{\beta}$ |
|---|---|---|---|---|---|
| *D*-葡萄糖甲苷 | +308.6 | −66.4 | *D*-木糖甲苷 | +252.6 | −107.5 |
| *D*-半乳糖甲苷 | +380.5 | 0 | *L*-阿拉伯糖甲苷 | −28.4 | +403.0 |
| *D*-甘露糖甲苷 | +153.8 | −135.5 | *L*-鼠李糖甲苷 | −111.4 | +170.0 |
| *D*-来苏糖甲苷 | +97.5 | −210.3 | | | |

### 3.5.5.3 利用 NMR 确定苷键构型

1. $^1$H-NMR 法

利用$^1$H-NMR 谱中组成苷的糖的端基质子的偶合常数判断苷键的构型，是目前常用而且比较准确的方法。以前是采用苷的全甲基化物或全乙酰化物进行测定，现在随着仪器性能和测试技术的提高，直接对苷进行测定也常可获得满意的结果。

当糖与苷元相连时，糖上端基质子与其他质子相比较，常位于较低磁场。在糖的优势构象中，凡是 H-2′为 a 键的糖，如木糖、葡萄糖、半乳糖等，当与苷元形成 *β*-苷键时，其 H-1′为 a 键，故 H-1′与 H-2′为 aa 键偶合系统，$J_{aa}$=6～9 Hz，并呈现为一个二重峰。当形成 *α*-苷键时，其 H-1′为 e 键，故 H-1′与 H-2′为 ae 键偶合系统，$J_{ae}$=2～3.5 Hz。所以，根据它们的 J 值可以确定苷键的构型。现以葡萄糖苷为例，从其透视式及部分纽曼投影式可以更清楚地看出以上的现象。

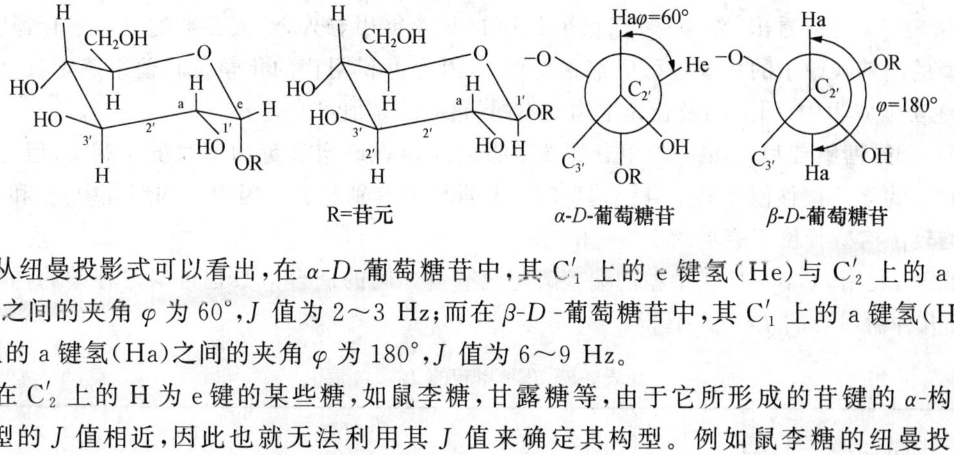

R=苷元　　*α*-*D*-葡萄糖苷　　*β*-*D*-葡萄糖苷

从纽曼投影式可以看出，在 *α*-*D*-葡萄糖苷中，其 $C_1'$ 上的 e 键氢(He)与 $C_2'$ 上的 a 键氢(Ha)之间的夹角 $\varphi$ 为 60°，*J* 值为 2～3 Hz；而在 *β*-*D*-葡萄糖苷中，其 $C_1'$ 上的 a 键氢(Ha)与 $C_2'$ 上的 a 键氢(Ha)之间的夹角 $\varphi$ 为 180°，*J* 值为 6～9 Hz。

在 $C_2'$ 上的 H 为 e 键的某些糖，如鼠李糖，甘露糖等，由于它所形成的苷键的 *α*-构型和 *β*-构型的 *J* 值相近，因此也就无法利用其 *J* 值来确定其构型。例如鼠李糖的纽曼投影式如下：

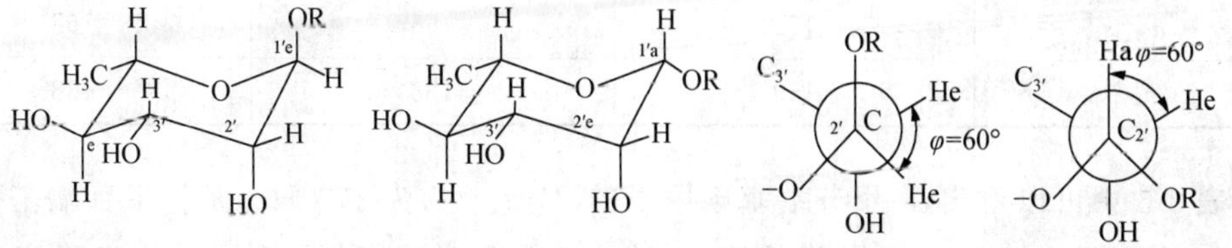

R=苷元　　*α*-*L*-鼠李糖苷　　*β*-*L*-鼠李糖苷

从上述鼠李糖苷的部分纽曼投影式可以看出，在 $\alpha$-$L$-鼠李糖苷中，其 $C'_1$ 上的 e 键氢（He）与 $C'_2$ 上的 e 键氢（He）之间的夹角为 60°，而在 $\beta$-$L$-鼠李糖苷中，其 $C'_1$ 上的 a 键氢（Ha）与 $C'_2$ 上的 e 键氢之间的夹角 $\varphi$ 亦为 60°，它们的 $J$ 值都等于 2 Hz 左右，因此无法利用此偶合常数区别它们的苷键构型。

2. $^{13}$C-NMR 法

利用$^{13}$C-NMR 谱中糖的端基碳信号的化学位移和糖的端基碳与端基氢之间的偶合常数可以推测苷键的构型。

$^{13}$C-NMR 谱的化学位移值范围较大。在糖与苷元连接后，糖中端基碳原子的化学位移明显增加，而其他碳原子的化学位移则变动不大。在某些 $\alpha$-和 $\beta$-构型的苷中，其端基碳原子的化学位移常常相差较大，可用以判断苷键的构型。表 3-4 列出一些常见糖的 $\alpha$-和 $\beta$-甲基吡喃糖苷的化学位移。

**表 3-4　部分 $\alpha$ 和 $\beta$-甲基吡喃糖苷端基碳的化学位移（$D_2O$）**

| 构型 | 甲基吡喃糖苷 | | | | | | | |
|---|---|---|---|---|---|---|---|---|
| | $D$-木糖△ | $D$-核糖 | $L$-阿拉伯糖 | $D$-葡萄糖 | $D$-半乳糖 | $D$-甘露糖 | $D$-夫糖 | $L$-鼠李糖 |
| $\alpha$ | 100.6 | 103.1 | 105.1 | 100.6 | 100.5<br>101.3* | 102.2<br>102.6* | 105.8* | 102.6* |
| $\beta$ | 105.1 | 108.0 | 101.0 | 104.6 | 104.9<br>106.6* | 102.3<br>102.7* | 101.6* | 102.6* |

* 溶剂为 $C_5D_5N$（△呋喃糖甲苷）。

从表 3-4 可以看出，除 $D$-甘露糖甲苷和 $L$-鼠李糖甲苷外，绝大多数的单糖甲苷，其 $\alpha$-和 $\beta$-构型的端基碳原子的化学位移值都相差约 4，因此可利用苷的化学位移值来确定其苷键构型。在实际应用中，因溶剂及苷元结构的不同，它们的 $\delta$ 值可有差异。

$D$-甘露糖甲苷和 $L$-鼠李糖甲苷的端基碳的 $\delta$ 值在确定苷键构型时虽无意义，但它们的 $C_3$ 和 $C_5$ 的化学位移值在确定苷键构型时却有重要的鉴别意义。因为 $\alpha$-构型苷中 $C_3$ 和 $C_5$ 的 $\delta$ 值均较 $\beta$-构型苷位于高场约 1.5～3.0。

此外，利用$^{13}$C-NMR 谱中糖的端基碳与端基氢之间的偶合常数也可确定苷键的构型，表 3-5 是几种糖甲苷的 $J_{C_1-H_1}$ 值。

**表 3-5　几种甲苷的 $J_{C_1-H_1}$ 值**　Hz

| 构型 | 甲苷 | | |
|---|---|---|---|
| | $D$-葡萄糖 | $D$-甘露糖 | $L$-鼠李糖 |
| $\alpha$ | 170 | 166 | 168 |
| $\beta$ | 159 | 156 | 158 |

从表 3-5 中可以看出，$\alpha$-甲苷端基碳原子的 $^1J_{C_1-H_1}$ 约为 170 Hz，而 $\beta$-甲苷端基碳原子的 $^1J_{C_1-H_1}$ 值约为 160 Hz，二者相差较大，约为 10 Hz，故可利用 $^1J_{C_1-H_1}$ 值来确定苷键的构型。

## 参考文献

[1]肖崇厚,等.中药化学.上海:上海科学技术出版社,1997.
[2]匡海学,等.中药化学.北京:中国中医药出版社,2003.
[3]姚新生,等.有机化合物波谱解析.北京:中国医药科技出版社,1997.

# 第 4 章　苯丙素类

**学习目的和要求：**

1. 掌握香豆素的含义、结构与分类、理化性质、检识方法及提取分离方法。

2. 熟悉简单苯丙素类的结构与分类、简单苯丙素类和木脂素类重要的代表性化合物；简单香豆素的波谱特征。

3. 了解简单苯丙素类、香豆素和木脂素的分布、生源途径、生物活性以及木脂素的理化性质。

苯丙素类(phenylpropanoids)是指苯环和一个3链碳连在一起为基本母核($C_6$—$C_3$)构成的化合物，这类成分有单独存在的，也有几个单位聚合存在的，是一类广泛存在于中药中的天然产物，具有多方面的生理活性，包括苯丙烯、苯丙醇、苯丙酸及其缩酯、香豆素(coumarins)、木脂素(lignans)和木质素(lignins)等。

在生物合成中，苯丙素类化合物由莽草酸(shikimic acid)合成芳香氨基酸(*L*-苯丙氨酸和*L*-酪氨酸)，再经脱氨、羟基化、偶合等反应步骤，最终形成 $C_6$—$C_3$ 的基本单元。

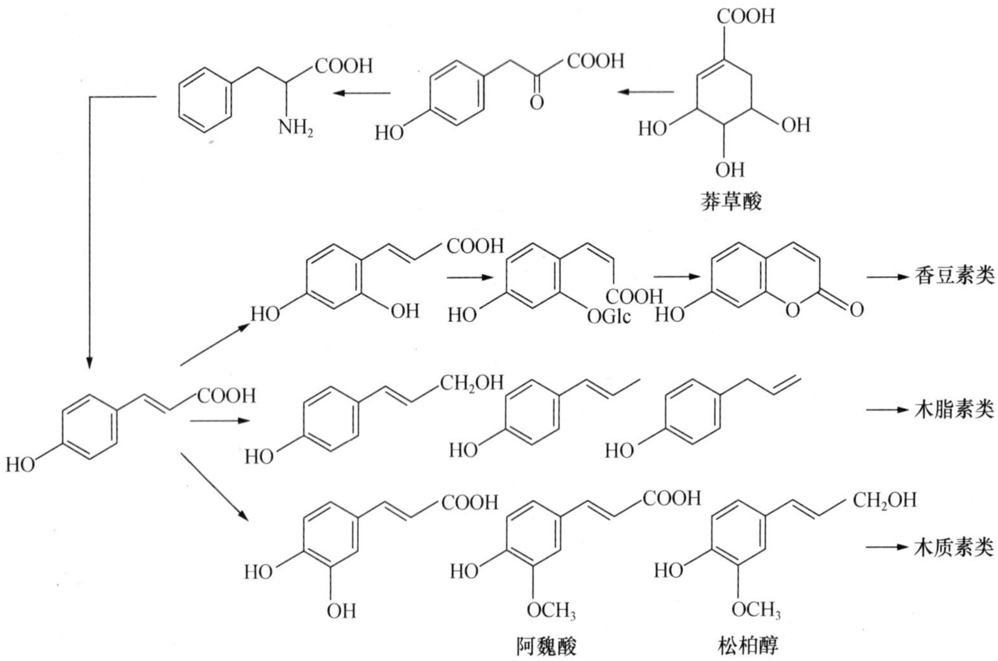

# 4.1 简单苯丙素

## 4.1.1 苯丙素类成分的结构与分类

简单苯丙素(simple phenylpropanoids)是中药中常见的芳香族化合物,结构上属苯丙烷衍生物,根据 $C_3$ 侧链的结构变化,可分为苯丙烯、苯丙醇、苯丙醛、苯丙酸等类型。

### 4.1.1.1 苯丙烯类

苯丙烯类成分多具有挥发性,通常存在于挥发油中,如丁香挥发油中的丁香酚(eugcnol),八角茴香挥发油中的茴香脑(anethole),细辛、菖蒲及石菖蒲挥发油中的 α-细辛醚(α-asarone)、β-细辛醚(β-asarone),杜衡挥发油中的甲基丁香酚(methyleugenol)和异甲级丁香酚(methylisoeugenol)。

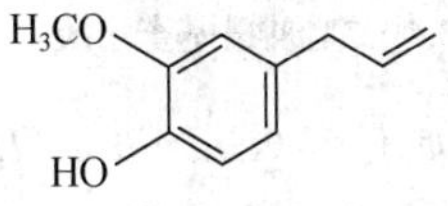
丁香酚

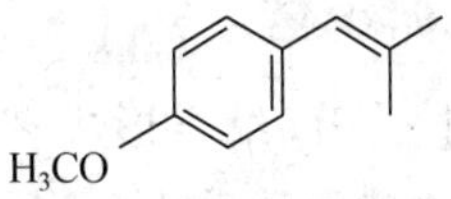
茴香醚

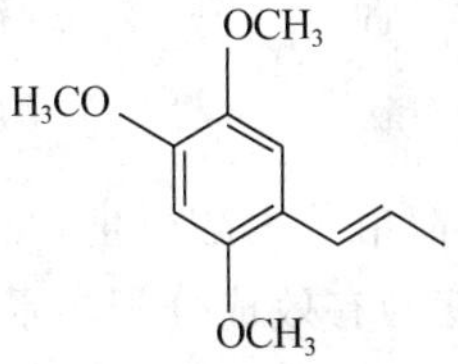
α-细辛醚

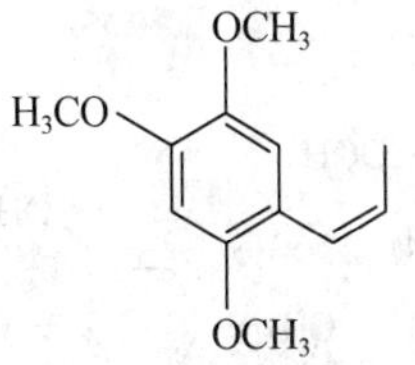
β-细辛醚

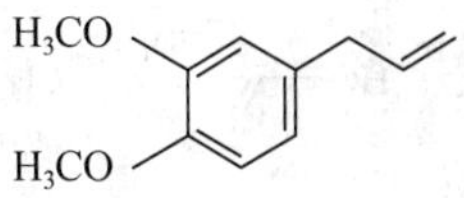
甲基丁香酚

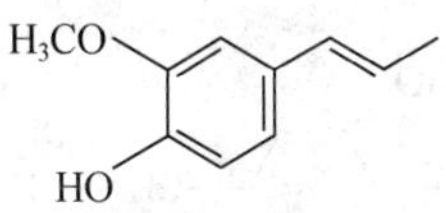
异甲基丁香酚

### 4.1.1.2 苯丙醇和苯丙醛类

松柏醇(coniferol)是常见的苯丙醇类化合物,在植物体中缩合后形成木质素。紫丁香酚苷(syringinoside)是从刺五加中得到的苯丙醇苷。桂皮、桂枝中的桂皮醛(cinnamaldehyde)属苯丙醛类化合物。

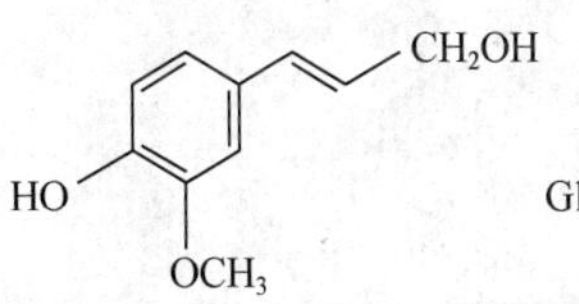
松柏醇

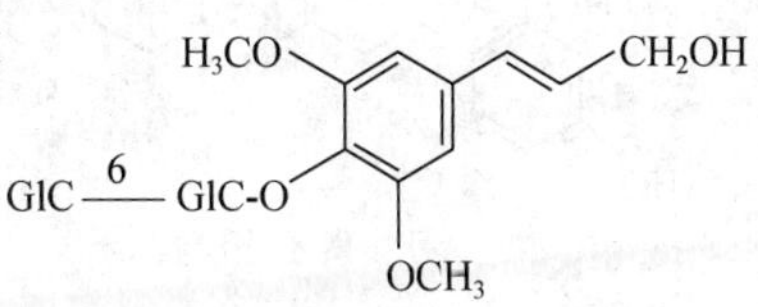
紫丁香酚苷

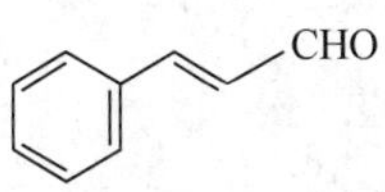
桂皮醛

### 4.1.1.3 苯丙酸类

苯丙酸衍生物及其酯类,是中药中重要的简单苯丙素类化合物。桂皮中的桂皮酸,蒲公英中的咖啡酸(caffeic acid),当归中的阿魏酸(ferulic acid),均属常见的苯丙酸类。

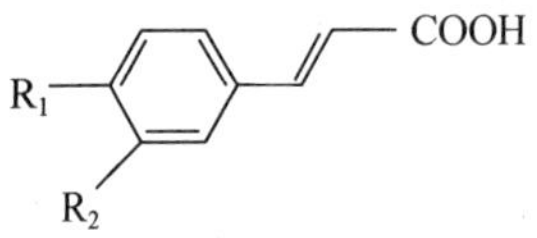

桂皮酸 $R_1=R_2=H$
咖啡酸 $R_1=R_2=OH$
阿魏酸 $R_1=OH$，$R_2=OCH_3$

苯丙酸常与不同的醇、氨基酸、糖、有机酸等结合，以苷或酯的形式存在，此类化合物往往有较强的生理活性。如茵陈、金银花中的利胆成分绿原酸(chlorogenic acid)为3-O-咖啡酰奎宁酸；新绿原酸(neochlorogenic acid)为5-O-咖啡酰奎宁酸；3,4-二咖啡酰基奎宁酸(3,4-dicaffeoyl quinic acid)为金银花的抗菌成分。

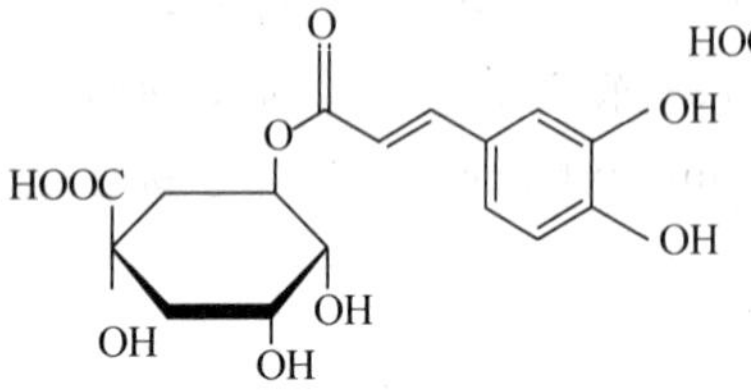

绿原酸

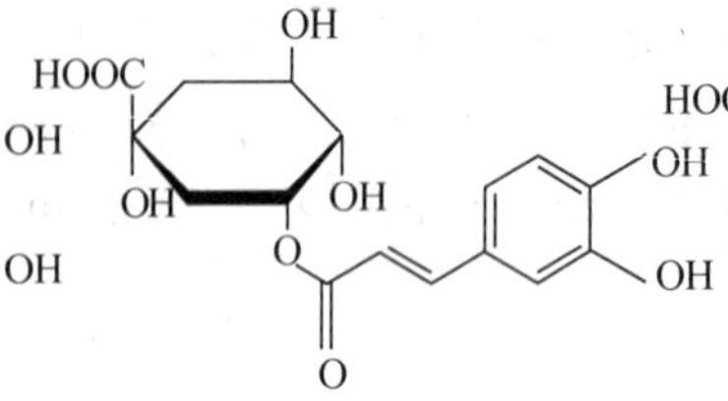

新绿原酸

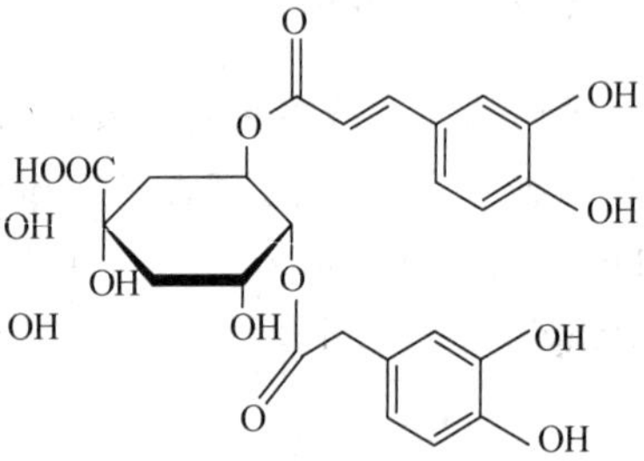

3,4-二咖啡酰基奎宁酸

此外，简单苯丙酸衍生物还可经过分子间缩合形成多聚体，如丹参(*Salvia miltiorrhiza*)治疗冠心病的有效成分丹参素甲为简单苯丙酸类化合物，丹参素乙为丹参素甲的四聚体，丹参素丙为丹参素甲的二聚体。

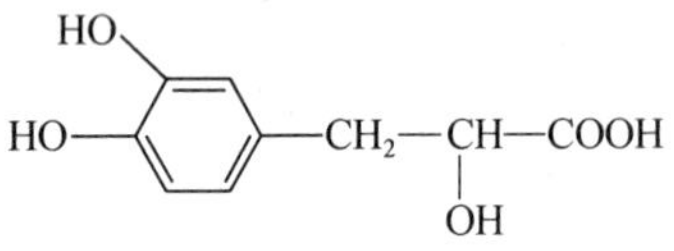

丹参素甲

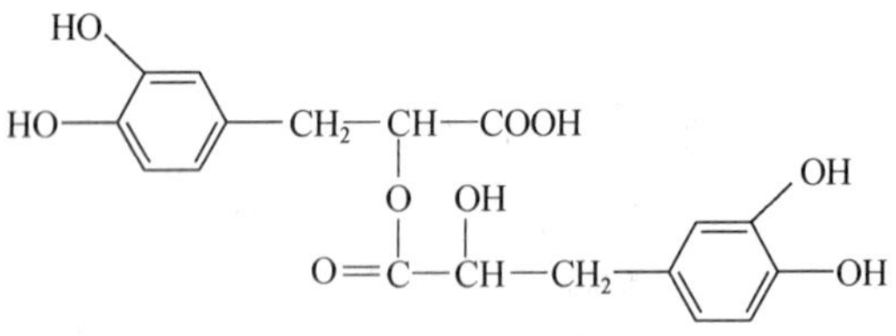

丹参素丙

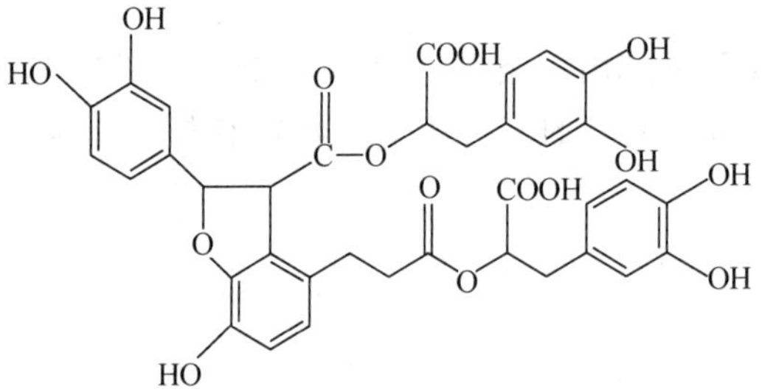

丹参素乙

## 4.1.2 简单苯丙素的提取与分离

简单苯丙素类成分中苯丙烯、苯丙醛及苯丙酸的简单酯类衍生物多具有挥发性，是挥发油芳香族化合物的主要组成部分，可用水蒸气蒸馏法提取。苯丙酸衍生物是植物酸性成分，可用有机酸的常规方法提取。

兴安升麻(*Cimicifuga dahurica*)是中药材北升麻的主要来源,含有咖啡酸、阿魏酸、异阿魏酸等简单苯丙素类成分,其提取分离方法如下:

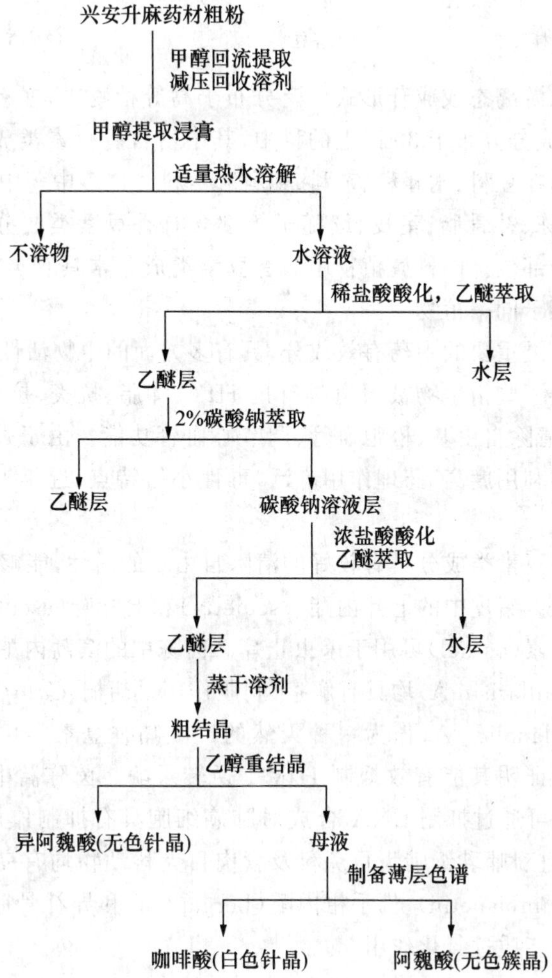


## 4.2　香豆素类

香豆素类(coumarins)成分是一类具有苯骈 $\alpha$-吡喃酮母核的天然化合物的总称,在结构上可以看成是顺式邻羟基桂皮酸脱水而形成的内酯类化合物。香豆素类通常具有芳香气味,是中药中主要活性成分之一,在自然界的数量和类型较多。

香豆素类化合物在生物合成上起源于对羟基桂皮酸,故在 7 位有含氧官能团取代。在目前得到的天然香豆素成分中,除了香豆素等 40 余个化合物外,均在 7 位连接有含氧官能团。因此,无论是从生源途径,还是从化学结构分类上看,7-羟基香豆素(umbellifcrone,伞形花内酯)也可认为是香豆素类化合物的基本母核。

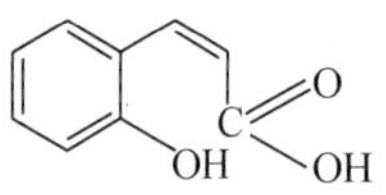


顺邻羟基桂皮酸

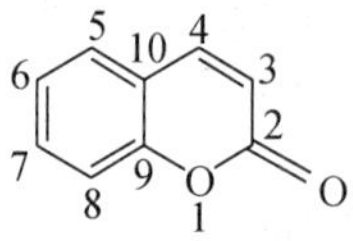


香豆素

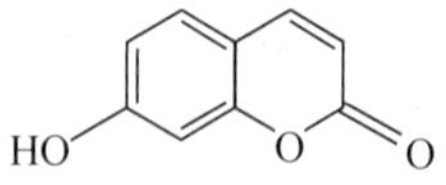


7-羟基香豆素

香豆素类成分可以游离态或成苷形式广泛分布于高等植物中，亦有少数来自微生物及动物。据统计，香豆素类成分分布于30以上的科中，其中富含香豆素类成分的植物类群有伞形科、芸香科、桑科，此外，在豆科、木犀科、茄科、菊科和兰科。许多中药中如独活、羌活、白芷、前胡、蛇床子、九里香、茵陈、补骨脂、秦皮、续随子等都含有香豆素类成分，可分布于花、叶、茎、皮、果(种子)、根等各个部位。同科属植物中的香豆素类成分常具有类似的结构特点，往往是一种或几种混合物共存于同一植物中。

香豆素类成分是一类重要的中药有效成分，具有多方面的生物活性，其作为抗凝剂和抗血栓药已被人们所了解。一些衍生物被报道具有抗HIV、降脂、抗炎、抗肿瘤和抗氧化的作用，能够抑制脂质过氧化、清除自由基、松弛血管、调节心血管功能。由于香豆素类化合物具有分子量小，合成简单，生物利用度高，药理作用广泛，毒性小等特点，近年来已经成为许多药物研发工作的研究重点。

秦皮提取物中的香豆素类成分具有较好的清除自由基的活性，能够抑制 $Fe^{2+}$ 和抗坏血酸诱导的脂质过氧化作用。秦皮中的七叶内酯(esculetin)和七叶苷(esculin)是治疗痢疾的有效成分。蛇床子中蛇床子素(osthol)可用于杀虫止痒。茵陈中的滨蒿内酯(scoparone)以及假蜜环菌中的亮菌甲素(armillarisin A)均具有解痉、利胆作用。胡桐(*Calophyllum lanigerum*)中的香豆素化合物(+)calanolide A，作为一种天然的二吡喃香豆素类化合物目前正在进行抗HIV的临床研究，已经证明其能有效抑制HIV-1逆转录酶。茵陈蒿中的茵陈素(6,7-dimethoxycoumarin)在体外可通过抑制DNA合成对肺癌细胞具有抑制作用，还可提高 $^{60}Co$ $\gamma$ 射线照射鼠的存活率，而且对哺乳纲啮齿目兔科及食肉目犬科动物均有良好的辐射损伤防护效果。哥伦比亚苷元(columbianetin)、佛手柑内酯(bergapten)和异补骨脂内酯(angelicin)对脑和肾组织匀浆具有抑制脂质过氧化作用[8]。

## 4.2.1 香豆素类化合物的结构与分类

香豆素类化合物的基本母核为苯骈 $\alpha$-吡喃酮，大多香豆素类成分只在苯环一侧有取代，在苯环上各个位置(5、6、7、8)均可能有含氧官能团取代，也有部分香豆素类成分在 $\alpha$-吡喃酮环上有取代。常见的含氧取代官能团为羟基、甲氧基、糖基、异戊烯氧基及苯基等；由于异戊烯基上的活泼双键又可与邻位酚羟基缩合成呋喃或吡喃等环氧结构，因此香豆素类成分主要依据在 $\alpha$-吡喃酮环上有无取代，7位羟基是否和6、8位取代异戊烯基缩合形成呋喃环、吡喃环来进行分类，通常将香豆素类化合物大致分为四类。

### 4.2.1.1 简单香豆素类(simple coumarins)

简单香豆素类是指只在苯环上有取代基的香豆素，且7位羟基未与6(或8)位取代基形成呋喃环或吡喃环。广泛存在于伞形科植物中的伞形花内酯(7-羟基香豆素)和白花前胡中的茵芋苷(skimmin)为一氧取代(7-O)，佛手中的柠檬内酯(limettin)和独活中的当归内酯(angelicon)为 5,7-二氧取代,秦皮中的七叶内酯和白芷中的东莨菪内酯(scopoletin)为 6,7-二氧取代,瑞香中的瑞香内酯(daphnetin)为 7,8-二氧取代。

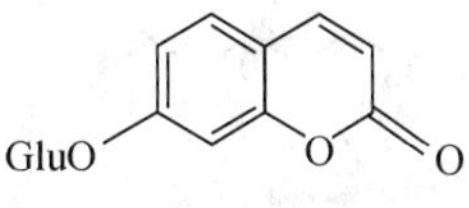

茵芋苷

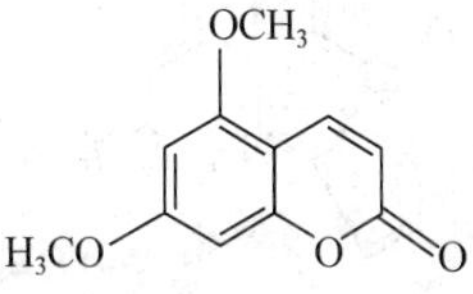

柠檬内酯

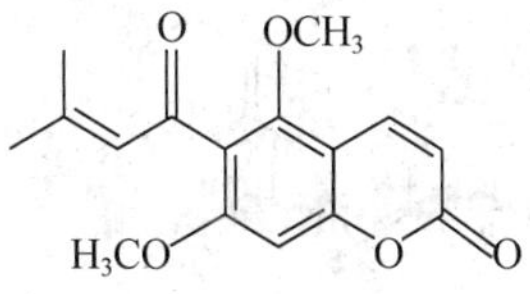

当归内酯

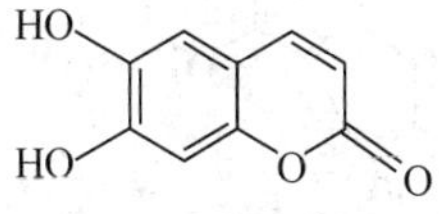

七叶内酯

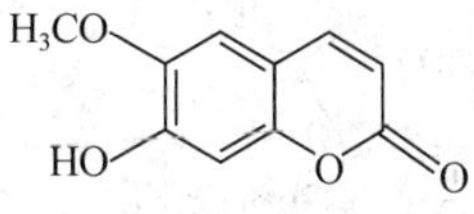

东莨菪内酯

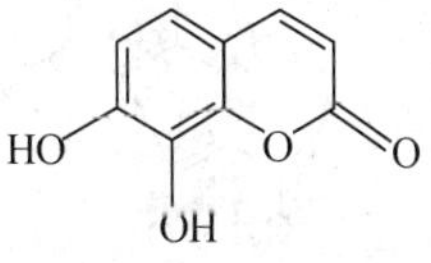

瑞香内酯

#### 4.2.1.2 呋喃香豆素类(furanocoumarins)

7-羟基香豆素类成分 6-位或 8-位有异戊烯基时,很易与其邻位的酚羟基缩合形成呋喃环,即属呋喃香豆素类。成环后常伴随失去 3 个碳原子。呋喃香豆素类还可根据成环后与母体稠合的位置不同进一步分为 2 个类型:$C_6$-异戊烯基与 $C_7$-羟基成环,则 3 个环处在一条直线上,称线型(linear);$C_8$-异戊烯基与 $C_7$-羟基成环,则 3 个环处在一条折线上,称角形(angular)。如呋喃环外侧被氢化,称二氢呋喃香豆素。

补骨脂中的补骨脂素(psoralen)、蛇床子中的花椒毒酚(xanthotoxol)及异茴芹内酯(isopimpinellin)、佛手中的佛手柑内酯、芸香中的花椒毒内酯(xanthotoxin)、白芷中的欧前胡素(imperatorin)及异欧前胡素(isoimperatorin)均属线型呋喃香豆素。紫花前胡中的紫花前胡苷(nodakenin)、云前胡中的石防风素(deltoin)属线型二氢呋喃香豆素。

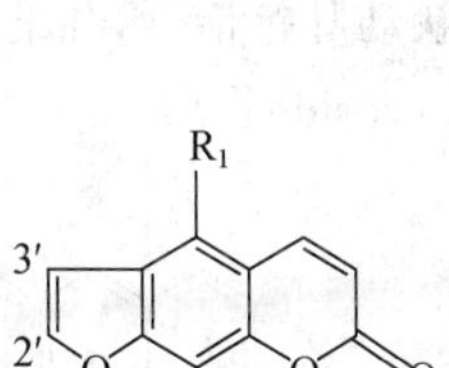

| | $R_1$ | $R_2$ |
|---|---|---|
| 补骨脂内酯 | H | H |
| 花椒毒酚 | H | OH |
| 佛手柑内酯 | $OCH_3$ | OH |
| 花椒毒内酯 | H | $OCH_3$ |
| 异茴芹内酯 | $OCH_3$ | $OCH_3$ |
| 欧前胡素 | H | 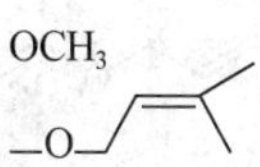 |
| 异欧前胡素 | 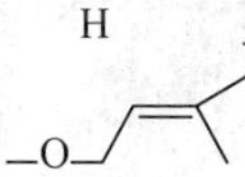 | H |

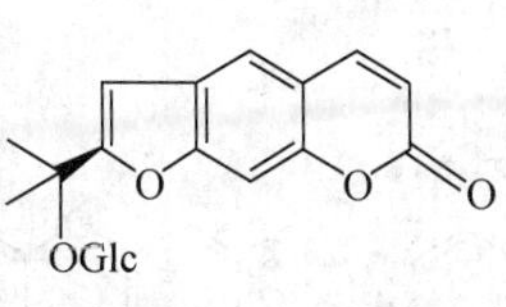

紫花前胡苷

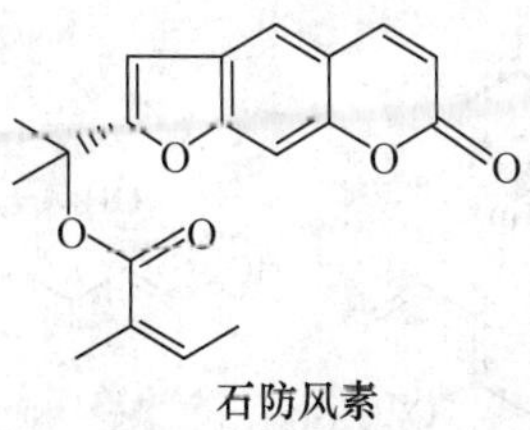

石防风素

白芷中的白芷内酯(angelicin),佛手中的异佛手柑内酯(isobergapten)、牛防风中的茴芹内酯(pimpinellin)属角型呋喃香豆素。独活中的哥伦比亚内酯,旱前胡(*Ligusticum dau-*

*coides*)中的旱前胡甲素、乙素(daucoidin A,B)属角型二氢呋喃香豆素类。

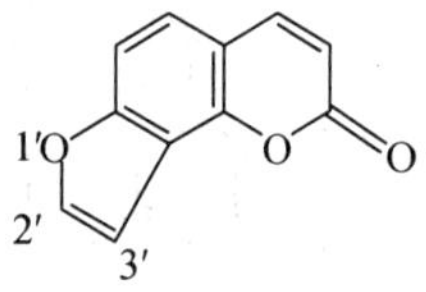
白芷内酯

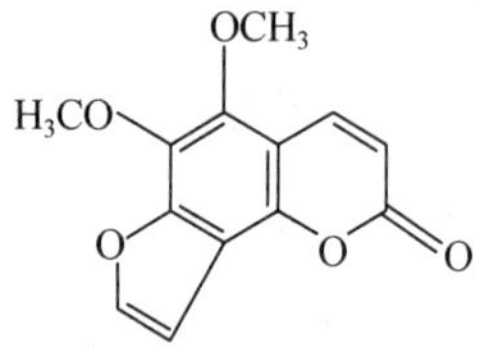
茴芹内酯

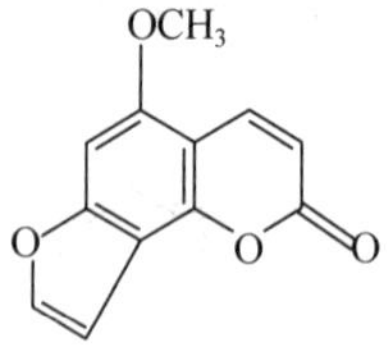
异佛手柑内酯

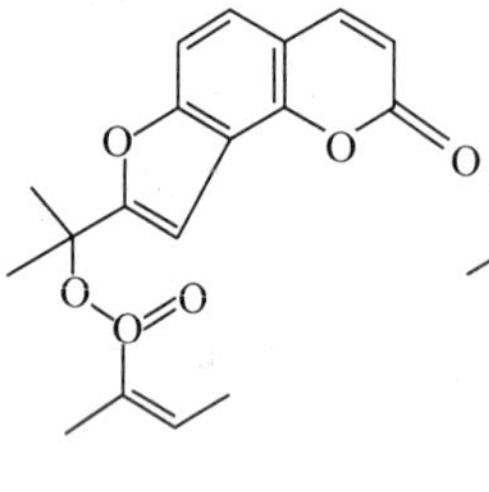
哥伦比亚内酯

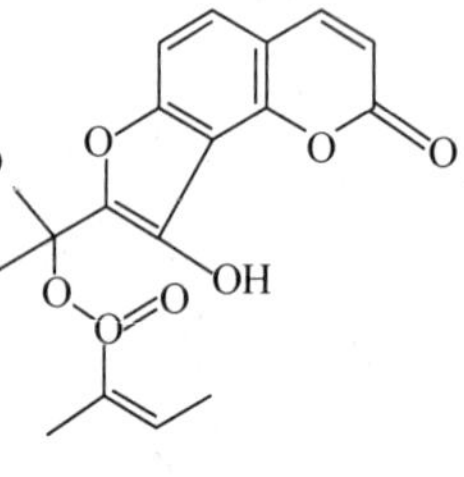
旱前胡甲素

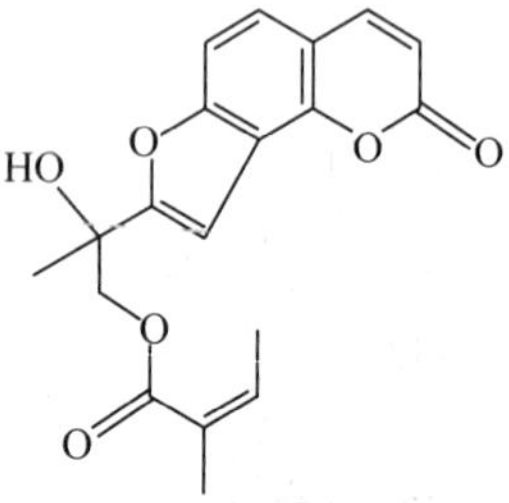
旱前胡乙素

### 4.2.1.3 吡喃香豆素类(pyranocoumarins)

与呋喃香豆素类相似,苯环上 $C_6$ 或 $C_8$ 异戊烯基与其邻位酚羟基缩合形成吡喃环,即属吡喃香豆素类。吡喃香豆素也可分为线形和角形两种,即 $C_6$-异戊烯基与 $C_7$-羟基成环,为线形;$C_8$-异戊烯基与 $C_7$-羟基成环,为角形。吡喃环被氢化,为二氢吡喃香豆素。此外也有少数在5,6 位和 7,8 位存在两个吡喃环,形成双吡喃香豆素。如从花椒树皮中得到的花椒树皮素甲(xanthyletin)、花椒树皮素乙(xanthoxyletin)及三叶藤橘中的三叶藤橘素(luvangetin),紫花前胡中得到一系列具有抗血小板聚集活性的线型吡喃香豆素,如紫花前胡素(decursidin)、紫花前胡醇(*L*-decursidinol)、紫花前胡香豆素Ⅰ(pd-c-Ⅰ)。白花前胡中的角型二氢吡喃香豆素成分多为凯尔内酯衍生物,具有抗血小板聚集、扩张冠状动脉等活性,如北美芹素(pteryxin)、白花前胡丙素[(+)praeruptorin C]、白花前胡苷Ⅱ(praerosideⅡ)。

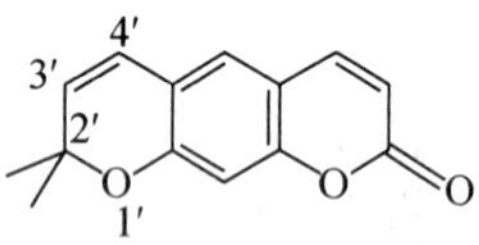
花椒树皮素甲

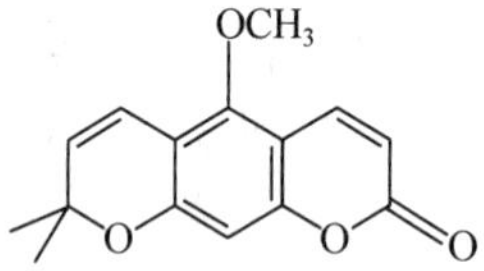
花椒树皮素乙

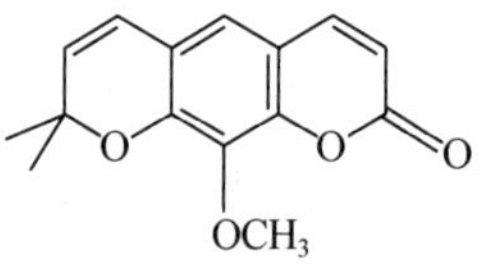
三叶藤橘素

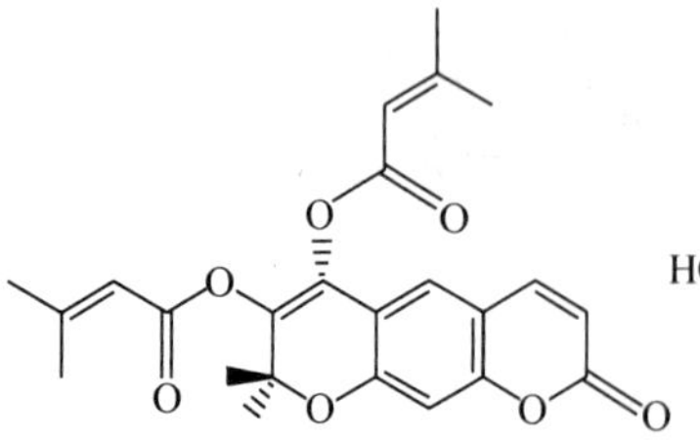
紫花前胡素

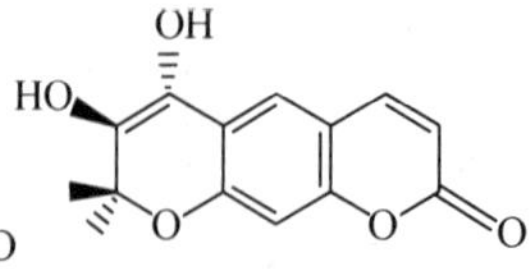
紫花前胡醇

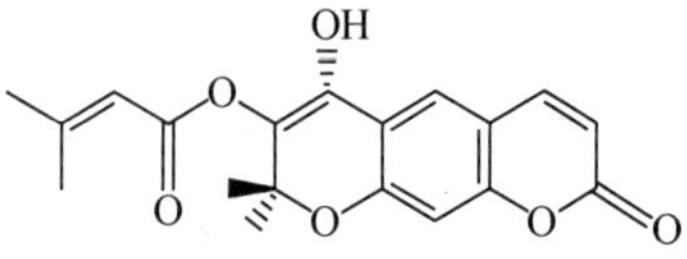
紫花前胡香豆素Ⅰ

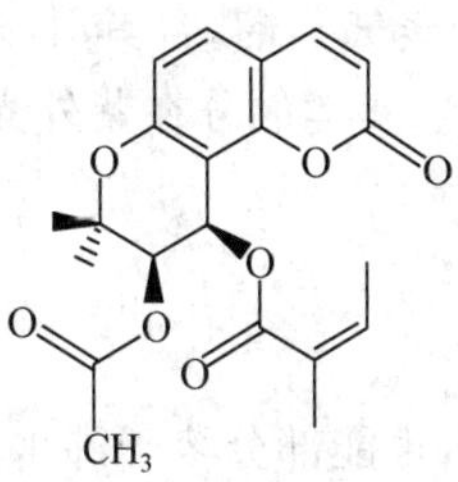

北美芹素

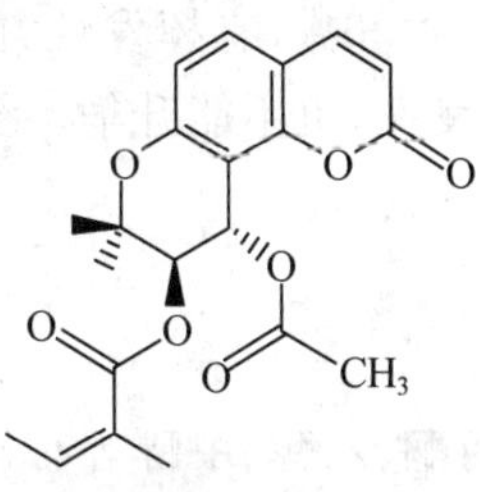

白花前胡丙素

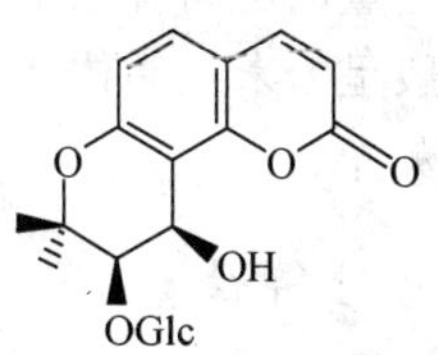

白花前胡苷Ⅱ

#### 4.2.1.4 其他香豆素类(other coumarins)

天然发现的香豆素类成分,有的化合物结构不能归属于上述三个类型,主要是指 α-吡喃酮环上有取代的香豆素类,以及香豆素二聚体、三聚体。如甘草中的异甘草香豆素(isoglycycoumarin)、胀果甘草中的胀果香豆素甲(inflacoumarin A)分别属于3-苯代和4-苯代香豆素。从胡桐中得到的(+)calanolide A 在4位是烷基取代的双吡喃骈香豆素。瑞香狼毒中的异西瑞香素 B(isodaphnoretin B)和续随子中得到的双七叶内酯(bisaesculetin)是香豆素二聚体。茵陈中的茵陈内酯(capillarin)是异香豆素类。

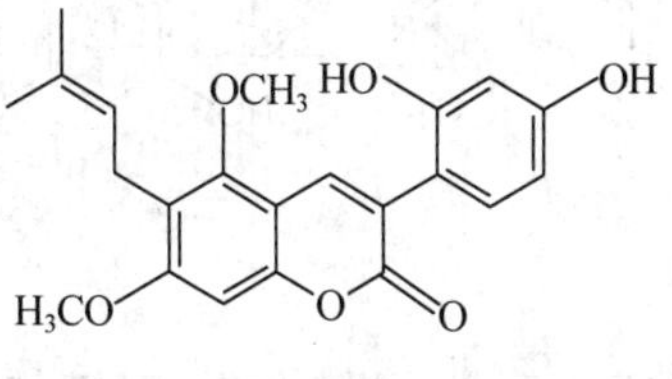

异甘草香豆素

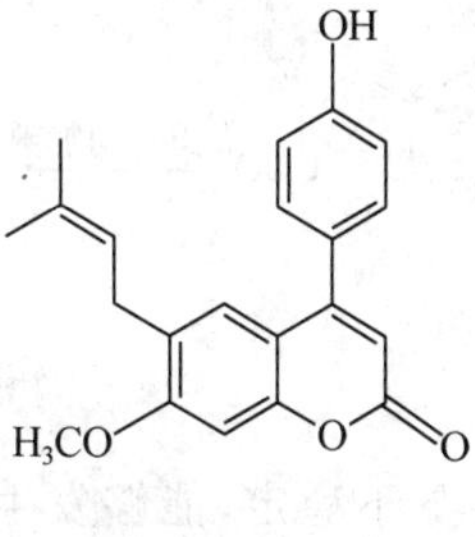

胀果香豆素甲

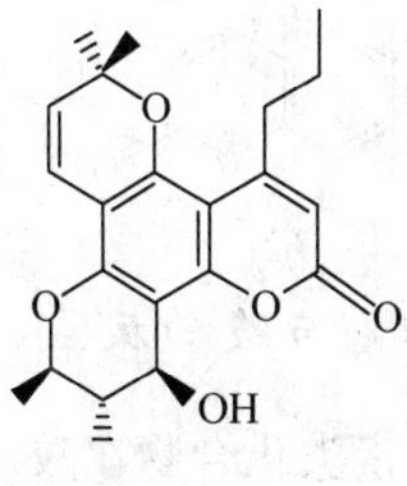

(+)calanolideA

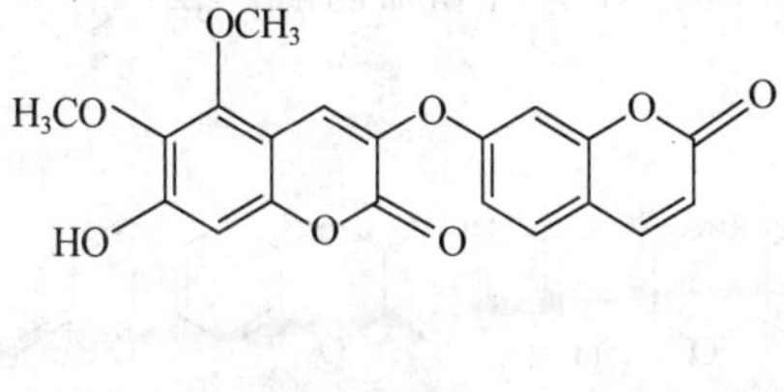

异西瑞香素B

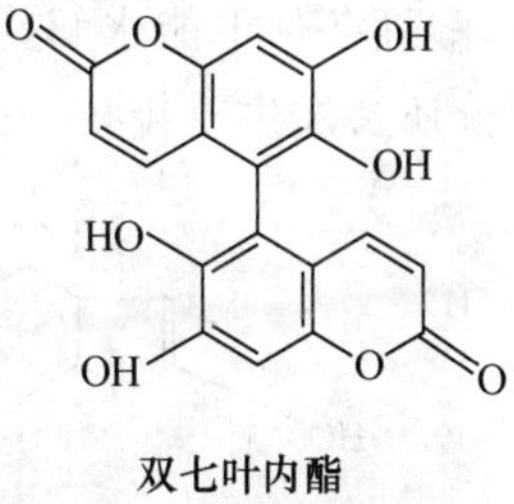

双七叶内酯

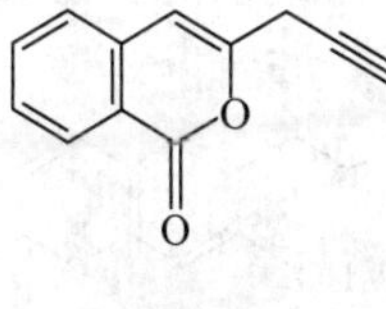

茵陈内酯

近年来又发现了不少新的香豆素结构类型,如色原酮香豆素(chromonocoumarin)及倍半萜香豆素(sesquiterpenyl coumarin)。还有一些罕见的结构,如香豆素的硫酸酯、无含氧取代如3,4,7-三甲基香豆素和四氧取代的香豆素。此外,还发现混合型二聚体,如由香豆素与吖啶酮、喹诺酮或萘醌等组成的二聚体。

### 4.2.2 香豆素类化合物的理化性质

#### 4.2.2.1 性状

游离香豆素类通常为结晶固体,有一定的熔点,但也有很多香豆素类成分呈玻璃态或液态。小分子量的游离香豆素多具有芳香气味，有挥发性，能随水蒸气蒸馏，且具升华性。香豆素苷类一般呈粉末或晶体状，不具挥发性，也不能升华。多数香豆素类成分在紫外光下呈蓝色或蓝紫色荧光。

#### 4.2.2.2 溶解性

游离香豆素可溶于乙醚、氯仿、丙酮、乙醇、甲醇等有机溶剂，也能部分溶于沸水，但不溶于冷水。香豆素苷类成分极性相对较大，易溶于甲醇、乙醇，可溶于水，难溶于乙醚、氯仿等低极性有机溶剂。

#### 4.2.2.3 内酯的碱水解

香豆素类分子中具内酯结构，用热稀碱液处理，其内酯环可缓慢水解开环，生成顺邻羟基桂皮酸盐而成黄色溶液，如再加酸又可闭环恢复为内酯结构，得到原来的香豆素。但如果与碱液长时间加热，则开环产物顺式盐发生双键构型的异构化，转变为稳定的反式盐，此时再经酸化也不能环合为内酯，而是生成稳定的反邻羟基桂皮酸。因此用碱液提取香豆素类成分时，必须注意碱液的浓度，并应避免长时间加热，以防破坏内酯环。利用这种性质来处理复杂的植物提取物，可以使香豆素类与其他中性、酸性和酚性成分分离。

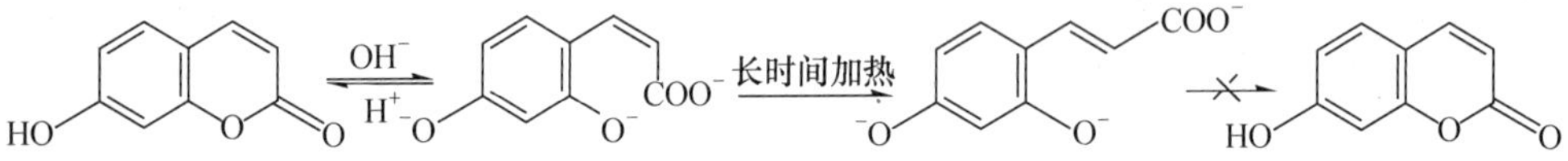


#### 4.2.2.4 与酸的反应

香豆素类化合物在酸性条件下不稳定，能够发生环合反应、醚键开裂、双键加成等反应。分子中若在酚羟基的邻位有异戊烯基等不饱和侧链，在酸性条件下能环合形成含氧的呋喃环或吡喃环。如分子中存在醚键，酸性条件下能水解，尤其是烯醇醚和烯丙醚。在酸性条件下，具有邻二醇结构的香豆素类成分还会发生重排。

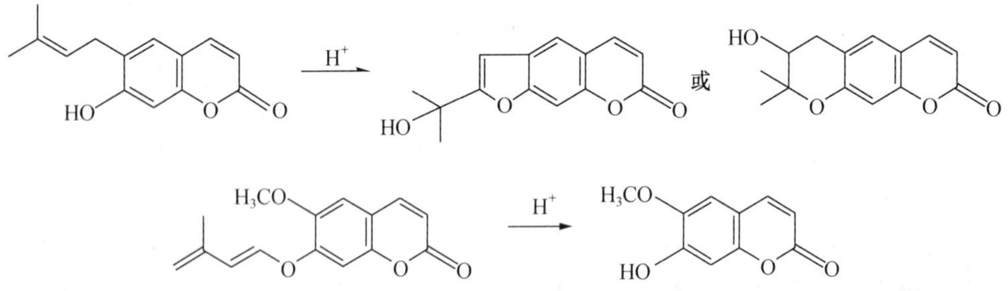


#### 4.2.2.5 显色反应

香豆素结构中含有内酯环，且常含有酚羟基。常用异羟肟酸铁反应检识内酯环，用三氯化铁试剂检识游离酚羟基的有无。Gibb′s 反应和 Emerson 反应可以用于判断香豆素的 C-6 位是否被取代。

1. 异羟肟酸铁反应

香豆素类成分具有内酯结构，在碱性条件下开环，与盐酸羟胺缩合生成异羟肟酸，在酸性条件下再与 $Fe^{3+}$ 络合而显红色。

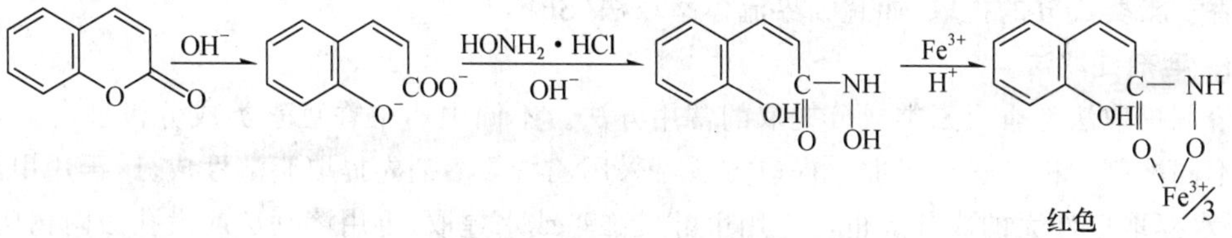


2. 酚羟基反应

香豆素类成分常具有酚羟基取代，可与三氯化铁溶液反应产生绿色至墨绿色沉淀。若其酚羟基的邻位、对位无取代基，可与重氮化试剂反应而显红色至紫红色。

3 Gibb's 反应

Gibb's 试剂为 2,6-二氯(溴)苯醌氯亚胺，在碱性条件(pH 9～10)下内酯环水解生成酚羟基，如果其对位(6 位)无取代基，则能与其反应而显蓝色。利用此反应可判断香豆素分子中 $C_6$ 位是否有取代基存在。

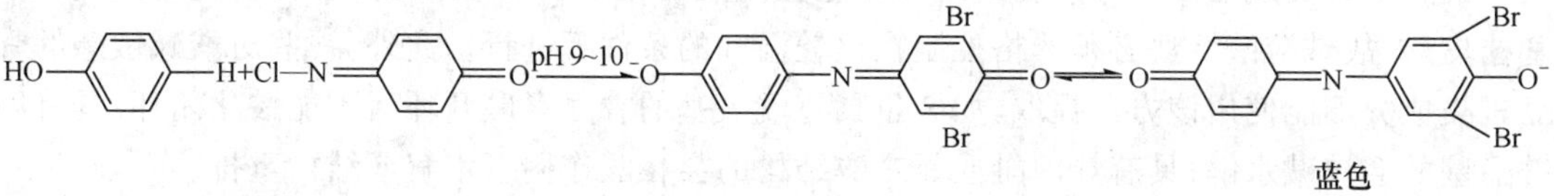


4. Emerson 反应

Emerson 试剂由 4-氨基安替比林和铁氰化钾组成，它可与 6 位无取代基的香豆素反应生成红色。与 Gibb's 反应类似，此反应也可用于判断 $C_6$ 位有无取代基存在。

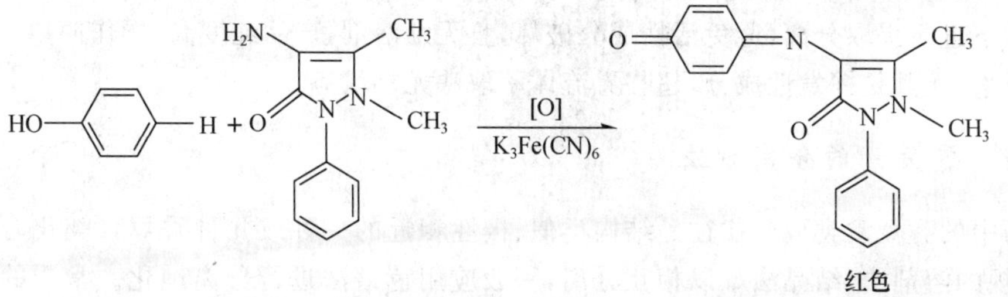


### 4.2.2.6　双键的加成反应

香豆素类成分也能发生氧化反应，常用氧化剂有高锰酸钾、铬酸、臭氧等。由于这些氧化剂氧化能力不同，香豆素被不同氧化剂氧化生成的产物也不同，故这些反应曾被用于香豆素的结构测定。但随着波谱技术的广泛应用，目前这些反应已基本不再被应用。

## 4.2.3　香豆素类化合物的提取与分离

### 4.2.3.1　香豆素的提取方法

香豆素类成分的提取可根据其溶解性选用适当溶剂提取。亲脂性的游离香豆素可以用低极性的有机溶剂提取，如乙醚、氯仿、丙酮等，而香豆素苷类因极性增大而具亲水性，可选亲水性溶剂，如甲醇、乙醇或水提取。香豆素类成分具有内酯结构，亦可用碱溶酸沉法提取。部分小分子香豆素类成分具有挥发性，可用水蒸气蒸馏法提取。此外，还有一些新提取技术不断应用于香豆素类成分的提取，如超临界流体萃取法（SFE）。

**1. 溶剂提取法**

溶剂提取法是香豆素类成分提取的常用方法。不同中药中香豆素类成分极性各异，可以利用不同溶剂的极性进行提取。提取方法可采用乙醚等溶剂先提取脂溶性成分，再用甲醇（乙醇）或水提取极性大的成分。也可先用甲醇（乙醇）或水提取，再用溶剂法或大孔吸附树脂法分为脂溶性部位和水溶性部位。如从前胡中提取香豆素类成分，可先用乙醇回流提取，回收溶剂得醇浸膏。醇浸膏分散在水中，先以乙酸乙酯萃取得到游离香豆素类，再以正丁醇萃取得到香豆素苷类。

**2. 碱溶酸沉法**

用溶剂法提取香豆素类成分，常有大量中性杂质存在，可利用香豆素类具有内酯结构，能溶于稀碱溶液，加酸酸化后内酯环合复原，香豆素类成分即可游离，其在水中的溶解度降低而析出，或使用乙醚等有机溶剂萃取得到。

因香豆素类成分的开环产物顺式邻羟基桂皮酸在碱液中长时间加热会异构化为反式邻羟基桂皮酸，故碱溶酸沉法必须严格控制在比较温和的条件下进行。此外，一些对酸碱敏感的香豆素类成分不能使用该方法提取，如 8 位具有酰氧基的香豆素碱开环后不能酸化闭环；具有侧链酯基的会被碱水解；具有烯丙醚或邻二醇结构的会在酸作用下水解或结构重排。

**3. 水蒸气蒸馏法**

小分子的香豆素类成分因具有挥发性，可采用水蒸气蒸馏法提取，但由于本法提取过程中温度高且时间长，容易引起结构的变化，现已少用。

其他方法　近年来，超临界流体萃取法（SFE）常用于提取香豆素类成分，其优点是在近常温的条件下进行提取分离，避免活性成分破坏，且无须溶剂，产品纯度高，操作简单。对于脂溶性的香豆素，尤其是挥发性成分，超临界流体萃取法尤具优势。

#### 4.2.3.2 香豆素的分离方法

中药中的香豆素类成分往往是结构类似、极性相近的一种或几种香豆素类化合物共同存在，用常规的溶剂法、结晶法难以相互分离，一般应用色谱法进行分离纯化。常用的色谱分离方法有柱色谱、制备薄层色谱和高效液相色谱。

柱色谱分离一般采用硅胶为吸附剂，洗脱剂可先用薄层色谱试验进行筛选，常用的洗脱系统有环己烷（石油醚）-乙酸乙酯、环己烷（石油醚）-丙酮、氯仿-丙酮等。中性和酸性氧化铝也可用于香豆素的分离。碱性氧化铝因对某些弱酸性的酚性香豆素具有较强的吸附作用，而且会导致香豆素结构发生降解，因此一般不用于香豆素类成分的分离。香豆素苷类的极性较大，其分离可用反相硅胶（Rp-18、Rp-8 等）柱色谱，常用的洗脱系统有甲醇-水、乙腈-水。此外，葡聚糖凝胶 Sephadex LH-20 等也可用于香豆素类成分的柱色谱分离。

近年来，高效液相色谱用于分离香豆素类成分已经较为普遍，尤其是对极性很小的多酯基香豆素类、极性较强的香豆素苷类分离效果好。对低极性香豆素类，通常采用正相色谱（Si-60 等），偶尔使用反相色谱，而对香豆素苷类，一般使用反相色谱（Rp-18、Rp-8 等）。

因为香豆素类成分在薄层色谱上很容易以荧光定位斑点，故制备薄层色谱也可用于香豆素类成分的分离，极性小的香豆素类可用环己烷（石油醚）-乙酸乙酯系统，极性较大的香豆素类可用氯仿-甲醇系统。

## 4.2.4 香豆素类化合物的检识

### 4.2.4.1 理化检识

1. 荧光

香豆素具有强烈的荧光，在紫外光照射下常显蓝色或蓝紫色，可用于检识，具有容易辨认、灵敏度高的特点。$C_7$ 位引入羟基后，可使荧光增强，加碱后其荧光更强，颜色变为绿色；羟基香豆素的羟基被醚化，或导入非羟基取代基往往会使荧光强度减弱、色调变紫，多烷氧基取代的呋喃香豆素类一般呈黄绿色或褐色荧光。

2. 显色反应

香豆素类物质分子中具有内酯结构，且常含有酚羟基。通过这些基团的显色反应，能为检识与鉴别香豆素类成分提供参考。常用异羟肟酸铁反应检识香豆素的内酯环，用三氯化铁溶液检识酚羟基的有无。Gibb′s 反应和 Emerson 反应可用来检识 $C_6$ 位是否具有取代基。

### 4.2.4.2 色谱检识

香豆素类成分一般用薄层色谱检识，常用硅胶作为吸附剂，游离香豆素类可用环己烷（石油醚）-乙酸乙酯（5∶1～1∶1）、氯仿-丙酮（9∶1～5∶1）等溶剂系统展开。香豆素苷类可依极性选用不同比例的氯仿-甲醇作展开剂。在紫外光（365 nm）下观察，香豆素类成分在色谱上多显蓝色或蓝紫色荧光斑点，或喷雾异羟肟酸铁、三氯化铁等试剂显色。此外，高效液相色谱近年来也广泛用于香豆素类成分的定性、定量分析，色谱柱常用反相色谱柱，流动相一般选用甲醇-水、乙腈-水等。

## 4.2.5 香豆素类化合物的结构研究

香豆素类化合物主要利用各种波谱方法进行结构测定，对于具有很好结晶形状的香豆素，X 射线单晶衍射可以快速分析确定其结构。现将常用的结构测定方法介绍如下。

### 4.2.5.1 紫外光谱（UV）

香豆素类成分的紫外光谱主要有苯环和 α-吡喃酮结构的吸收，它能将香豆素与色原酮化合物加以区别。未取代的香豆素在 274 nm（lg ε 4.03）和 311 nm（lg ε 3.72）处分别有 2 个高低不同的吸收峰，分别代表苯环及 α-吡喃酮环。当香豆素母核上引入取代基时，常引起吸收峰位置的变化。母核上引入烷基取代对最大吸收值改变不大，但当母核有氧原了取代时，会使主要吸收红移。如 7 位引入含氧取代基（7-羟基、7-甲氧基或 7-O-糖基等），则在 217 nm 及 315～325 nm 处出现强吸收峰（lg ε 约 4）。含有酚羟基的香豆素类成分，在碱性溶液中的吸收峰有显著的红移现象，且吸收有所增强。

### 4.2.5.2 红外光谱（IR）

香豆素在 IR 光谱上的最强峰是其 C═O 在 1 700～1 750 $cm^{-1}$ 显示的伸缩振动，其实际数值取决于测定条件，常用的 KBr 压片法一般在 1 720 $cm^{-1}$ 左右。这个吸收峰可与色酮类化合物的 C═O 加以区分（～1 650 $cm^{-1}$）。

香豆素芳环上的 C═C 骨架振动一般在 1 600～1 660 $cm^{-1}$ 区域内出现三个较强的吸收。呋喃香豆素在 1 613～1 639 $cm^{-1}$ 区内还有一个因呋喃环上 C═C 产生的强而尖锐的吸收。在呋喃香豆素的 3 025～3 175 $cm^{-1}$ 区内，可见两个或三个弱至中等强度的吸收带，可归属于吡喃酮、苯、呋喃环的 C—H 伸缩振动。

### 4.2.5.3 核磁共振波谱(NMR)

核磁共振谱是香豆素类化合物结构测定的重要光谱，包括 $^{1}$H-NMR、$^{13}$C-NMR 及各种 2D-NMR。

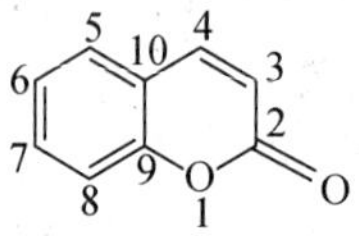


1. $^{1}$H-NMR

在 $^{1}$H-NMR 谱中，香豆素母核上的质子由于受内酯羰基吸电子共轭效应的影响，H-3、H-6、H-8 在较高场，H-4、H-5、H-7 在较低场。母核的 3、4 位无取代的香豆素类成分的 H-3、H-4 构成 AB 系统，成为一组 dd 峰，具有较大的偶合常数(9.0～9.5 Hz)，由于受内酯环羰基的吸电子共轭效应影响，H-4 向低场移动，在 $CDCl_3$ 中出现在 δ 7.5～8.3 ppm，H-3 出现在 δ 6.1～6.4 ppm，在 DMSO 中 H-4 和 H-3 的 δ 值分别为 8.1～8.3 ppm 和 7.8～8.1 ppm。天然香豆素类化合物绝大多数在 3、4 位无取代，因此，这一组 dd 峰是香豆素类化合物 $^{1}$H-NMR 上最具鉴别特征的典型信号。

香豆素的 7 位常被取代基取代，H-5 和 H-6 邻位偶合，应呈现为 d 峰，H-6 尚与 H-8 存在间位偶合，应呈现为 dd 峰，但因两者化学位移相近，信号往往重叠，因而实际上 H-5 为 δ 7.38 的 d 峰($J$ = 9.0 Hz)，处于较低场，H-6 和 H-8 为 δ 6.87 ppm(2H)的 m 峰，处于较高场。苯环上的这三个芳环质子信号常处于 H-3(最高场)和 H-4(最低场)这一组 d 峰信号之间。香豆素的 5 位被取代，H-6 和 H-8 可形成一对 $J$ = 2 Hz 的 d 峰，如 5、7 位均被取代，就只有 H-6 和 H-8 二个呈间位偶合的质子信号。如为 6、7 位取代香豆素类，则 H-5 和 H-8 分别呈现为 δ～7.2 ppm 和 δ～6.7 ppm 的单峰信号，线形呋喃或吡喃香豆素类也属此类取代模式。如为 7、8 位取代，则 H-5 和 H-6 呈邻位偶合形成一对 d 峰，角形呋喃或吡喃香豆素类亦属此取代模式。

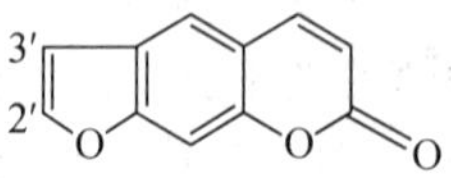


呋喃香豆素

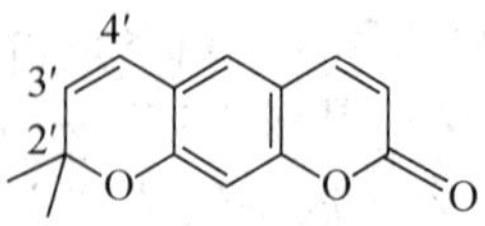


吡喃香豆素

未取代的呋喃香豆素可通过其呋喃环上 2 个质子 H-2′和 H-3′的一对 d 峰来识别，分别出现在 δ 7.5～7.7 ppm 和 δ～6.70 ppm(线形)或～7.20 ppm(角形)，偶合常数 $J$ = 2.0～2.5 Hz。吡喃香豆素的吡喃环中 2′位上的两个同碳 Me 形成一个 δ～1.45 ppm 的 6H 单峰，3′和 4′上的两个烯质子呈一对 d 峰，分别在 δ 5.3～5.8 ppm 和 δ 6.3～6.9 ppm，$J$ = 10.0 Hz。

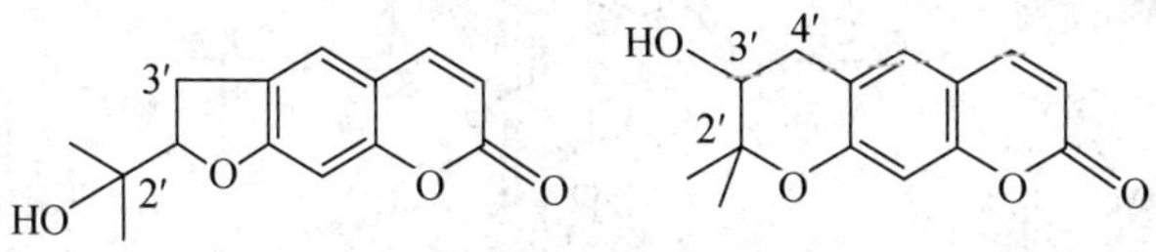

二氢呋喃香豆素　　二氢吡喃香豆素

二氢呋喃或吡喃香豆素中，由于无共轭双键，其$^1$H-NMR 信号峰向高场移动。在二氢呋喃结构中 H-2′和 H-3′组成了 $A_2X$ 系统，出现 t 峰(1H)和 d 峰(2H)，分别出现在 δ 4.6～5.3 ppm 和 δ 3.2～3.4 ppm；在二氢吡喃结构中 H-3′和 H-4′构成了 ABX 系统，表现为 t 峰(1H)和 m 峰(2H)，分别出现在 δ 3.7～5.2 ppm 和 δ 2.0～3.0 ppm。

此外，香豆素类分子结构中常见的结构片段，如异戊烯基、乙酰氧基、当归酰氧基、千里光酰氧基等，也有相应的$^1$H-NMR 特征可供确定。

2. $^{13}$C-NMR

$^{13}$C-NMR 谱在香豆素类成分的结构测定上有重要作用，尤其对香豆素苷类结构研究中糖的连接位置和连接顺序均可提供重要的信息。香豆素类成分母核骨架 9 个碳原子中，均为 $sp^2$ 杂化，其$^{13}$C-NMR 化学位移在 δ 100～160 ppm 区域内，其中 C-2 是羰基碳，C-7 由于常连接羟基或其他含氧基团，加上羰基共轭的影响，信号均低场移动，二者一般皆在 δ 160.0 左右。母核上的 C-3、C-4 因常无取代，且受苯环影响较小，其化学位移的范围亦较有规律，如一般 C-3 出现在 δ 110.0～113.0 ppm，C-4 出现在 δ 143.0～145.0 ppm，C-10 在 δ 110.0～113.0 ppm，C-9 受到 α-吡喃环的影响，一般在 δ 149～152 ppm。这些信号是香豆素类母核的特征之一。香豆素母核的取代基效应明显，当其中某碳原子上取代—OR 后，直接连接的 C 原子化学位移＋30 ppm，邻位 C 则－13 ppm，对位碳原子－8 ppm 左右。

呋喃香豆素和吡喃香豆素中，由于呋喃环和吡喃环是通过 7 位的氧与母核相骈合，因此 C-7 的化学位移值在 δ 155～162 ppm。

香豆素中还经常具有甲基、甲氧基和糖等取代基。一般情况下甲基在最高场 δ 12～30 ppm，甲氧基在 δ 55～60 ppm，糖信号在 δ 60～100 ppm。

#### 4.2.5.4　MS 谱

简单香豆素有较强的分子离子峰，基峰是失去 CO 成为苯骈呋喃离子，其裂解过程如下：

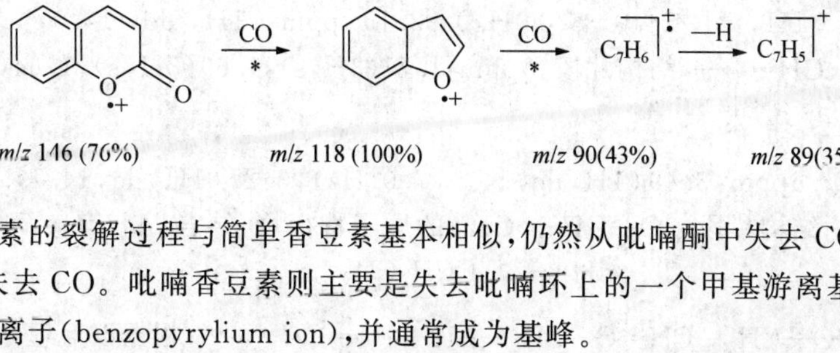

呋喃香豆素的裂解过程与简单香豆素基本相似，仍然从吡喃酮中失去 CO，形成苯骈呋喃离子，再继续失去 CO。吡喃香豆素则主要是失去吡喃环上的一个甲基游离基，形成一个稳定的苯骈吡喃鎓离子(benzopyrylium ion)，并通常成为基峰。

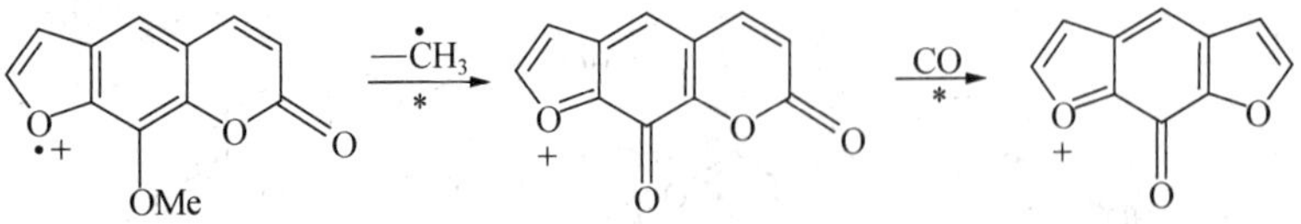

*m/z* 216(100%)　　*m/z* 201(22%)　　*m/z* 173(56%)

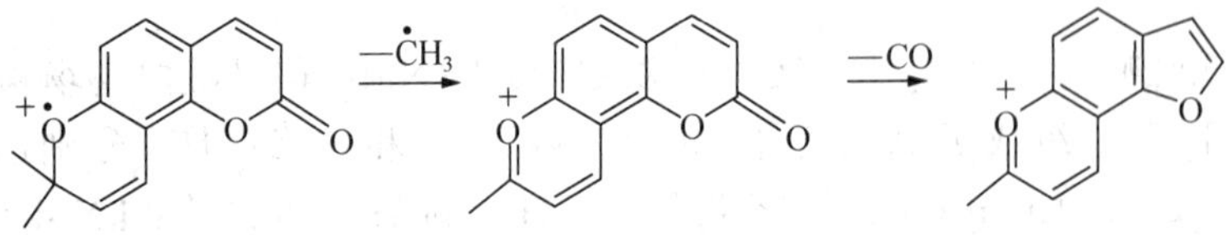

*m/z* 228(15%)　　*m/z* 213(100%)　　*m/z* 185 (19%)

由于香豆素类分子中一般具有多个和芳环连接的氧原子、羟基、甲氧基，故其质谱经常出现一系列连续失去—CO、—OH 或 $H_2O$、甲基或甲氧基的碎片离子峰。此外，香豆素类成分经常具有异戊烯基、乙酰氧基、5 碳不饱和酰氧基等常见官能团，在裂解过程中也会出现一系列特征碎片离子峰。这些离子峰信号均是香豆素类化合物质谱的主要特征。

#### 4.2.5.5 结构研究实例

乙基羌活醇(ethylnotopterol)的结构研究。

羌活(*Notopterygium incisum* Ting)是中药羌活的主要品种之一，含有香豆素类化合物，乙基羌活醇是从中国产羌活药材中分离得到的化合物，其化学结构的分析鉴定如下。乙基羌活醇：无色油状物，紫外光灯下呈亮黄色荧光。由 FAB-MS 获知分子量为 382，并由此确定分子式为 $C_{23}H_{26}O_5$，计算其不饱和度为 11。

UV $\lambda_{max}$($CH_3OH$) nm：220，250，263，309。IR$\nu_{max}$(KBr) $cm^{-1}$：3 140(呋喃环)，1 730 (C=O)，1 626，1 605，1 580，1 550(芳环)。以上信息显示了香豆素类化合物的一般光谱特征，表明其为香豆素成分。

$^1$H-NMR 谱中 $\delta$ ppm 6.23(1H，d，9.5 Hz)和 8.14(1H，d，9.5 Hz)为香豆素母核上的 3 位和 4 位氢，$\delta$ 7.10 ppm(1H，s)为苯环上的质子信号，由此可判断该化合物为三取代香豆素类成分。再由 $\delta$ 7.58 ppm(1H，d，2.5 Hz)和 6.95 ppm(1H，d，2.5 Hz)的双键氢质子信号可确定其为呋喃香豆素，$\delta$ 6.95 ppm(1H，d，2.5 Hz)质子的化学位移信号可进一步确定其为线型呋喃香豆素。

三个质子信号 $\delta$ppm：4.95 (2H，d，7.0 Hz) 和 5.57 (1H，m) 表明结构中有 —O—$CH_2$—CH=C(—)— 片段，$\delta$ppm：5.02(1H，d，8.5 Hz)，4.10 ppm(1H，ddd，8.5，8.0，5.5 Hz)，2.37 ppm (1H，dd，14.0，8.0 Hz)，2.15 ppm (1H，dd，14.0，5.5 Hz) 示为 =C(—)—$CH_2$—C(O—)—CH=C(—)— 结构片段，$\delta$ppm：1.71(3H，s)，1.69(3H，s)，1.64(3H，s)为三个双键上的甲基峰。$\delta$ppm：3.49(1H，dq，14.1，7.0 Hz)，3.27(1H，dq，14.1，7.0 Hz)，1.39 (1H，t，7.0 Hz)为结构片段—O—$CH_2$—$CH_3$ 的质子特征峰，结合以上信息，可判断出该化合物的取代基为 —O—$CH_2$—CH=C($CH_3$)—$CH_2$—CH($OCH_2CH_3$)—CH=C($CH_3$)$_2$ 。根据以上理化常数和光谱数

据，并与已知化合物羌活醇（notoptol）的文献比较，发现其数据极为相似，进一步证明该化合物为羌活醇的缩醛化合物，确定该结构为乙基羌活醇。

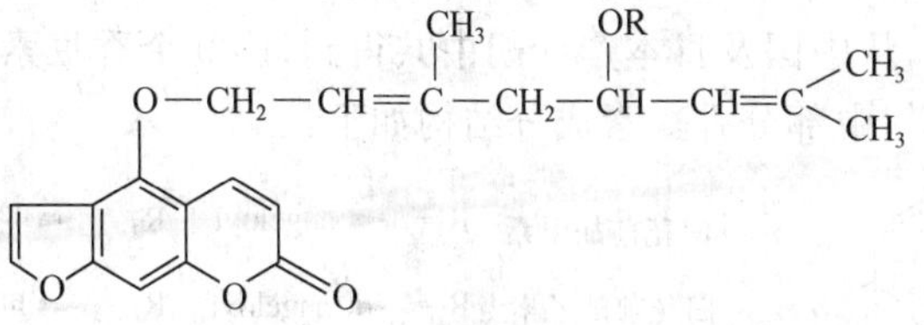

羌活醇 R=H　　乙基羌活醇 R=$CH_2CH_3$

### 4.2.5.6　含香豆素的中药实例

**1. 羌活**

羌活是常用中药，《中国药典》（2010 年版）收载其来源为伞形科植物羌活（*Notopterygium incisum* Ting ex H. T. Chang）和宽叶羌活（*N. Franchetii* Boiss.）的干燥根和根茎，具有解表散寒、祛风除湿、止痛的功效，用于风寒感冒，头痛项强，风湿痹痛，肩背酸痛。商品羌活根据形状可分为蚕羌、人头羌、竹节羌和条羌，根据产地可分为川羌和西羌，川羌的来源以羌活为主，主产于四川；西羌的来源为羌活和宽叶羌活 2 种，主产于甘肃、青海等地。

羌活中主要成分为挥发油、香豆素等，其中羌活醇和异欧前胡素为羌活中香豆素类的主要成分。此外，还有佛手柑素、佛手酚、紫花前胡素、异羌活醇等香豆素类成分。香豆素类成分也是中药羌活的主要药效物质。

从羌活中提取分离羌活醇和异欧前胡素的一般方法如下：

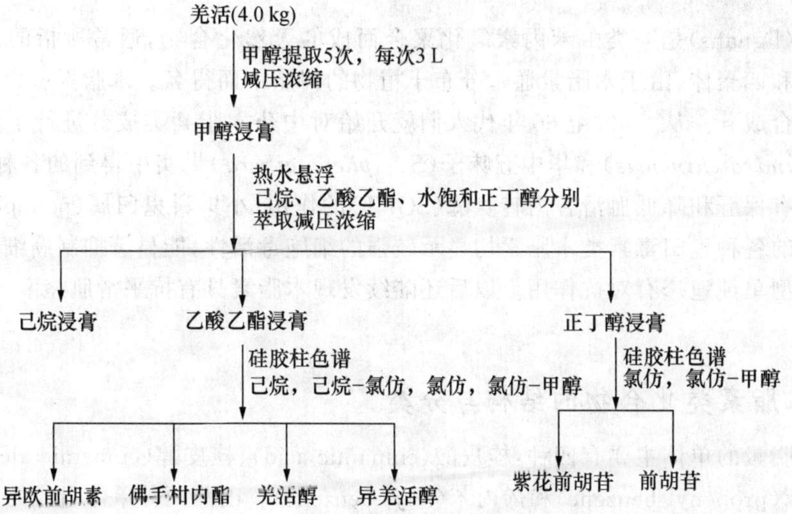


**2. 前胡**

前胡为常用中药，首载于《名医别录》，《中国药典》（2010 年版）收载植物来源为白花前胡（*Peucedanum paeruptorum*）的干燥根，具有降气化痰、散风清热的功效，可用于痰热喘满、咯痰黄稠、风热咳嗽痰多等症。传统认为紫花前胡（*Peucedanum decursivum*）的干燥根也可作为中药前胡入药。现代研究表明，前胡主要含有香豆素类成分，前胡香豆素具有祛痰、解痉、抗过敏、抗血小板聚集、钙通道阻滞等生理活性。

白花前胡主要含有角形二氢吡喃香豆素类，紫花前胡主要含有线形二氢呋喃以及线形二氢吡喃香豆素类。目前，从中国及日本产前胡中共得到近 80 个香豆素类成分。

白花前胡和紫花前胡中部分香豆素成分结构如下：

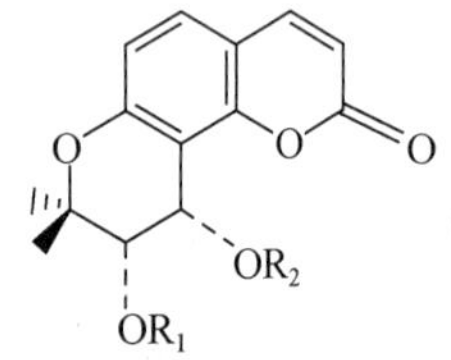


白花前胡甲素　$R_1$= angeloyl　$R_2$= acetyl

白花前胡乙素　$R_1$= angeloyl　$R_2$= angeloyl

白花前胡丙素　$R_1$= angeloyl　$R_2$= acetyl

白花前胡丁素　$R_1$= angeloyl　$R_2$= angeloyl

praeroside III　$R_1$= Glc　$R_2$= H

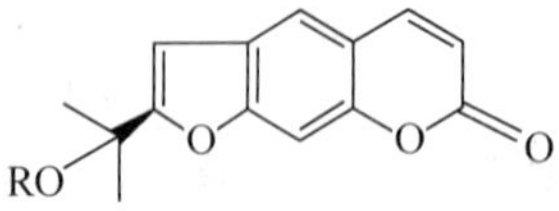


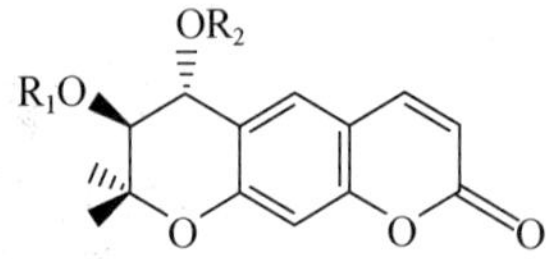


紫花前胡苷元　R=H

紫花前胡苷　R=Glc

decuroside Ⅰ　R=Glc $\overset{6}{—}$ Glc

紫花前胡香豆素Ⅲ　$R_1$=angeloyl, $R_2$=acetyl

紫花前胡香豆素　$R_1$=acetyl,$R_2$=senecioyl

decursitin F　$R_1$=angeloyl,$R_2$=acetyl

# 4.3　木脂素类

木脂素(lignans)是一类由苯丙素氧化聚合而成的天然化合物，通常所指的是二聚体，少数为三聚体和四聚体，由于木脂素通常分布于植物的树脂中而得名。木脂素多数呈游离状态，少数与糖结合成苷。从 20 世纪 60 年代人们就开始对中药木脂素类成分进行了研究，如从五味子(*Schizandra chinensis*)和华中五味子(*S. sphenamthera*)果实中得到的各种联苯环辛烯型木脂素均有保肝和降低血清谷丙转氨酶(SGPT)的作用；小檗科鬼臼属(podophyllum)及其近缘植物中的各种鬼臼毒素类木脂素均显示较强的细胞毒活性，能显著抑制癌细胞的增殖，且对麻疹和Ⅰ型单纯疱疹有对抗作用。以后还陆续发现木脂素具有抗平滑肌痉挛、杀虫、免疫增强等活性。

## 4.3.1　木脂素类化合物的结构与分类

组成木脂素的单体主要有四种：桂皮酸(cinnamic acid)、桂皮醇(cinnamic alcohol)及其氧化物、丙烯苯(propenyl benzene)和烯丙苯(allyl benzene)。由前两种单体组成的木脂素，其侧链 $\gamma$-碳原子是氧化型的，而后两种单体所组成的木脂素，$\gamma$-碳原子是未氧化型的。

由于组成木脂素的 $C_6—C_3$ 单体缩合位置不同及其侧链 $\gamma$-碳原子上的含氧基团相互脱水缩合等反应，形成了不同类型的木脂素。按照传统的分类定义，凡是 $C_6—C_3$ 单元侧链通过 $\beta$-碳聚合而成的化合物称为木脂素类，而由其他位置连接生成的化合物称为新木脂素(neolignan)类。近年来的分类定义是将由 $\gamma$-氧化型苯丙素生成的木脂素称为木脂素类，而

由 $\gamma$-非氧化型苯丙素生成的木脂素称为新木脂素类，本章按木脂素的化学结构和缩合情况进行分类。

#### 4.3.1.1 简单木脂素(simple lignans)

简单木脂素由两分子苯丙素仅通过 $\beta$ 位碳原子($C_8$—$C_{8'}$)连接而成。愈创木树脂中分得的二氢愈疮木脂酸(dihydroguaiaretic acid)及珠子草中的叶下珠脂素(phyllanthin)均属简单木脂素类化合物。此类化合物也是其他一些类型木脂素的生源前体。

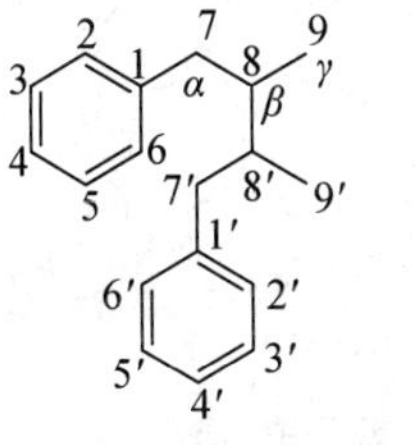

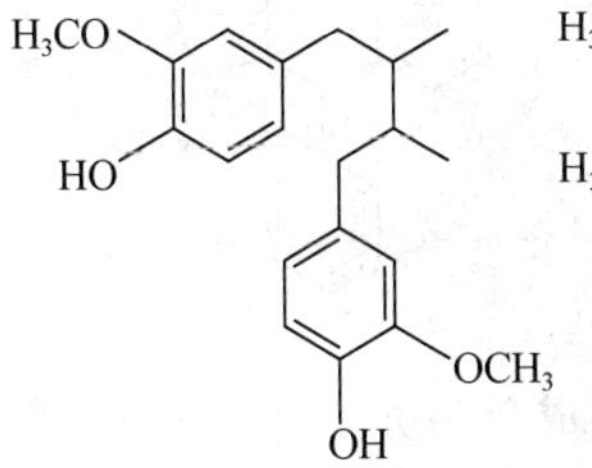


二氢愈疮木脂酸

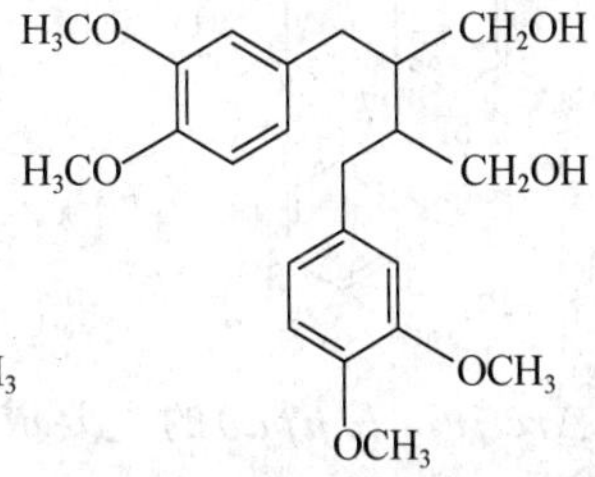


叶下珠脂素

#### 4.3.1.2 单环氧木脂素(monoepoxylignans)

两分子 $C_6$—$C_3$ 单元，除了 $C_8$—$C_{8'}$ 相连外，还存在 7-O-7′、9-O-9′、7-O-9′等四氢呋喃结构。

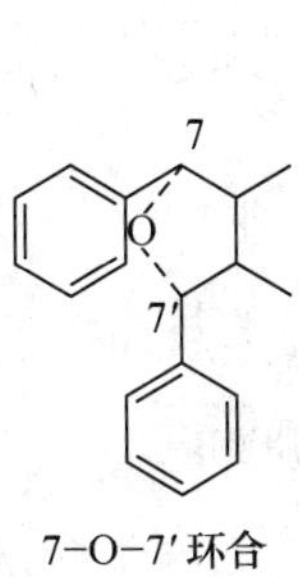

7-O-7′环合

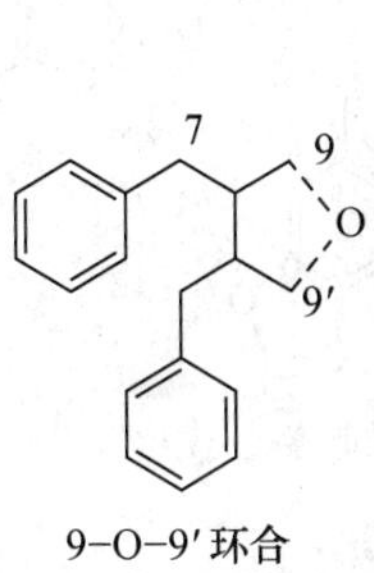

9-O-9′环合

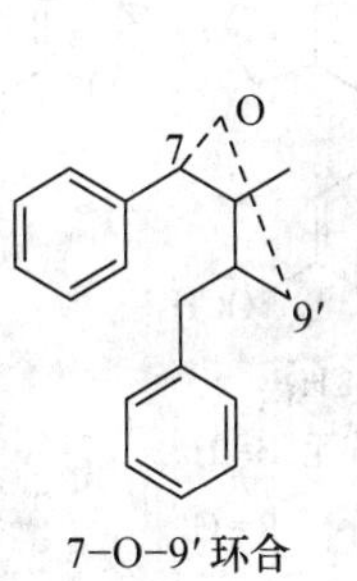

7-O-9′环合

从翼梗五味子(*Schisandra henryi*)中分得的恩施脂素(enshizhisu)是 7,7′位环氧形成四氢呋喃结构。从荜澄茄(*Piper cubeba*)果实中分得的荜澄茄脂素(cubebin)是 9,9′位环氧的单环氧木脂素类。从陕甘瑞香(*Daphne tangatica*)中分得的落叶松脂素(lariciresinol)为 7,9′位环氧的单环氧木脂素。

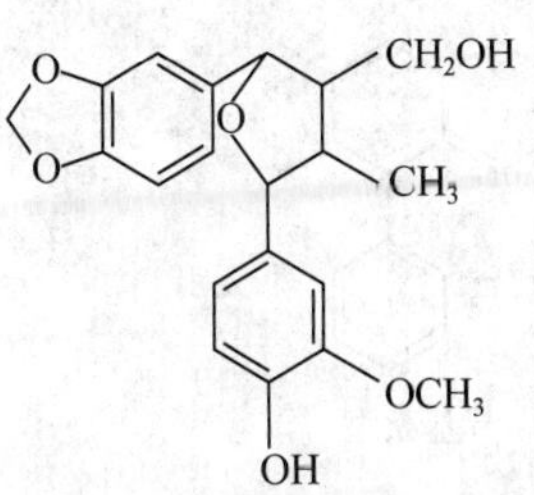

恩施脂素

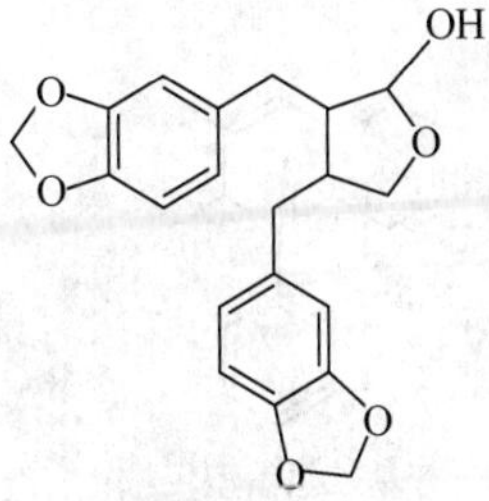

荜澄茄脂素

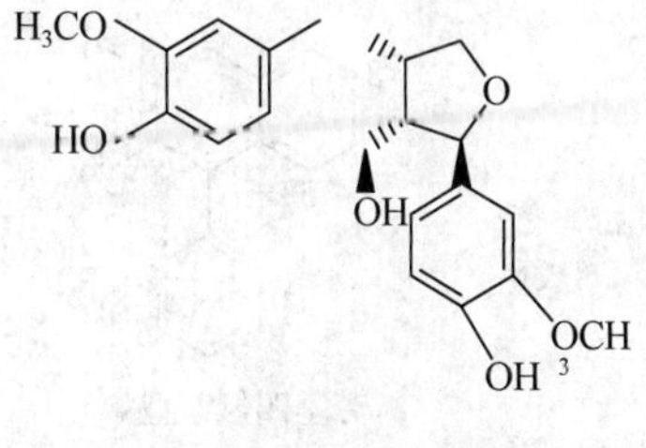

落叶松脂素

#### 4.3.1.3 木脂内酯(lignanolides)

木脂内酯的是由单环氧木脂素中的四氢呋喃环氧化成内酯环,即 9,9′位环氧,$C_9$ 为 C=O 基。木脂内酯常与其单去氢或双去氢化合物共存于同一植物中。它们是生物体内木脂内酯的合成前体。

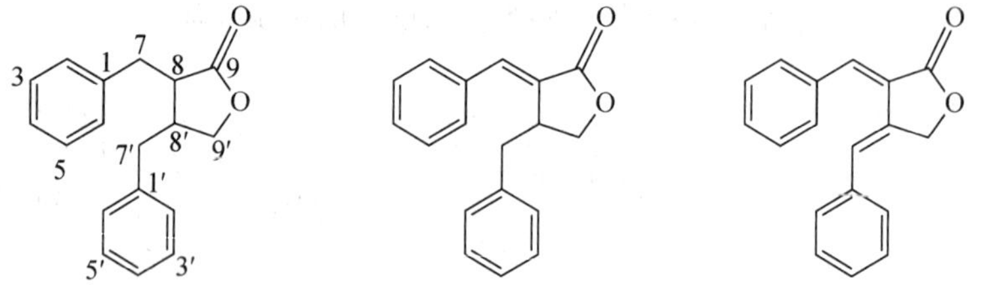

牛蒡子(*Arctium lappa*)的主要成分牛蒡子苷(arctiin)和牛蒡子苷元(arctigenin)、日本扁柏中的扁柏脂素(hinokinin)属于木脂内酯。桧柏(*Juniperus sabina*)中的台湾脂素 B(taiwanin B,又称桧脂素 salvinin)是扁柏脂素的单去氢体,台湾脂素 A(taiwanin A)是扁柏脂素的双去氢体。

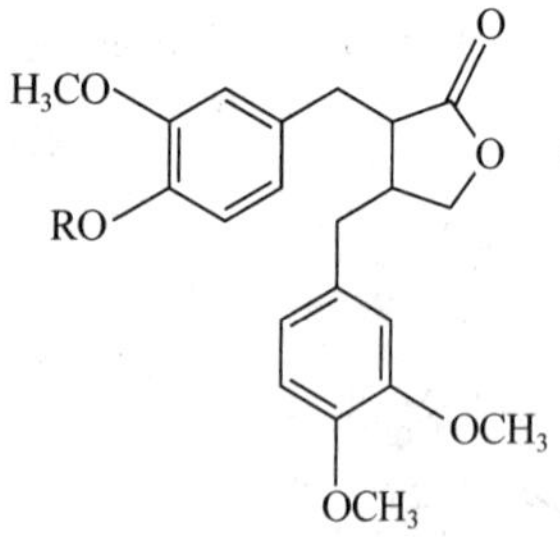

牛蒡子苷元 R=H
牛蒡子苷 R=Glc

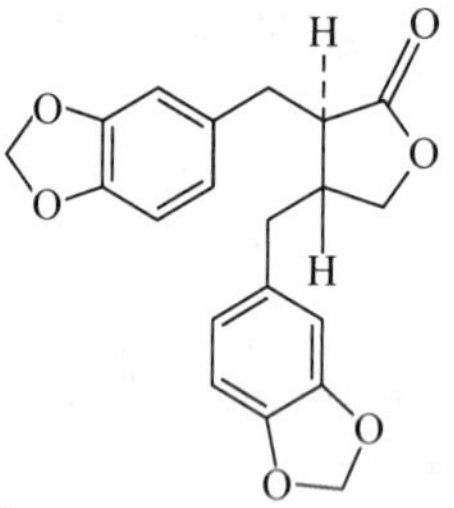

扁柏脂素

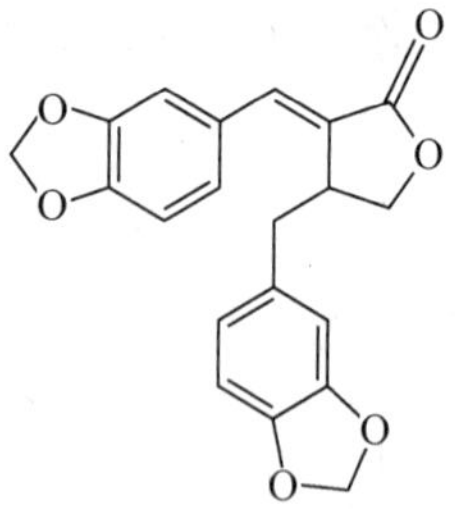

台湾脂素B

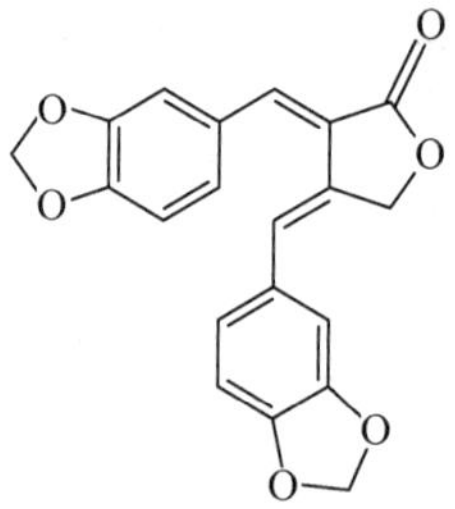

台湾脂素A

#### 4.3.1.4 环木脂素(cyclolignans)

环木脂素由简单木脂素中的 6 位与 7′位环合而成,有芳基四氢萘、芳基二氢萘及芳基萘等结构类型,自然界中以芳基四氢萘型居多。

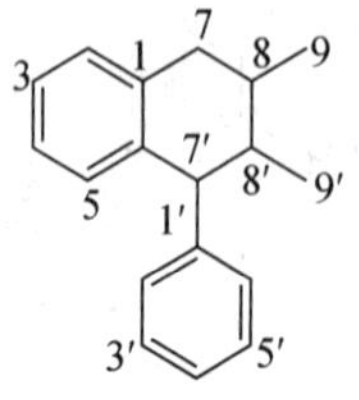

芳基四氢萘型

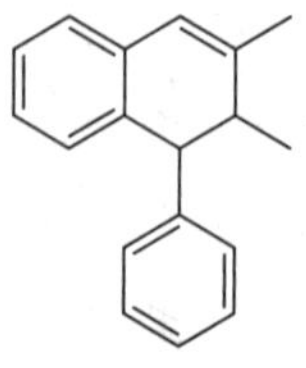

芳基二氢萘型

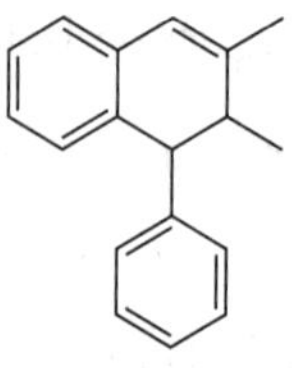

芳基萘型

如从中国紫杉(*Taxus cuspidata*)中分得的异紫杉脂素(isotaxiresinol),从鬼臼属植物中分得的去氧鬼臼毒脂素葡萄糖酯苷为芳基四氢萘的结构,奥托肉豆蔻(*Myristica otoba*)果实中的奥托肉豆蔻烯脂素(otoboene)为芳基二氢萘的结构。

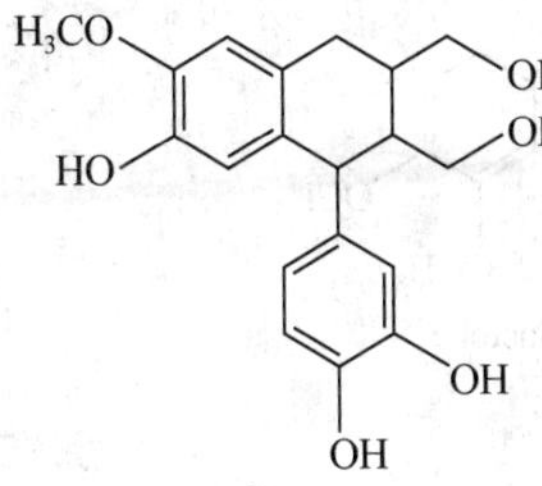

异紫杉脂素

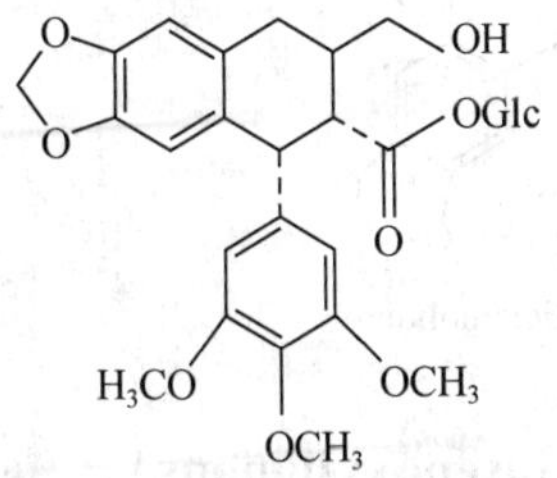

去氧鬼臼毒脂素葡萄糖酯苷

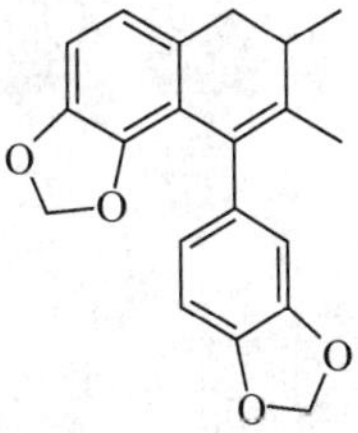

奥托肉豆蔻烯脂素

## 4.3.1.5　环木脂内酯(cyclolignolides)

由环木脂素的 $C_9$-$C_{9'}$ 间环合形成五元内酯环即环木脂内酯,也可分为芳基四氢萘、芳基二氢萘和芳基萘几种类型,其内酯环上羰基的取向有上向和下向两种类型,上向的称正式(normal),下向的称为反式(retro)。

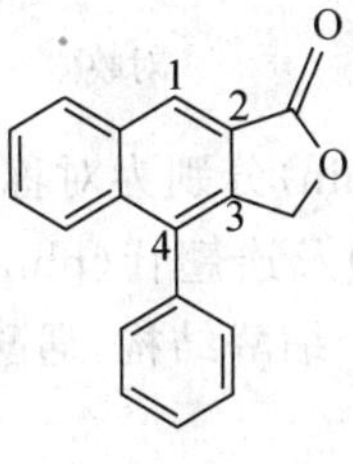

正式

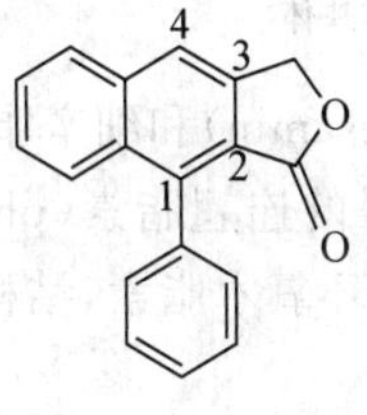

反式

环木脂内酯在木脂素类化合物中数量较多,分布也较广,特别是芳基四氢萘类及其衍生物,研究得较深入。鬼臼属及其近缘植物中含有多种具有芳基四氢萘类结构的木脂素类成分,如 *L*-鬼臼脂素(*L*-podophyllotoxin)及其葡萄糖苷、去氢鬼臼脂素(dehydro-podophyllotoxin)异苦鬼臼酯酮(isopicropodophyllotoxone)为反式环木脂内酯;爵床中的 justicidinolide A、刺柏中的 formosalactone 为正式环木脂内酯。

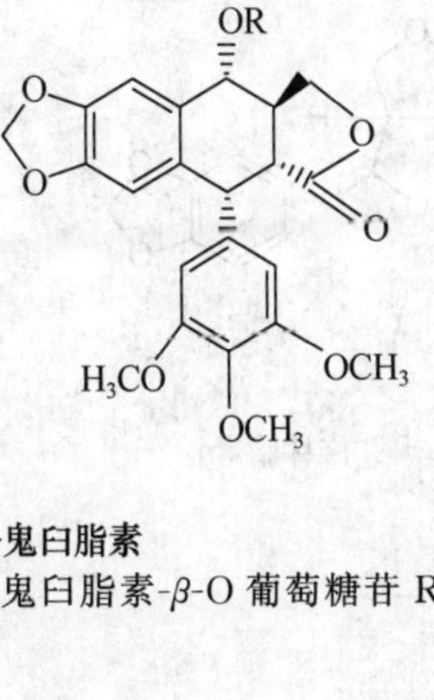

*L*-鬼臼脂素　R=H
*L*-鬼臼脂素-*β*-O 葡萄糖苷 R=Glc

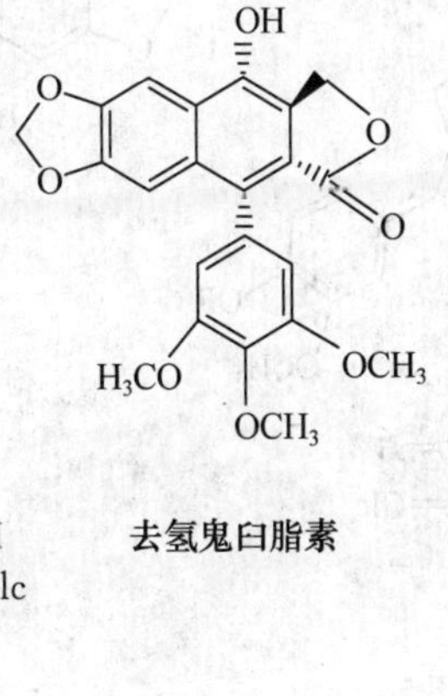

去氢鬼臼脂素

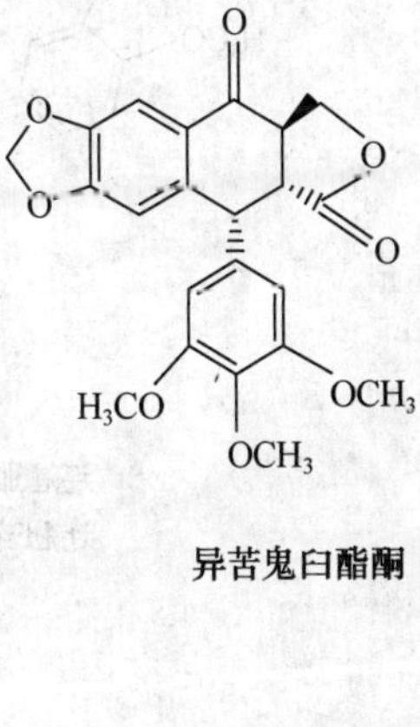

异苦鬼臼酯酮

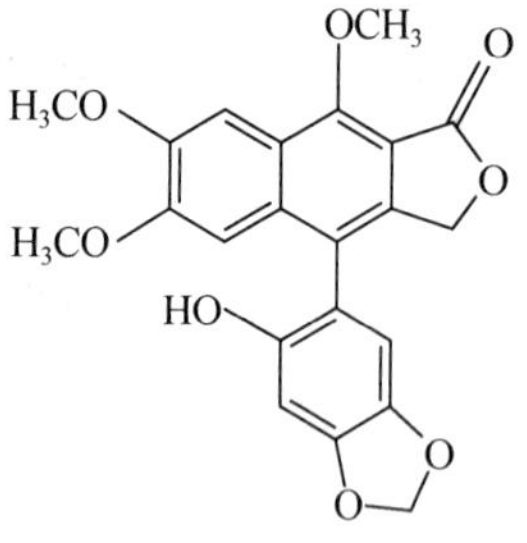
justicidinolide A

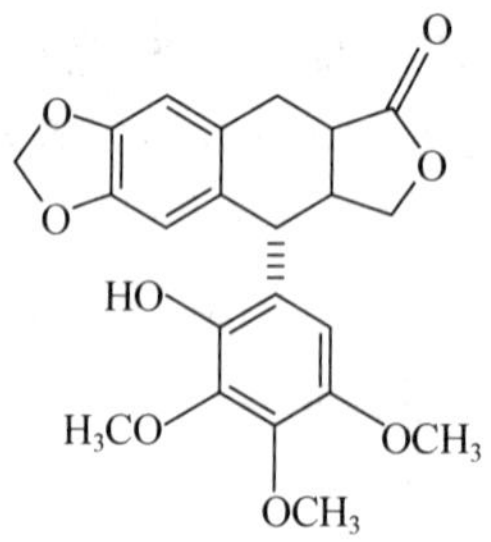
formosalactone

### 4.3.1.6 双环氧木脂素(bisepoxylignans)

此类木脂素是由两分子苯丙素侧链相互连接形成两个环氧结构,天然存在的双环氧木脂素都具有顺式连接的双骈四氢呋喃结构,存在许多光学异构体。常见的有以下 4 种光学异构体。

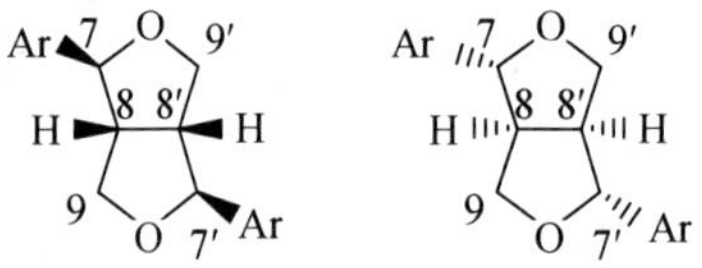
对映体

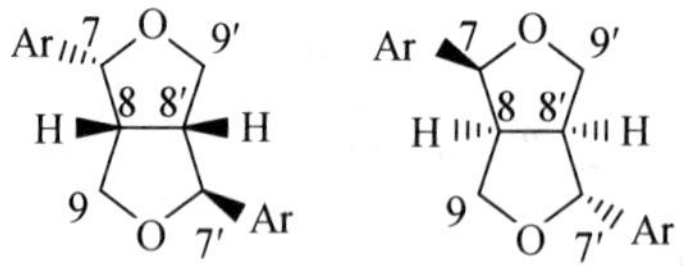
对映体

细辛中的芝麻脂素(sesamin)和细辛脂素(asarinin)分别为对称型和非对称型双环氧木脂素;此外还有从连翘中分得的连翘脂素(phillygenol)及连翘苷(phillyrin);芝麻中的芝麻林脂素(sesamolin)为变形的双环氧木脂素,结构中有一个缩醛结构,遇酸易分解为芝麻脂素。

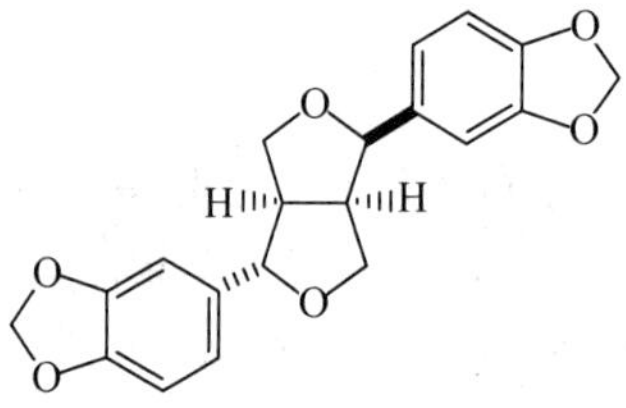
芝麻脂素

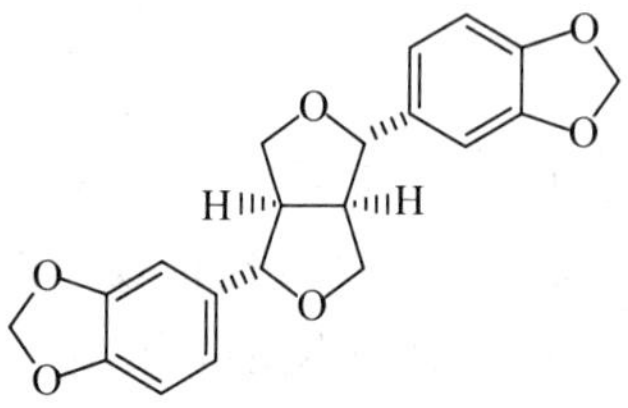
细辛脂素

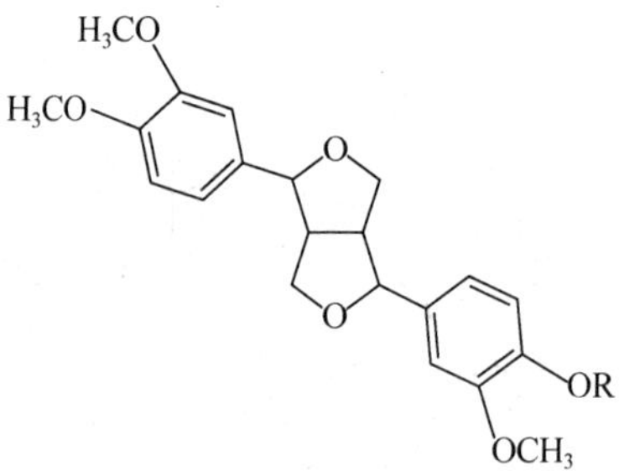
连翘脂素 R=H
连翘苷 R=Glc

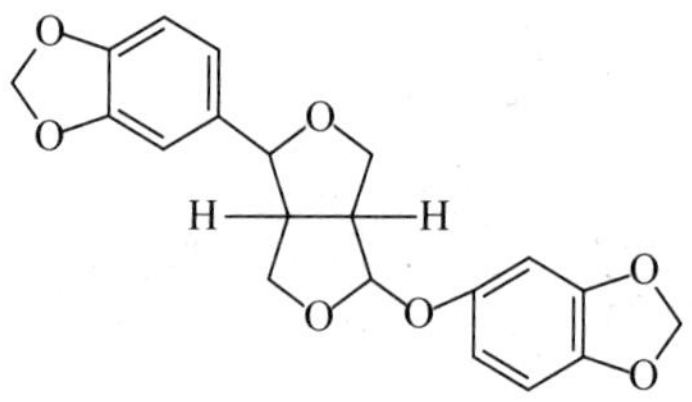
芝麻林脂素

### 4.3.1.7　联苯环辛烯型木脂素(dibenzocyclooctene lignans)

具有联苯环辛二烯结构,组成单体的苯丙素侧链 $\gamma$-碳原子未氧化,因而也有将其视为新木脂素。

此类木脂素主要来源于五味子科植物,其中很多化合物具有重要的生物活性。如五味子醇(schizandrol)和五味子素(schizandrin)是五味子中最早发现的联苯环辛烯型木脂素。研究表明五味子的降转氨酶作用与其中所含有的联苯环辛烯型木脂素有关,且其含量与降 GPT 作用成正比。近年来又从南五味子属(*Kadsura*)植物中发现联苯环辛烯型木脂素,如异南五味子中的 heteroclitin A 和 Radsulignan E。

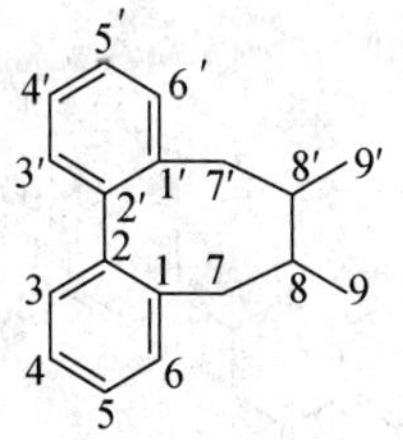

联苯环辛烯型

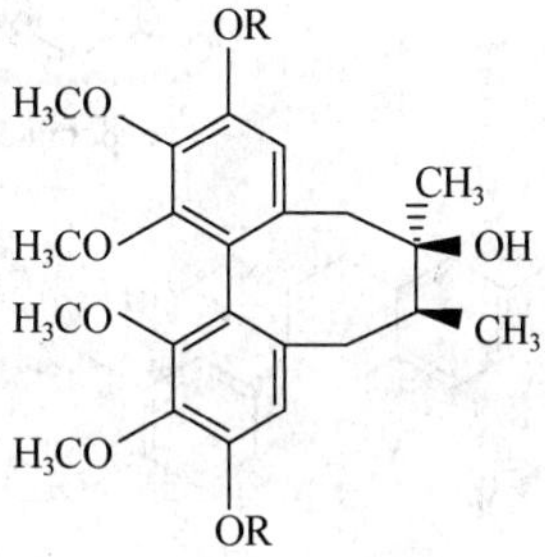

五味子醇　R=H

五味子素　R=$CH_3$

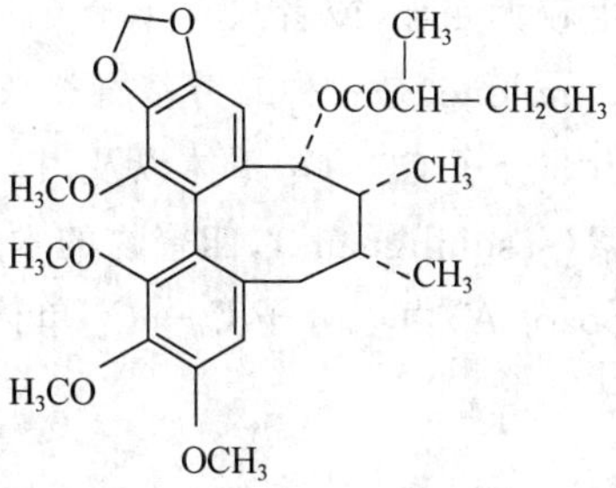

heteroclitin A

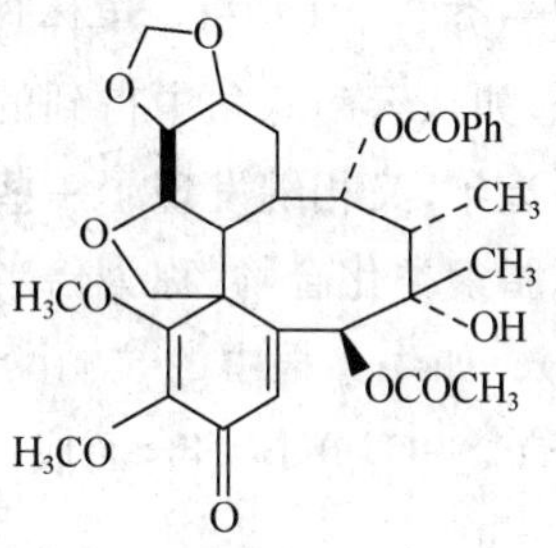

Radsulignan E

### 4.3.1.8　联苯型木脂素(biphenylene lignans)

这类木脂素中两个苯环通过 3-3′直接相连而成。厚朴中的厚朴酚(magnolol)及日本厚朴中的和厚朴酚(honokiol)互为异构体,药理研究发现其具有抗炎、抗菌、抗氧化等活性成分。

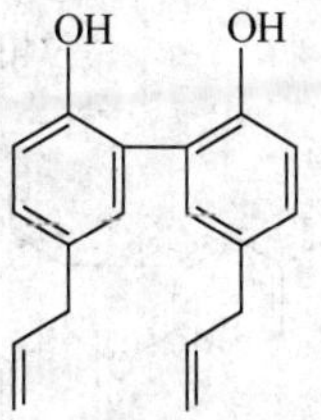

厚朴酚

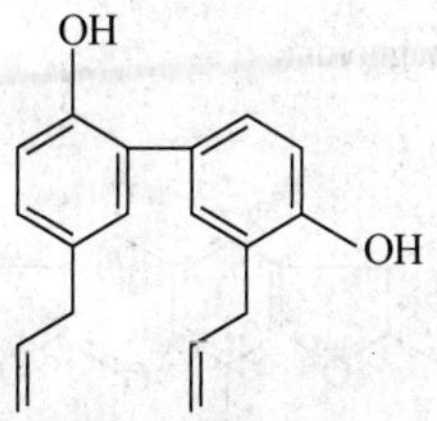

和厚朴酚

### 4.3.1.9 其他类

近年来，从中药及天然药物中分离得到的一些化学结构不属于以上类型结构的木脂素，统称为其他木脂素。如从澳大利亚植物(*Eupomatia laurica*)树皮中得到的 eupomatene 是苯环与侧链连接后形成呋喃氧环的一类木脂素。水飞蓟素(silymarin)既具有木脂素结构，又具有二氢黄酮醇结构，有文献称其为二氢黄酮醇木脂素，或混杂木脂素。作为保肝药物，临床上用以治疗急性、慢性肝炎和肝硬化。从毛蕊花植物中得到的 sinaiticin 也属黄酮木脂素类。

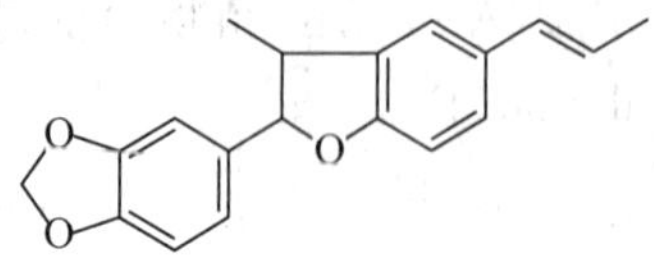


eupomatene

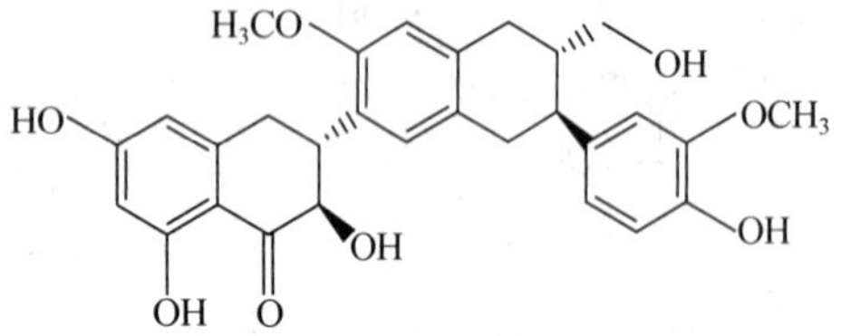


水飞蓟素

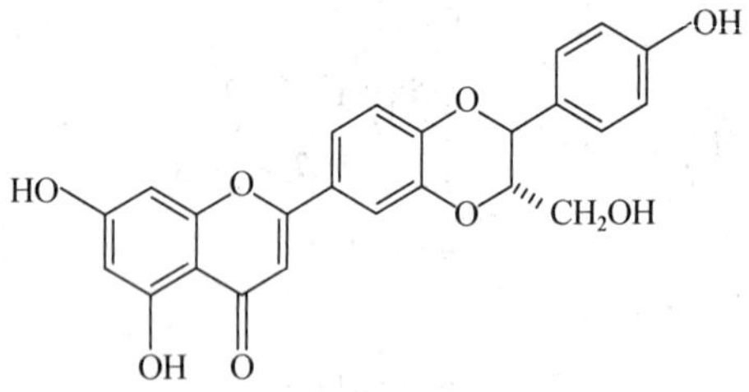


sinaiticin

自然界还有一类 2 个 $C_6—C_3$ 单体连接发生较大变异，或者只有 1 个 $C_6—C_3$ 单体与其他结构相连的成分，如从云南八角中得到的 isomagnolone，是一种二芳基醚类，2 个 $C_6—C_3$ 单元以氧原子相连。近年，又相继发现了一些具有由 3 分子 $C_6—C_3$ 单体以及由 4 分子 $C_6—C_3$ 单体缩合而成的木脂素类化合物，称为倍半木脂素(sesquilignans)，四聚物的木脂素称为二倍木脂素(deilignans)。如牛蒡根中的拉帕酚 A(lappaol A)由 3 分子 $C_6—C_3$ 单体缩合而成，牛蒡子酚 F 由 4 分子 $C_6—C_3$ 单体缩合而成。

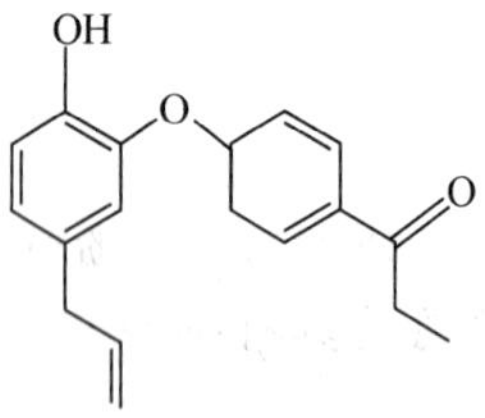


isomagnolone

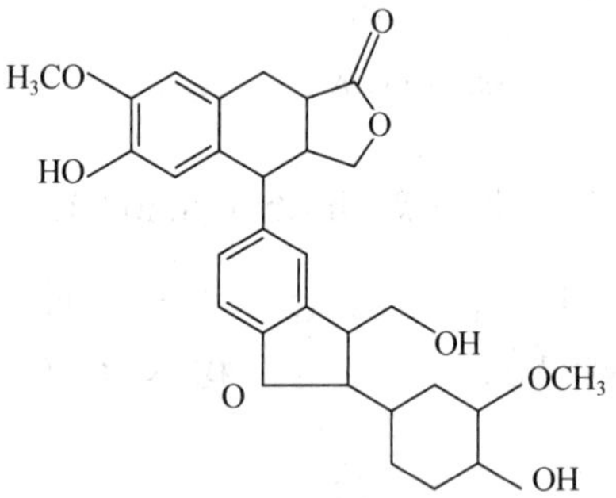


拉帕酚A

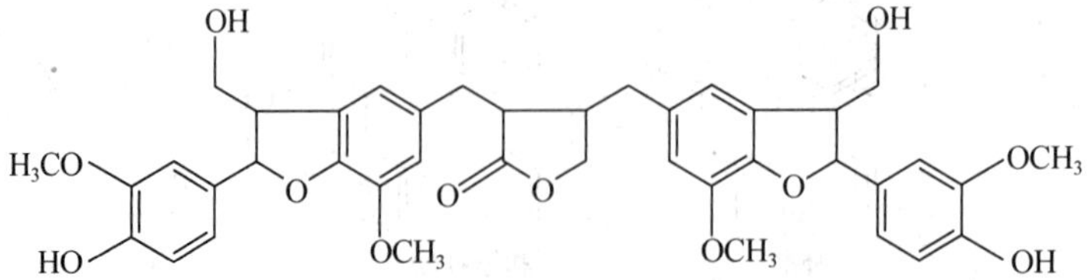


牛蒡子酚F

### 4.3.2　木脂素类化合物的理化性质

#### 4.3.2.1　性状及溶解度

木脂素化合物多呈无色结晶，一般无挥发性，只有少数在常压下加热可升华，如去甲二氢愈疮木脂酸。游离木脂素多具有亲脂性，一般难溶于水，易溶于苯、乙醚、氯仿及乙醇等有机溶剂，具有酚羟基的木脂素类可溶于碱性水溶液中。少数木脂素与糖结合成苷，水溶性增大，易被酶或酸水解。

#### 4.3.2.2　光学活性与酸碱异构化

木脂素有多个不对称因素，除少数去氢衍生物外，大多数具有光学活性，遇酸易异构化。木脂素的生理活性常与手性碳的构型有关，因此在提取分离过程中应注意操作条件，避免发生构型变化而影响生理活性。

例如鬼臼毒脂素具有四氢萘环和反式内酯结构，其抗癌活性与分子中 $C_1—C_2$ 顺式和 $C_2—C_3$ 反式的构型有关，在碱溶液中其内酯环很容易转变为顺式结构，所得异构体苦鬼臼脂素(picropodophyllin)则无抗癌活性。

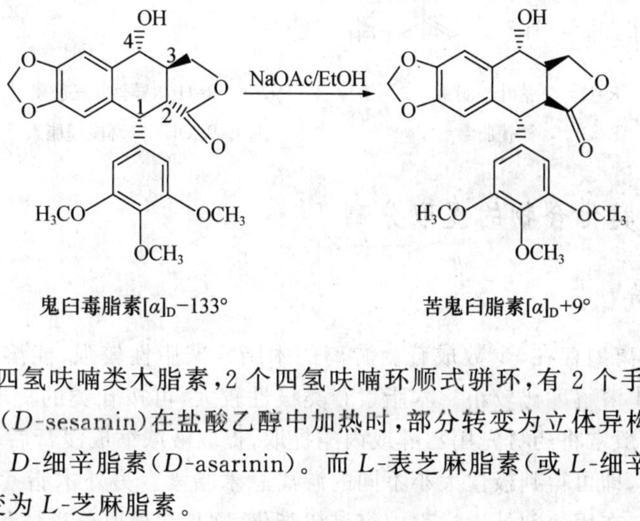


鬼臼毒脂素$[\alpha]_D -133°$　　苦鬼臼脂素$[\alpha]_D +9°$

芝麻脂素为双四氢呋喃类木脂素，2 个四氢呋喃环顺式骈环，有 2 个手性碳，故有 4 个异构体。*D*-芝麻脂素(*D*-sesamin)在盐酸乙醇中加热时，部分转变为立体异构体 *D*-表芝麻脂素(*D*-episesamin)，即 *D*-细辛脂素(*D*-asarinin)。而 *L*-表芝麻脂素(或 *L*-细辛脂素)在盐酸乙醇中加热，即部分转变为 *L*-芝麻脂素。

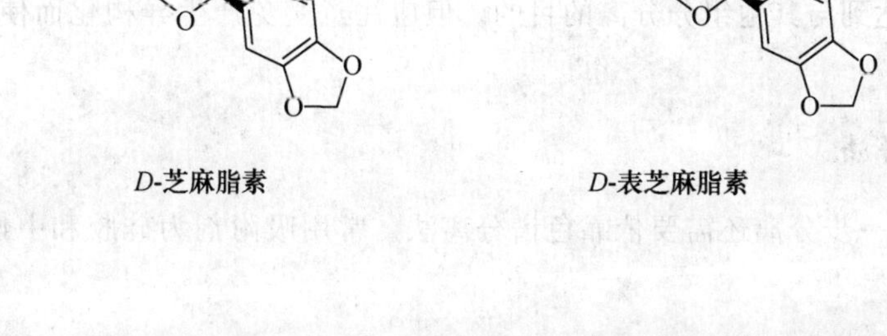


*D*-芝麻脂素　　*D*-表芝麻脂素

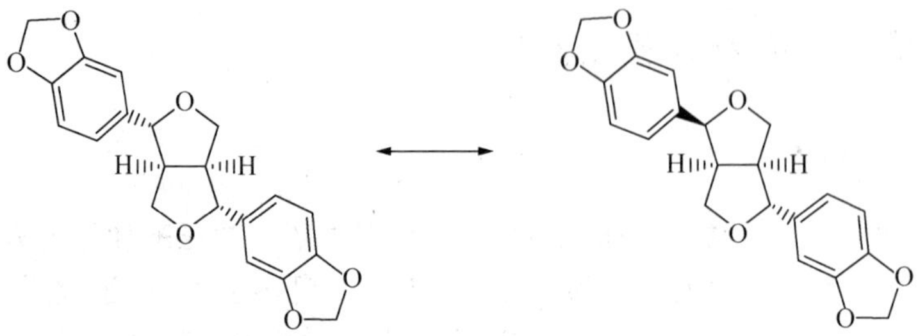

L-表芝麻脂素　　　　L-芝麻脂素

有些木脂素遇酸后不仅能引起构型的变化，改变旋光性，影响其生物活性，还会引起木脂素碳骨架的重排。如橄榄脂素在矿酸作用下易转变为环橄榄脂素(cycloolivil)，落叶松脂素易转变为异落叶松脂素(isolariciresinol)。

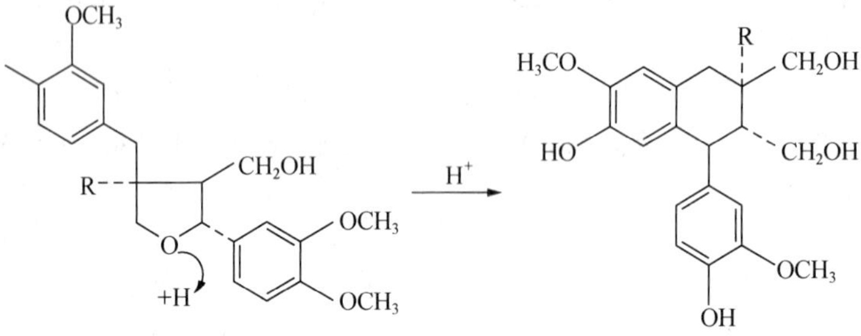

R=H　落叶松脂素　　R=H　异落叶松脂素

R=OH　橄榄脂素　　R=OH　环橄榄脂素

## 4.3.3　木脂素类化合物的提取分离

### 4.3.3.1　溶剂法

木脂素多以游离型存在，少数成苷。游离的木脂素亲脂性较强，能溶于乙醚等低极性溶剂，在石油醚和苯中溶解度比较小。木脂素苷类极性较大，可按苷类的提取方法提取，如用甲醇或乙醇提取。一般常将药材先用乙醇或丙酮提取，提取液浓缩成浸膏后，用石油醚、乙醚、乙酸乙酯等依次萃取，即可得到极性大小不同的游离总木脂素。另外木脂素在植物体内常与大量的树脂状物共存，在用溶剂处理过程中容易树脂化，这是在提取分离过程中需要注意解决的问题。

### 4.3.3.2　碱溶酸沉法

某些具有酚羟基或内酯环结构的木脂素可用碱水溶解，碱水液加酸酸化后，木脂素游离又沉淀析出，从而达到与其他组分分离的目的。但应注意避免产生异构化而使木脂素类化合物失去生物活性。

### 4.3.3.3　色谱法

木脂素的进一步分离还需要依靠色谱分离法。常用吸附剂为硅胶和中性氧化铝，洗脱剂可根据被分离物质的极性，选用石油醚-乙醚、氯仿-甲醇等溶剂洗脱。也可以应用反相高效液相色谱进行分离，吸附剂一般采用 $C_{18}$ 或 $C_8$ 硅胶，洗脱剂常选用甲醇-水或乙腈-水。

随着新技术的发展，最近也有用超临界 $CO_2$ 萃取法提取分离五味子中的木脂素成分的研究报道，超临界 $CO_2$ 萃取法与传统的提取分离法相比，没有有机溶剂残留，而且大大简化了工艺。

## 4.3.4 木脂素类化合物的结构研究

### 4.3.4.1 化学方法

对木脂素进行氧化降解，可以获得保持原取代模式的降解产物，结合波谱测定分析这些降解产物的结构，有助于木脂素的结构的确定，但本法消耗样品较多，目前已很少应用，而是采用波谱分析法。

### 4.3.4.2 波谱法

1. UV 光谱

UV 光谱主要测定苯环的存在状态。多数木脂素的两个取代芳环是两个孤立的发色团，其 UV 吸收峰位置相似，吸收强度也具有加和性。一般在 220～240 nm($\lg \varepsilon > 4.0$)和 280～290 nm($\lg \varepsilon$ 3.5～4.0)出现两个吸收峰。木脂素的立体构型对紫外光谱一般无影响，但在某些类型的木脂素中，紫外光谱亦可提供重要的结构信息。如 4-苯基萘类化合物在 260 nm 显示最强峰($\lg \varepsilon > 4.5$)，并在 225、290、310 和 355 nm 处显示强吸收峰，成为此类化合物的显著特征。

紫外光谱可用于区别芳基四氢萘、芳基二氢萘和芳基萘型木脂素，还可确定芳基二氢萘 B 环上的双键位置，通过鉴定失水物双键位置，还可确定 B 环上取代羟基的位置。根据这一特点，可将苯代四氢萘类化合物经化学脱氢后变成苯代萘类，在根据后者的紫外吸收确定其骨架类型。如失水苦鬼臼脂素(apopicropodophyllin)存在 $\alpha$-、$\beta$-、$\gamma$-三种异构体，由于其双键位置不同，UV 光谱的最大吸收波长也不同。其中 $\beta$-失水苦鬼臼脂素的 B 环双键因与两个苯环均不共轭，其最大吸收波长 290 nm($\lg \varepsilon$ 3.66)与鬼臼毒脂素相似；$\alpha$-失水物由于共轭系统延长，吸收峰红移至 311 nm($\lg \varepsilon$ 3.88)；而 $\gamma$-失水物中的双键不仅与苯环共轭，还与内酯环的羰基共轭，吸收峰更加红移明显，为 350 nm($\lg \varepsilon$ 4.10)。对于 B 环芳香化的去氢鬼臼脂素(苯代萘型)，其 UV 特征与萘衍生物相似。

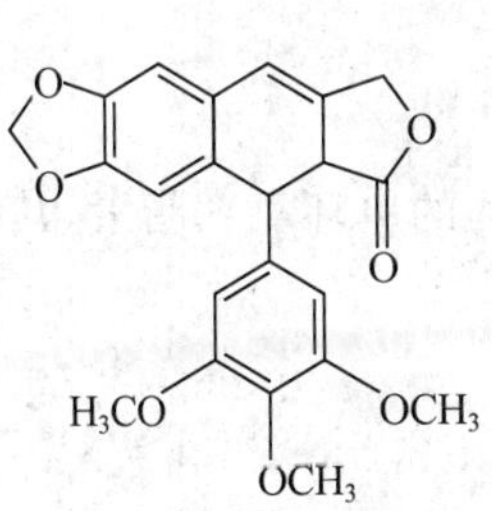


$\alpha$-失水苦鬼臼脂素

$\lambda_{max}$ 311 nm($\lg \varepsilon$ 3.88)

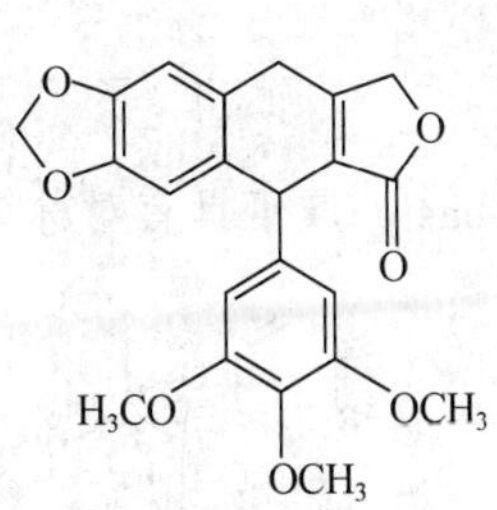


$\beta$-失水苦鬼臼脂素

$\lambda_{max}$ 290 nm($\lg \varepsilon$ 3.66)

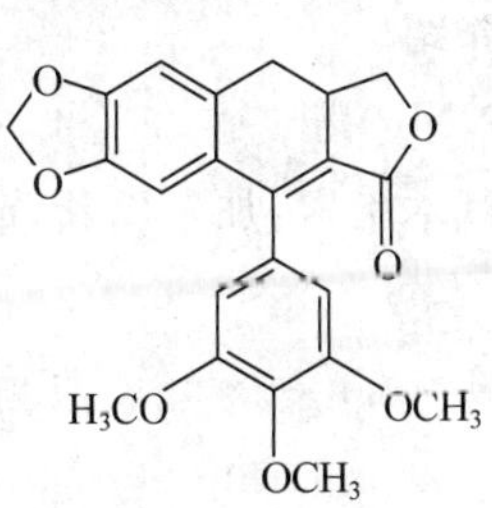


$\gamma$-失水苦鬼臼脂素

$\lambda_{max}$ 245.5 nm($\lg \varepsilon$ 4.32)

$\lambda_{max}$ 350 nm($\lg \varepsilon$ 4.10)

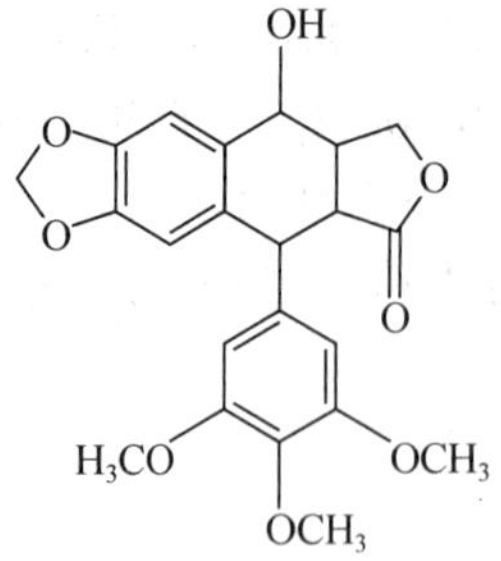

鬼臼毒脂素 $\lambda_{max}$/nm(lg $\varepsilon$)

292 nm(3.65)

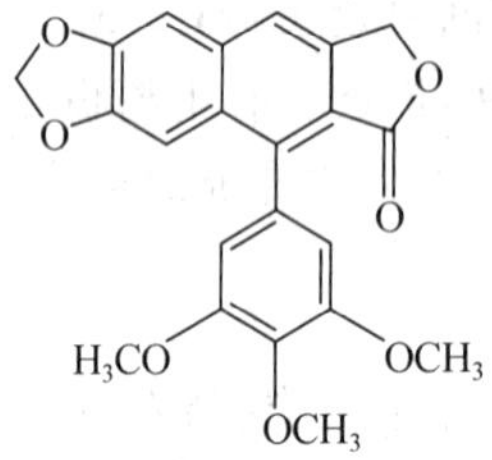

去氢鬼臼脂素 $\lambda_{max}$/nm(lg $\varepsilon$)

226 nm(4.49) 263 nm(4.62)

323 nm(4.02) 356 nm(3.72)

2. IR 光谱

木脂素结构中常芳环及内酯环等基团，在 IR 光谱中均可呈现其特征吸收峰。除了多数在 1 500～1 600 $cm^{-1}$ 显示芳环吸收之外，1 760～1 780 $cm^{-1}$ 的孤立五元内酯环，1 740～1 760 $cm^{-1}$ 的共轭五元内酯环，1 725 $cm^{-1}$ 五元不饱和内酯环，1 625 $cm^{-1}$ 的不饱和双键，1 670 $cm^{-1}$ 的酮羰基，1 640 $cm^{-1}$ 的双烯酮吸收峰对判断结构均具有一定意义。

例如扁柏脂素(hinokinin)除具有苯环的特征吸收(1 600 $cm^{-1}$ 和 1 500 $cm^{-1}$)外，还含有亚甲二氧基的特征吸收峰 936 $cm^{-1}$ 及饱和五元内酯环的吸收峰 1 760～1 780 $cm^{-1}$。环木脂内酯型木脂素中，多数有不饱和内酯环结构，在 1 760 $cm^{-1}$ 显示特征吸收。

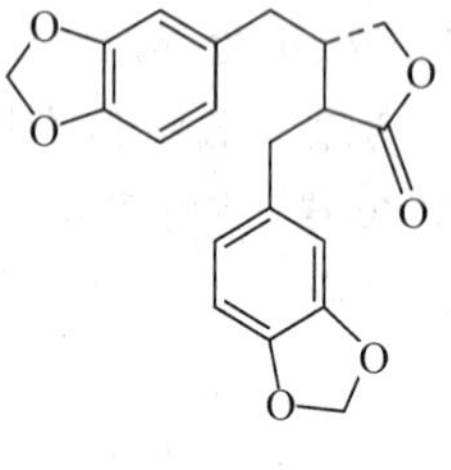

扁柏脂素

3. NMR 谱

$^1$H-NMR、$^{13}$C-NMR 及 2D NMR 谱技术是测定木脂素结构的主要依据，因木脂素的结构类型较多，其 NMR 光谱特征常因结构而异。下面仅就木脂素中几个类型化合物的 NMR 特征做一简单介绍。

(1) $^1$H-NMR 谱

①单环氧木脂素：加尔巴新(galbacin)属于具有对称结构的单环氧木脂素，其结构如下：

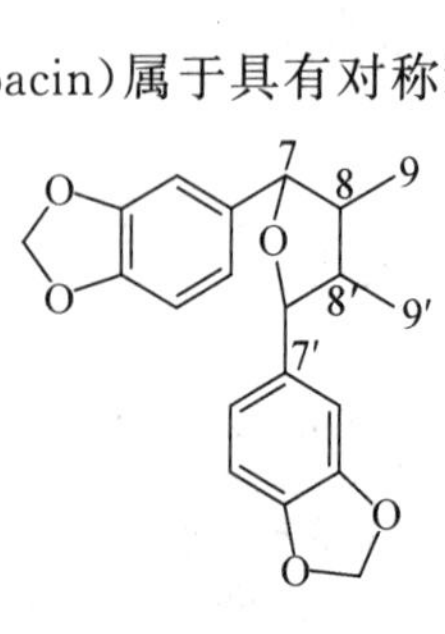

加尔巴新

因加尔巴新是具有对称结构的，其$^1$H-NMR数据较简单。这种情况在木脂素中并不罕见，因此在解析其NMR谱时应予注意。其中δ 6.82～6.93 ppm为芳环质子信号，δ 5.96 ppm(4H，S)为典型的两个亚甲二氧基质子信号，δ 4.61 ppm(2H，d)为四氢呋喃环上连接氧原子的质子信号(H-7，H-7′)，剩余两个高场信号中δ 1.78 ppm(2H，m)为H-8和H-8′信号，δ 1.05 ppm(6H，d)为两个甲基质子信号。

②环木脂内酯：环木脂内酯的$^1$H-NMR谱可以区别为上向和下向两种类型。内酯环上向者，其H-1的δ约8.25 ppm；而下向者，其H-4的δ为7.60～7.70 ppm。此外，内酯环中亚甲基质子的δ与环的方向也有关，内酯环下向者δ为5.32～5.52 ppm，而上向者其δ为5.08～5.23 ppm。这是因为C(苯)环平面与A、B(萘)环平面是垂直的，内酯环上向时，环中亚甲基处在C环面上，受苯环各向异性屏蔽效应的影响，故位于较高磁场。

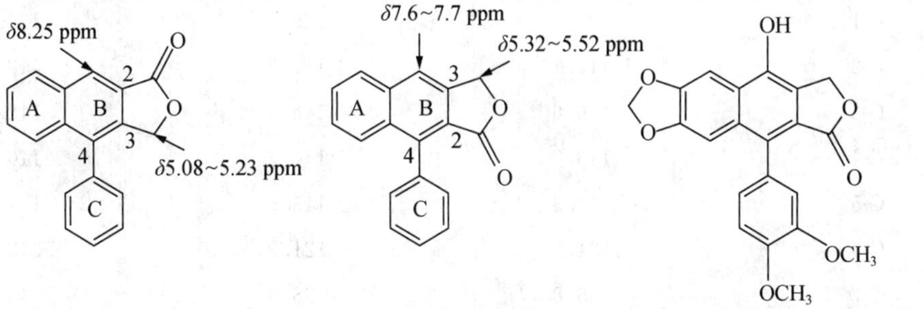


4-苯代萘内酯　　1-苯代萘内酯　　中国远志脂酚

以从远志(*Polygala tenuifolia* Willd.)中分得的中国远志脂酚为例，由其$^1$H-NMR可知，δ 3.78 ppm(3H，s)和3.89 ppm(3H，s)为两个甲氧基质子信号，δ 5.34 ppm(2H，s)为内酯环中亚甲基质子信号，δ 6.05 ppm(2H，s)为亚甲二氧基质子信号，δ 6.80 ppm(1H，s)和7.42 ppm(1H，s)应为A环上两个质子的信号，δ 6.90 ppm(3H，m)为C环上三个质子的信号。由内酯环中亚甲基质子的化学位移δ 5.34 ppm(2H，s)可判断出该内酯环为下向。

③双环氧木脂素：在双环氧木脂素的异构体中，芳香基可在同侧，也可在异侧，可根据$^1$H-NMR谱中H-7和H-7′的$J$值来判断判断。如果位于同侧，则H-7与H-8和H-7′与H-8′均为反式构型，其$J$值相同，为4～5 Hz；如两个芳香基位于异侧，则H-7′和H-8′则为顺式构型，$J$值约为7 Hz。

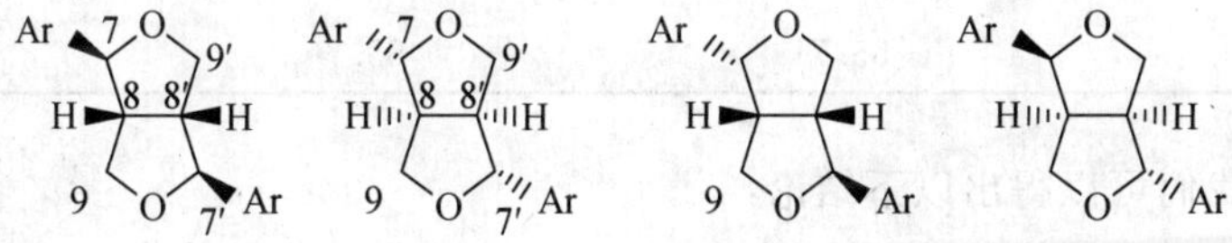

同侧　　异侧

(2)$^{13}$C-NMR谱　$^{13}$C-NMR谱不仅用于确定木脂素的碳架和平面结构，对于其构型与构象的阐明也很有用。化合物Ⅰ、Ⅱ、Ⅲ分别属简单木脂素、木脂内酯和环木脂素，其$^{13}$C-NMR信号归属如表4-1所示：

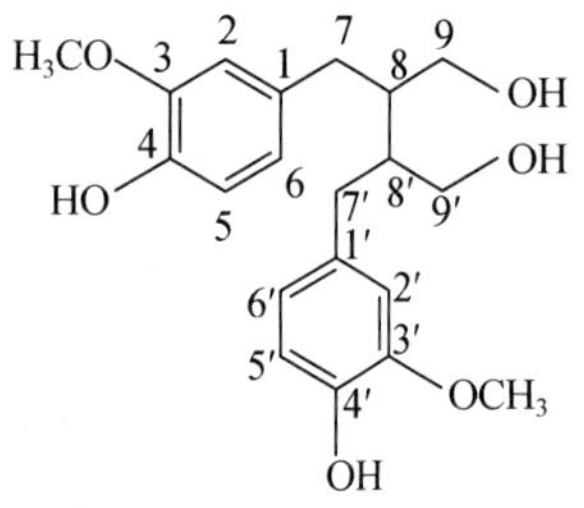

( I )

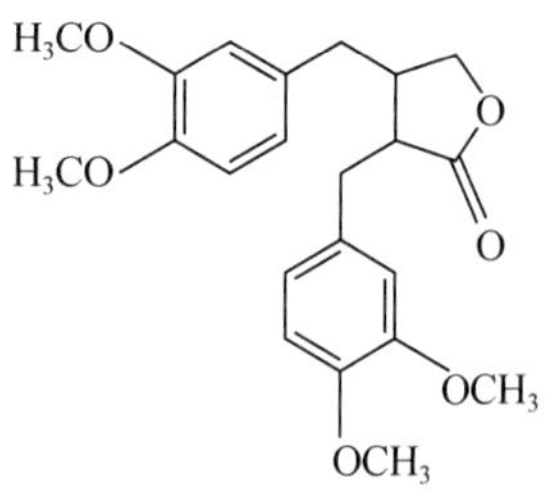

(II)

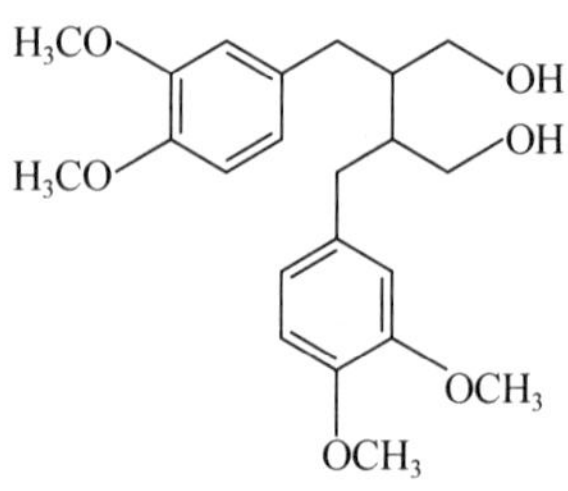

(III)

**表 4-1　三种木脂素的 $^{13}$C-NMR 谱数据($\delta$)** ppm

| 化合物 | Ⅰ | Ⅱ | Ⅲ |
|---|---|---|---|
| C-1 | 132.4 | 129.4 | 131.7 |
| C-2 | 111.7 | 110.8 | 112.8 |
| C-3 | 146.6 | 146.4 | 148.9 |
| C-4 | 143.7 | 144.2 | 110.8 |
| C-5 | 114.3 | 113.9 | 121.7 |
| C-6 | 121.5 | 121.2 | 48.0 |
| C-7 | 35.8 | 38.3 | 48.2 |
| C-8 | 43.7 | 40.9 | 62.6 |
| C-9 | 60.5 | 71.3 | 128.1 |
| C-1′ | 132.4 | 129.5 | 110.7 |
| C-2′ | 111.7 | 111.3 | 147.3 |
| C-3′ | 146.6 | 146.5 | 147.0 |
| C-4′ | 143.7 | 144.3 | 111.9 |
| C-5′ | 114.3 | 114.3 | 137.6 |
| C-6′ | 121.5 | 121.9 | 33.2 |
| C-7′ | 35.8 | 34.5 | 39.9 |
| C-8′ | 43.7 | 46.5 | 66.2 |
| C-9′ | 60.5 | 178.6 | 55.7 |
| OMe | 55.7 | 55.7 | |

由以上数据我们可以得出以下结论：

①化合物Ⅰ为对称结构，因此其两个 $C_6$—$C_3$ 单元的化学位移值完全重合，而化合物Ⅱ和Ⅲ不具有对称结构，两个 $C_6$—$C_3$ 化学位移值则截然不同；

②三个化合物的 3、4 和 3′、4′均连接含氧基团，因此其化学位移值较其他芳环碳原子均位于低场；

③化合物Ⅱ具有不饱和内酯环，其 9′位为内酯羰基碳，其化学位移位于最低场 $\delta$ 178.6 ppm；

④化合物Ⅰ和Ⅲ的 9、9′位碳上有醇羟基，而化合物Ⅱ的 9 位碳上连有氧，因此其 $\delta$ 值均高于 7、8、7′、8′位碳的 $\delta$ 值。

4. MS 谱

游离木脂素可用 EI-MS 谱测定，多数木脂素可得到分子离子峰。木脂素因有苄基基团，从而可发生苄基裂解。

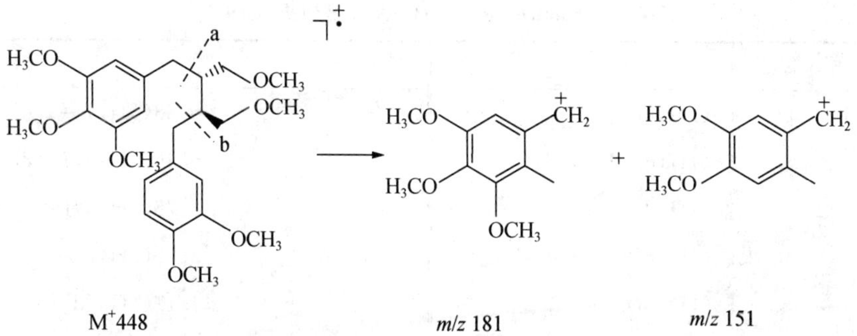


通常用 FAB 法测定木脂素苷类的质谱，如 phyllanthostatin A 用 FAB-MS 法在给出分子离子峰时，并进一步失去糖基，产生 $M^+$-162 离子峰。

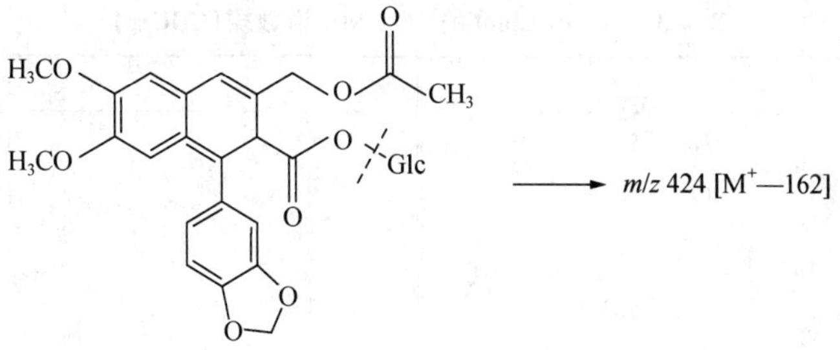


phyllanthostatin A

## 4.3.4.3　结构研究实例

罗汉松脂素（matairesinol）

罗汉松脂素分布于罗汉松科、松科、菊科、夹竹桃科植物中，为白色、无定形粉末，易溶于氯仿。El-MS $m/z$（%）：358 [M,89]$^+$，307(2)，279(2)，251(2)，221(46)，166(4)，149(23)，137(100)，122(71)，88(3)，73(4)，65(45)。$[\alpha]_D^{25}$-35.6。$^1$H-NMR 谱和$^{13}$C-NMR 谱见表 4-2 和表 4-3。该化合物的结构鉴定如下：

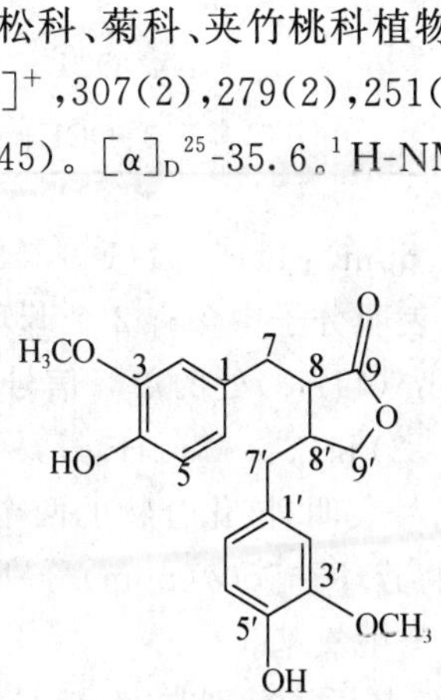


$^{13}$C NMR-DEPT 谱图显示有 20 个碳原子，包括 7 个季 C，8 个 CH，3 个 $CH_2$，2 个 $CH_3O$。因此，可推测其化合物分子式为 $C_{20}H_{22}O_6$，不饱和度为 10。$^{13}$C NMR 中 $\delta$(ppm) 55.9，55.8 和$^1$H-NMR 上 $\delta$(ppm) 3.85，3.83，有 3 个单峰包含 6 个氢，说明 4 个氧取代基团中有 2 个是

甲氧基取代，有 2 个是羟基取代。除去 2 个甲氧基外，尚余 18 个碳信号，推知可能为木脂素类化合物。δ 178.7 ppm 为内酯羰基信号，表明分子中含有 1 个五元内脂环。详细分析其 $^{1}$H-NMR 谱、$^{13}$C-NMR 谱和 DEPT 谱，并结合分子式，推知该化合物的基本母核为木脂内酯类化合物。

**表 4-2 matairesinol 的 $^{1}$H-NMR 谱数据($CDC1_3$)** ppm

| No. | δ | No. | δ |
|---|---|---|---|
| 2 | 6.58(1H,br s) | 2′ | 6.38(1H,J=1.8) |
| 5 | 6.56(1H,dd,J=7.6,1.8) | 5′ | 6.46(1H,d,J=8.0,1.8) |
| 6 | 6.76(1H,d,J=8.2) | 6′ | 6.78(1H,d,J=8.6) |
| 7a | 2.94(1H,m) | 7′a,7′b | 2.48(2H,m) |
| 7b | 2.83(1H,m) | 9′a | 4.11(1H,dd,J=9.2,7.1) |
| 8,8′ | 2.48(2H,m) | 9′b | 3.86(1H,dd,J=9.2,7.1) |
| 3-OCH | 3.85(3H,s) | 3′-$OCH_3$ | 3.83(3H,s) |

**表 4-3 matairesinol 的 $^{13}$C-NMR 谱数据($CDC1_3$)** ppm

| No. | δ | No. | δ |
|---|---|---|---|
| 1 | 130.5(s) | 1′ | 130.2(s) |
| 2 | 111.6(d) | 2′ | 111.1(d) |
| 3 | 147.6(s) | 3′ | 147.8(s) |
| 4 | 144.8(s) | 4′ | 144.8(s) |
| 5 | 114.5(d) | 5′ | 114.1(d) |
| 6 | 122.4(d) | 6′ | 121.5(d) |
| 7 | 34.6(t) | 7′ | 38.4(t) |
| 8 | 46.6(d) | 8′ | 41.1(d) |
| 9 | 178.7(s) | 9′ | 71.3(t) |
| | | 3-$OCH_3$ | 55.9($OCH_3$) |
| | | 3′-$OCH_3$ | 55.8($OCH_3$) |

该化合物的 $^{13}$C NMR 数据 δ(ppm)：111.1，111.6，114.1，114.5，121.5，122.4，130.2，130.5，144.8，144.8，147.6，147.8，表明分子中含有 2 个苯环。$^{1}$H-NMR 谱示有 6 个苯环质子信号，δ6.60 ppm(1H,s)和 6.53 ppm(1H,s)处的单峰信号分别归属为 H-2 和 H-2′；δ(ppm) 6.82(1H,d,J=8)、6.58(1H,d,J=2)和 δ 6.77(1H,d,J=8)、6.50(1H,s)的信号分别归属于 H-5、H-6 和 H-5′、H-6′。这些信号表明：该化合物的两个苯环均为双取代。且在 $^{13}$C-NMR 谱中，呈现有 4 个与含氧基团连接的芳环季碳(δ(ppm)分别为 147.6、144.8、147.8、144.8)也佐证了在芳环上有 2 个酚羟基及 2 个甲氧基。

HMBC 谱显示，H-5 和 6 位甲氧基质子分别与 $C_6$ 信号相关；H-2′和 3′位甲氧基质子分别与 $C_{3'}$ 相关；H-8 信号与 $C_7$ 信号相关，H-2、H-5 和 H-6 质子分别与 $C_4$ 相关，这些数据表明两个甲氧基分别连在 $C_3$ 和 $C_{3'}$ 位上，2 个酚羟基分别连在 $C_4$ 和 $C_{4'}$ 位上。以上数据与文献报道的罗汉松脂素(matairesinol)一致，因此可确定该化合物为罗汉松脂素(matairesinol)。

#### 4.3.4.4 含木脂素的中药实例

1. 五味子

五味子为木兰科植物五味子[*Schisandra chinensis* (Turcz.) Baill.]的干燥成熟果实，习称北五味子。性温，味酸、甘，归肺、心、肾经。具有收敛固涩，益气生津，补肾宁心之功效。用于久嗽虚喘，梦遗滑精，久泻不止，自汗，盗汗，津伤口渴，短气脉虚，内热消渴，心悸失眠等症。

五味子中的木脂素类成分具有广泛的生物活性，除了具有保肝降酶作用外，还具有抗癌、抗艾滋病毒(HIV)、拮抗血小板活化因子(PAF)和抑制醛糖还原酶等多种活性。其药用、保健品用、化妆品用价值很高，尤其是其高纯度活性成分(如五味子乙素、甲素、醇甲等)是制药、保健、化妆等行业的极稀缺原料。

由于五味子具有悠久的药用历史和良好的药效，引起了国内外广大学者的兴趣。从20世纪50年代起，国内外学者就对五味子的资源状况、化学成分进行了大量而深入地研究，得到了大量的化合物，目前已经从五味子科植物中分离鉴定出近200种木脂素成分。

五味子中的木脂素成分按结构类型可分为五大类，即联苯环辛烯类、螺苯骈呋喃型联苯环辛烯、芳基四氢萘类、二芳基丁烷类、四氢呋喃类。如五味子素(schisandrin)、去氧五味子素(deoxyschisandrin)、γ-五味子素(γ-schisandrin)、五味子醇(schisandrol)、伪-γ-五味子素(pseudo-γ-schisandrin)等联苯环辛烯型木脂素成分。以后又陆续分得五味子酚(schisanhenol)，五味子酯素A(gomisin A)，五味子脂素B(gomisin B)，五味子酯素C(gomisin C)，五味子酯素D、E、F、G、H、J、K、N、O、P、Q、R(gomisin D、E、F、G、H、J、K、N、O、P、Q、R)，当归酰五味子脂素H(angeloylgomisin H)，巴豆酰五味子酯素H(tigloylgomisin H)，苯甲酰五味子脂素H(benzoylgomisin H)等一系列木脂素化合物。

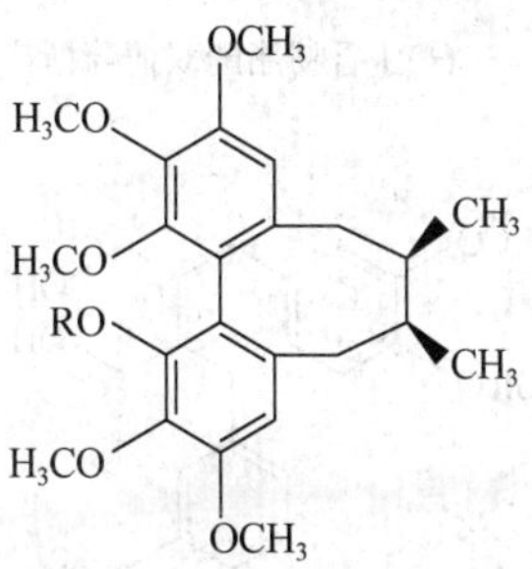


五味子酚 R=H

去氧五味子素 R=$CH_3$

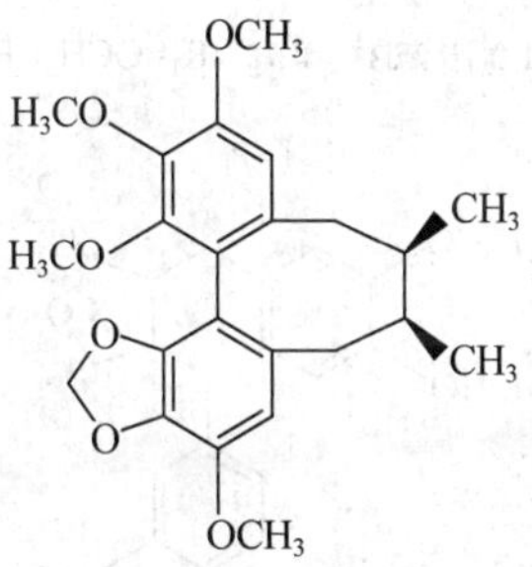


γ-五味子素

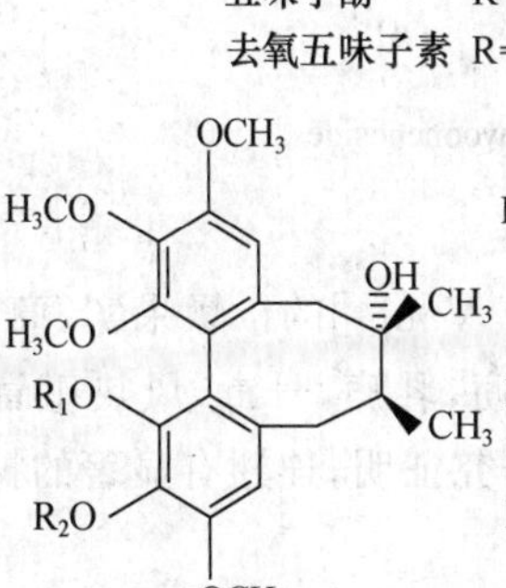


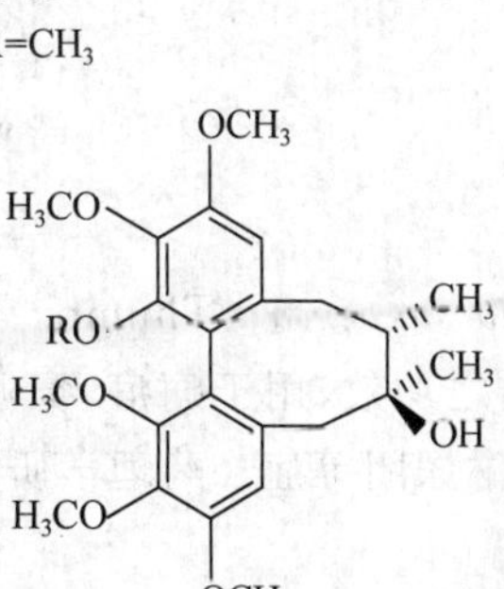


戈米辛H R=H

当归酰五味子脂素H R=

巴豆酰五味子酯素H R=

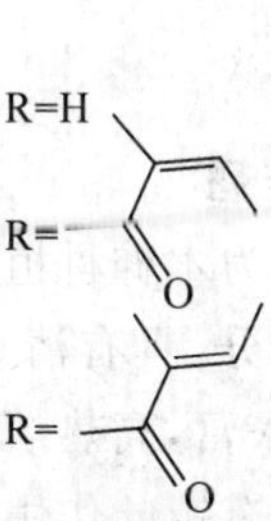


苯甲酰五味子脂素H R=$COC_6H_5$

五味子醇甲 $R_1=R_2=CH_3$

五味子醇乙 $R_1=R_2=CH_2$

五味子中木脂素类成分一般极性较低，提取分离一般先以95%乙醇回流提取，回收乙醇得浸膏后以水分散，分别用石油醚、乙醚萃取，得到石油醚层浸膏和乙醚层浸膏。将各层浸膏经反复硅胶柱色谱、制备薄层色谱及制备高效液相色谱法等方法分离可得到以上化合物，石油醚层浸膏一般以石油醚-丙酮为洗脱剂，乙醚层浸膏一般以氯仿-丙酮为洗脱剂。

2. **祖师麻**

祖师麻为瑞香科瑞香属植物黄瑞香（*Daphne giraldii* Nitsche）的根皮和茎皮。《中药大辞典》记载祖师麻具有祛风除湿、止痛散瘀的功效，可用于治疗风湿痹痛、四肢麻木、头痛、胃痛、跌打损伤。现代药理研究表明，祖师麻具有较好的镇痛、抗炎、镇静等药理活性。

祖师麻根皮和茎皮中含有木脂素类成分，如(−)松脂酚[(−)pinoresino]、(+)丁香树脂酚[(+)syringaresino]、(+)里立脂素B二甲醚[(+)liriorosinol B dimethyl ether]、(+)丁香树脂酚双葡萄糖苷[(+)syringaresinol di-O-$\beta$-D-glucoside]、罗汉松脂醇(matairesino)、woonenoside等成分。

祖师麻浸膏以水分散，分别用氯仿、乙酸乙酯、正丁醇萃取，萃取液浓缩，得到氯仿层浸膏、乙酸乙酯层浸膏、正丁醇浸膏。将各层浸膏经反复硅胶柱色谱、制备薄层色谱及制备高效液相色谱法等方法分离可得到以上化合物。

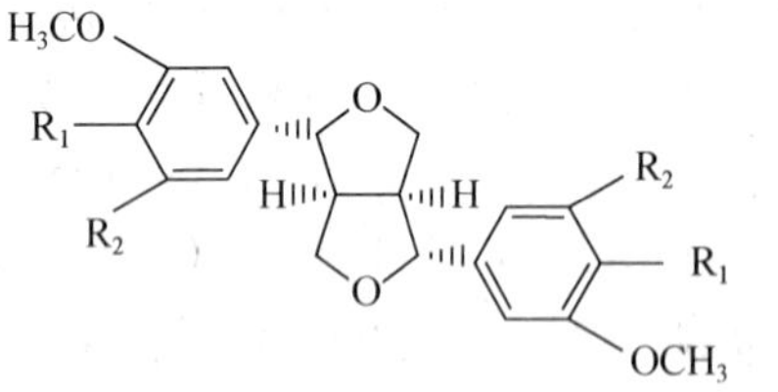


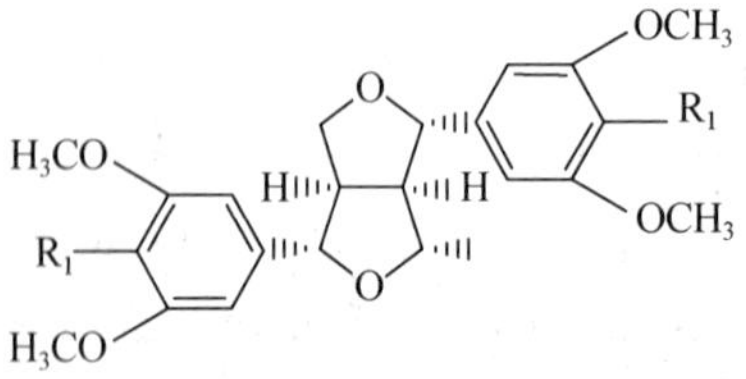


(−)松脂酚 $R_1$=OH $R_2$=H

(+)里立脂素B二甲醚 $R_1$=$OCH_3$ $R_2$=$OCH_3$

(+)丁香树脂酚 $R_1$=OH

(+)丁香树脂酚双葡萄糖苷 $R_1$=Oglc

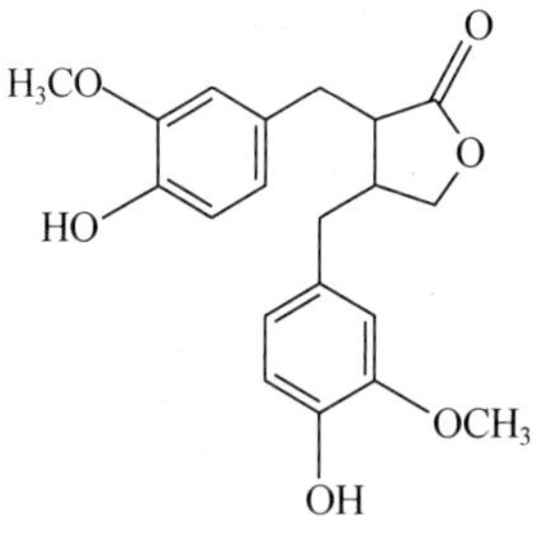


罗汉松脂醇

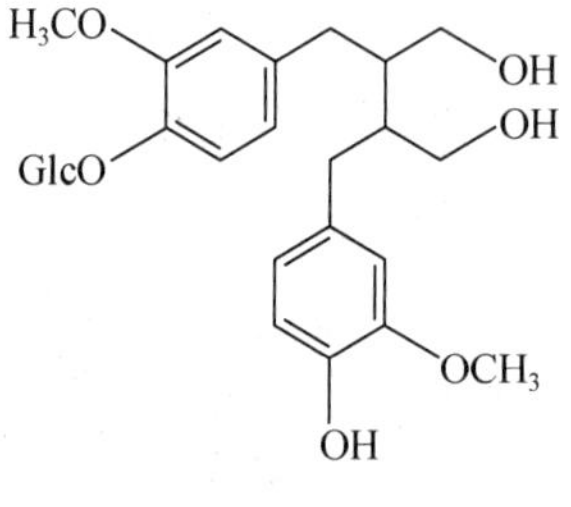


woonenoside

3. **连翘**

连翘为木樨科植物连翘[*Forsythia suspensa*（Thumb.）Vahl.]的干燥果实，商品有青翘和老翘之分，具有清热解毒、消肿散结之功效，用于痈疽，瘰疬，乳痈，丹毒，风热感冒，温病初起，温热入营，高热烦渴，神昏发斑，热淋尿闭等症。药理学研究证明，连翘有显著的抑菌作用，其煎剂并有镇吐作用和抗肝损伤作用。

连翘果实含木脂素类，多为木脂内酯及双环氧木脂素，如牛蒡子苷元(arctigenin)、罗汉松脂素(matairesinol)、牛蒡子苷(arctiin)、罗汉松脂苷(matairesinoside)、连翘脂素(phillygenin)、(＋)-松脂素[(＋)-pinoresinol]、连翘苷(phillyrin)、(＋)-松脂-*β*-*D*-葡萄糖[(＋)-pinoresinol-*β*-*D*-glucoside]和(＋)-epinoresinol-4-O-glucoside。在其生物合成的研究过程中又发现两种木脂素:落叶松脂素(lariciresinol)和裂环异落叶松脂素(secoisolariciresinol)。1997年国内学者又从连翘果实中分得了松脂素单甲基醚-*β*-*D*-葡萄糖苷(pinoresinol monomethyl ether-*β*-*D*-glucoside)及(＋)-表松脂素-4-*β*-*D*-葡萄糖苷[(＋) epipinoresinol-4-*β*-*D*-glucoside]。连翘中的木脂素类有抑制磷酸二酯酶活性的作用。

中药连翘用 75％乙醇加热回流提取,回收乙醇,浓缩液依次用氯仿、乙酸乙酯、正丁醇萃取。取乙酸乙酯萃取物进行硅胶柱层析色谱,氯仿-甲醇(10∶1)梯度洗脱,得到的洗脱物再用半制备型反相 HPLC 进行分离纯化,得到连翘苷。

#### 4. 南五味子

南五味子为木兰科植物华中五味子[*Schisandra sphenanthera* Rehd. Et Wils.]的干燥成熟果实。南五味子的性味、功效及临床应用等均与五味子相同。据报道,南五味子具有抗氧化、拮抗血小板活化因子、保肝、促肝细胞再生等生物活性。

南五味子中含有丰富的木脂素类成分,主要为联苯环辛类,多数与五味子成分相同。其中五味子醇甲、五味子醇乙及五味子酯甲、乙、丙、丁、戊(wuweizi ester A、B、C、D、E)等木脂素成分,多具有中枢神经抑制作用和降低 SGPT 的作用。南五味子中还含有南五味子素(kadsurin)、南五味子宁(kadsuranin)、南五味子酯(kadsutherin)、异南五味子酯(isokadsutherin)、南五木脂素 A,B(kadsulignan A,B)、五味子酯 L,M,N,O(schisantherinl M,N,O)、新南五味子宁(neokadsuranin)等 40 余种木脂素类成分。

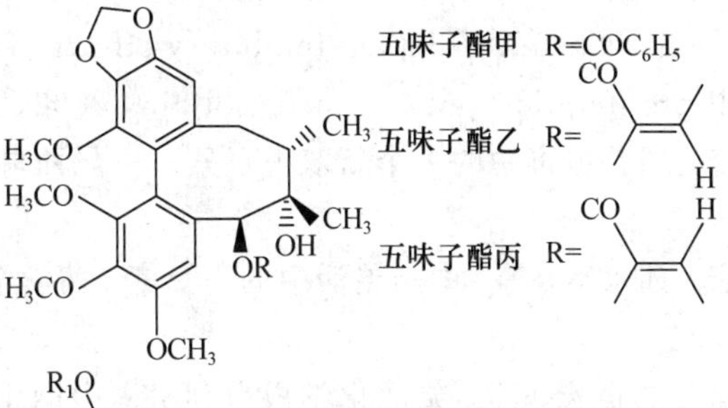


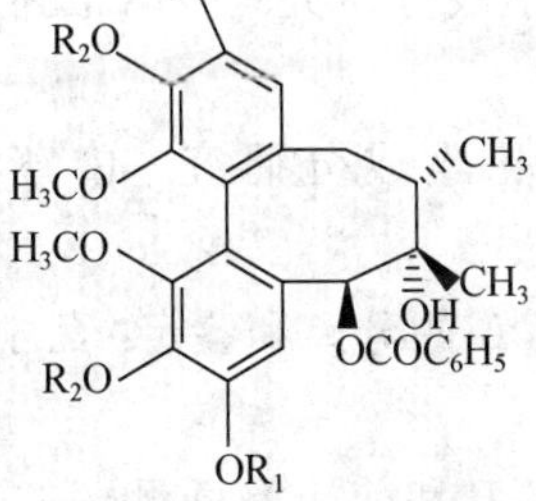


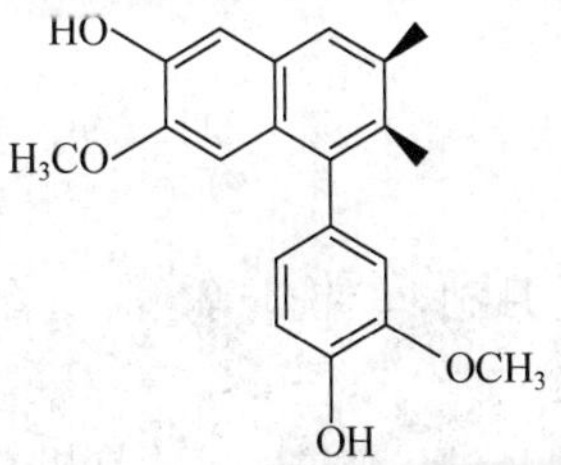


五味子酯丁 $R_1=R_2=-CH_2$

五味子酯戊 $R_1=R_2=CH_3$

五脂素$A_1$

(wulignan$A_1$)

## 参考文献

[1] 姚新生. 天然药物化学. 3 版. 北京：人民卫生出版社，2002：109.

[2] 匡海学. 中药化学. 2 版. 北京：中国中医药出版社，2011：97.

[3] Murray R D H et al. The natural coumarins，occurrence，chemistry and biochemistry，1982，John willy & Sons.

[4] Fylaktakidou K C，Hadjipavlou-Litina D J，Litinas K E，et al. Natural and synthetic coumarin derivatives with anti-inflammatory/antioxidant activities. Curr Pharm Des，2004，10(30):3813-3833.

[5] 孙奋治，苏简单，郑慧. 新利胆药亮菌甲素的药理和毒性研究. 药学学报，1981，16：401.

[6] 柴振海，张庆荣. 第二代非核苷类逆转录酶抑制剂 Calanolide A. 国外医药·植物药分册，2000，15(6)：244，292.

[7] 万尧德，黄家政，边晓林，等. 茵陈素对 $^{60}Co$ γ 射线一次全身照射狗、兔的防护效果及淋巴细胞转化率的影响. 辐射防护，1991，11(1)：62-67.

[8] Ng T B，Liu F，Wang Z T. Antioxidative activity of natural products from plants. Life Sci，2000，66(8)：709-723.

[9] 孔令义，裴月湖，李铣. 内酯类香豆素的研究进展. 天然产物研究与开发，1994，6(1)：50-65.

[10] 孔令义，裴月湖，于荣敏，等. 中药前胡的化学和药理研究概况. 国外医药·植物药分册，1991，6(6)：243.

[11] 饶曼人，孙兰，张晓文. 前胡香豆素组分对心脏肥厚大鼠心脏血流动力学、心肌顺应性及胶原含量的影响. 中国药理学与毒理学杂志，2002，16(4)：265-269.

[12] Wei E H，Rao M R，Chen X Y，et al. Inhibitory effects of praeruptorin C on cattle aortic smooth muscle cell proliferation. Acta Pharmacol Sin，2002，23(2)：129-132.

[13] 杨国红，陈道峰. 瑞香狼毒中的一个新双香豆素——异西瑞香素 B. 中国天然药物，2006，4(6)：425-427.

[14] 肖永庆，刘晓宏，孙永富，等. 中药羌活中的香豆素. 药学学报，1995，30(4)：274-279.

[15] 肖永庆，孙永富，刘晓宏，等. 羌活化学成分研究. 中国中药杂志，1994，19(7)：421-422.

[16] 杨秀伟，严仲铠，顾哲明，等. 羌活化学成分研究. 中草药，1993，24(10)：507-511.

[17] 孔令义，裴月湖，李铣，等. 前胡香豆素 A 的分离和鉴定. 药学学报，1993，28(6)：432-436.

[18] 孔令义，裴月湖，李铣，等. 前胡香豆素 B 和前胡香豆素 C 的分离和鉴定. 药学学报，1993，28(10)：772-776.

[19] 孔令义，李铣，裴月湖，等. 前胡香豆素 D 和前胡香豆素 E 的分离和鉴定. 药学学报，1994，29(1)：49-54.

[20] 孔令义，李铣，裴月湖，等. 前胡香豆素 Pd-C-1 的分离和鉴定. 药学学报，1994，29(4)：276-280.

[21] 潘德济. 天然药物化学. 北京：人民卫生出版社，1994.

[22] 刘耕陶. 从五味子的研究到联苯双酯的发现. 药学学报，1983，18(9)：714-720.

[23] Gordaliza，M Gareia P A，Miguel del Corral J M，Castro M A，et al. Podophyllotoxin：distribution，sources，applications and new cytotoxie derivatives. Toxicon，2004，44：441-459.

[24] Satyanarayana P，Venkateswarlu S. Isolation，structure and synthesis of new diarylbutane lignans from Phyllanthus niruri：Synthesis of 5′-desmethoxy niranthin and an antitumour extractive. Tetrahedron，1991，47(42)：8931-8940.

[25] Chen M，Jia Z W，Chen D F. Heteroclitin H，a new lignan from Kadsura heteroclita. J Asian Nat Prod Res，2006，8(7)：643-648.

[26] Liu J S，Huang M F. Kadsulignanse E-G from kadsura longipedunculata[J]. Phytochemistry，1992，31(3)：957.

[27] Frank J B，Wang G Q，David N. Silymarin and hepatoprotection. 中南大学学报(医学版)，2012，37(1)：6-10.

[28] Afifi M S A，Ahmed M M，Pezzuto J M，et al. Cytotoxic flavonolignans and flavones from Verbascum sinaiticum leaves. Phytochemistry，1993，34(3)：839-841.

[29] Kouno I，Iwamoto C，Kameda Y，et al. A new triphenyl-type neolignan and a biphenylneolignan from the bark of Illicium simonsii. Chem Pharm Bull，1994，42(1)：112-114.

[30] Park S Y，Hong S S，Han X H，et al. Lignans from Arctium lappa and their inhibition of LPS-induced nitric oxide production. Chem Pharm Bull，2007，55(1)：150-152.

[31] Sansei N，Mariko C，Akiyo S. Introduction of an alcoholic hydroxyl group into 2，3-dibenzylbutyrolactone lignans with oxidizing agents and carbon-13 nuclear magnetic resonance spectra of the oxidation products. Chem Pharm Bull，1980，28(3)：850-860.

[32] 陈业高，秦国伟，谢毓元. 五味子科埴物木脂素成分生物活性研究进展. 中药材，2001，24(1)：62-65.

[33] Min C，Nicole K，Kuo-Hsiung L，Daofeng C. Rubrisandrins A and B，lignansand related anti-HIV compounds from Schisandra rubriflora. Journal of Natural Products. 2006，69：1697-1901.

[34] 刘文娟，王立波. 祖师麻中的木脂素类成分. 中国药物化学杂志，2010，20(4)：304-306，309.

[35] 刘东雷，徐绥绪，李会轻，等. 连翘中的木脂素单糖苷. 沈阳药科大学学报，1997，14：197-198.

[36] Liu D L，Xu S X，Wang W F. A novel lignan glucoside from Forsythia suspense Vahl. Chin J Pharm Sci，1998，7：49-51.

[37] 陈道峰. 南五味子属药用植物的化学成分及其生物活性. 中国天然药物，2007，5(1)：50.

[38] Li L J，Xue H，Tan R，et al. Dibenzocyclooctadiene lignans from roots and stems of Kadsura Coccinea. Planta Med，1985，(4)：297.

[39] Liu J S，Li L N，Yu H G，et al. Two novel lignans from K. Coccinea. Can J

Chem，1989，67(4)：682.

[40] Liu J S，Li L. Schisantherins L-O and Actetylschisantherin L from K. Coccinea [J]. Phytochemistry，1993，32(5)：1293.

[41] Li L N，Qi X G，Ge D L，et al. Neokadsuranin a tetrahydrofuranoid dibenzocyclooctadiene lignan from stems of K. Coccinea[J]. Planta Med，1988，54(1)：45.

# 第 5 章　醌类化合物

**教学目的和要求：**

1. 掌握醌类化合物的理化性质、检识方法和提取分离方法。
2. 熟悉蒽醌类化合物的波谱分析。
3. 了解醌类化合物的分类、分布和生理活性。

## 5.1　醌类化合物的结构和分类

醌类化合物是一类具有醌式结构的化学成分，主要包括苯醌、萘醌、菲醌和蒽醌四种类型。其中以蒽醌及其衍生物最为普遍。

醌类在植物中分布广泛。如蓼科的大黄、何首乌(*Polygonum multiflirum*)、虎杖(*Polygonum cuspidatum*)，紫草科的紫草(*Lithospermum erythrorhizon*)等，均含有醌类化合物。醌类化合物的生物活性多种多样。如番泻叶中的蒽醌类化合物具有较强的致泻作用；大黄中蒽醌类化合物具有抗菌作用；紫草中的一些萘醌类色素具有抗菌、抗病毒及止血作用；丹参中丹参醌类具有扩张冠状动脉的作用，用于治疗冠心病、心肌梗死等；还有一些醌类化合物具有解痉、利尿、驱绦虫、镇咳、平喘、利胆等作用。

### 5.1.1　苯醌类

苯醌类(benzoquinones)化合物分为邻苯醌和对苯醌两大类。邻苯醌结构不稳定，因此天然存在的苯醌化合物多为对苯醌的衍生物。

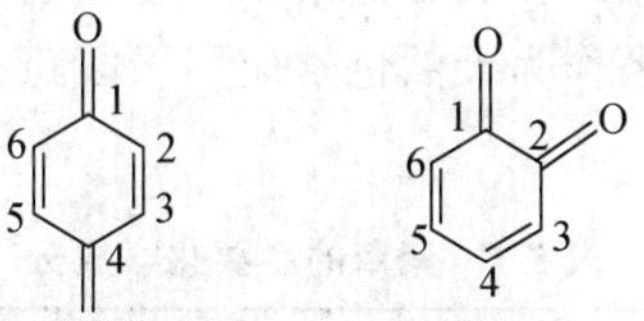


对苯醌　　邻苯醌

天然苯醌类化合物多数为黄色或橙色结晶，如凤眼草(*Ailanthus altissima*)果实中的 2，6-二甲氧基苯醌，白花酸藤果(*Embelia ribes*)果实中的信筒子醌(embelin)。此外，还有一类苯醌类化合物，泛醌类(ubiquinones，辅酶 Q 类)，它们广泛存在于生物体内，能参与生物体内氧化还原过程，具有治疗心脏病、高血压及癌症的作用。

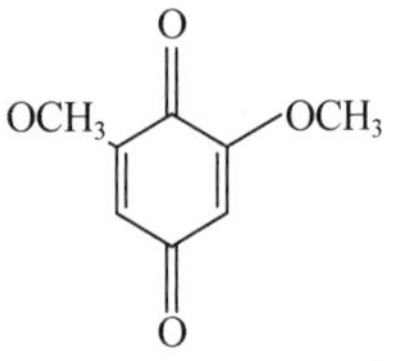

2,6-二甲氧基苯醌

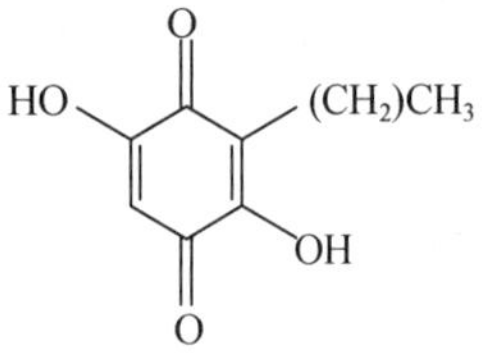

信筒子醌

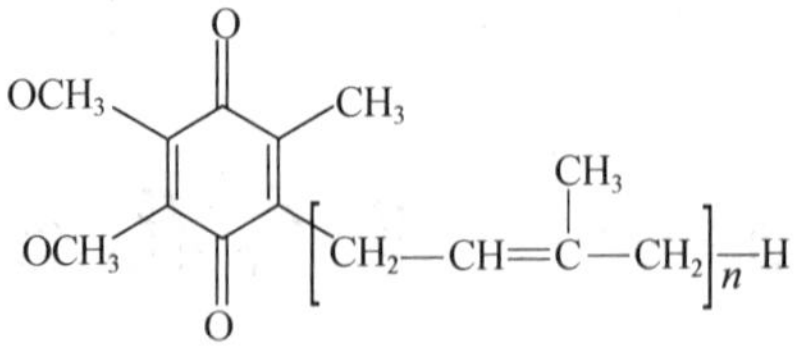

辅酶$Q_{10}$

## 5.1.2　萘醌类

萘醌类(naphthoquinones)化合物分为$\alpha$(1,4)、$\beta$(1,2)及 amphi(2,6)三种类型。天然存在的多为$\alpha$-萘醌类衍生物,它们多为橙色或橙红色结晶,少数呈紫色。如胡桃醌(juglon),存在于胡桃叶及未成熟果实中,具有抗菌、抗癌及中枢神经镇静作用;拉帕醌(lapachol)具有抗癌作用;蓝雪醌(plumbagin)具有抗菌、止咳及祛痰作用。

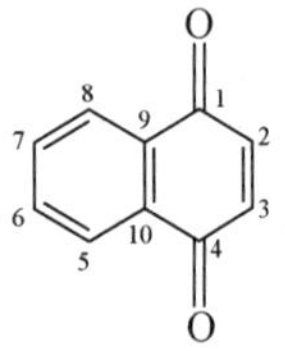

$\alpha$(1,4)萘醌

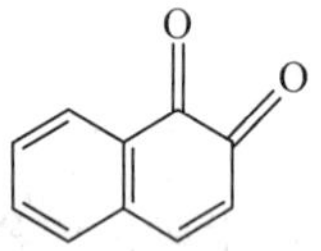

$\beta$(1,2)萘醌

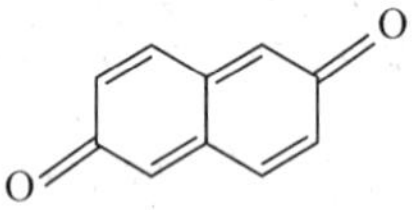

amphi(2,6)萘醌

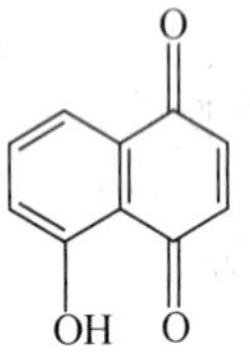

胡桃醌

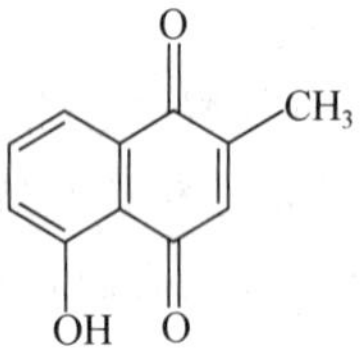

蓝雪醌

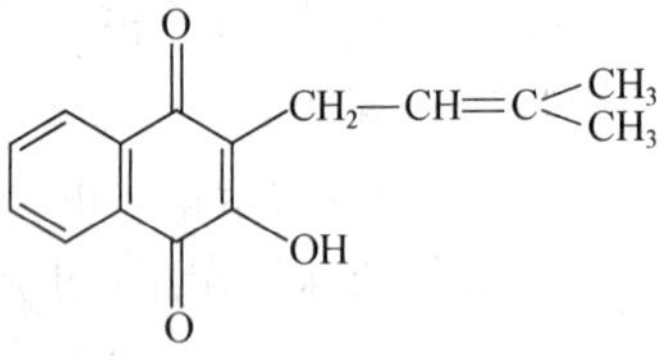

拉帕醌

紫草(*Lithospermum erythrorhizon*)为紫草科植物新疆紫草[*Arnebia* euchroma(Royle) Johnst.]或内蒙紫草(*A. guttata Bunge*)的干燥根,味甘、咸,性寒,具有清热凉血、活血解毒、透疹消斑等功效。能治麻疹和外阴部湿疹、阴道炎、子宫颈炎及婴儿皮炎等。其化学成分有紫草萘醌类、酚酸类、苯酚等,其中萘醌类成分是紫草的主要有效成分,具有多种生物活性,如抗菌、抗炎、抗癌等,同时这类成分还作为天然色素应用于医药、化妆品和印染工业中。其主要成分结构见表 5-1。

**表 5-1　紫草的主要化学成分**

| 基本结构 | 名称 | R |
|---|---|---|
| 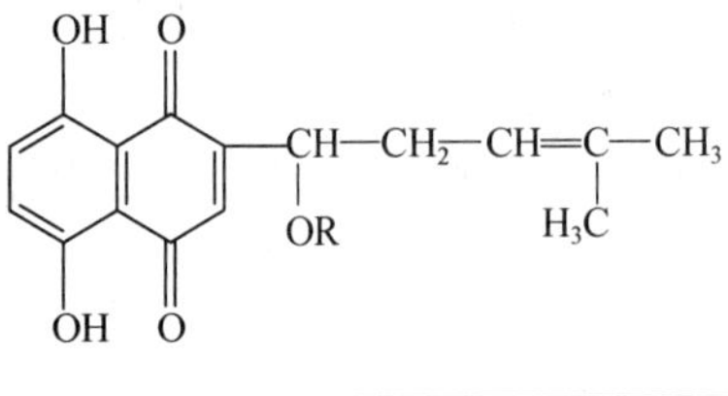 | 紫草素 | —H |
| | 乙酰紫草素 | $-COCH_3$ |
| | 丙酰紫草素 | $-COCH_2CH_3$ |
| | $\beta$-乙酰氧基异戊酰紫草素 | $-COCH_2C(CH_3)_2OCOCH_3$ |
| | O-$\beta$,$\beta$-二甲丙烯酰紫草素 | $-COCH=C(CH_3)_2$ |

紫草素：紫色片状结晶，熔点 147～149℃，不溶于水，溶于醇及亲脂性有机溶剂，易溶于碱水，加酸后又沉淀析出。

乙酰紫草素：红色针状结晶，熔点 92～94℃，不溶于水，溶于醇及亲脂性有机溶剂，易溶于碱水，加酸后沉淀析出。

## 5.1.3　菲醌类

天然菲醌(phenanthraquinone)包括邻菲醌及对菲醌两种类型，例如从中药丹参根中分离得到的多种菲醌衍生物，均属于菲醌类化合物。

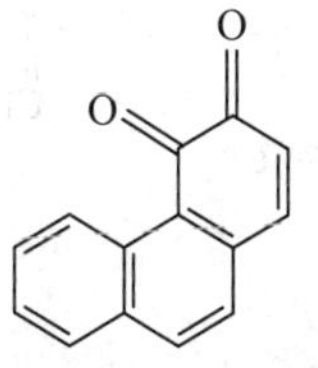

邻菲醌

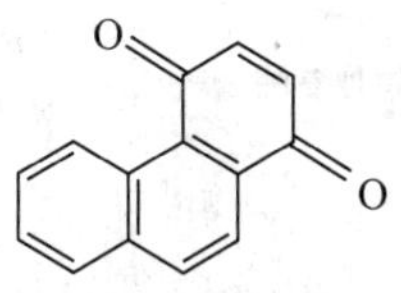

对菲醌

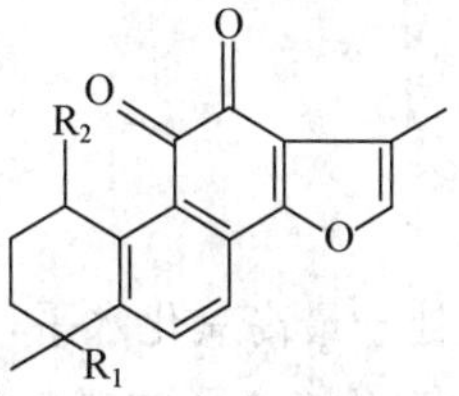

| | | |
|---|---|---|
| 丹参醌Ⅱ$_A$ | $R_1=CH_3$ | $R_2=H$ |
| 丹参醌Ⅱ$_B$ | $R_1=CH_2OH$ | $R_2=H$ |
| 羟基丹参醌Ⅱ$_A$ | $R_1=CH_3$ | $R_2=OH$ |
| 丹参酸甲酯 | $R_1=COOCH_3$ | $R_2=H$ |

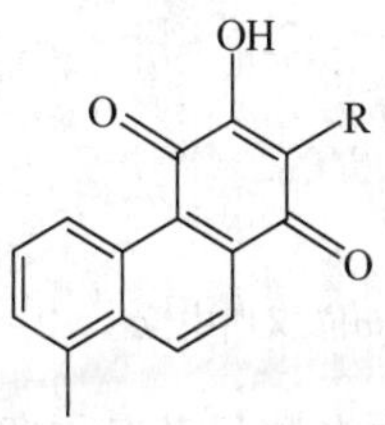

| | |
|---|---|
| 丹参新醌甲 | $R=-HC(CH_3)(CH_2OH)$ |
| 丹参新醌乙 | $R=-HC(CH_3)(CH_3)$ |
| 丹参新醌丙 | $R=-CH_3$ |

中药丹参为唇形科丹参(*Salvia miltiorrhiza*)的干燥根及根茎，其性寒，味苦，具有活血祛瘀、通经止痛、养血安神、凉血消痈等功效。现代药理研究也表明丹参具有抗凝、促纤溶、扩血管作用，具有改善外周循环、扩张冠状动脉与外周血管，增加冠脉血流量，改善心肌收缩力及改善微循环等作用，临床上主要用于治疗冠心病。另外丹参还具有抗菌、抗肿瘤、镇静、镇痛、保肝、降压、降血脂等作用。

丹参的化学成分主要有脂溶性成分和水溶性成分两大类，脂溶性成分为菲醌衍生物：丹参醌Ⅰ、丹参醌Ⅱ$_A$、丹参醌Ⅱ$_B$、羟基丹参醌、隐丹参醌、丹参酸甲酯、次甲基丹参醌、二氢丹参醌、丹参新醌甲、丹参新醌乙、丹参新醌丙等。水溶性成分主要为丹参素[*D*-(+)-*β*-(3,4-dihydroxyphenyl)-lactic acid]、原儿茶醛(protocatechuic aldehyde)和原儿茶酸(protocatechuic acid)、咖啡酸、迷迭香酸等。

丹参醌Ⅱ$_A$(丹参酮Ⅱ$_A$)为红色小片状结晶，丹参醌Ⅱ$_B$(丹参酮Ⅱ$_B$)为紫色针状结晶，隐丹参醌为橙色针状结晶，丹参新醌甲为橙黄色粉末，丹参新醌乙为橙红色针状结晶，丹参新醌丙为红色针状结晶。丹参醌类化合物溶于有机溶剂，不溶于水。丹参新醌甲、乙、丙因醌环上含有羟基，表现出较强的酸性，能溶于碳酸氢钠水溶液。其他丹参醌类化合物多数呈中性。

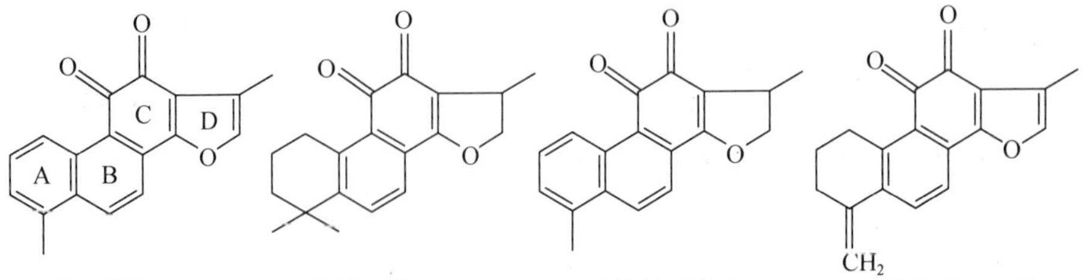


丹参醌Ⅰ　　隐丹参醌　　二氢丹参醌Ⅰ　　次甲基丹参醌

## 5.1.4 蒽醌类

蒽醌类(anthraquinones)化合物按母核的结构可分为单蒽核及双蒽核两大类。

### 5.1.4.1 单蒽核类

单蒽核类包括蒽醌及其还原产物蒽酚、蒽酮及其苷类。

**1. 蒽醌及其苷类**

天然蒽醌以9,10-蒽醌最为常见，其中的C-9、C-10处于最高氧化水平，比较稳定。在蒽醌母核上常有羟基、羟甲基、甲基、甲氧基和羧基取代。它们以游离形式或与糖结合成苷的形式存在于植物体内。通常根据羟基在蒽醌母核上的分布情况，可将羟基蒽醌衍生物分为两种类型。

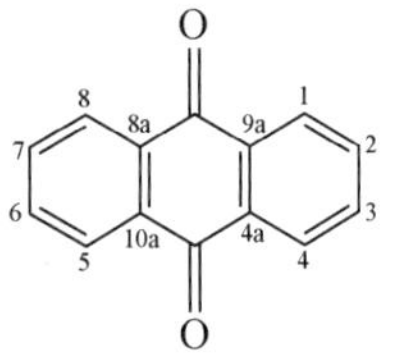


1,4,5,8　位为$\alpha$位

2,3,6,7　位为$\beta$位

9,10　位为*meso*位，又叫中位

(1)大黄素型　羟基分布在两侧的苯环上，此类化合物多数呈黄色。例如，大黄中的蒽醌类化合物多属于这一类型(表5-2)。大黄中的羟基蒽醌衍生物多与葡萄糖、鼠李糖结合成苷类。

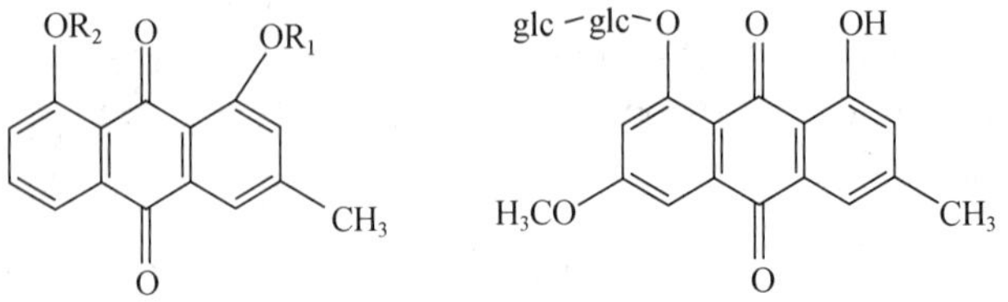


大黄系蓼科多年生草本植物掌叶大黄(*Rheum palmatum*)、唐古特大黄(*R. tanguticum*)或药用大黄(*R. officinale*)的干燥根及根茎。大黄味苦，性寒，具有泻火凉血、化积致泻、活血化瘀、利胆退黄等功效。现代药理研究证明，大黄具有泻下作用，其有效成分为番泻苷类；还具有抗菌作用，以芦荟大黄素、大黄素及大黄酸作用较强；此外，还具有抗肿瘤、利胆保肝、利尿、

止血作用等。

**表 5-2 大黄中游离蒽醌及其理化性质**

| 基本结构 | 名称 | $R_1$ | $R_2$ | 理化性质 |
| --- | --- | --- | --- | --- |
| 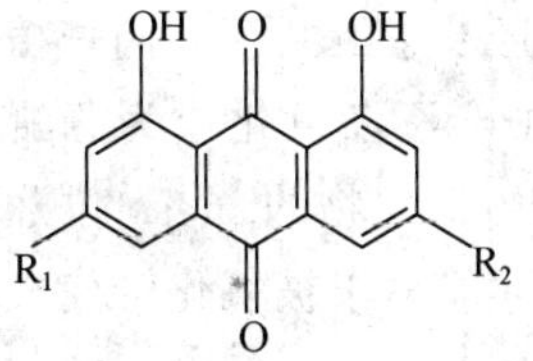 | 大黄酚 | H | $CH_3$ | 金黄色结晶（乙醇），mp. 196℃，不溶于水，溶于氯仿、乙醚、丙酮，易溶于氢氧化钠溶液 |
| | 大黄素 | OH | $CH_3$ | 黄色针状结晶（甲醇），mp. 256～257℃。乎不溶于水，易溶于乙醇、甲醇、氨水、碳酸钠及氢氧化钠水溶液 |
| | 大黄素甲醚 | $OCH_3$ | $CH_3$ | 金黄色针状结晶，mp. 207℃。不溶于水及碳酸钠溶液，微溶于甲醇、乙醚，可溶于苯、氯仿及氢氧化钠水溶液 |
| | 芦荟大黄素 | H | $CH_2OH$ | 橙黄色针状结晶。不溶于水，易溶于热乙醇、甲醇、丙酮、稀氢氧化钠溶液 |
| | 大黄酸 | H | COOH | 黄色针状结晶，mp. 321～322℃。不溶于水，溶于碳酸氢钠溶液和吡啶，微溶于乙醇、苯、氯仿、乙醚和石油醚 |

大黄的化学成分始于 19 世纪，目前已阐明的化学结构至少已有 136 种以上，其主要成分为蒽醌类化合物，总含量 2%～5%，其中游离的羟基蒽醌类化合物占 10%～20%，主要为大黄酚、大黄素、芦荟大黄素、大黄素甲醚和大黄酸等。除游离蒽醌外，其余大多数还是羟基蒽醌苷类，如大黄酚葡萄糖苷、大黄素葡萄糖苷、大黄酸葡萄糖苷、芦荟大黄素葡萄糖苷、一些双葡萄糖链苷及少量的番泻苷 A、B、C、D。除上述成分外，大黄中还含有鞣质、脂肪酸及少量的土大黄苷（rhaponticin）和土大黄苷元。土大黄苷及其苷元在结构上为二苯乙烯的衍生物，通常认为在大黄中土大黄苷的含量影响大黄的品质，土大黄苷含量越高则大黄质量越差。

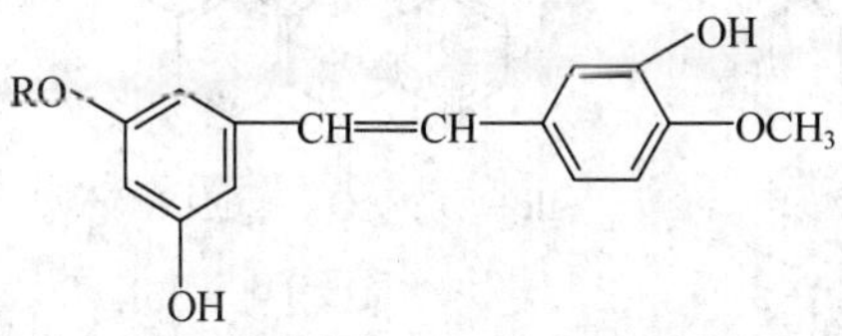

土大黄苷元 R=H
土大黄苷 R=Glc

(2)茜草素型 羟基分布在同侧的苯环上，化合物颜色较深，多为橙黄色至橙红色。如茜草中的茜草素等化合物。

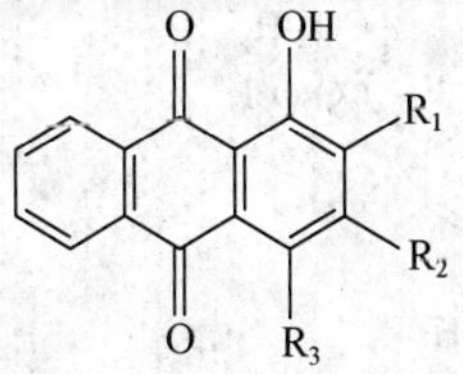

| | | | |
| --- | --- | --- | --- |
| 茜草素(alizarin) | $R_1$=OH | $R_2$=H | $R_3$=H |
| 羟基茜草素(purpurin) | $R_1$=OH | $R_2$=H | $R_3$=OH |
| 伪羟基茜草素(pseudopurpurin) | $R_1$=OH | $R_2$=COOH | $R_3$=OH |

2. 蒽酚或蒽酮衍生物

蒽醌在酸性环境中可以被还原成蒽酚及其互变异构体蒽酮。

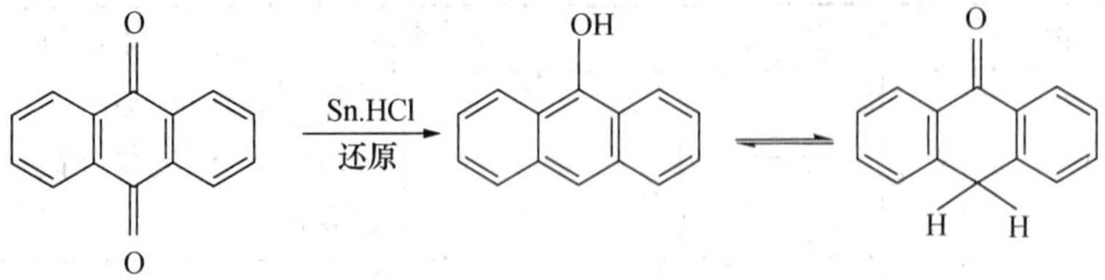


蒽醌　　蒽酚　　蒽酮

蒽酚(或蒽酮)的羟基衍生物常以游离状态或结合状态与相应的羟基蒽醌共存于同一植物中。蒽酚(或蒽酮)衍生物一般存在于新鲜植物中,在贮藏加工过程中会逐渐氧化成为蒽醌类化合物。新鲜大黄存放两年以上则检测不到蒽酚。如果蒽酚(或蒽酮)衍生物的 meso 位羟基与糖缩合成苷,则性质比较稳定,只有经过水解呈游离蒽酚(蒽酮)后才能易于被氧化转变成蒽醌衍生物。

### 5.1.4.2 双蒽核类

双蒽核主要包括二蒽酮类、二蒽醌类,另外还包括去氢二蒽酮、日照蒽酮、中位萘并二蒽酮类等。

1. 二蒽酮类

二蒽酮类化合物可以看成是 2 分子蒽酮脱去一分子氢,通过 C—C 键结合而成的化合物,其结合方式多为 $C_{10}—C_{10'}$。如大黄及番泻叶中致泻的主要有效成分番泻苷(sennoside)A、B、C、D 等皆为二蒽酮衍生物。

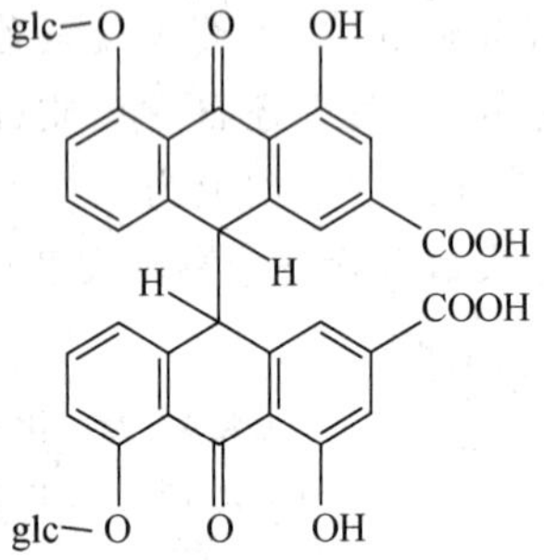

番泻苷A

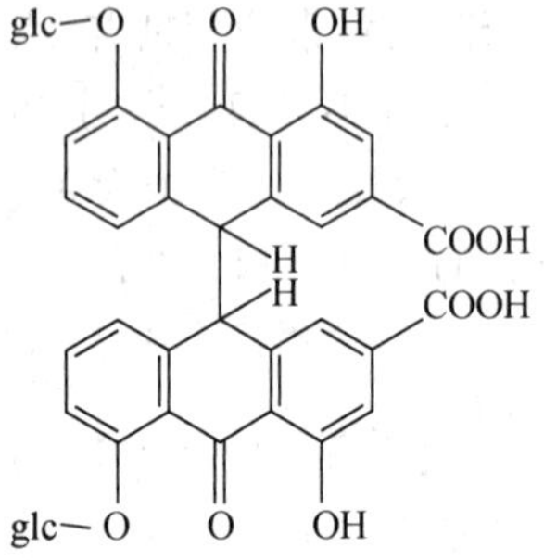

番泻苷B

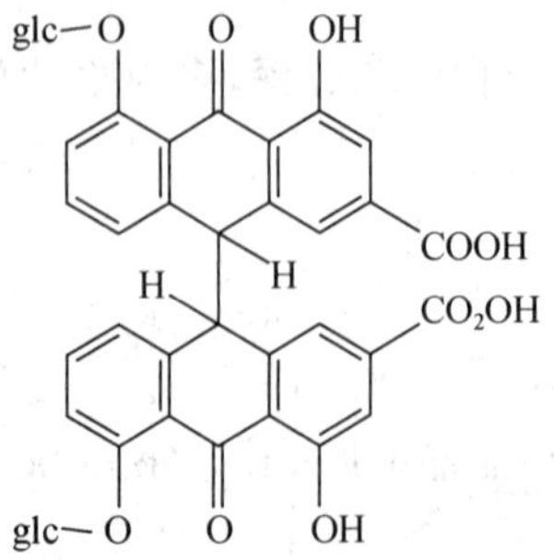

番泻苷C

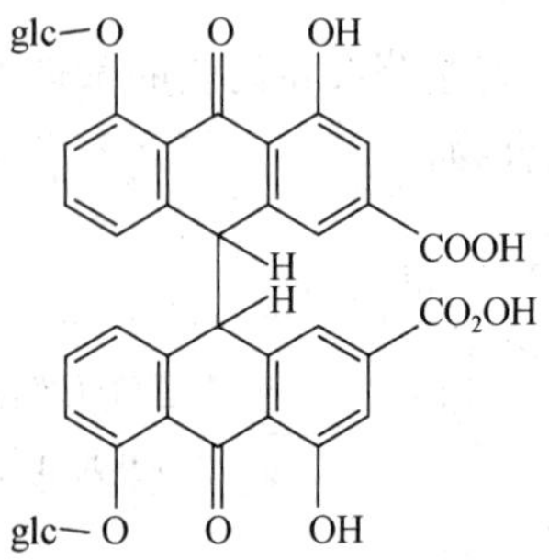

番泻苷D

二蒽酮类化合物的 $C_{10}$—$C_{10'}$ 键不同于通常的 C—C 键，较易断裂，生成相应的蒽酮类化合物。如大黄及番泻叶中含有的番泻苷 A，其致泻作用是因其在肠内转变为大黄酸蒽酮所致。

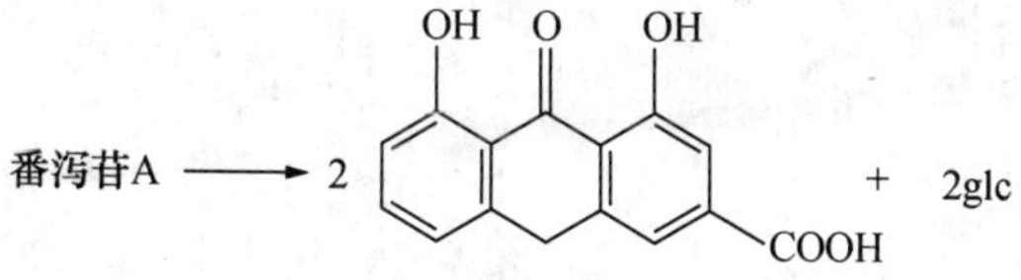


大黄酸蒽酮

2. **二蒽醌类**

两分子蒽醌脱氢缩合形成二蒽醌类。天然二蒽醌类化合物中的两个蒽醌环都是相同而对称的，由于空间位阻的相互排斥，故两个蒽环呈反向排列，如：

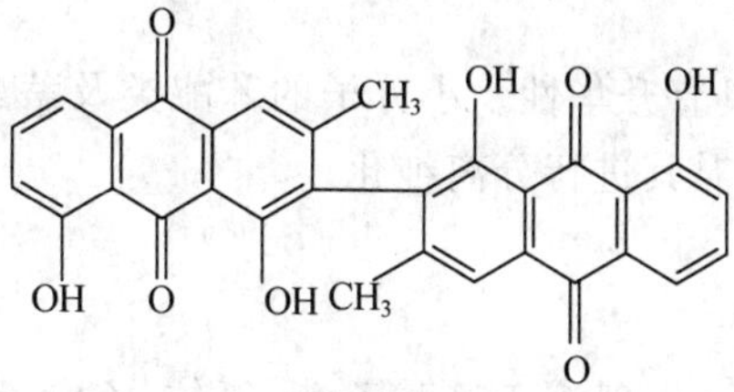


山扁豆双醌

3. **去氢二蒽酮类**

中位二蒽酮脱去 1 分子氢被进一步氧化，两环之间通过双键相连，称为去氢二蒽酮。此类化合物颜色多呈暗紫红色。

4. **日照蒽酮类**

去氢二蒽酮进一步氧化，$\alpha$ 与 $\alpha'$ 位相连组成一个六元环，形成日照蒽酮类化合物。

5. **中位萘骈二蒽酮类**

这一类化合物是天然蒽醌衍生物中具有最高氧化水平的结构形式，也是天然产物中高度稠合的多元环系统之一（含 8 个环）。如金丝桃素（hypericin）为萘并二蒽酮衍生物。

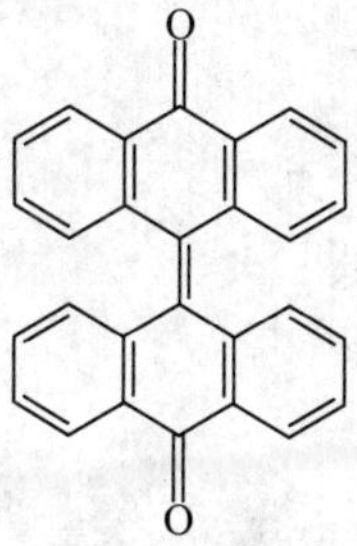


去氢二蒽酮

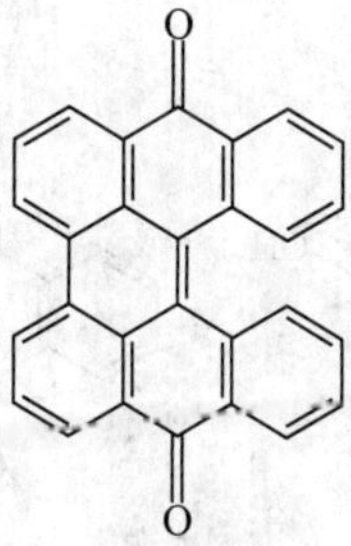


日照蒽酮

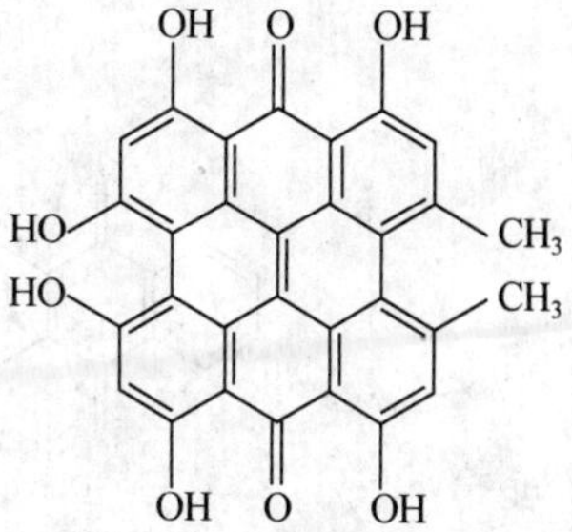


金丝桃素

# 5.2 醌类化合物的理化性质

## 5.2.1 物理性质

### 5.2.1.1 性状

天然存在的醌类化合物多为有色晶体，母核上随酚羟基等助色团的引入可呈一定的颜色。取代的助色团越多，颜色就越深，如黄、橙、棕红色以至紫红色等。

苯醌和萘醌多以游离状态存在，而蒽醌一般结合成苷存在于植物体中，因极性较大难以得到结晶。

### 5.2.1.2 升华性及挥发性

游离的醌类化合物一般具有升华性。小分子的苯醌类及萘醌类化合物还具有挥发性，能够随水蒸气蒸馏，可用此性质对其进行分离纯化。

### 5.2.1.3 溶解度

游离醌类化合物极性较小，一般溶于乙酸乙酯、氯仿、乙醚、苯、甲醇、乙醇等有机溶剂，几乎不溶于水。与糖结合成苷后极性显著增大，易溶于乙醇、甲醇中，也可溶于热水，但在冷水中溶解度较小，几乎不溶于苯、乙醚、氯仿等极性小的有机溶剂中。蒽醌的碳苷既难溶水，也难溶于有机溶剂，但易溶于吡啶中。

## 5.2.2 化学性质

### 5.2.2.1 酸碱性

醌类化合物多具有酚羟基，故具有一定的酸性。能够溶于碱水溶液，加酸酸化后又可游离析出。醌类化合物因分子中羧基的有无及酚羟基的数目和位置不同，酸性强弱差异显著。规律如下：

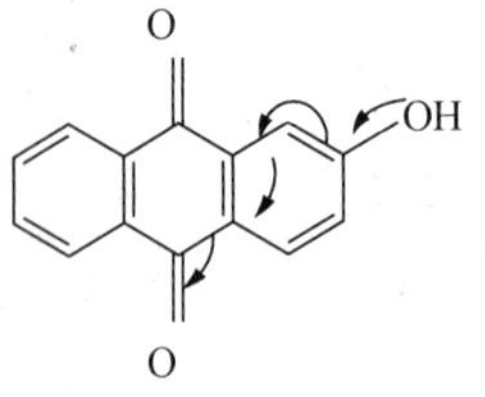


β-羟基蒽醌

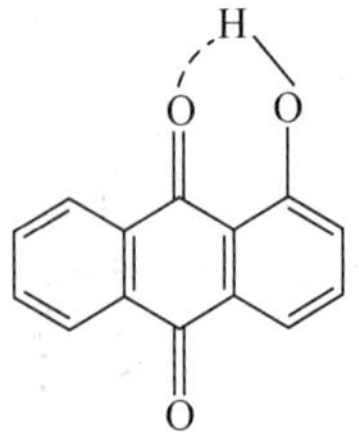


α-羟基蒽醌

（1）通常情况下，含有羧基的醌类化合物的酸性强于不含羧基者。

（2）酚羟基数目增多，则酸性增强。

（3）β-羟基醌类化合物的酸性强于 α-羟基醌类化合物。因 α-位上的羟基与 C═O 基形成氢键缔合，酸性很弱，只能溶解于氢氧化钠水溶液。

(4)若苯醌或萘醌的醌核上有羟基时，为羟烯酸的结构，酸性与羧基相似，可溶于碳酸氢钠水溶液。

综上所述，游离蒽醌类衍生物的酸性强弱按下列顺序排列：含－COOH＞含两个或两个以上 $\beta$-OH＞含一个 $\beta$-OH＞含两个或两个以上 $\alpha$-OH＞含一个 $\alpha$-OH。根据醌类化合物酸性强弱的差别，常采用 5%碳酸氢钠、5%碳酸钠、1%氢氧化钠及 5%氢氧化钠水溶液依次从有机溶剂中进行梯度萃取，从而达到分离的目的。此法即为 pH 梯度萃取法。

由于具有羰基氧原子，蒽醌类化合物也具有微弱的碱性，能溶于浓硫酸形成𬭩盐再转变成阳碳离子，并伴有颜色的明显改变。

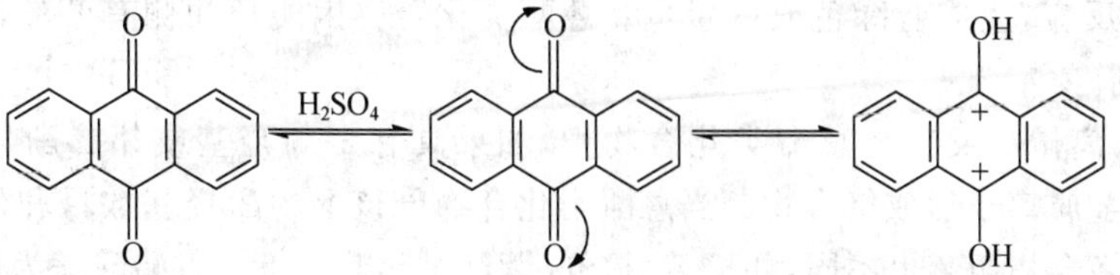


### 5.2.2.2　颜色反应

醌类的颜色反应主要利用其氧化还原性质以及分子中的酚羟基性质。

(1)Feigl 反应　醌类衍生物在碱性条件下加热能够与醛类及邻二硝基苯反应生成紫色化合物。反应机理如下：

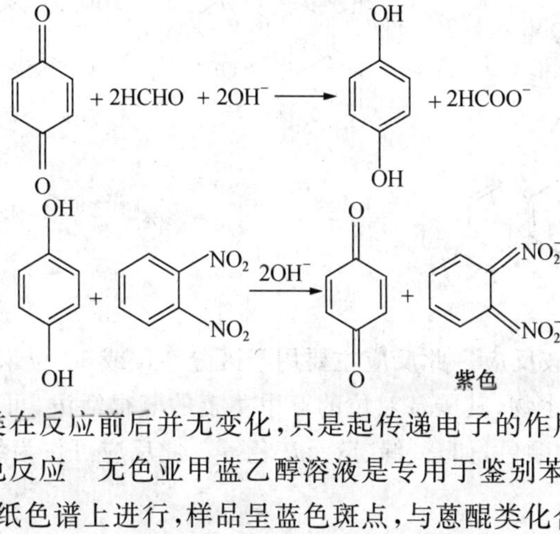


在上述反应中，醌类在反应前后并无变化，只是起传递电子的作用。

(2)无色亚甲蓝显色反应　无色亚甲蓝乙醇溶液是专用于鉴别苯醌类及萘醌类的显色剂。此反应可在薄层色谱或纸色谱上进行，样品呈蓝色斑点，与蒽醌类化合物相区别。

(3)Bornträger 反应　羟基醌类在碱性溶液中出现颜色加深的变化，呈橙、红、紫红及蓝色。如羟基蒽醌类化合物遇碱显红至紫红色。蒽酚、蒽酮、二蒽酮类化合物需氧化成蒽醌后即可呈色，反应机理如下：

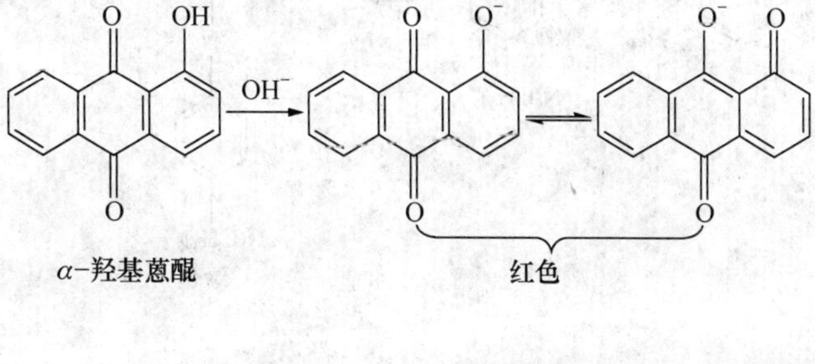

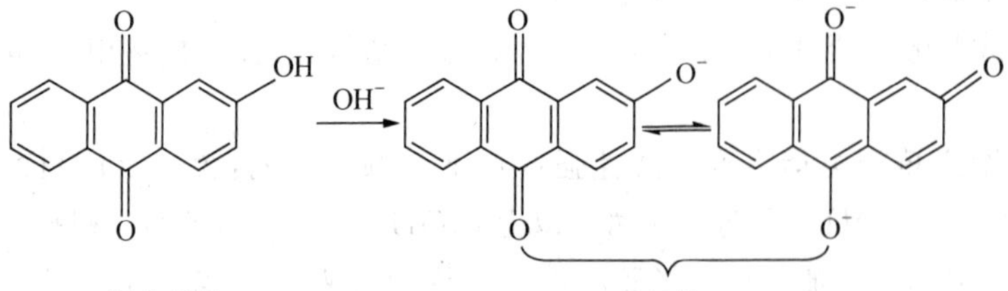

β-羟基蒽醌　　红色

(4)Kesting-Craven 反应　也被称为与活性亚甲基试剂的反应。若苯醌及萘醌类化合物中，其醌环上有未被取代的位置时，在碱性条件下可与活性次甲基试剂(如乙酰乙酸酯、丙二酸酯、丙二腈等)反应，生成蓝绿色或蓝紫色。蒽醌类化合物因醌环两侧有苯环，不能发生该反应，可据此区别。

(5)与金属离子的反应　蒽醌类化合物中，如果具有 α-酚羟基或邻二酚羟基结构，可与 $Pb^{2+}$、$Mg^{2+}$ 等金属离子形成络合物。当蒽醌类化合物母核上的酚羟基数目和位置不同时，与醋酸镁形成的络合物颜色也不同，如橙黄、橙红、紫红、紫、蓝色等。以醋酸镁为例，生成物可能具有下列结构：

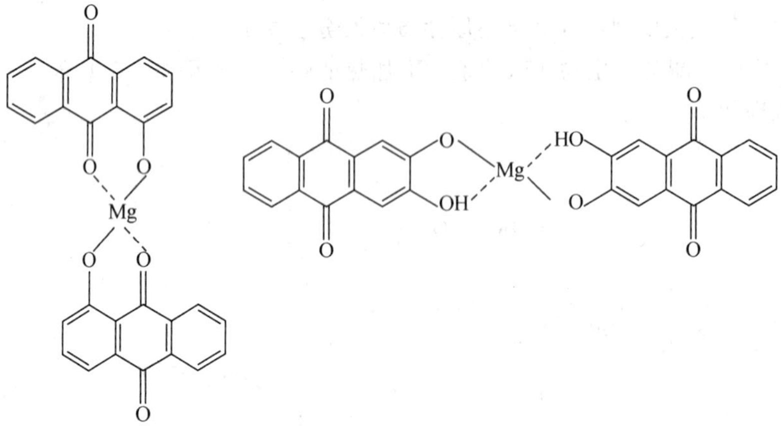

(6)对亚硝基二甲苯胺反应　此反应主要用于区分 9 位或 10 位未取代的羟基蒽酮类化合物，尤其是 1,8-二羟基衍生物，其羰基对位的亚甲基上的氢很活泼，可与 0.1%对亚硝基-二甲苯胺吡啶溶液反应呈各种颜色，如紫、绿、蓝及灰色等。此反应可作为纸色谱的显色剂，对蒽酮化合物进行定性鉴别。

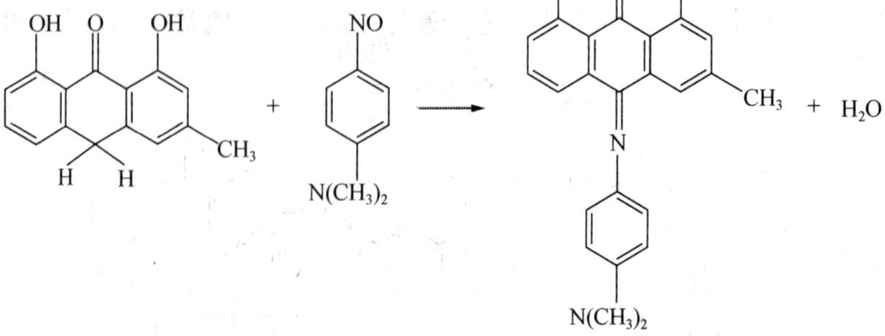

绿色

# 5.3　醌类化合物的提取与分离

## 5.3.1　醌类化合物的提取方法

醌类化合物在植物体内以游离苷元和苷的形式存在，由于不同存在类型之间的极性、溶解度差异较大，故提取方法也多种多样。通常若需得到总醌类成分，常使用甲醇或乙醇作为提取溶剂，同时将不同类型、不同存在状态、性质各异的醌类成分全部提取出来。若仅需得到苷元或苷其中的一类成分，可以采用下列方法提取。

### 5.3.1.1　游离醌类的提取方法

**1. 有机溶剂提取法**

游离醌类极性较小，可以用亲脂性有机溶剂，如氯仿、乙醚等进行提取。

**2. 碱提酸沉法**

用于提取具有游离酚羟基的醌类化合物。酚羟基与碱成盐而溶于碱水溶液中，酸化后酚羟基游离则沉淀析出。例如从紫草根中提取紫草素的工艺流程，如下：

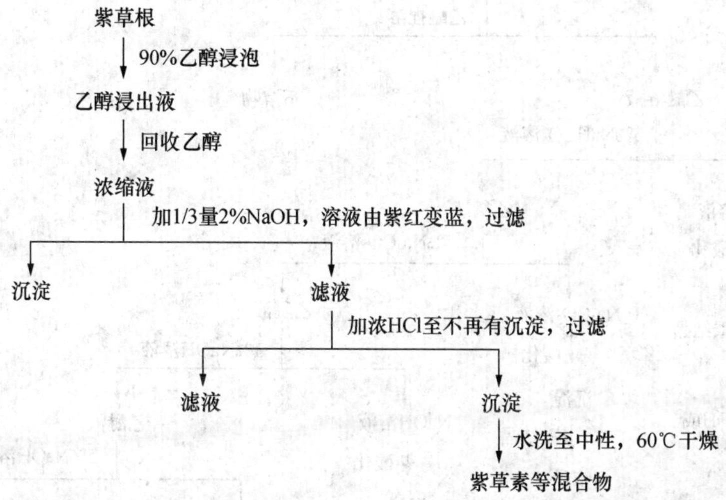


**3. 水蒸气蒸馏法**

适用于分子量小、有挥发性的苯醌及萘醌类化合物。

### 5.3.1.2　蒽醌苷类的提取方法

苷类极性较大，故可用甲醇、乙醇和水提取。由于一般羟基蒽醌类衍生物及其苷类成分在中药中多以盐的形式存在，如钾盐、钠盐、钙盐、镁盐等，因此，为了能够提取完全，常预先加酸酸化，使蒽醌类成分完全游离后再进行提取。另外，提取时还应注意酶的水解作用。

## 5.3.2 醌类化合物的分离

### 5.3.2.1 蒽醌苷类与游离蒽醌类成分的分离

蒽醌苷类与游离蒽醌衍生物的极性差别较大，因此两者在有机溶剂中的溶解度也有较大差异。如游离者易溶于氯仿，而苷类在氯仿中不溶，可据此将两者进行分离。将含有总蒽醌类成分的乙醇液浓缩后，再使用乙醚、氯仿等有机溶剂反复萃取，可将游离蒽醌类成分萃取出来，使其和蒽醌苷类成分最终分离开来。

### 5.3.2.2 游离蒽醌类成分的分离

**1. pH 梯度萃取法**

pH 梯度萃取法是分离游离蒽醌的常用方法。根据蒽醌类化合物分子结构中酚羟基的数目、连接位置、是否连有羧基等因素，导致相应化合物酸性强弱不同，继而可以采用不同碱性的碱液将各类成分从水溶液中萃取出来。其流程如下。

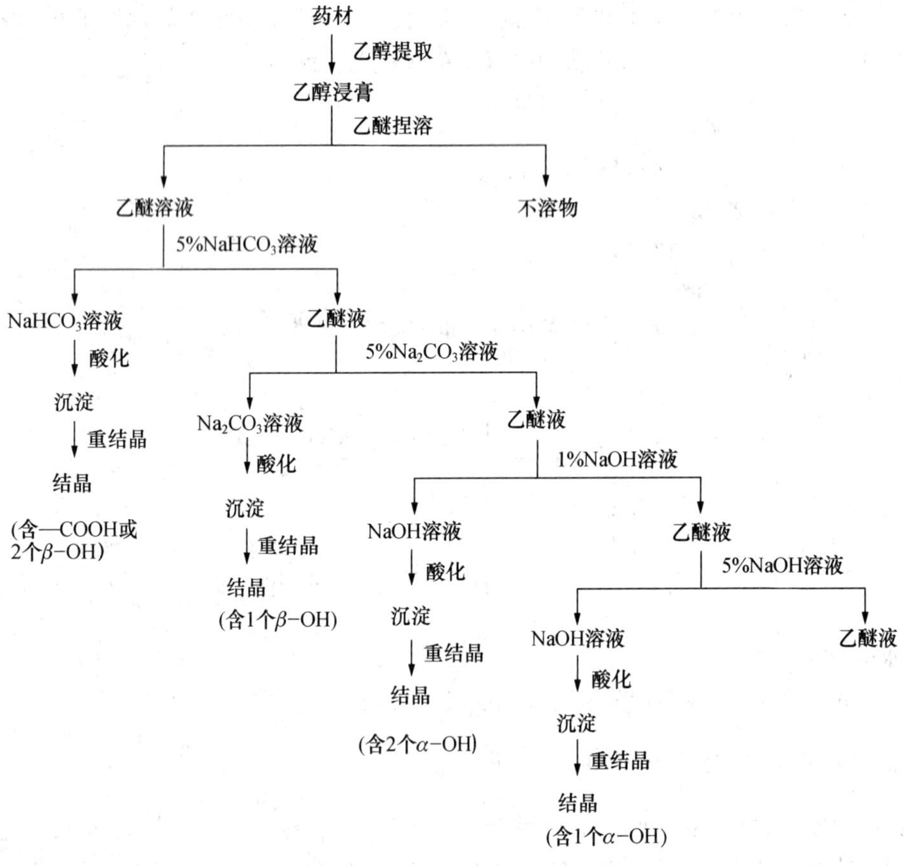


例如，从大黄中提取分离游离羟基蒽醌时，即采用本方法。先用 20％硫酸和氯仿的混合液，水浴回流使蒽醌苷类成分水解，得到游离蒽醌即转入有机溶剂中，然后采用不同 pH 的碱液进行萃取分离，流程如下：

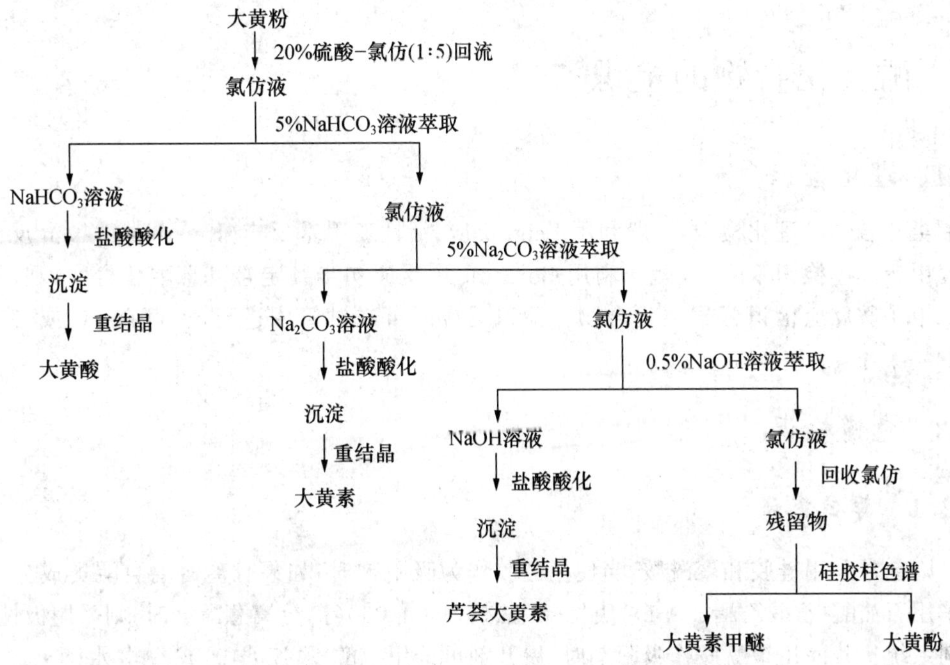


在上述流程中不仅可使用氯仿-硫酸，还可使用苯-硫酸或直接用乙醇、氯仿或苯提取，然后再用 pH 梯度法进一步分离。

2. 色谱法

色谱法是系统分离羟基蒽醌类化合物的常用方法，尤其适合药材中含有一系列结构近似的蒽醌衍生物的情况，常需利用色谱法才能将其最终分离。

在分离时常使用的吸附剂主要是硅胶，一般不用氧化铝，特别是碱性氧化铝，以避免与酸性蒽醌类成分发生化学吸附而难以洗脱。另外，由于羟基蒽醌衍生物含有酚羟基，也可以选用聚酰胺进行分离。

#### 5.3.2.3　蒽醌苷类的分离

蒽醌苷类因分子中含糖，极性较大，为得到较好的分离效果，常采用色谱法。在色谱法分离之前，可先采用溶剂法进行除杂纯化，得到较纯的总蒽醌苷后再进行色谱分离。

1. 溶剂法

一般常用乙酸乙酯、正丁醇等极性较大的有机溶剂，将蒽醌苷类从水溶液中提取出来，使其与水溶性杂质分离。

2. 色谱法

常用硅胶柱色谱。近年来葡聚糖凝胶柱色谱和反相硅胶柱色谱得到普遍应用，使极性较大的蒽醌苷类化合物得到有效分离。

葡聚糖凝胶柱色谱可以分离蒽醌苷类成分，主要依据其分子大小的不同，例如大黄蒽醌苷类的分离：将大黄的 70％甲醇提取液加到 Sephadex LH-20 凝胶柱上，并用 70％甲醇洗脱，分段收集，依次先后得到二蒽酮苷（番泻苷 B、A、D、C）、蒽醌二葡萄糖苷、蒽醌单糖苷、游离苷元。

# 5.4 醌类化合物的检识

## 5.4.1 理化检识

醌类化合物的理化检识，一般利用 Feigl 反应、活性亚甲基反应（Keisting-Craven 反应）和无色亚甲蓝反应检识苯醌、萘醌。利用 Bornträger 反应初步判定羟基蒽醌化合物；利用对亚硝基二甲苯胺反应检识蒽酮类化合物。检识反应既可在试管中进行，也可在 PC 或 TLC 上进行。

## 5.4.2 色谱检识

### 5.4.2.1 薄层色谱

吸附剂常采用硅胶和聚酰胺，当使用硅胶作为吸附剂时，如果分离游离蒽醌类成分，展开剂多采用石油醚-乙酸乙酯（3∶1）、庚烷-苯-氯仿（1∶1∶1）等；分离蒽醌苷时，则采用极性较大的溶剂系统。若使用聚酰胺作吸附剂时，展开剂可选用甲醇-水（7∶10）或乙醇-水（8∶10）等。

游离蒽醌类及其苷在可见光下多显黄色，在紫外光下则显黄棕、红、橙色等荧光，经薄层展开后，若用氨熏或以 10%氢氧化钾甲醇溶液、3%氢氧化钠溶液喷雾显色，斑点颜色会加深或变色。亦可用 0.5%醋酸镁甲醇溶液，喷后 90℃加温 5 min，再观察斑点颜色变化。

### 5.4.2.2 纸色谱

羟基蒽醌类的纸色谱中，常用展开剂为氯仿∶乙醚（1∶1）、苯∶乙酸乙酯（5∶1）等，常将该展开剂先用水进行饱和后再使用。蒽醌苷类极性较大，可使用苯-丙酮-水（4∶1∶2）、苯-吡啶-水（5∶1∶10）、氯仿-甲醇-水（2∶1∶1 下层）等作为展开剂。

显色剂一般用 0.5%醋酸镁甲醇液，也可用 1%～2%氢氧化钠或氢氧化钾溶液喷雾，显色后观察斑点颜色。

# 5.5 醌类化合物的结构研究

醌类化合物的结构测定，通常是先使用理化检识，初步判断为醌类化合物之后，再进行波谱分析，包括 UV、IR、NMR 以及 MS。

## 5.5.1 UV 光谱

### 5.5.1.1 苯醌和萘醌类的紫外光谱特征

醌类化合物由于结构中存在较长的共轭体系，因此在紫外区域均出现较强的紫外吸收。苯醌类的主要吸收峰有三个：①240 nm 左右，强峰；②285 nm 左右，中强峰；③400 nm 左右，弱峰。萘醌类主要有四个吸收峰，峰位与结构的关系大致如下图所示：

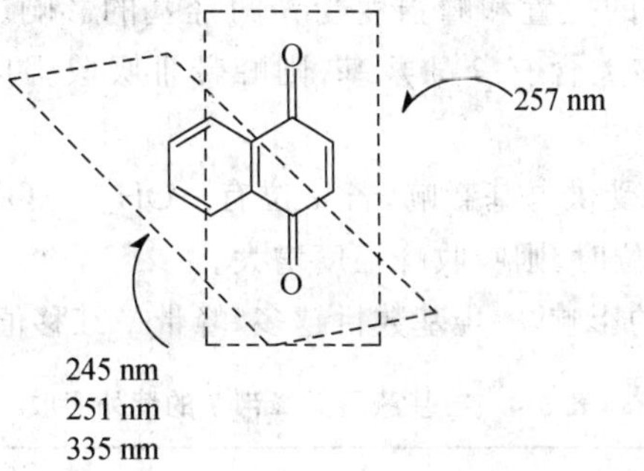


当分子中具有羟基、甲氧基等助色团时,可引起分子中相应的吸收峰红移。

### 5.5.1.2　蒽醌类的紫外光谱特征

蒽醌母核有四个吸收峰,分别由苯样结构(a)及醌样结构(b)引起,如下所示:

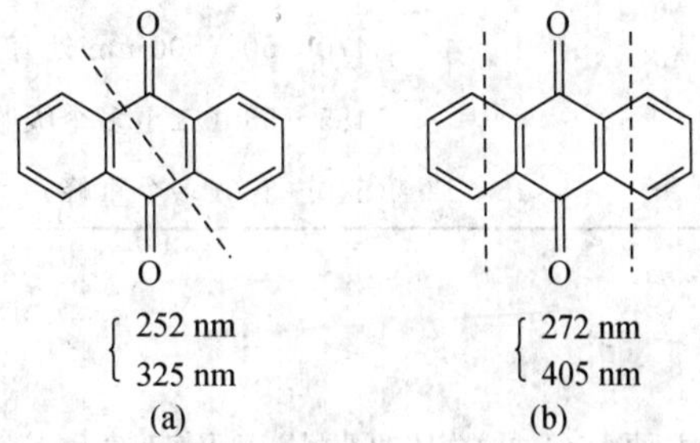


羟基蒽醌衍生物的紫外光谱与蒽醌母核相似,此外,由于羟基的助色效应,多数在 230 nm 附近还出现一强峰,故羟基蒽醌类化合物有五个主要吸收带。

第Ⅰ峰:230 nm 左右

第Ⅱ峰:240～260 nm(由苯样结构引起)

第Ⅲ峰:262～295 nm(由醌样结构引起)

第Ⅳ峰:305～389 nm(由苯样结构引起)

第Ⅴ峰:>400 nm(由醌样结构中的 C═O 引起)

以上各吸收带的具体峰位与吸收强度与蒽醌母核上取代基的性质、数目及取代位置有关。分子中酚羟基数目的增多会导致峰带Ⅰ的最大吸收波长($\lambda_{max}$)红移,但该红移与酚羟基的位置无关。峰带Ⅰ的具体位置与分子中的酚羟基数目之间的关系如表 5-3 所示。

**表 5-3　羟基蒽醌类紫外吸收光谱(第Ⅰ峰)**

| OH 数 | OH 位置 | $\lambda_{max}$/nm |
|---|---|---|
| 1 | 1-;2- | 222.5 |
| 2 | 1,2-;1,4-;1,5- | 225 |
| 3 | 1,2,8-;1,4,8- | }230±2.5 |
|  | 1,2,6-;1,2,7- |  |
| 4 | 1,4,5,8-;1,2,5,8- | 236 |

峰带Ⅲ(262～295 nm)的位置和峰强度受β-酚羟基的影响。β-酚羟基可使带Ⅲ红移，且吸收强度增加。如蒽醌母核上含有β-酚羟基，则峰带Ⅲ吸收强度 lgε 均在 4.1 以上，若低于 4.1，表示无β-酚羟基。

峰带Ⅳ(305～389 nm)受供电基影响，若α位有$—CH_3$、—OH、$—OCH_3$时，峰位红移，强度降低，而当取代基处于β位时，则吸收峰强度增大。

峰带Ⅴ主要受α-羟基的影响，α-羟基数目越多，峰带Ⅴ红移值也越大，如表 5-4 所示。

**表 5-4 羟基蒽醌类峰带Ⅴ的紫外吸收**

| α-羟基数 | | $\lambda_{max}$/nm(lgε) |
|---|---|---|
| 无 | | 356～362.5(3.30～3.88) |
| 1 | | 400～420 |
| 2 | 1,5-二羟基 | 418～440(二个峰) |
| | 1,8-二羟基 | 430～450 |
| | 1,4-二羟基 | 470～500(500 nm 处有一肩峰) |
| 3 | | 485～530(二至多个吸收) |
| 4 | | 540～560(多个重峰) |

## 5.5.2 IR 光谱

醌类化合物红外光谱的主要特征是羰基吸收峰以及双键和苯环的吸收峰。羟基蒽醌类化合物在红外区域有$\nu_{C=O}$(1 675～1 653 $cm^{-1}$)、$\nu_{OH}$(3 600～3 130 $cm^{-1}$)以及ν芳环(1 600～1 480 $cm^{-1}$)的吸收。其中$\nu_{C=O}$吸收峰位受到分子中α-酚羟基的数目及位置影响，具有较强相关性，可用于推测结构中α-酚羟基的取代情况。

当蒽醌母核上无取代基时，因两个C=O的化学环境相同，只出现一个C=O吸收峰，位于 1 678～1 653 $cm^{-1}$。当芳环引入一个α-羟基时，出现两个C=O吸收峰，其中一个是游离C=O峰，其吸收变化较小，另一个则是C=O缔合峰，其吸收明显降低。当芳环上α-羟基数目增多及位置不同时，两个C=O的吸收峰位也会随之改变。其影响如表 5-5 所示。

**表 5-5 α-羟基的数目及位置对$\nu_{C=O}$吸收的影响** $cm^{-1}$

| α-OH | 蒽醌类型 | 游离 C=O 频率 | 缔合 C=O 频率 | $\Delta\nu_{C=O}$ |
|---|---|---|---|---|
| 0 | 无α-羟基 | 1 678～1 653 | — | — |
| 1 | 1-羟基 | 1 675～1 647 | 1 637～1 621 | 24～38 |
| 2 | 1,4-或 1,5-二羟基 | — | 1 645～1 608 | — |
| 2 | 1,8-二羟基 | 1 678～1 661 | 1 626～1 616 | 40～57 |
| 3 | 1,4,5-三羟基 | — | 1 616～1 592 | — |
| 4 | 1,4,5,8-四羟基 | — | 1 592～1 572 | — |

羟基蒽醌的羟基伸缩振动的谱带，随取代位置不同而有很大变化。α-羟基因与相邻的羰基缔合，其吸收频率会移至 3 150 $cm^{-1}$ 以下。β-羟基振动频率较α-羟基高得多，通常在

3 600～3 150 $cm^{-1}$ 区间。

## 5.5.3　$^{1}$H-NMR 谱

### 5.5.3.1　醌环上的质子

只有苯醌及萘醌在醌环有质子，在无取代时化学位移分别为 6.72 ppm(s)(*p*-苯醌)及 6.95 ppm(s)(1,4-萘醌)。当醌环上有供电取代基时，醌环上的其他质子移向高场。反之，若连有吸电子基，则移向低场。

### 5.5.3.2　芳环质子

醌类化合物中，具有芳氢信号的只有萘醌(最多 4 个)及蒽醌(最多 8 个)，可将其分为 $\alpha$-H 及 $\beta$-H 两类。其中 $\alpha$-H 处于羰基的负屏蔽区，受其影响较大，芳氢信号出现在较低场，化学位移值较大；$\beta$-H 受羰基的影响较小，化学位移值较小。例如 1,4-萘醌的芳氢信号分别在 $\delta$8.06 ppm($\alpha$-H)左右及 $\delta$7.73 ppm($\beta$-H)左右，蒽醌的芳氢信号出现在 $\delta$8.07 ppm($\alpha$-H)左右及 $\delta$7.67 ppm($\beta$-H)左右。若有取代基时，则峰位置及峰形都会改变。

### 5.5.3.3　取代基质子的化学位移及对芳环质子的影响

蒽醌衍生物中常见取代基有—$CH_3$、—$OCH_3$、—$CH_2OH$、酚羟基和羧基等，它们的化学位移值变化及对周围芳氢的影响如下：

①甲基：蒽醌核上—$CH_3$ 质子的化学位移为 $\delta$ 2.1～2.9 ppm，呈单峰或宽单峰，具体峰位与甲基在母核上的位置($\alpha$ 或 $\beta$)有关，并受其他取代基的影响。例如 1,3,5-三羟基-6-甲基蒽醌中，—$CH_3$ 位于 $C_5$—OH 的邻位，受影响较大，故质子的化学位移较小($\delta$ 2.16 ppm)，而在 1,3,5-三羟基-7-甲基蒽醌中，—$CH_3$ 位于 $C_5$-OH 的间位，受影响较小，故化学位移较大($\delta$2.41 ppm)。

甲基对相邻芳氢的影响：甲基作为供电基，可使相邻芳氢向高场位移约 0.15；使间位向高场位移约 0.10。

②甲氧基：芳环上—$OCH_3$ 化学位移约为 $\delta$4.0～4.5 ppm，呈单峰。甲氧基作为供电基，可使邻位及对位芳氢向高场位移约 0.45 ppm。

③羟甲基(—$CH_2OH$)：与苯环相连的—$CH_2OH$，其—$CH_2$—质子大约在 $\delta$4.6 ppm，一般呈单峰，有时由于和羟基质子偶合而呈现双峰，羟基上的质子一般在 $\delta$4.0～6.0 ppm 左右。羟甲基可使邻位芳氢向高场位移约 0.45 ppm。

④酚羟基及羧基：$\alpha$-酚羟基受 C＝O 影响较大，化学位移出现在很低磁场区，在 $\delta$11～12 ppm，$\beta$-酚羟基化学位移值＜$\delta$11 ppm。—COOH 质子的 $\delta$ 值也在此范围内。但酚羟基作为供电子基可使邻位及对位芳氢向高场移动约 0.45 ppm，而—COOH 则使邻位芳氢向低场移动约 0.8 ppm。

## 5.5.4　$^{13}$C-NMR 谱

$^{13}$C-NMR 已作为一种结构测试的常规技术广泛应用于醌类化合物的结构研究，并且已经积累了一些成熟的经验规律。蒽醌类化合物的$^{13}$C-NMR 谱基本特征如下：

#### 5.5.4.1 1,4-萘醌类化合物的$^{13}$C-NMR 谱

1,4-萘醌母核的$^{13}$C-NMR 化学位移值 δ(ppm)如下所示：

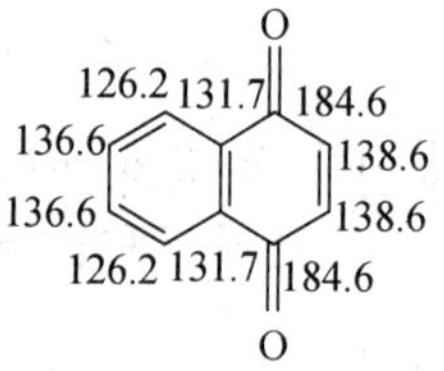

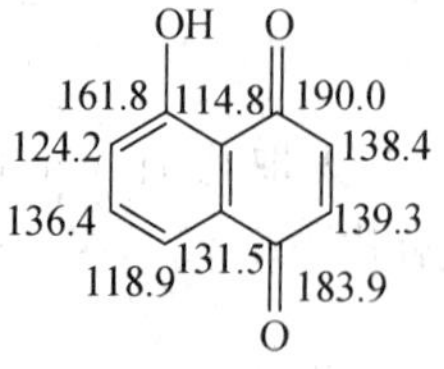

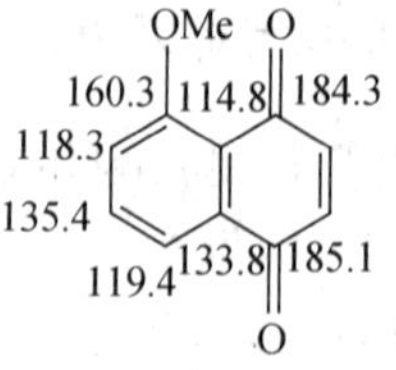


醌环及苯环上有取代基时，则会发生取代位移。

①环上取代基的影响：取代基对醌环碳信号化学位移的影响类似于简单烯烃。例如，$C_3$位有—OH 或—OR 基取代时，则 $C_3$ 向低场位移约 20，而相邻的 $C_2$ 向高场位移约 30。如果 $C_2$ 位有烃基(R)取代时，则 $C_2$ 向低场位移约 10，$C_3$ 向高场位移约 8，且 $C_2$ 向低场位移的幅度随烃基 R 的增大而增加，但 $C_3$ 不受影响。

②苯环上取代基的影响：在 1,4-萘醌中，当 $C_8$ 位有—OH、—OMe 或—OAc 时，因取代基引起的化学位移变化如表 5-6 所示。若取代基增多时，一般还需借助其他波谱技术，如 DEPT 图谱、2D-NMR 图谱及 HMBC 图谱才能得出可靠结论。

**表 5-6 1,4-萘醌的取代基位移(Δδ)** ppm

| 取代基 | 1-C | 2-C | 3-C | 4-C | 5-C | 6-C | 7-C | 8-C | 9-C | 10-C |
|---|---|---|---|---|---|---|---|---|---|---|
| $\delta_{-OH}$ | +5.4 | −0.1 | +0.8 | −0.7 | −7.3 | +2.8 | −9.4 | +35.0 | −16.9 | −0.2 |
| $\delta_{-OMe}$ | −0.6 | −2.3 | +2.4 | +0.4 | −7.9 | +1.2 | −14.3 | +33.7 | −11.4 | +2.7 |
| $\delta_{-OAc}$ | −0.6 | −1.3 | +1.2 | −1.1 | −1.3 | +1.1 | −4.0 | +23.0 | −8.4 | +1.7 |

#### 5.5.4.2 蒽醌类化合物的$^{13}$C-NMR 谱

蒽醌母核及 α-位有一个 OH 或 OMe 时，其$^{13}$C-NMR 化学位移如下所示：

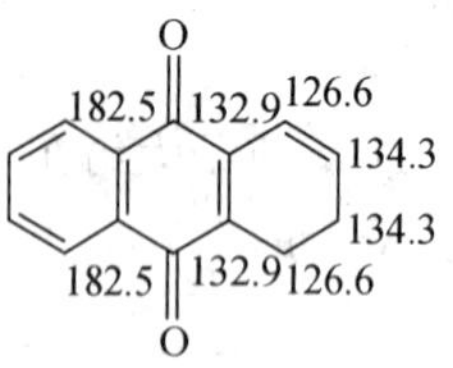

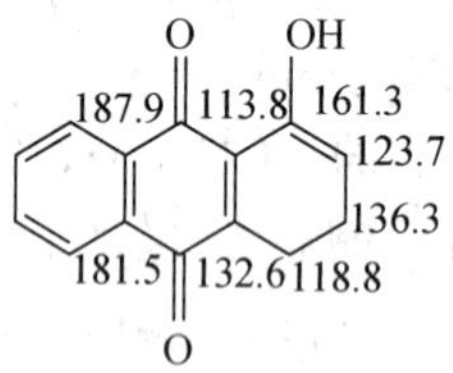

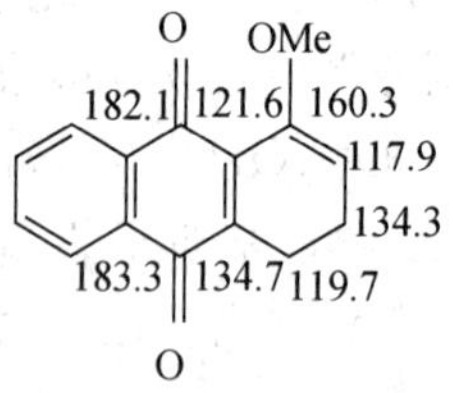


当蒽醌母核每一个苯环上只有一个取代基时，母核各碳信号化学位移值呈规律性的位移，如表 5-7 所示。

**表 5-7 蒽醌$^{13}$C-NMR 谱的取代基位移值(Δδ)** ppm

| C | $C_1$—OH | $C_2$—OH | $C_1$—OMe | $C_2$—OMe | $C_1$—Me | $C_2$—Me | $C_1$—OCOMe | $C_2$—OCOMe |
|---|---|---|---|---|---|---|---|---|
| 1-C | +34.73 | −14.37 | +33.15 | −17.13 | +14.0 | −0.1 | +23.59 | −6.53 |
| 2-C | −0.63 | +28.76 | −16.12 | +30.34 | +4.1 | +10.1 | −4.84 | +20.55 |

续表5-7

| C | $C_1$—OH | $C_2$—OH | $C_1$—OMe | $C_2$—OMe | $C_1$—Me | $C_2$—Me | $C_1$—OCOMe | $C_2$—OCOMe |
|---|---|---|---|---|---|---|---|---|
| 3-C | +2.53 | −12.84 | +0.84 | −12.94 | −1.0 | −1.5 | +0.26 | −6.92 |
| 4-C | −7.80 | +3.18 | −7.44 | +2.47 | −0.6 | −0.1 | −1.11 | +1.82 |
| 5-C | −0.01 | −0.07 | −0.71 | −0.13 | +0.5 | −0.3 | +0.26 | +0.46 |
| 6-C | +0.46 | +0.02 | −0.91 | −0.59 | −0.3 | −1.2 | +0.68 | −0.32 |
| 7-C | −0.06 | −0.49 | +0.10 | −1.10 | +0.2 | −0.3 | −0.25 | −0.48 |
| 8-C | −0.26 | −0.07 | 0.00 | −0.13 | 0.0 | −0.1 | +0.42 | +0.61 |
| 9-C | +5.36 | +0.00 | −0.68 | +0.04 | +2.0 | −0.7 | −0.86 | −0.77 |
| 10-C | −1.04 | −1.50 | +0.26 | −1.30 | 0.0 | −0.3 | −0.37 | −1.13 |
| 10*a*-C | −0.03 | +0.02 | −1.07 | +0.30 | 0.0 | −0.1 | −0.27 | −0.25 |
| 8*a*-C | +0.99 | +0.16 | +2.21 | +0.19 | 0.0 | −0.1 | +2.03 | +0.50 |
| 9*a*-C | −17.09 | +2.17 | −11.96 | +2.14 | +2.0 | −0.2 | −7.89 | +5.37 |
| 4*a*-C | −0.33 | −7.84 | +1.36 | −6.24 | −2.0 | −2.3 | +1.63 | −1.58 |

按照上表取代基位移值进行推算所得的计算值与实验值很接近，误差一般在 0.5 ppm 以内。当两个取代基位于同环时偏差较大，须要作进一步修正。

## 5.5.5 MS

游离醌类化合物的 MS 中，其共同特征是分子离子峰多为基峰，并可见丢失 1～2 分子 CO 的碎片离子峰。苯醌及萘醌易从醌环上脱去 1 个 CH≡CH 碎片，若在醌环上含有羟基，则断裂的同时还伴随有特征的 H 重排。

### 5.5.5.1 对-苯醌的 MS

苯醌母核的主要开裂过程如下图所示：

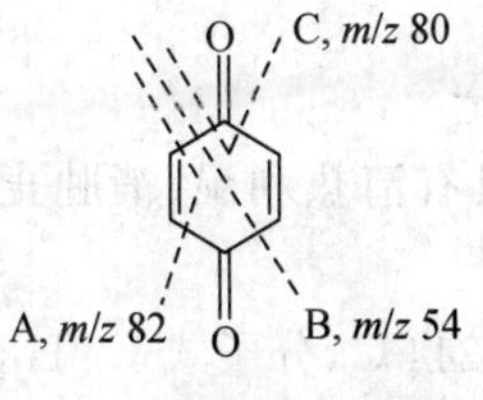


无取代的苯醌通过 A、B、C 三种开裂方式，分别得到 $m/z$82、80 及 54 三种碎片离子。无取代的苯醌也能连续脱去 2 分子的 CO 出现 $m/z$52 碎片离子(环丁烯离子)。

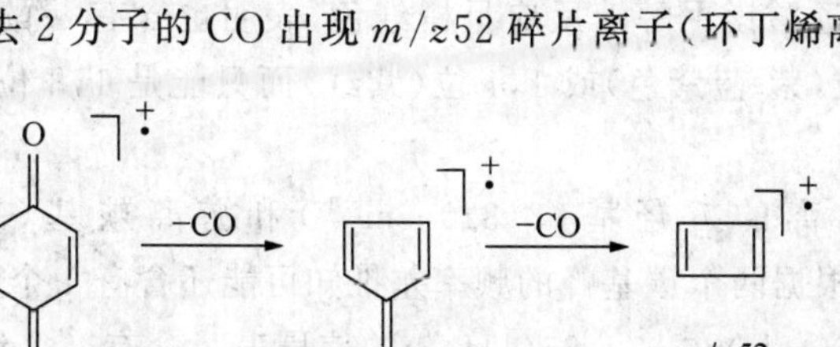

#### 5.5.5.2 1,4-萘醌类化合物的MS

苯环上无取代时,将出现 $m/z$104 的特征碎片离子及其分解产物 $m/z$76 及 $m/z$50 的离子。若苯环上有取代,则上述各峰将移至较高质荷比处。例如 2,3-二甲基萘醌的开裂方式如下:

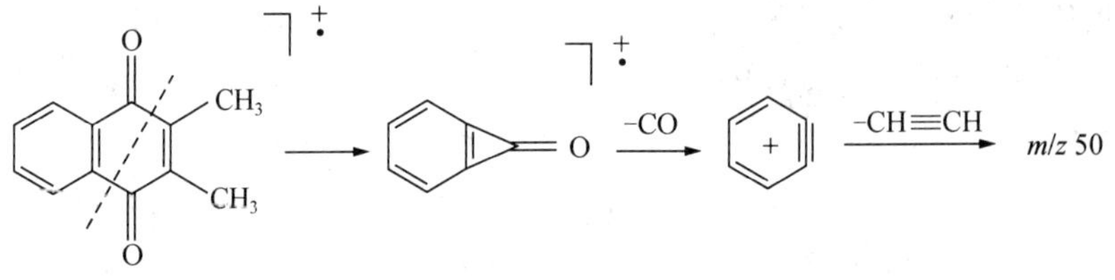


#### 5.5.5.3 蒽醌类化合物的MS

游离蒽醌依次脱去2分子CO,在 $m/z$ 180〔M—CO〕及152〔M—2CO〕处得到丰度很高的离子峰,并出现 $m/z$90 及 $m/z$76 的双电荷离子峰。蒽醌衍生物也会经过同样的开裂方式,得到与之相应的碎片离子峰。

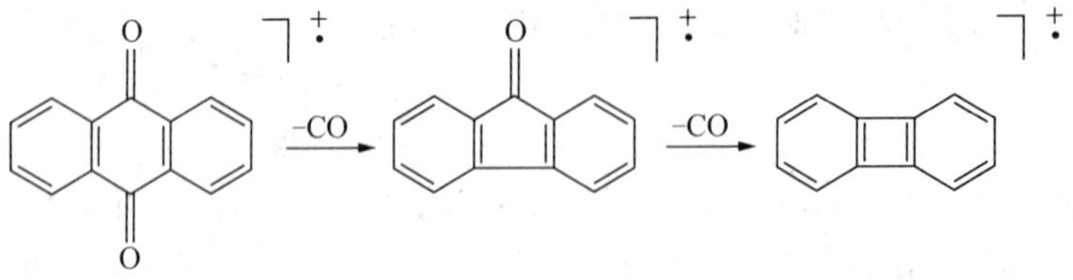


蒽醌苷类化合物具有难挥发性,用电子轰击质谱不易得到分子离子峰,需用场解吸质谱(FD-MS)或快原子轰击质谱(FAB-MS)才能出现准分子离子峰,获得分子量的信息。

### 5.5.6 结构研究举例

黄花中蒽醌类化合物的结构确定

黄花(*Hemerrocallis plicata*)具有清热利湿、消肿止痛的作用,从中分离得到多种蒽醌,其中一种为黄花蒽醌。

黄花蒽醌为黄色结晶,mp243～244℃,分子式 $C_{16}H_{12}O_6$($M^+$ 300)。它在5%氢氧化钠水溶液中呈深红色,提示为蒽醌化合物。该化合物不溶于水,溶于5%碳酸钠水溶液,呈橙红色,表明含有 $\beta$-酚羟基;与乙酸镁甲醇液反应呈橙红色,表明也含有 $\alpha$-酚羟基。从颜色可判断羟基位置不可能是1,2位(紫-蓝紫色)或1,4位(紫红)而只能是1,3位或两个羟基分别位于两个苯环上。

IR光谱显示有游离的 $\beta$-羟基(3 320 $cm^{-1}$)和游离羰基(1 655 $cm^{-1}$)以及缔合(1 634 $cm^{-1}$)羰基,且根据两个羰基峰的频率差推知可能还含有1个 $\alpha$-羟基。

$^1$H-NMR谱(DMSO-$d_6$)在 $\delta$12.85(1H,s)的信号表明含有一个缔合羟基质子,化学位移 $\delta$10.50(1H,s)示含有一个非缔合羟基质子,两者均可用重水交换使峰信号消失。此外 $\delta$3.76

(3H,s)、δ4.55(2H,单 s)处的信号表明含有一个甲氧基和一个羟甲基。δ ppm 7.22(1H,d,$J$=8 Hz)、7.55(1H,d,$J$=8 Hz)、7.61(1H,m)归属为 3 个芳氢信号,证明它们是 3 个相邻芳氢。δ8.15(1H,s)应为另一苯环上的孤立芳香质子,从其化学位移值分析它应靠近羰基,且其邻位不太可能连接甲氧基或羟基,可能连接羟甲基。IR 光谱在 840、860 $cm^{-1}$ 处的吸收峰也提示有孤立芳氢的存在。

黄花蒽醌的乙酰化物的$^1$H-NMR 谱($CDCl_3$)表明有 3 个乙酰基:δ ppm 2.10、2.36、2.43(各 3H,s),且 4.55 信号明显向低场移动至 5.18,所以,4.55 的信号应为—$CH_2OH$ 上亚甲基的信号,而它的 OH 信号在 DMSO-$d_6$ 中不易查出。

综合上述实验结果和波谱数据,可知黄花蒽醌中应含有 3 个羟基,其中一个是羟甲基。α,β-羟基位置应为 2,5 或 2,8 位。从生源角度考虑,后者可能性更大,为进一步证实各基团的位置,用已知品 2,8-二羟基-1-甲氧基-3-甲基-9,10 蒽醌作了下列合成试验:

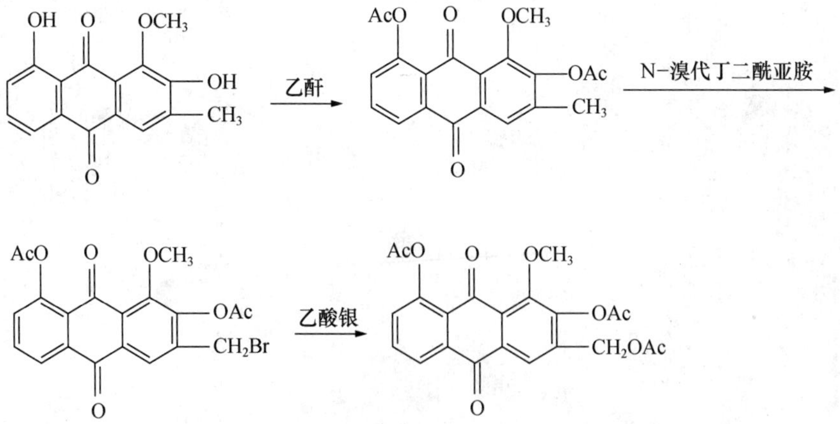


合成产物与黄花蒽醌三乙酰化物的薄层色谱 $R_f$ 值、IR 光谱完全一致,混合熔点也不下降,所以证明黄花蒽醌的结构应是 2,8-二羟基-1-甲氧基-3-羟甲基-9,10-蒽醌。进一步研究黄花蒽醌的$^{13}$C-NMR,应用质子噪声去偶和偏共振去偶技术,确定了各碳原子的归属如表 5-8 所示。

表 5-8　黄花蒽醌的$^{13}$C-NMR　ppm

| C | 化学位移 | C | 化学位移 |
|---|---|---|---|
| 1 | 148.76 s | 9 | 185.13 s |
| 2 | 141.15 s | 10 | 177.76 s |
| 3 | 129.54 s | 11 | 134.19 s |
| 4 | 120.31 d | 12 | 121.10 s |
| 5 | 118.74 d | 13 | 113.30 s |
| 6 | 132.24 d | 14 | 134.19 s |
| 7 | 115.00 d | $-OCH_3$ | 54.65 s |
| 8 | 158.16 s | $-CH_2OH$ | 58.03 s |

## 参考文献

[1]窦德强.中药化学.长沙:湖南科学技术出版社,2012.
[2]匡海学.中药化学.2版.北京:中国中医药出版社,2011.
[3]杨宏建.天然药物化学.郑州:河南科学技术出版社,2007.
[4]丁林生.中药化学.南京:东南大学出版社,2005.
[5]王夔.中药研究现代方法学.北京:化学工业出版社,2004.

# 第 6 章　黄酮类化合物

**教学目的和要求：**

1. 掌握黄酮类化合物的基本母核、结构类型与分类。
2. 掌握黄酮类化合物的颜色、溶解性的特征与结构之间的关系。
3. 掌握黄酮类化合物的酸碱性、显色反应与结构之间的关系。
4. 掌握黄酮类化合物的提取分离方法。
5. 了解黄酮类化合物的结构研究方法。
6. 了解山楂中主要黄酮类化合物的结构特点。

黄酮类化合物(flavonoids)是自然界中广泛分布的一类天然产物，几乎每种植物都含有此类成分，它是药用植物中的主要活性成分之一。

黄酮类化合物的基本母核为 2-苯基色原酮(2-phenylchromone)，其上常含有羟基、甲氧基、异戊烯基等取代基。由于这些助色团的存在，使得该类化合物多呈黄色，故因此而得名。同时，黄酮类化合物分子中又多具有碱性氧原子，能与强酸成盐而表现出弱碱性，因此过去也曾将其称为黄碱素类化合物。目前黄酮类化合物的定义是指凡由两个苯环(A 环与 B 环)通过三碳链相互连接而成的一系列化合物，其基本骨架为 $C_6—C_3—C_6$。

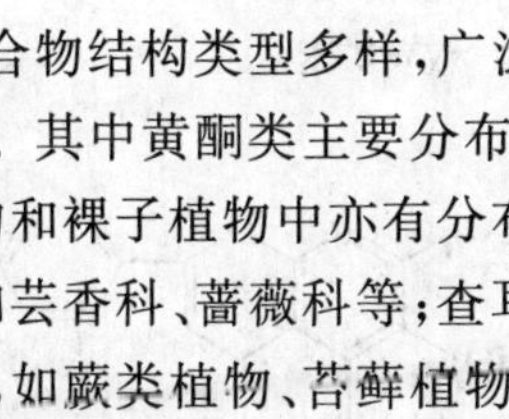


2-苯基色原酮

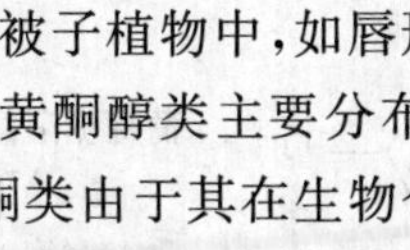

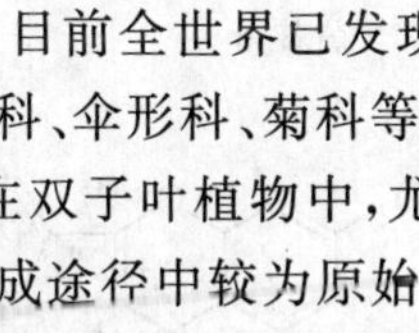


$C_6—C_3—C_6$

黄酮类化合物结构类型多样，广泛分布于高等植物中。目前全世界已发现了 6 000 多种黄酮类化合物。其中黄酮类主要分布在被子植物中，如唇形科、伞形科、菊科等植物中，在苔藓植物、蕨类植物和裸子植物中亦有分布；黄酮醇类主要分布在双子叶植物中，尤其是木本植物的花和叶中，如芸香科、蔷薇科等；查耳酮类由于其在生物合成途径中较为原始，主要分布在一些原始类群中，如蕨类植物、苔藓植物，在玄参科、菊科等植物中亦有分布；异黄酮类则以豆科、鸢尾科、桑科等植物中分布较多；二氢黄酮类主要分布在姜科、杜鹃花科、菊科、蔷薇科等植物中；二氢黄酮醇类较普遍地分布在双子叶植物中，特别是豆科植物中；双黄酮类则主要分布于裸子植物中，此外在苔藓植物、蕨类植物中亦有发现。黄酮类化合物在植物体内因其存在部位不同而存在形式各异。在植物的木质部大多以苷元形式存在，而在植物的花、果、叶中则多以与糖结合成苷的形式而存在。

黄酮类化合物作为药用植物的有效成分之一，在临床上已被证明具有多种生理活性。如镇痛、抗菌、抗炎、抗氧化、抗过敏、抗肿瘤、抗艾滋病等，尤其是在防止心血管系统疾病方面发挥着重要的作用。如银杏叶黄酮具有良好的镇痛、抗凝血、降压等作用，并能够有效治疗各种类型的老年痴呆症；黄蜀葵花总黄酮具有抗脂质过氧化、减少自由基生成的功效，对心肌损伤具有一定的保护作用；甘草总黄酮、苦参总黄酮、沙棘总黄酮和黄芩茎叶总黄酮等具有显著的抗心律失常作用；山楂叶黄酮能抑制血小板聚集，具有抗血栓形成、抗心肌梗塞、强心等作用，并可调节脂质代谢。由于黄酮类化合物的活性谱非常广泛，种类繁多且毒性较低，因此是目前新药开发研究中一个非常重要的资源，具有广阔的开发应用前景。

## 6.1 黄酮类化合物的结构与分类

根据黄酮类化合物中B环的连接位置、C环氧化程度以及C环是否成环等特点，可将黄酮类化合物分为以下几类。

### 6.1.1 黄酮类(flavones)

即2-苯基色原酮类。此类化合物数量最多，在被子植物中分布较为普遍。天然黄酮常在$C_5$、$C_7$、$C_{4'}$位上连有羟基，如芫花中含有的芹菜素(apigenin)、金银花中含有的木犀草素(luteolin)以及黄芩中含有的黄芩素(baicalein)和汉黄芩素(wogonin)等均属于此类化合物。天然黄酮苷中所含有的糖常连接在黄酮苷元的$C_7$位上，如车前草中含有的高车前苷(homoplantagin)、黄芩中含有的黄芩苷(baicalin)。

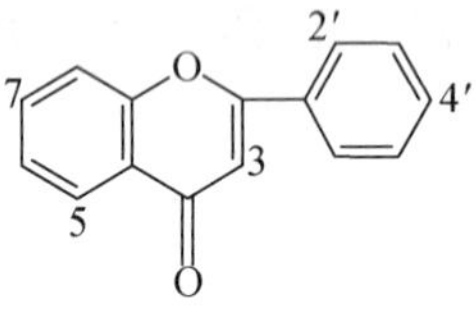

黄酮

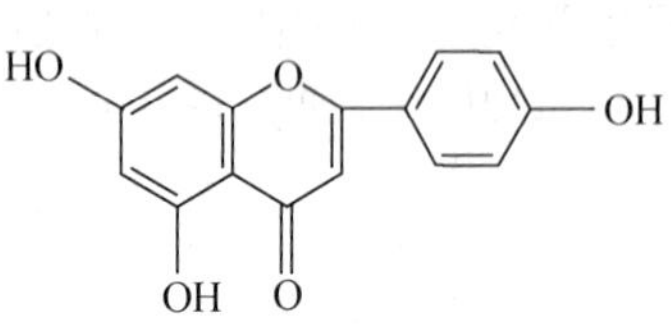

芹菜素

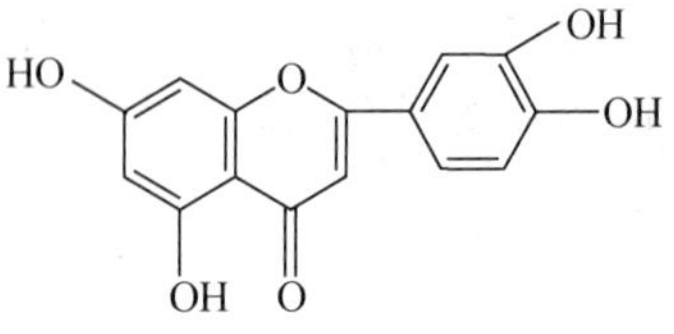

木犀草素

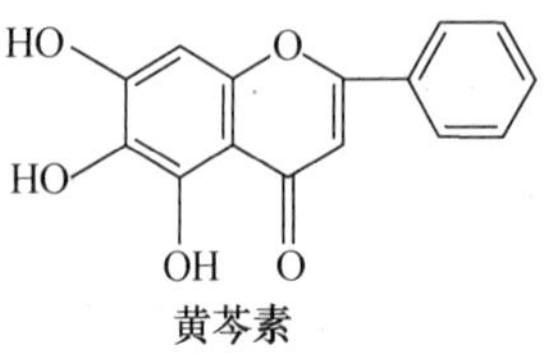

黄芩素

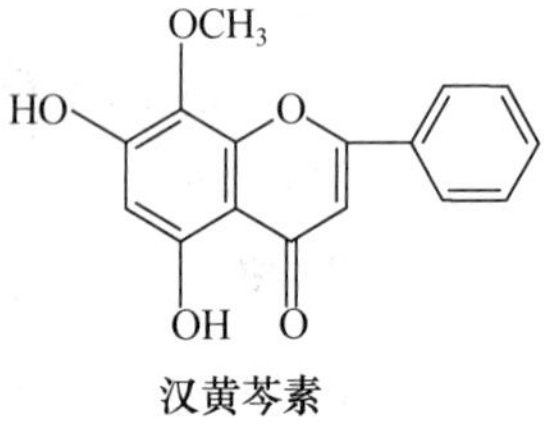

汉黄芩素

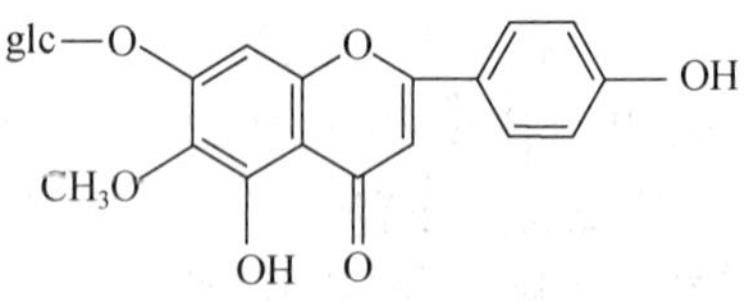

高车前苷

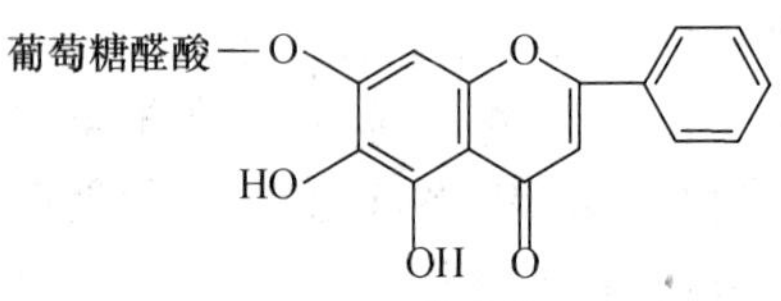

黄芩苷

### 6.1.2 黄酮醇类(flavonol)

黄酮醇类的结构与黄酮类相似，二者的区别在于黄酮醇类在黄酮基本母核的$C_3$位上连有羟基，而黄酮类 $C_3$ 位上无含氧基团取代。如银杏叶中含有的山柰酚(kaemferol)和槲皮素(quercetin)在植物界中分布广泛，具有显著的抗自由基、抑制癌细胞生成和对抗致癌促癌因子的作用。此类化合物多通过 $C_3$ 位上的羟基结合糖类来形成黄酮醇苷，如槐米中含有的芦丁(rutin)、西洋参叶中含有的人参黄酮苷(panasenoside)等。也有在 $C_7$ 位上结合糖的，如从柴胡地上部分分离得到的山柰酚-7-O-鼠李糖苷(kaempferol-7-rhamonse)。

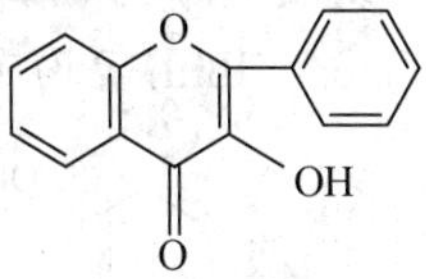


黄酮醇

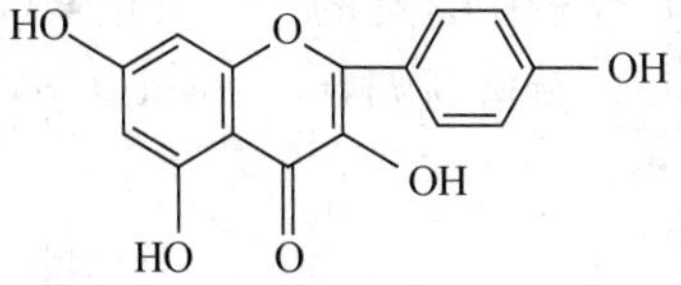


山柰酚

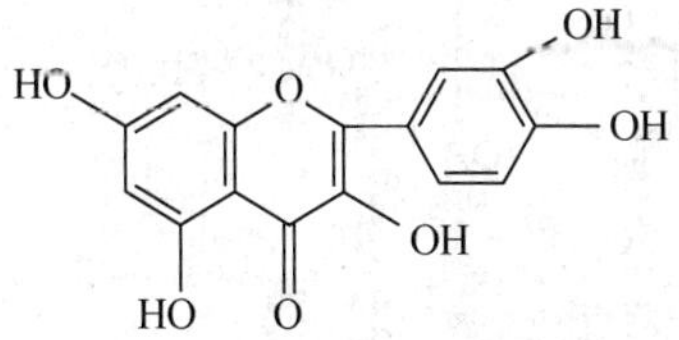


槲皮素

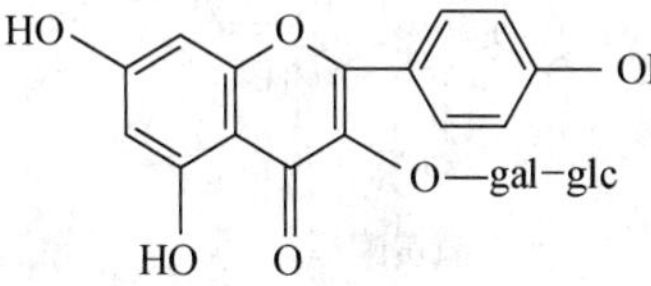


芦丁

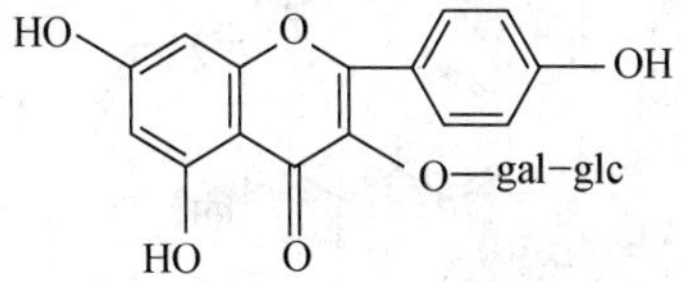


人参黄酮苷

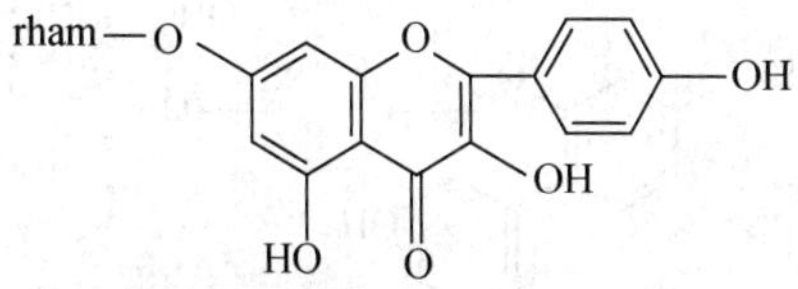


山柰酚-7-鼠李糖苷

## 6.1.3　二氢黄酮类(flavanones)

二氢黄酮类又称黄烷酮类化合物。该类化合物与黄酮类相比，其结构特点是 C 环 $C_2$—$C_3$ 位上的双键饱和。二氢黄酮类化合物常与其相应的黄酮类共存于植物体内。如甘草中含有的甘草苷元(liquiritigenin)和甘草苷(liquiritin)、陈皮中含有的陈皮苷(hesperidin)和川陈皮素(nobiletin)等均属于此类。

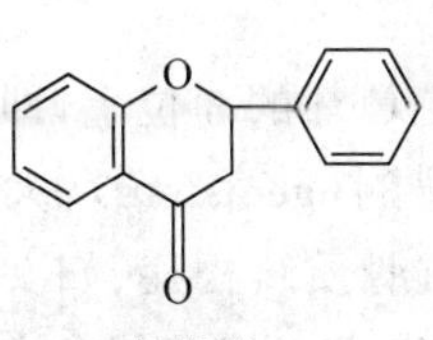


二氢黄酮

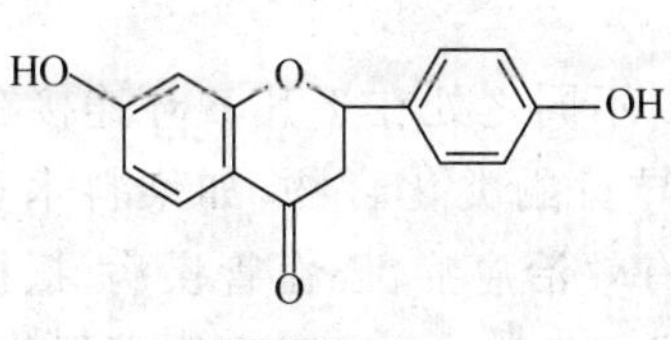


甘草苷元

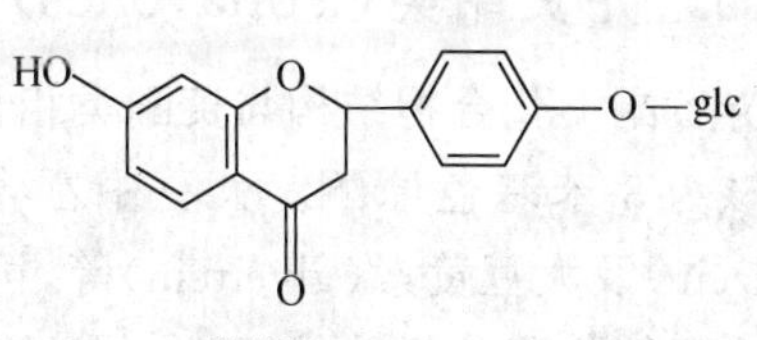


甘草苷

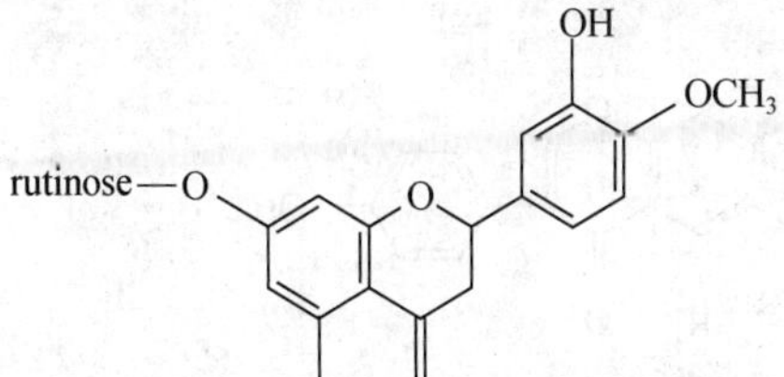


陈皮苷

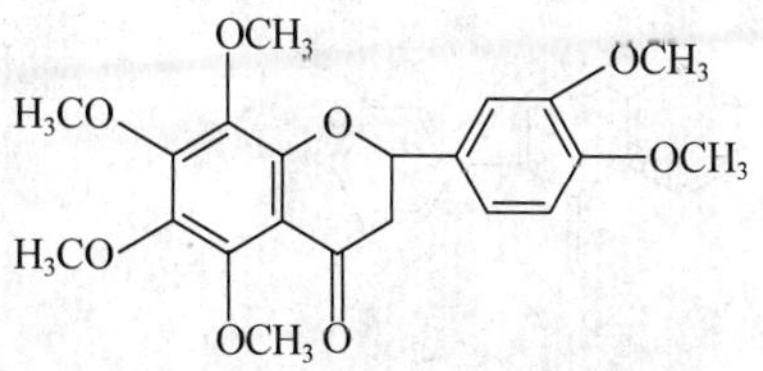


川陈皮素

### 6.1.4 二氢黄酮醇类(flavanonols)

二氢黄酮醇类又称黄烷酮醇类。与黄酮醇类相比,二氢黄酮醇类化合物的结构特点是C环 $C_2$—$C_3$ 位上的双键饱和。如从水飞蓟种子中分离得到的水飞蓟素(silybin)具有很强的保肝作用,临床上用以治疗急、慢性肝炎,肝硬化等疾病。此外,满山红叶中的含有二氢槲皮素(dihydroquercetin)、桑枝中含有的二氢桑色素(dihydromorin)以及从中药土茯苓中分离得到的落新妇苷(astilbin)、新落新妇苷(neoastilbin)、异落新妇苷(isoastilbin)等均属于此类。

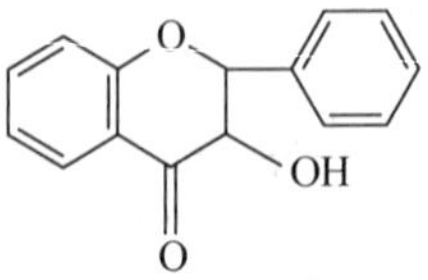

二氢黄酮醇

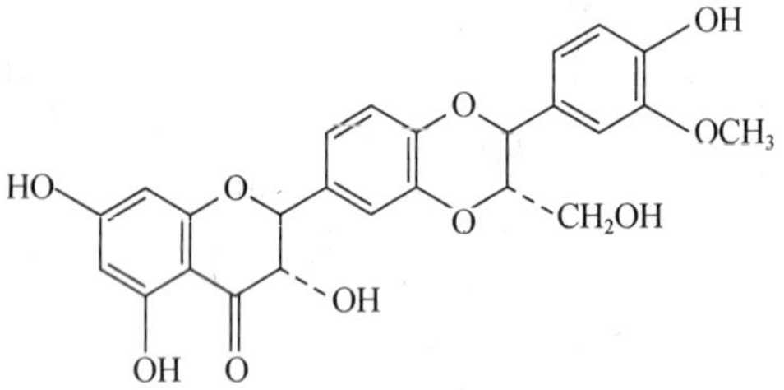

水飞蓟素

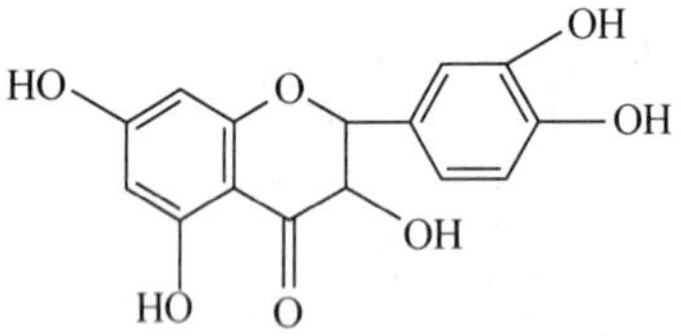

二氢槲皮素

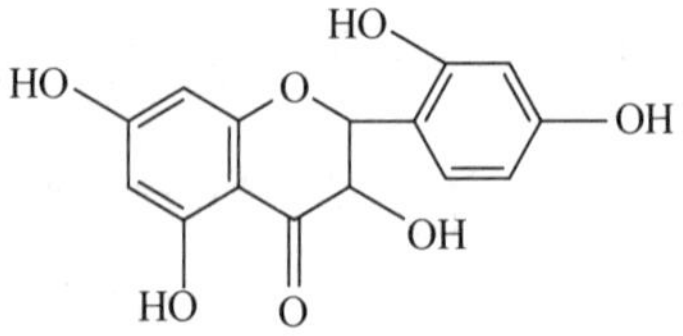

二氢桑色素

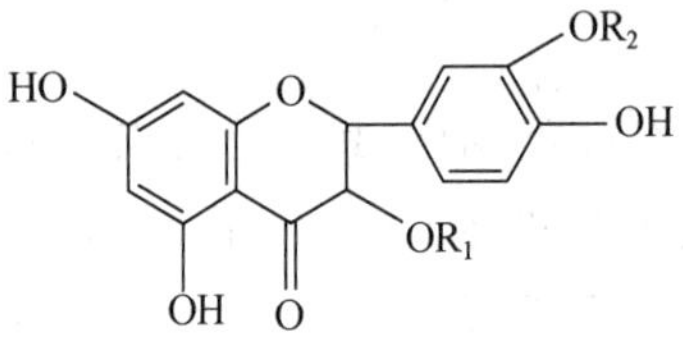

落新妇苷 (2R, 3R) $R_1$=rha, $R_2$=H

新落新妇苷 (2S, 3S) $R_1$=rha, $R_2$=H

异落新妇苷 (2R, 3S) $R_1$=rha, $R_2$=H

### 6.1.5 异黄酮类(isoflavones)

异黄酮类化合物结构与黄酮类相似,不同之处在于其B环连接在C环的3位上,即其基本母核为3-苯基色原酮。大豆中富含异黄酮类化合物,如染料木黄酮(genistein)、大豆素(daidzein)及大豆黄素(glycitein)等,可有效治癌症、心血管疾病,抵抗骨质疏松症、妇女更年期综合征等疾病。此外,射干中含有的鸢尾苷(tectoridin)和野鸢尾苷(iridin)以及苦参中含有的芒柄花黄素(formononetin)等均亦属于此类。

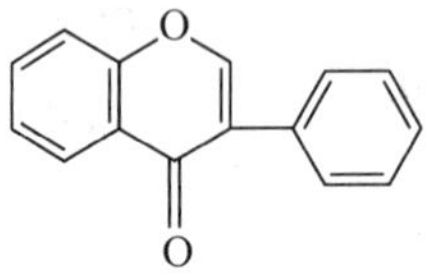

异黄酮

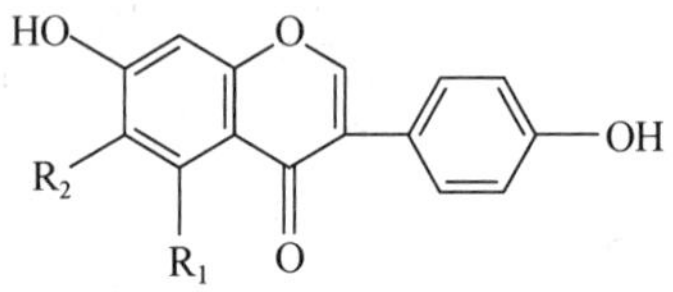

大豆素 $R_1$=H $R_2$=H

大豆黄素 $R_1$=H $R_2$=$OCH_3$

染料木黄酮 $R_1$=OH $R_2$=H

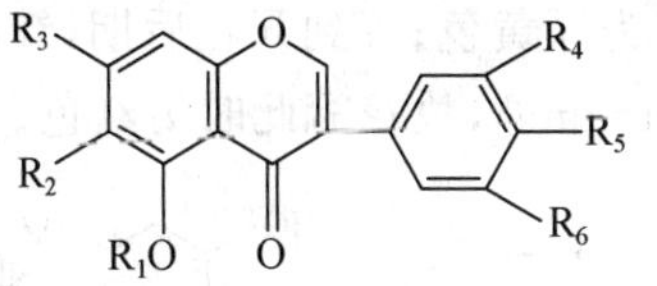


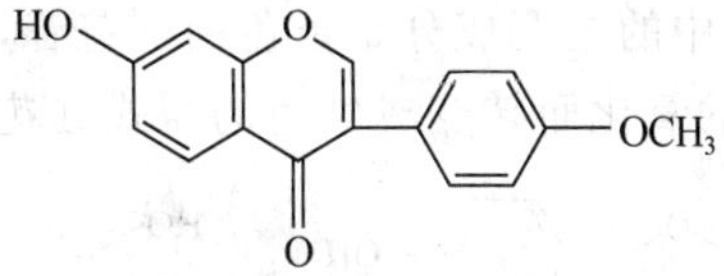


鸢尾苷　$R_1=R_4=R_6=H$，$R_2=OCH_3$，$R_3=O-glc$，$R_5=OH$　　芒柄花黄素

野鸢尾苷　$R_1=H$，$R_2=R_4=R_5=R_6=OCH_3$，$R_3=O-glc$

## 6.1.6　二氢异黄酮类(isoflavanones)

二氢异黄酮类又称异黄烷酮。此类化合物可看作是异黄酮类 $C_2—C_3$ 双键被氢化的一类化合物。如广豆根中含有的紫檀素(pterocarpin)就属于二氢异黄酮的衍生物，具有抗癌、抗霉菌活性。还有鱼藤酮(rotenone)亦属于此类衍生物，它是目前众所周知的植物杀虫剂，可防治一系列害虫。

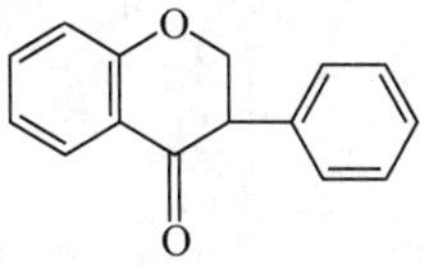

二氢异黄酮

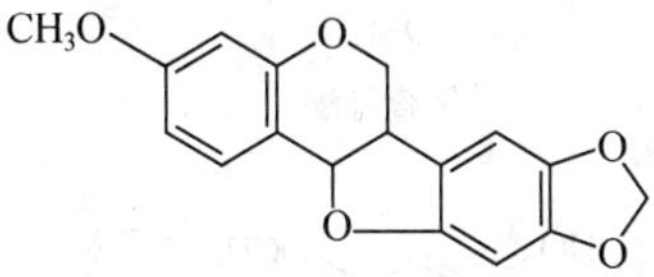


紫檀素

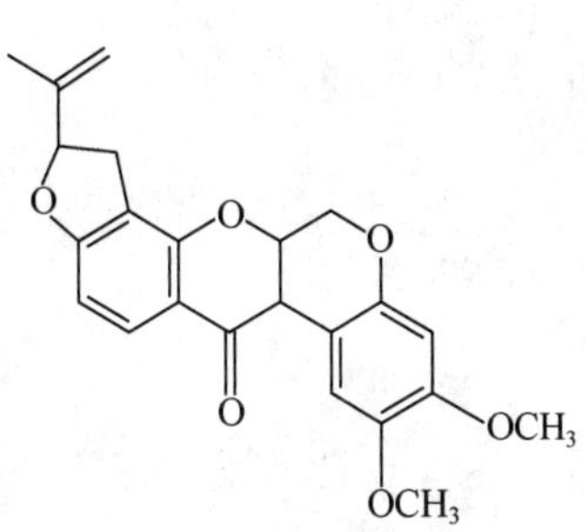


鱼藤酮

## 6.1.7　查耳酮类(chalcones)

查耳酮类化合物的主要结构特点是 C 环未成环，且其定位也与其他黄酮类化合物不同。此类化合物可看作是二氢黄酮在碱性条件下 C 环开环的产物，两者互为同分异构体，常在植物体内共存。同时两者的转变还伴随着颜色的变化。如甘草中含有的异甘草苷元(iso-liquiritigenin)和新异甘草苷(neo-isoliquiritin)。

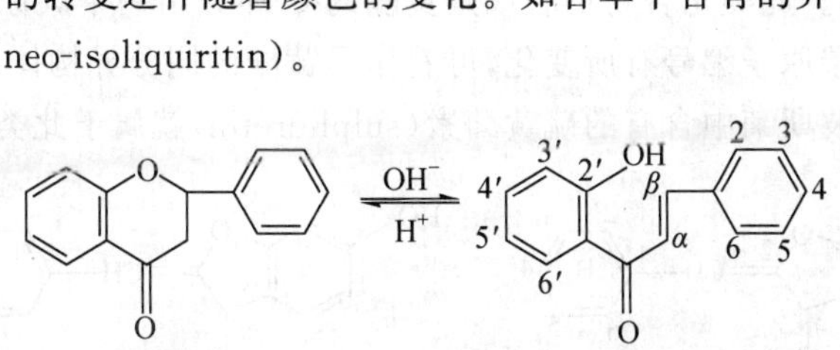


二氢黄酮　　2′-羟基查耳酮

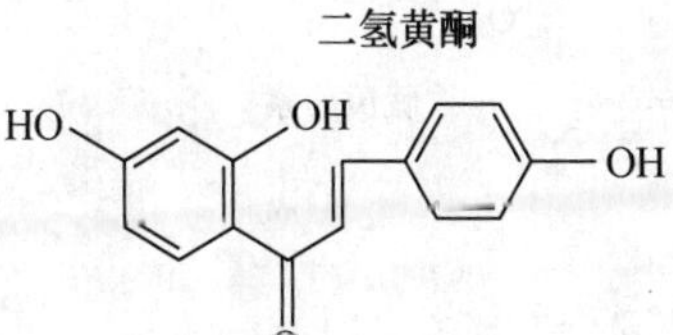


异甘草苷元

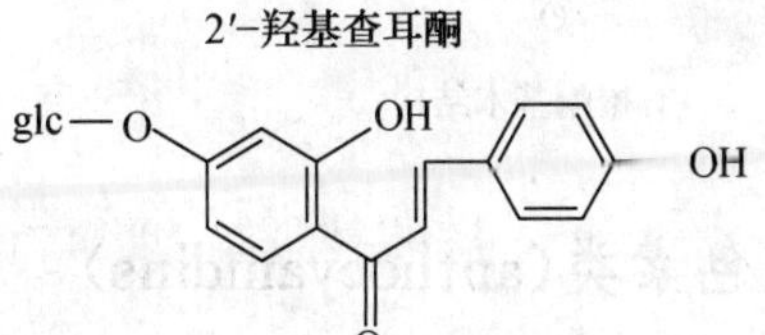


新异甘草苷

中药红花中含有的红花苷(carthamin)也属于查耳酮类化合物。红花在开花初期时，花中的主要成分是无色的新红花苷(neocarthamin)及微量的红花苷，故花冠呈现出淡黄色；到了开

花中期，花中的主要成分是黄色的红花苷，故花冠转为深黄色；等到开花后期，红花苷受植物体中氧化酶的氧化而转变成红色的醌式红花苷(carthamone)，故花冠此时为红色。

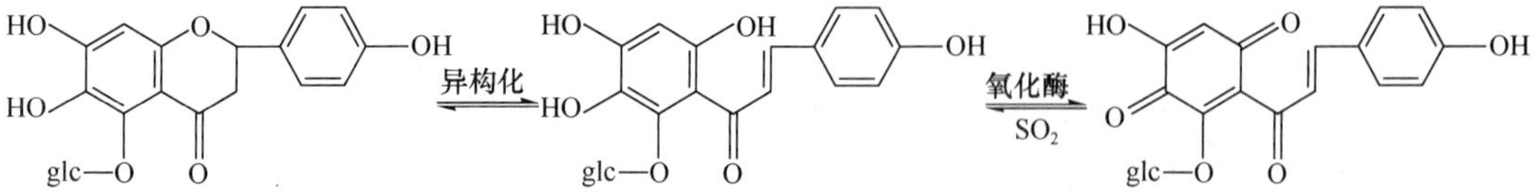


新红花苷(无色)　　红花苷(黄色)　　醌式红花苷(红色)

## 6.1.8　二氢查耳酮类(dihydrochalcones)

此类化合物在植物界中分布极少。其结构特点是在查耳酮结构中的 $\alpha$、$\beta$ 位双键氢化而成。如苦参中含有的次苦参醇素(kuraridinol)。

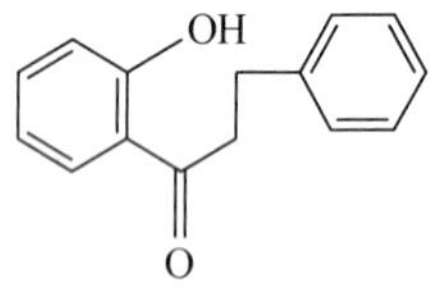

二氢查耳酮

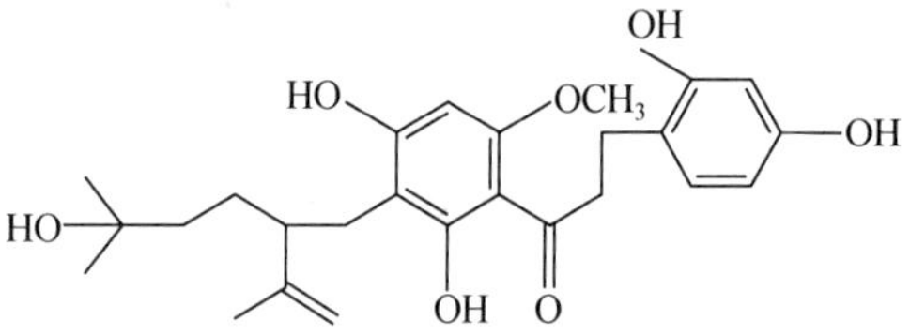

次苦参醇素

## 6.1.9　橙酮类(aurones)

橙酮类又名噢哢。此类化合物可看成是黄酮的 C 环分出一个碳原子变成含氧五元环，其余部位不变，但母核碳原子编号有所变化，可看作是黄酮的同分异构体。此类化合物在自然界中分布较少，如黄花波斯菊中含有的硫黄菊素(sulphuretin)就属于此类。

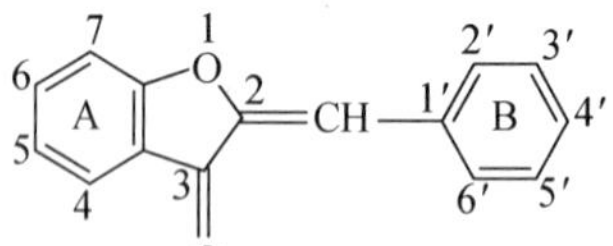

橙酮基本结构

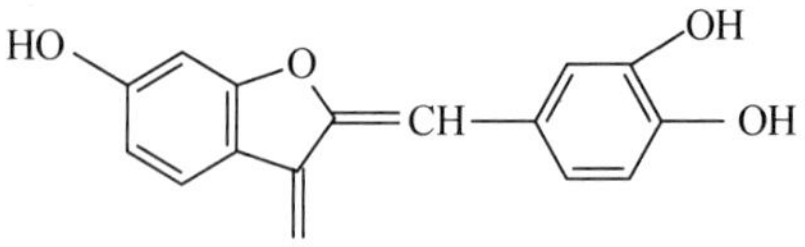

硫黄菊素

## 6.1.10　花色素类(anthocyanidins)

花色素类是一类以离子形式广泛存在于植物的花、果、叶、茎等部位的化合物，它是使植物呈现出缤纷多彩颜色的主要组成成分。该类化合物分子中具有 2-苯基色原烯结构。由于其多以苷的形式而存在，故又称之为花色苷。如矢车菊素(cyanidin)、飞燕草素(delphinidin)、天竺葵素(pelargonidin)等均属于此类。

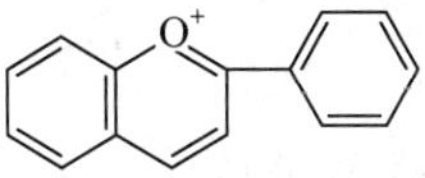

2-苯基色原烯

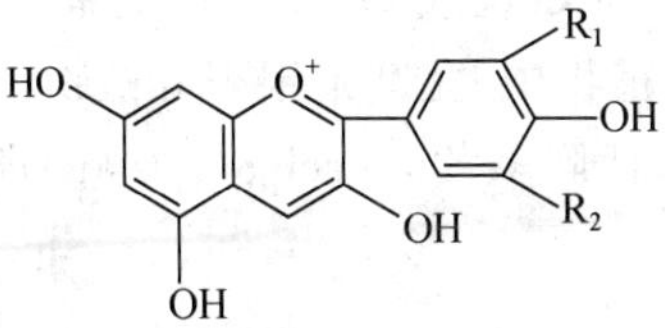

飞燕草素 $R_1=R_2=OH$

矢车菊素 $R_1=OH$ $R_2=H$

天竺葵素 $R_1=R_2=H$

## 6.1.11　黄烷醇类(flavanols)

黄烷醇类是由二氢黄酮醇类还原而来。根据其 C 环的 $C_3$、$C_4$ 位存在羟基的情况可分为以下两类。

### 6.1.11.1　黄烷-3-醇(flavan-3-ol)

此类化合物在植物界中分布广泛，如中药儿茶中含有的(＋)儿茶素(catechin)和(－)表儿茶素(epicatechin)，具有一定的抗癌活性。

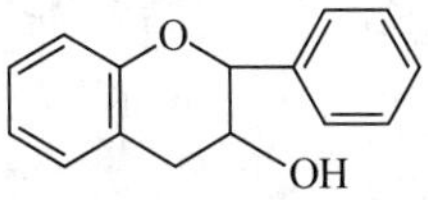

黄烷-3-醇

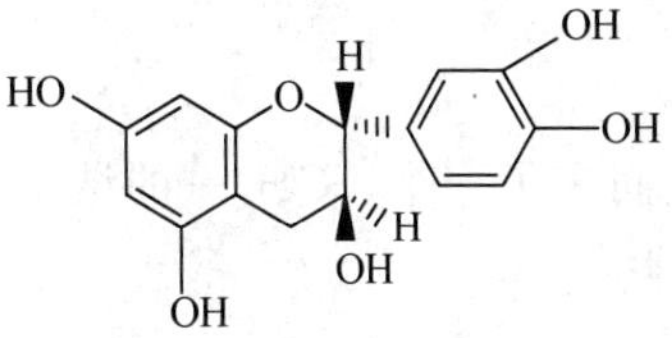

(+)儿茶素。

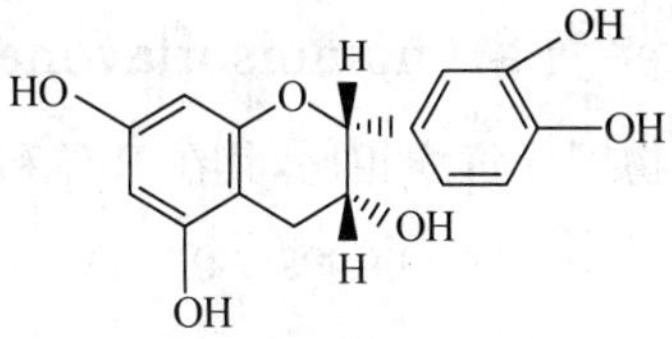

(-)表儿茶素

### 6.1.11.2　黄烷-3,4-二醇类(flavan-3,4-diol)

黄烷-3,4-二醇类又称为无色花色素类。如无色矢车菊素(leucocyanidin)、无色飞燕草素(leucodelphinidin)、无色天竺葵素(leucopelargonidin)等。此类成分多分布在含鞣质的木本植物和蕨类植物中，常以聚合形式存在，具有鞣质的性质。

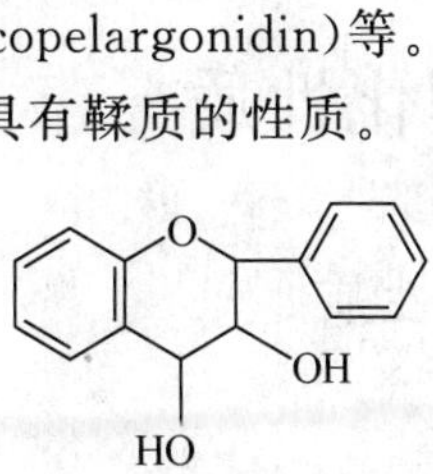

黄烷-3, 4-二醇

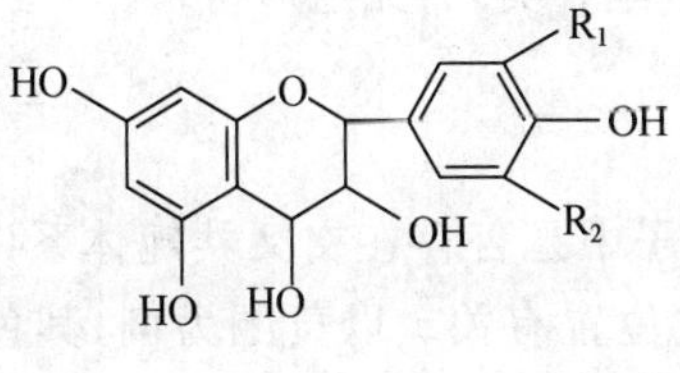

无色矢车菊素　$R_1=OH$，$R_2=H$

无色飞燕草素　$R_1=R_2=OH$

无色天竺葵素　$R_1=R_2=H$

### 6.1.12 双黄酮类(biflavonoids)

此类化合物是由二分子黄酮衍生物通过 C—C 键或 C—O—C 键聚合而成的二聚物。它是裸子植物的特征性成分,多局限分布在裸子植物中,尤其是银杏等植物中。如银杏叶中含有的银杏黄素(ginkgetin)、白果黄素(bilobetin)、西阿多黄素(sciadopitisin)即为通过 C—C 键聚合而成的双黄酮类化合物。

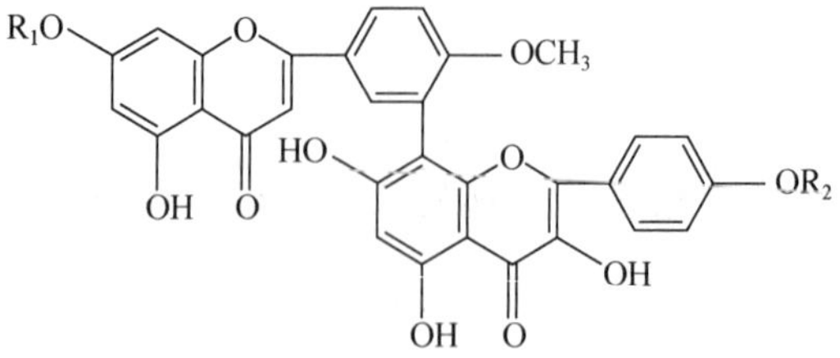

白果黄素 $R_1=R_2=H$

银杏黄素 $R_1=CH_3, R_2=H$

西阿多黄素 $R_1=R_2=CH_3$

扁柏中含有的扁柏黄酮(hinokiflavone)则为通过 C—O—C 键聚合而成的双黄酮类化合物。

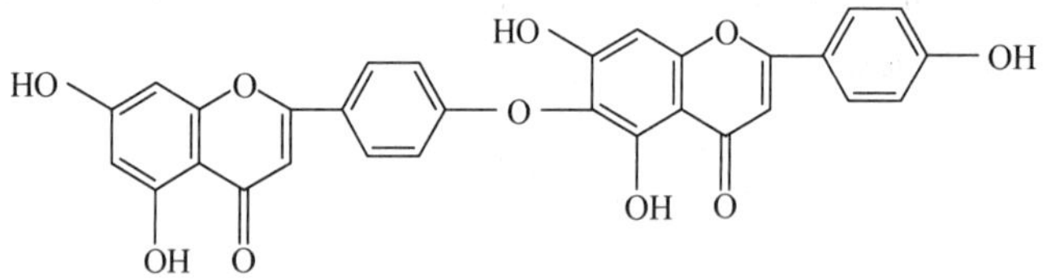

扁柏黄酮

### 6.1.13 高异黄酮(homoisoflavones)

此类化合物同异黄酮相比,其在 B 环和 C 环之间多了一个—$CH_2$—的结构。如麦冬中含有的麦冬高异黄酮 A(ophiopogonone A)就属于此类。

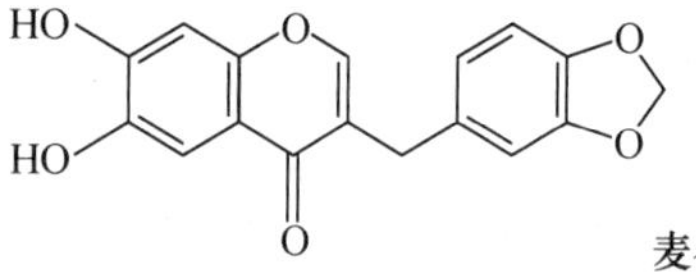

麦冬高异黄酮A

## 6.2 黄酮类化合物的理化性质

### 6.2.1 黄酮类化合物的物理性质

#### 6.2.1.1 形态

黄酮类化合物多为结晶性固体,少数(如黄酮苷类)为无定形粉末。

#### 6.2.1.2 颜色

黄酮类化合物多具有颜色,且其颜色与分子中是否存在交叉共轭体系以及所含有的助色团(—OH、—$OCH_3$ 等)的种类、数目及其取代位置有关。以黄酮为例,其色原酮部分原本无色，但当 $C_2$ 位上引入苯环后，即形成交叉共轭体系，同时通过电子转移、重排，从而使共轭链延长而呈现出颜色。

一般来说，黄酮、黄酮醇及其苷类多呈现出灰黄色至黄色，查耳酮呈现出黄色至橙黄色，而二氢黄酮、二氢黄酮醇和异黄酮类，则因不具有交叉共轭体系或共轭链较短而不显色（二氢黄酮和二氢黄酮醇类）或显微黄色（异黄酮类）。

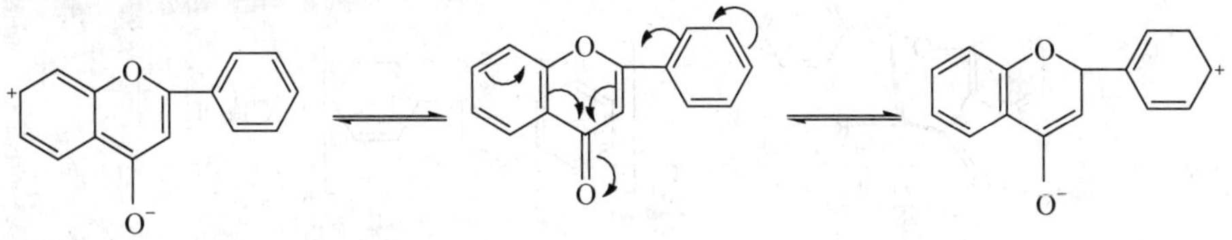

如果在黄酮、黄酮醇分子中，尤其在 7 位或 4′位引入—OH 及—$OCH_3$ 等助色团后，则因其产生 p-π 共轭，促进电子重排，从而使共轭系统延长，化合物的颜色加深。但如果将—OH、—$OCH_3$ 等引入分子结构中的其他位置则影响较小。

花色素及其苷元的颜色可随 pH 不同而改变。一般在 pH＜7 时呈现红色，pH＝8.5 时呈现紫色，而当 pH＞8.5 时则呈现蓝色。以矢车菊苷（cyanin）为例：

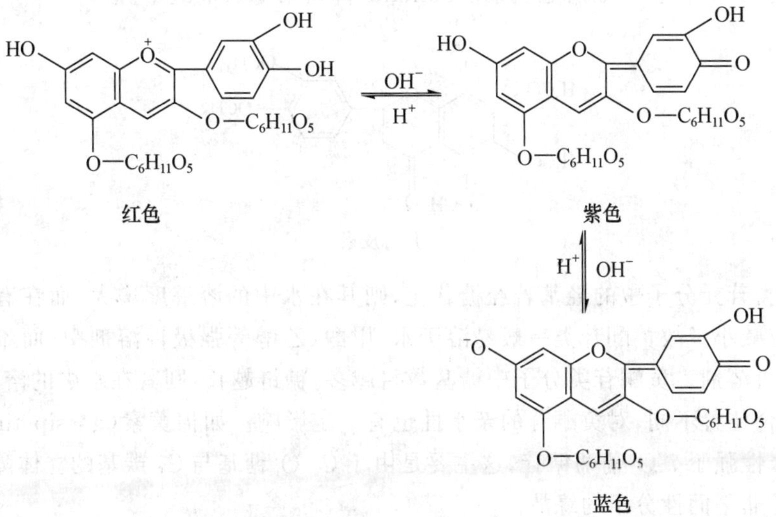


### 6.2.1.3　旋光性

游离的各种黄酮苷元母核中，除二氢黄酮、二氢黄酮醇、二氢异黄酮及黄烷醇有旋光性外，其余均无光学活性。黄酮苷类则由于结构中含有糖分子，故均有旋光性，且多为左旋。

### 6.2.1.4　溶解性

由于各种结构类型的黄酮类化合物其结构及存在状态（苷或苷元、单糖苷、双糖苷或三糖苷）各不相同，这就使得黄酮类化合物之间的溶解度存在很大差异。

(1)一般游离黄酮苷元难溶或不溶于水，易溶于甲醇、乙醇、乙酸乙酯、乙醚等有机溶剂及稀碱液中。其中黄酮、黄酮醇、查耳酮等平面性较强的分子，因其分子与分子间排列紧密，分子间引力较大，故较难溶于水；二氢黄酮和二氢黄酮醇等，则因其为非平面型分子，故分子与分子之间排列得不紧密，从而使得分子间引力降低而有利于水分子的进入，故溶解度稍大；异黄酮类化合物分子中由于其 B 环受吡喃环羰基的立体阻碍，也不是平面型分子，故亲水性比平面型分子相应增加；而花色素类虽然也具有平面型结构，但因其是以离子形式而存在的，具有盐的通性，故亲水性较强，在水中的溶解度较大。

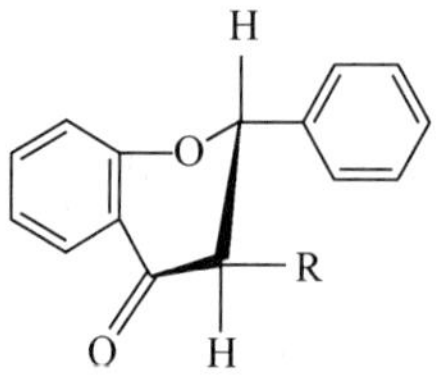


二氢黄酮　R=H
二氢黄酮醇　R=OH

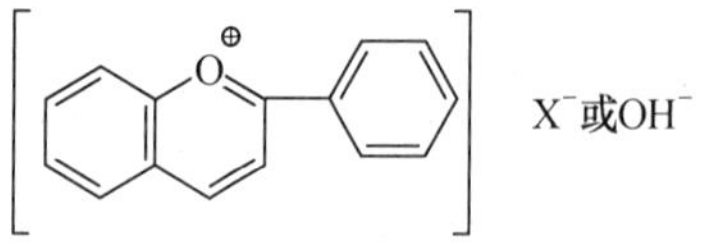


花青素

(2)若在黄酮类苷元分子中引入羟基，则将增加其水溶性而亲脂性降低；引入的羟基数目越多，亲水性越强。而羟基经甲基化后，则脂溶性增加而亲水性降低。例如，一般黄酮类化合物不溶于石油醚中，因为其分子结构中常含有多个羟基，故可与脂溶性杂质分开，但若其羟基经甲基化转变为甲氧基后，如川陈皮素(nobiletin)却可溶于石油醚中。

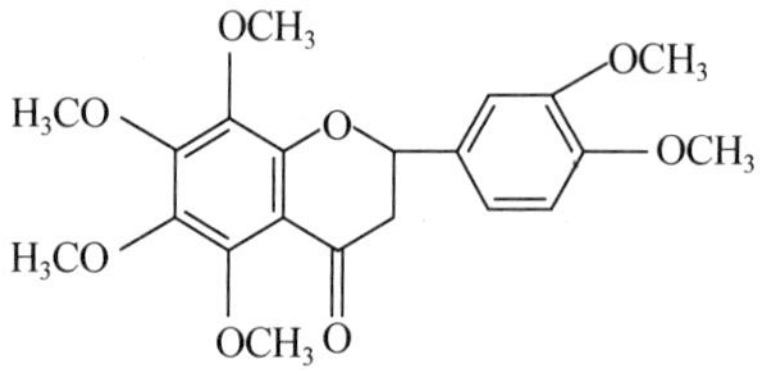


川陈皮素

(3)黄酮类苷元分子中的羟基若经糖苷化，则其在水中的溶解度增大，而在有机溶剂中的溶解度则相应减小。故黄酮苷类一般易溶于水、甲醇、乙醇等强极性溶剂中；而难溶或不溶于苯、氯仿等有机溶剂。黄酮苷类分子中糖基数目越多，糖链越长，则其在水中的溶解度就越大。此外，糖的结合位置不同，对黄酮苷的亲水性也有一定影响。如棉黄素(gossipetin)，其3-O-葡萄糖苷的亲水性强于7-O-葡萄糖苷，这主要是由于 $C_3$-O-糖基与 $C_4$ 羰基的立体障碍使得平面性分子变成了非平面性分子的缘故。

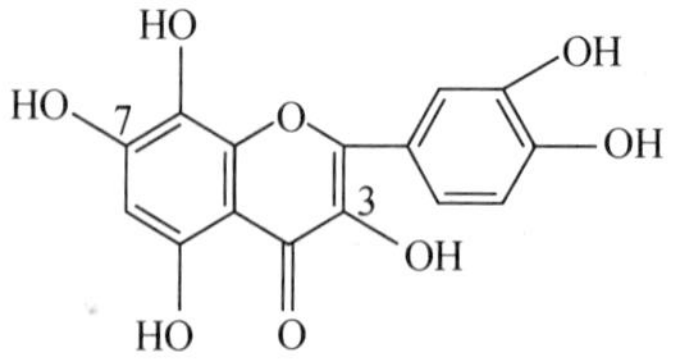


棉黄素

## 6.2.2　黄酮类化合物的化学性质

### 6.2.2.1　酸性

黄酮类化合物由于分子中多具有酚羟基，故显酸性，可溶于碱性水溶液、吡啶、甲酰胺及二甲基甲酰胺中。

黄酮类化合物酸性强弱与其分子结构中所含有的酚羟基数目及其位置有关。以黄酮为例，其酚羟基酸性强弱的顺序依次为：

7,4′-二羟基＞7 或 4′-OH＞一般酚羟基＞5-OH

$C_7$ 和 $C_{4'}$ 位上有酚羟基者，由于 $C_7$ 位上的酚羟基因处于 $C_4$ 羰基的对位，在 p-π 共轭效应的影响下，酸性较强，可溶于碳酸氢钠水溶液中；仅 $C_7$ 或 $C_{4'}$ 位上有酚羟基者，则只能溶于碳酸钠水溶液中；具有一般酚羟基者只溶于氢氧化钠水溶液中；而仅 $C_5$ 位上有酚羟基者，则可与 $C_4$ 位上的羰基形成分子内氢键，故酸性最弱。此性质可用于黄酮类化合物的提取、分离及鉴定工作。

### 6.2.2.2　碱性

黄酮类化合物分子中 γ-吡喃酮环上的 1-位氧原子因有未共用的电子对，故可表现出微弱的碱性，可与强无机酸，如浓硫酸、盐酸等生成𨦡盐。但生成的𨦡盐极不稳定，加水后可立即分解。

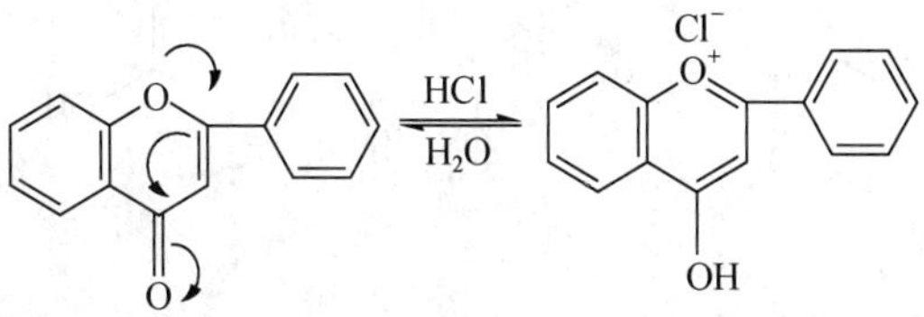


黄酮类化合物溶于浓硫酸中生成的𨦡盐，常常表现出特殊的颜色，故可用于黄酮类化合物的鉴别。如某些甲氧基黄酮溶于浓盐酸中呈现深黄色，且可与生物碱沉淀试剂生成沉淀。

### 6.2.2.3　显色反应

黄酮类化合物的显色反应多与分子中的酚羟基及 γ-吡喃酮环有关。

**1. 盐酸-镁粉(或锌粉)反应**

这是鉴定黄酮类化合物最常用的显色反应。

方法：向样品的甲醇或乙醇溶液中，加入少许镁粉(或锌粉)振摇，滴加几滴浓盐酸，1～2 min 内(必要时可在水溶中加热)即可显色。

现象：多数黄酮、黄酮醇、二氢黄酮及二氢黄酮醇类化合物显橙红至紫红色；少数显蓝或绿色(如 7,3′,4′-三羟基二氢黄酮)；若分子中 B 环上有—OH 或—$OCH_3$ 取代时，则呈现的颜色随之加深；查耳酮、橙酮、儿茶素类则无该显色反应；异黄酮类有少数例外，但多数不显色。

需要注意的是，花青素及部分橙酮、查耳酮等在单用浓盐酸时也会发生颜色变化，故须预先作空白对照实验，在供试液中仅加入浓盐酸进行观察比较。

此外，在对植物粗提取液进行预试试验时，为了避免提取液本身颜色的干扰，可注意观察加入浓盐酸后升起的泡沫颜色。如泡沫为红色，即示阳性。

盐酸一镁粉反应的机理过去解释为由于生成了花色苷元所致，现在认为是因为生成了阳碳离子缘故。

2. 四氢硼钠还原反应

$NaBH_4$ 是对二氢黄酮(醇)类化合物专属性较高的一种还原剂。

方法:在试管中加入 1～2 mg 样品溶于甲醇中,加 $NaBH_4$ 10 mg,1 min 后滴加浓盐酸或浓硫酸数滴,观察颜色变化。

现象:可与二氢黄酮(醇)类化合物反应产生红色至紫红色,若分子结构中有—OH 或—$OCH_3$ 取代时,则颜色加深;而其他黄酮类化合物均不显色,故可相互区别。

3. 钠汞齐还原反应

方法:将含有黄酮类化合物的乙醇溶液中加入钠汞齐,放置数分钟至数小时或加热,过滤,滤液用盐酸酸化。

现象:若为黄酮、二氢黄酮、异黄酮或二氢异黄酮类则呈红色;若为黄酮醇类则呈现黄色至淡红色;若为二氢黄酮醇类则呈现棕黄色。

4. 与金属盐类试剂的络合反应

黄酮类化合物中常具有下列结构单元,可与许多金属盐类试剂如铝盐、铅盐、锆盐、镁盐、锶盐、铁盐等试剂反应,生成有色络合物。

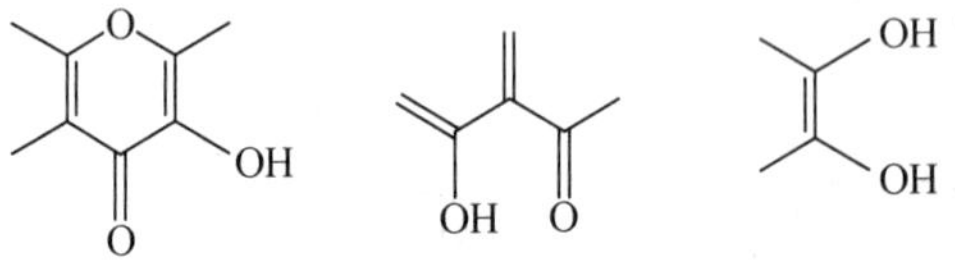

(1)铝盐

常用试剂:1%三氯化铝或硝酸铝乙醇溶液。

此反应可在滤纸、薄层板或试管中进行。

现象:生成的络合物多为黄色,并在紫外灯下观察可看到鲜黄色的荧光,但 4′-羟基黄酮醇或 7,4′-二羟基黄酮醇则显天蓝色荧光。

此方法可用于黄酮类化合物的定性和定量分析。

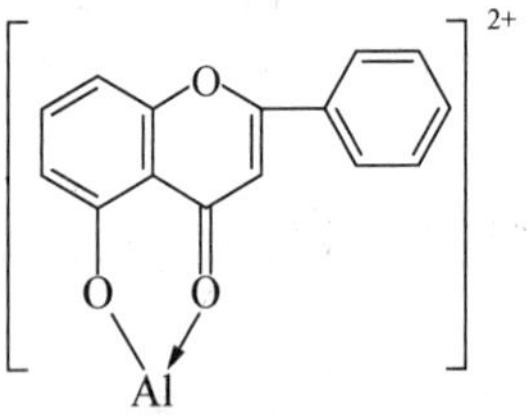

5-羟基黄酮铝络合物

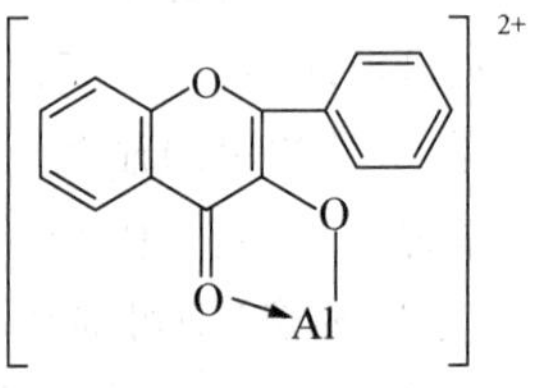

黄酮醇铝络合物

(2)铅盐

常用试剂:1%醋酸铅及碱式醋酸铅水溶液。

现象,可生成黄色至红色沉淀。黄酮类化合物与铅盐生成沉淀的色泽,因羟基数目及位置不同而各异。其中,醋酸铅只能与分子中具有邻二酚羟基或兼有 3-羟基、4-酮基或 5-羟基、4-羰基结构的化合物反应生成沉淀;但碱式醋酸铅的沉淀范围更大,一般酚类化合物均可与其发生沉淀。故此法亦可用于黄酮类化合物的提取及分离工作。

(3)锆盐

常用试剂:2%二氯氧锆甲醇溶液。

方法：取样品 0.5～1.0 mg，用 10.0 mL 甲醇加热溶解，加 1.0 mL 2%二氯氧锆($ZrOCl_2$)甲醇液，呈黄色后再加入 2%枸橼酸甲醇溶液，观察颜色变化。

现象：凡黄酮类化合物分子中含有游离的 3-或 5-酚羟基时，均可与该试剂反应，生成黄色的锆络合物，但生成的两种锆络合物对酸的稳定性却不同。故可利用此性质来判断样品溶液中所含有的黄酮类化合物是否具有游离的 3-或 5-酚羟基。

由于生成的 3-羟基，4-酮基络合物的稳定性比 5-羟基，4-酮基络合物的稳定性强(仅二氢黄酮醇除外)，故当在反应液中继续加入 2%枸橼酸甲醇溶液后，具有 5-酚羟基的黄酮其黄色溶液显著褪色，而具有 3-酚羟基的黄酮溶液仍呈鲜黄色，此反应被称为锆盐-枸橼酸反应。

上述反应也可在滤纸上进行，得到的锆盐络合物多呈黄绿色，并带荧光。

其结构如下：

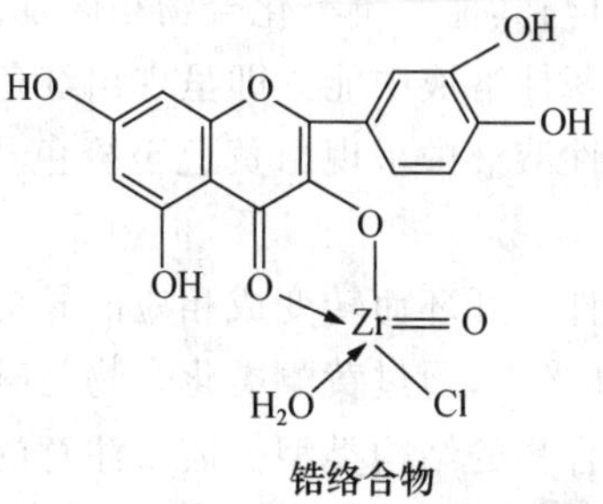


锆络合物

(4)镁盐

常用试剂：醋酸镁甲醇溶液。

方法：在滤纸上滴加一滴样品醇溶液，喷以醋酸镁的甲醇溶液，加热干燥，在紫外光灯下观察荧光。

现象：二氢黄酮、二氢黄酮醇类呈现天蓝色荧光，若具有 $C_5$—OH，则颜色更为显著；黄酮、黄酮醇及异黄酮类等则呈现出黄色至橙黄色，乃至褐色。

(5)锶盐

常用试剂：氯化锶($SrCl_2$)氨性甲醇溶液。

方法：取少许样品置于试管中，加入 1.0 mL 甲醇使之溶解(必要时可在水浴上加热)，然后加入 3 滴 0.01 mol/L 氯化锶的甲醇溶液，再加 3 滴已用氨蒸气饱和的甲醇溶液，注意观察有无沉淀生成。

现象：若出现绿色至棕色乃至黑色沉淀，则说明样品中的黄酮类化合物具有邻二酚羟基。

原理：在氨性甲醇溶液中氯化锶可与分子中具有邻二酚羟基结构的黄酮类化合物络合，生成有色沉淀。

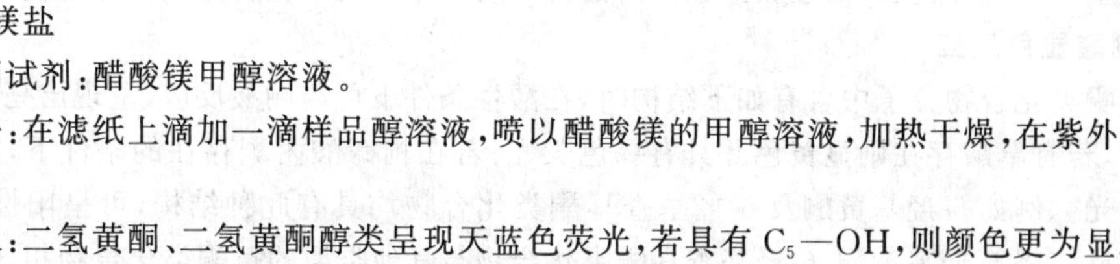


(6)铁盐

常用试剂：三氯化铁水溶液或醇溶液。

现象：由于多数黄酮类化合物分子中含有酚羟基，故可产生阳性反应，生成绿、蓝、黑、紫等颜色。但一般仅在含有氢键缔合的酚羟基时，才呈现明显颜色反应。

**5. 与碱性试剂显色反应**

黄酮类化合物与碱性试剂反应，可呈现黄色、橙色、或红色等或生成有色沉淀。显色情况因其结构类型不同而各异。

（1）黄酮类　在冷或热的氢氧化钠水溶液中能呈现出黄色至橙色；若分子中含有邻二酚羟基或 3,4′-二羟基时，则在碱性溶液中不稳定，很快氧化，可见到生成的有色沉淀由黄色转变成深红色，最终生成绿棕色沉淀；若分子中含有三个羟基相邻时，则能产生暗绿色或蓝绿色纤维状沉淀。

（2）黄酮醇类　在碱性溶液中先呈现黄色。当溶液中通入空气后，因 $C_3$ 位上的羟基易氧化，溶液立即转变为棕色，因此可与其他黄酮类化合物相区别。

（3）查耳酮类或橙酮类　在碱性溶液中能立即呈现出红色或紫红色。

（4）二氢黄酮类　在冷的碱性溶液中呈现出黄色至橙色，放置一段时间或加热后，则呈现出深红色至紫红色。

原理：二氢黄酮类在碱性条件下开环而转变成相应的异构体（查耳酮类化合物）。

该反应也可在可见光或紫外光下，通过黄酮类化合物与碱性试剂的纸斑反应，来观察颜色变化情况，从而鉴别出黄酮类化合物的结构类型。需要注意的是，用氨蒸气处理后所呈现的颜色变化置空气中立即褪去，而经碳酸钠水溶液处理后所呈现的颜色置空气中却不褪色。

**6. 硼酸显色反应**

当黄酮类化合物分子中含有如下结构时，在酸性条件下可与硼酸反应，呈现出亮黄色。一般情况下，若有草酸存在则显黄色并具有绿色荧光；若在枸橼酸丙酮存在的条件下，则只显黄色而无荧光。例如 5-羟基黄酮及 6-羟基查耳酮类化合物均具有此种结构，可呈阳性反应，故可利用此反应将 5-羟基黄酮、6-羟基查耳酮类化合物与其他类型的黄酮类化合物相区别。

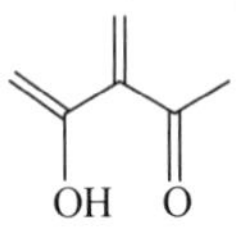


**7. Gibb′s 反应**

该反应亦可用来鉴别 $C_5$-OH 对位未被取代的黄酮类化合物。

方法：将样品溶于吡啶中，加入 Gibbs 试剂，观察颜色变化。

现象：若为 $C_5$-OH 对位未有取代的黄酮类化合物，则立即呈现出蓝色或蓝绿色。

**8. 五氯化锑反应**

此反应可用于鉴别查耳酮类化合物。

方法：取 5～10 mg 样品溶于 5 mL 无水四氯化碳中，加入 1 mL 2%五氯化锑的四氯化碳溶液，观察现象。

现象：若为查耳酮类化合物，则生成红色或紫红色沉淀；若为其他类（如黄酮、二氢黄酮及黄酮醇类等）则呈现出黄色至橙色。

需要注意的是，所生成的有色产物在潮湿空气或含水溶液中不稳定，故所用溶剂必须无水。

# 6.3　黄酮类化合物的提取分离

## 6.3.1　黄酮类化合物的提取

由于黄酮类化合物结构各异，故溶解特性差异较大。因此应根据其极性和亲水性的大小来选择适宜的溶剂进行提取。目前，对黄酮苷类及极性较大的苷元(如羟基黄酮、双黄酮、橙酮、查耳酮等)，常采用某些极性较大的混合溶剂如甲醇-水(1∶1)等或水、甲醇、乙醇、丙酮等进行提取；一些多糖苷类则可以用沸水提取。而对于大多数黄酮苷元(如异黄酮、二氢黄酮、二氢黄酮醇等)，则可采用苯、乙醚、氯仿或乙酸乙酯等极性较小的溶剂进行提取。在提取花色素类化合物时，可加入少量酸(如 0.1%盐酸)进行提取。但在提取一般黄酮苷类成分时，应当注意避免发生水解反应，故在提取前常按照一般提取苷的方法事先破坏酶的活性，然后再进行提取。

提取黄酮类化合物的常用方法有：

### 6.3.1.1　醇提法

乙醇或甲醇是实验室最常用的提取黄酮类化合物的溶剂。

高浓度的醇(如 90%～95%)适宜提取黄酮苷元，中等浓度的醇(如 60%左右)适宜提取黄酮苷类。提取次数一般是 2～4 次。该法一般又可分为浸渍法、渗漉法、索氏提取法或加热回流提取法等。这些方法各有优缺点，故在具体应用时视具体情况而定。如葛根总黄酮的提取采用 95%乙醇或甲醇冷浸法，该法较回流提取法简便且收率高；草珊瑚总黄酮的提取采用 60%乙醇浸提法；陈皮苷的提取采用 50%或 60%的乙醇渗漉法；苦荞麦总黄酮的提取采用 75%乙醇，固液比 1∶25，在 80℃下回流提取 3 h，黄酮得率高达 3.964%，该法明显优于索氏提取法和热水提取法。

### 6.3.1.2　热水提取法

该法仅限于提取黄酮苷类和具有强极性取代基的黄酮类化合物。

其优点是成本低、易操作、安全、无污染，适合于工业化生产；缺点是提取出的杂质(如蛋白质、淀粉、糖类等)较多，从而使造成提取液存放易腐败变质，后续的过滤、干燥等操作困难。故在提取过程中需要考虑加水量、浸泡时间、煎煮时间及煎煮次数等因素。如从荷叶中提取总黄酮的方法是水料比 30∶1，提取温度 80℃，提取 1.5 h，可得较好结果。

### 6.3.1.3　碱性溶剂提取法

黄酮类化合物分子中多含有酚羟基，具有一定酸性而易溶于碱性溶剂中，故可先用碱性水(如碳酸钠、氢氧化钠、氢氧化钙水溶液)或碱性稀醇(如 50%乙醇)提取，然后将提取液调成酸性，黄酮类成分即可沉淀析出。

此方法简便易行，但不同原材料需使用不同的碱性溶剂。如从菊花中提取黄酮采用 pH 10 的氢氧化钠溶液提取效果较好，从槐米中提取芦丁则采用饱和石灰水进行提取。

现以从槐米中提取芦丁为例说明该法的操作过程。

中药槐米加约6倍量水，煮沸，在搅拌下缓缓加入石灰乳，调至pH 8～9，在此pH条件下微沸20～30 min，趁热抽滤，残渣再加4倍量的水煎1次，趁热抽滤。合并滤液，在60～70℃的条件下，用浓盐酸将合并滤液调至pH为5，搅匀后静置24 h，抽滤。用水将沉淀物洗至中性，60℃干燥得芦丁粗品。用沸水重结晶，70～80℃干燥后即得芦丁纯品。具体流程如下：

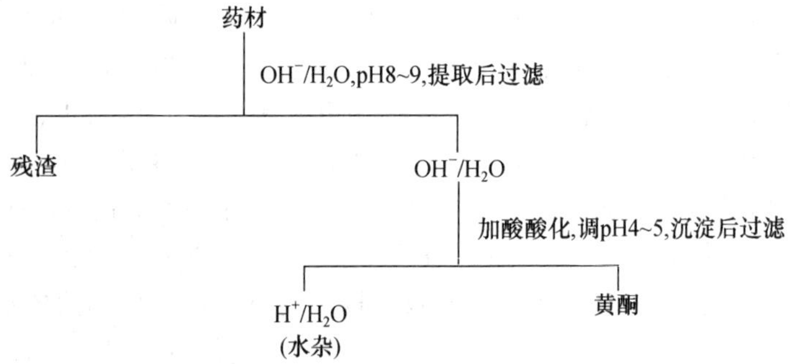


在用该法进行提取时，应注意所用碱液浓度不宜过高，以避免在强碱条件下，尤其是在加热时破坏黄酮母核。在加酸进行酸化时，酸性也不宜过强，以免生成𨦡盐，致使析出的黄酮类化合物又重新溶解，降低产品收率。当分子中有邻二酚羟基时，可加硼酸保护。

#### 6.3.1.4 超声波提取法

用超声波法提取黄酮类物质，是目前比较新的方法。

超声波法可大大缩短提取时间，提高有效成分的提取率及原料的利用率，具有节约、省时、简单等特点。例如杨梅叶总黄酮的提取，采用45倍样重的40%乙醇浸泡24 h，然后用超声波提取45 min，连续提取2次，黄酮的浸出率可达99.3%，而用醇提法黄酮的浸出率仅为73%。

#### 6.3.1.5 酶解法

酶解法是利用一种酶(如纤维素酶、果胶酶、蛋白酶等)或几种酶的复合酶来破坏植物细胞壁，从而使有效成分最大限度溶出的一种提取方法。对于一些黄酮类成分被细胞壁包围不易提取的原料可以采用酶解法提取。例如，中药山楂，其果实中含有大量的果胶，采用传统的提取方法不利于其有效成分(黄酮类化合物)的溶出。而采用酶解法，先用果胶酶进行酶解，将山楂中的果胶完全分解成小分子物质，从而使提取传质阻力减小，使果肉中的黄酮类物质充分地释放出来，然后再将酶解溶液回流提取，所得黄酮得率要比目前常用方法提高2%～3%，可较显著提高山楂黄酮的提取率。

#### 6.3.1.6 超临界流体提取法

近十年来，随着超临界流体提取技术的迅速发展，在中药有效成分提取中应用越来越广泛。如采用超临界$CO_2$提取银杏叶黄酮的最佳条件是压力20 MPa，温度40℃，夹带剂流量14 mL/min，提取2 h，所得总黄酮含量为(29.1±3.1)%等。

#### 6.3.1.7 微波萃取技术

微波萃取又称微波辅助提取，与传统提取方式比较具有方便、省时、能耗少、有效成分得率高、选择性强和适合工业化生产等优点。如在采用微波辅助萃取藜蒿中黄酮类化合物的研究中发现，密闭微波萃取 12 min 所得到的提取率还要略高于 100 min 乙醇回流的提取率，微波萃取所需要的提取剂是乙醇回流提取所需溶剂量的 1/2，所需的温度也低于乙醇回流提取。

目前在我国，微波萃取技术已经用于多项中药的浸取生产线之中。如采用微波萃取葛根异黄酮的最佳提取条件是乙醇浓度 77%，固液比 1∶14，在体系温度不超过 60℃时间歇处理 3 次，可使葛根总异黄酮浸出率达到 96%以上。其效率较一般热浸法提取大大提高，且提取温度较低。

### 6.3.2 黄酮类化合物的分离

#### 6.3.2.1 溶剂萃取法

用水或不同浓度的醇提取得到的提取物成分复杂，往往不能直接析出黄酮类化合物。故需要尽量蒸去溶剂，使其成糖浆状或浓水液。然后依次用不同极性的溶剂（极性从小到大）进行萃取，可使游离黄酮与黄酮苷分离或使极性较大与极性较小的黄酮分离，同时还可达到精制纯化目的。

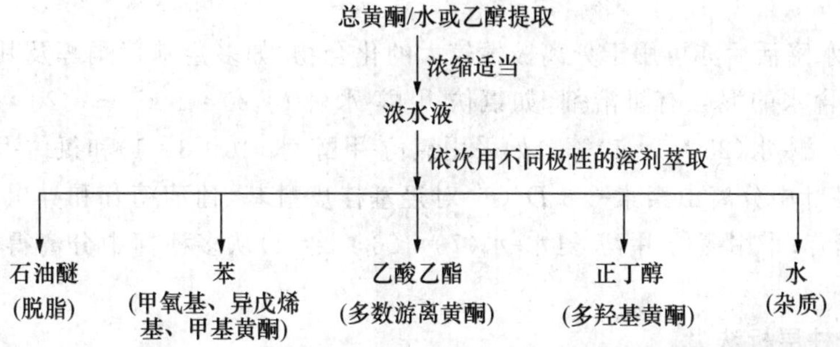


#### 6.3.2.2 pH 梯度萃取法

pH 梯度萃取法适用于酸性强弱不同的黄酮苷元的分离。

原理：根据黄酮类化合物酚羟基数目及位置不同，其酸性强弱亦不同的性质而分离。

方法：将混合物首先溶于有机溶剂（如乙醚）中，然后依次用 5% $NaHCO_3$、5% $Na_2CO_3$、0.2%NaOH 和 4%NaOH 溶液进行萃取。分别可萃取出 7,4′ 二羟基黄酮、7-或 4′-羟基黄酮、具有一般酚羟基的黄酮和 5-羟基黄酮，从而达到分离的目的。

#### 6.3.2.3 铅盐沉淀法

此法过去曾用于研究，目前已很少采用。

方法：在含有黄酮类化合物的乙醇或甲醇溶液中依次加入适量的中性醋酸铅、碱式醋酸铅水溶液。

原理：利用具有邻二酚羟基的黄酮类成分可被中性醋酸铅沉淀，而不具有此类结构的黄酮类成分可被碱式醋酸铅沉淀，从而达到分离目的。

用该法沉淀后，所得的滤渣常悬浮于乙醇中，可利用通入的 $H_2S$ 进行复分解，然后滤除硫化铅沉淀，就可从滤液中得到所需的黄酮类化合物。但由于初生态的硫化铅沉淀具有较高的吸附性，故现多改用硫酸盐或磷酸盐，或用阳离子交换树脂脱铅。

### 6.3.2.4　硼酸络合法

具有邻二酚羟基的黄酮类化合物可与硼酸络合，所得产物易溶于水，从而可与无邻二酚羟基的黄酮类化合物相互分离。

### 6.3.2.5　柱层析法

分离黄酮类化合物常用的吸附剂或载体有硅胶、聚酰胺、葡聚糖凝胶及纤维素粉等。此外，也有用氧化铝、氧化镁及硅藻土等。

**1. 硅胶柱层析法**

该法应用范围最广，主要适于分离极性较低的黄酮类化合物如异黄酮、黄烷醇类、二氢黄酮、二氢黄酮醇及高度甲基化（或乙酰化）的黄酮及黄酮醇类。

采用该法时应注意在分离前，要预先用浓盐酸处理供试硅胶，以除去其中混存的微量金属离子，以免干扰分离效果。常用的溶剂系统为不同比例的氯仿-甲醇混合溶剂等，如采用氯仿-甲醇 10∶1～4∶1 梯度洗脱，从野葛根中分离异黄酮类成分大豆苷（daidizin）和葛根素（pueratin）。

硅胶在加水降活后亦可用于分离极性较大的化合物，如多羟基黄酮醇及其苷类等。常用的溶剂系统为含水的混合有机溶剂，如氯仿-甲醇-水（80∶20∶1 或 65∶20∶2 或 80∶18∶2）、乙酸乙酯-丙酮-水（25∶5∶1）等。如采用氯仿-甲醇-水（10∶3∶1）和氯仿-甲醇-水（7∶3∶1，下层）从沙棘叶中分离山柰素-3-*β*-*D*-（6″-对羟基桂皮酰基）葡萄糖苷和异鼠李素-7-O-鼠李糖-3-O-葡萄糖苷；采用氯仿-甲醇-氨水-水（70∶26∶2∶2）从多穗柯中分离得到根皮素-4′-*β*-*D*-葡萄糖苷。

**2. 聚酰胺柱层析法**

对分离黄酮类化合物来说，聚酰胺是较为理想的吸附剂。聚酰胺（polyamide）是由酰胺聚合而成的高分子化合物。色谱常用的是聚己内酰胺，其结构如下：

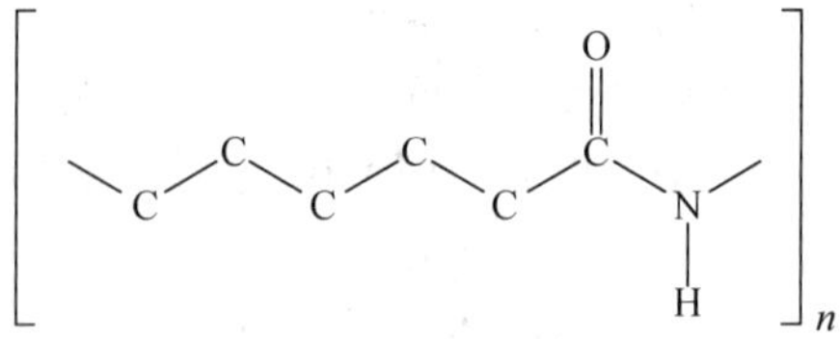

其商品名为锦纶、尼龙-6、卡普隆等。为白色多孔的非晶型粉末，不溶于水和一般的有机溶剂，易溶于浓矿酸、酚和甲酸。

聚酰胺具有“双重色谱”的特点。即聚酰胺分子内存在着很多酰胺基，其可与羟基形成氢键而发挥吸附作用，而其脂肪长链又可作为分配层析的载体。故聚酰胺在含水系统中层析时，聚酰胺作为非极性固定相，其层析行为是反相柱层析；而在非水溶剂系统时，聚酰胺作为分配层析的载体，其层析行为是正相柱层析。

聚酰胺的吸附能力主要取决于黄酮类化合物分子中羟基的数目与位置及溶剂与黄酮类化合物或与聚酰胺之间形成氢键缔合能力的大小。其具体规律如下：

(1)聚酰胺的吸附能力与黄酮类化合物分子中能形成氢键的基团数目(即酚羟基数目)多少有关，能形成氢键的基团数目越多则吸附力越强。如聚酰胺对山柰酚的吸附力强于高良姜素(galangin)。

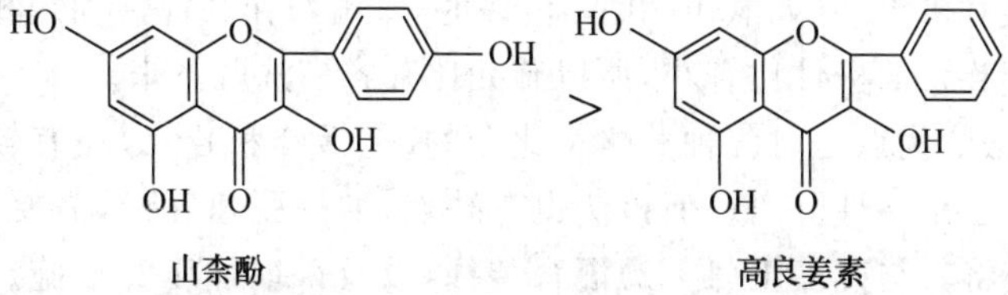

(2)聚酰胺的吸附能力与黄酮类化合物中所形成的氢键基团的位置有关，如所处位置易于形成分子内氢键，则其与聚酰胺的吸附力减小。如聚酰胺对处于 $C_4$ 羰基邻位的羟基的吸附力小于处于其他位置的羟基；对具有邻二酚羟基的黄酮的吸附力小于间二或对二酚羟基的黄酮。若黄酮类化合物与上述以外其他基团形成分子内氢键，则聚酰胺对其吸附力亦会减弱。如聚酰胺对山柰酚的吸附强于异鼠李素(isorhamnetin)。

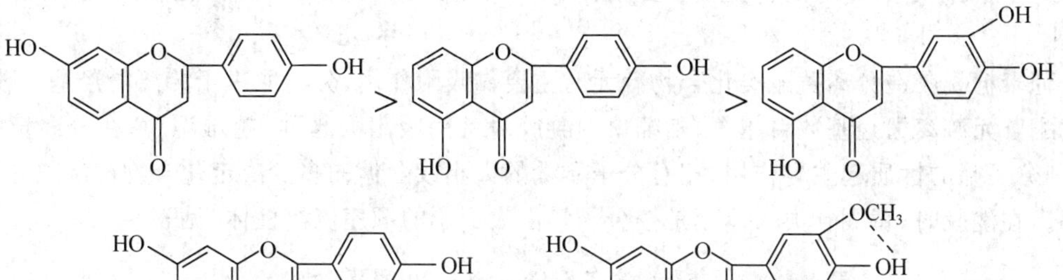

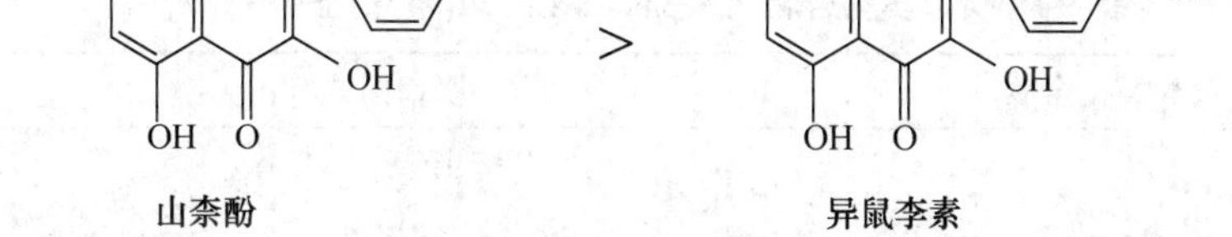

(3)若黄酮类化合物分子内芳香化程度越高，共轭双键越多，则聚酰胺对其的吸附力越强。如聚酰胺对异甘草苷元的吸附力强于甘草苷元。

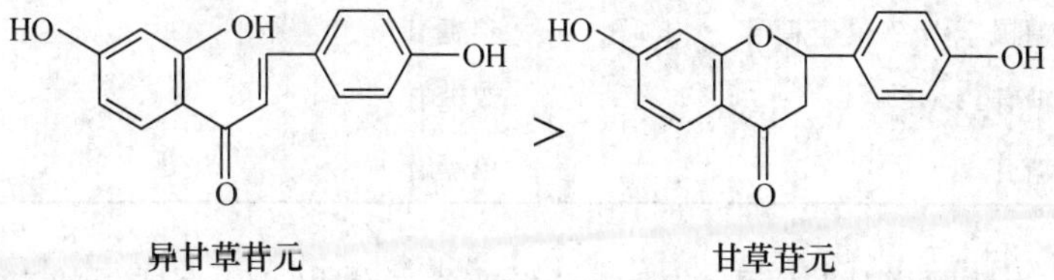

(4)不同结构类型的黄酮类化合物，聚酰胺对其吸附能力亦不同。黄酮类化合物分子结构平面性越好，吸附力就越强。

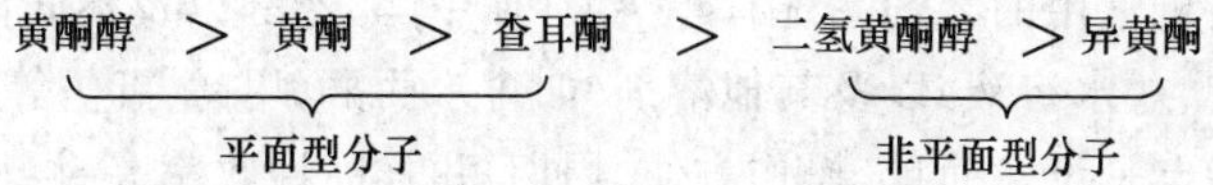

(5)此外，聚酰胺对黄酮类化合物的吸附能力还与溶剂介质有关。溶剂分子与聚酰胺或黄酮类化合物形成氢键缔合的能力越强，则聚酰胺对黄酮类化合物的吸附作用越弱。故各种溶剂在聚酰胺柱上的洗脱能力由弱至强的顺序是为：水＜甲醇或乙醇(浓度由低到高)＜丙酮＜稀氢氧化钠水溶液或氨水溶液＜甲酰胺＜二甲基甲酰胺(DMF)＜尿素水溶液。

(6)“双重色谱”规律。在分离黄酮苷和苷元时，若以含水流动相(如甲醇-水)作洗脱剂，聚酰胺作为非极性固定相，其色谱行为类似反相分配色谱。由于苷比苷元的极性大，故苷比苷元容易洗脱下来；当用有机溶剂(如氯仿-甲醇)洗脱时，聚酰胺作为极性固定相，其色谱行为类似正相分配色谱，由于苷元的极性比苷小，所以苷元比苷容易洗脱下来。

聚酰胺柱层析法的优点是对各种黄酮类化合物(包括苷和苷元)均有较好的分离效果，且层析容量比较大，适于制备性分离。但该法也有缺点，如洗脱速度慢，需要预先将供试聚酰胺过筛以除去细粉，或将其与硅藻土(1∶2)混合装柱，以及采取加压等措施。另外，用含甲醇的溶剂进行洗脱时，所得到的黄酮类化合物中往往含有低分子量的聚酰胺。故在层析前，需用5%甲醇水溶液洗涤以除去低分子量的聚酰胺杂质；也可将其用浓盐酸溶解后，加入甲醇和硅藻土，在搅拌下逐渐加入甲醇-水(1∶1)～(3∶7)稀释，使聚酰胺在硅藻土颗粒上析出成型，这样制得的聚酰胺颗粒能克服上述两个缺点，性能较好。

**3. 葡聚糖凝胶柱层析法**

对于黄酮类化合物的分离，主要用两种型号的凝胶：Sephadex G 型及 Sephadex LH-20 型。

葡聚糖凝胶在分离黄酮类化合物苷元时主要靠吸附作用，分离取决于游离酚羟基的数目，若黄酮苷元游离酚羟基数目越多，则葡聚糖凝胶对其的吸附力越强，越难洗脱；在分离黄酮苷时，则分子筛的性质起主导作用，相对分子质量的大小或含糖的多少决定化合物被洗脱的先后顺序。在洗脱时，黄酮苷类大体上是按分子量由大到小的顺序流出柱体，见表 6-1。

**表 6-1 黄酮类化合物在 Sephadex LH-20(甲醇)上的 $V_e/V_0$**

| 黄酮类化合物 | 取代图式 | $V_e/V_0$ |
|---|---|---|
| 芹菜素 | 5,7,4′-三羟基 | 5.3 |
| 木犀草素 | 5,7,3′,4′-四羟基 | 6.3 |
| 槲皮素 | 3,5,7,3′,4-五羟基 | 8.3 |
| 杨梅素 | 3,5,7,3′,4′,5′-六羟基 | 9.2 |
| 山柰酚-3-半乳糖鼠李糖-7-鼠李糖苷 | 叁糖苷 | 3.3 |
| 槲皮素-3-芸香糖苷 | 双糖苷 | 4.0 |
| 槲皮素-3-鼠李糖苷 | 单糖苷 | 4.9 |

表 6-1 中 $V_e$ 为洗脱样品时需要的溶剂总量或洗脱体积，$V_0$ 为柱子的空体积。$V_e/V_0$ 数值越小说明化合物越容易被洗脱下来。上表所列数据表明：苷元的羟基数目越多，$V_e/V_0$ 越大，越难以洗脱，而苷的分子量越大，其上连接糖的数目越多，则 $V_e/V_0$ 越小，越容易洗脱。

葡聚糖凝胶柱层析常用的溶剂系统有醇溶液(如甲醇、乙醇以及不同比例的含水醇)、水溶液(如水、碱性水溶液、盐水溶液)以及其他溶剂(如含水丙酮，甲醇-氯仿等)。

该层析技术的特点是设备简单，操作方便，周期短，样品回收率高；层析后无需对其进行再生处理，工作量可相应减少；洗脱条件温和，一般采用低离子强度(0.01 mol/L)的洗脱液，有些情况甚至可用水，所以不易使有效成分失活变性。此外，由于葡聚糖凝胶是一种不带电荷的惰性载体，与溶质不发生化学反应，分离效果好，重复性高。

#### 6.3.2.6 高效液相色谱法

高效液相色谱法对各类黄酮类化合物均有良好的分离效果。黄酮类成分的色谱条件可分为正相色谱和反相色谱二类，正相色谱采用硅胶为固定相，亲脂性溶剂为流动相，主要检识亲脂性较强的黄酮；也可采用氰基键合担体为固定相。反相色谱多用 $C_{18}$ 键合柱为担体，流动相常用一定比例的甲醇-水或乙腈-水，或甲醇-乙腈-水，有时以一定 pH 的酸水或缓冲溶液代替水加入。目前，在实验中常采用反相柱色谱法。如采用 Diamonsil $C_{18}$ 柱(4.6 mm×200 mm，5 μm)，流动相为乙腈-水系统，梯度洗脱，可使蒙古黄芪中毛蕊异黄酮、芒丙花素等5种异黄酮类成分分离；采用 Waters SunFire™ $C_{18}$ 柱(4.6 mm×150 mm，5 μm)，以乙腈－0.1%醋酸水溶液为流动相，梯度洗脱(0→40 min，乙腈 15%→60%)，可使半枝莲药材中野黄芩素、木犀草素和芹菜素分离；采用 YMC-$C_{18}$ 柱(4.6 mm×150 mm，5 μm)，以0.5%醋酸溶液-乙腈-甲醇(82∶12∶6)为流动相，可使山楂中金丝桃苷和异槲皮素得到分离等。

#### 6.3.2.7 高速逆流色谱技术(HSCCC)

此技术是一种较新型的液-液分配色谱技术，它不需要用任何固体载体或支撑体。目前已广泛应用于天然产物分离及中药的质控中。例如以乙酸乙酯-正丁醇-水(2∶1∶3)为溶剂系统，从葛根粗提物中经 HSCCC 一步分离得到包括葛根素在内的七个异黄酮类化合物。

## 6.4 黄酮类化合物的检识

### 6.4.1 理化检识

黄酮类化合物的理化检识主要是根据黄酮类化合物的形态、颜色等以及利用各种显色反应来进行。用于检识黄酮母核类型的反应有盐酸-镁粉反应、四氢硼钠反应、钠汞齐还原反应、碱性试剂显色反应和五氯化锑反应等；用于检识取代基的反应有锆盐-枸橼酸反应、氨性氯化锶反应、硼酸显色反应等。

### 6.4.2 色谱检识法

黄酮类化合物的色谱检识主要包括纸色谱法、薄层色谱法和高效薄层色谱法，其中薄层色谱法又包括硅胶薄层色谱法、聚酰胺薄层色谱法等。

#### 6.4.2.1 纸色谱法(PC)

纸色谱法适合分离检识各种类型的黄酮类化合物(包括苷和苷元)。其中双向纸色谱法是检识植物粗提物中黄酮类化合物存在的最好方法之一。

在采用双向纸色谱分离检识黄酮苷类化合物时，第一向通常用采用醇性展开剂，如正丁醇-醋酸-水(4∶1∶5上层，BAW)、叔丁醇-醋酸-水(3∶1∶1，TBA)或水饱和的正丁醇等，主要是根据分配作用进行分离；第二向通常用采用水性展开剂，如水、2%～6%醋酸、3%氯化钠及醋酸-浓盐酸-水（30∶3∶10）等，主要是根据吸附作用进行分离。

在检识黄酮类化合物苷元时，通常采用醇性展开剂或用苯-醋酸-水（125∶72∶3）、氯仿-醋酸-水（13∶6∶1）、苯酚-水（4∶1）或醋酸-浓盐酸-水（30∶3∶3）、乙酸乙酯-吡啶-水（2∶1∶2）等进行分离。

分离检识花色素类，则可采用含盐酸或醋酸的水溶液作为展开剂。

多数黄酮类化合物的纸色谱在紫外灯下可以看到有色斑点，在以氨蒸气处理后常有明显的颜色变化。此外，还可喷以2%三氯化铝甲醇溶液或1%三氯化铁与1%铁氰化钾（1∶1）混合水溶液等检查。

不同类型黄酮类化合物在双向纸色谱展开时常常出现在特定的区域，如大部分极性大的黄酮出现在滤纸的右上方，而极性小的黄酮出现在滤纸的左下方，据此可推测它们的结构类型和判定是否成苷以及含糖数量。

#### 6.4.2.2 薄层色谱法（TLC）

除纸色谱法外，薄层色谱法也是检识黄酮类化合物的重要方法之一。一般采用吸附薄层色谱，常用的吸附剂有硅胶和聚酸胺。

**1. 硅胶薄层色谱法**

硅胶薄层色谱法适用于分离与检识弱极性的黄酮类化合物。

检识黄酮苷元常采用甲苯-甲酸乙酯-甲酸（5∶4∶1，5∶2∶1）、苯-甲醇（95∶5）、苯-甲醇-乙酸（35∶5∶5）、苯-吡啶-甲酸（36∶9∶5）、氯仿-甲醇（8.5∶1.5，7∶0.5）等。

检识黄酮苷类则采用极性较大的溶剂系统，如正丁醇-乙酸-水（3∶1∶1）、乙酸乙酯-甲酸-水（8∶1∶1）、氯仿-甲醇-水（65∶45∶12，7∶2.5∶0.25）、氯仿-乙酸-甲醇（90∶5∶5）等。

**2. 聚酰胺薄层色谱法**

该法适用范围较广，特别适合于分离含游离酚羟基的黄酮苷元及其苷类。由于聚酰胺对黄酮类化合物吸附能力较强，因此展开剂需要较强的极性，即需要可以破坏其氢键缔合的溶剂为展开剂，故在展开剂中常含有醇、酸或水。

常用的展开剂有乙醇-水-甲酸（8∶2∶0.1，4∶1∶0.1）、氯仿-甲醇-甲酸（8.3∶1.7∶0.1）、乙醇-丙酮-水（7∶5∶6）、甲苯-乙酸乙酯-甲醇-甲酸（10∶3∶1∶2）、乙酸乙酯-丁酮-氯仿-甲酸-水（15∶15∶6∶4∶1）等。

#### 6.4.2.3 高效薄层色谱法（HPTLC）

用高效薄层色谱法分离和检识黄酮类化合物与薄层色谱法相比，展开时间大大缩短，且分离效果较好。通常采用十八烷基键合相硅胶高效薄层板，常用的溶剂系统有甲醇-水-甲酸（28∶10∶5）、甲醇-水-乙酸（70∶28∶2）和乙醇-水（55∶44）等。

## 6.5 黄酮类化合物的结构研究

黄酮类化合物的结构母核由A、B、C三个部分组成。A和B为取代的芳香环，C部分为饱和或不饱和的六元环或五元环，或是饱和或不饱和的脂肪链。由于C环的差别，可以构成多种类型的黄酮类化合物，因此 C 部分是区别各类黄酮类化合物的特征结构。这些结构的差异，反映在光谱学上，即称为光谱学特征。我们可以充分利用这些光谱学特征鉴别各类黄酮类化合物并进行结构研究。

## 6.5.1　利用紫外光谱测定黄酮类化合物的结构

黄酮类化合物的结构母核若通过氧原子与 $C_4$ 位羰基划一条线，可将其结构分成 A 和 B 两部分，A 环部分可看成苯甲酰的衍生物，B 环部分可看作肉桂酰的衍生物。大多数黄酮类化合物在甲醇溶液中的紫外吸收光谱由两个主要吸收带组成，即出现在长波区（300～400 nm）的带Ⅰ和出现在较短波区（240～280 nm）的带Ⅱ。带Ⅰ和带Ⅱ可看成是分别由 B 环桂皮酰部分和 A 环苯甲酰部分电子跃迁引起的吸收峰。

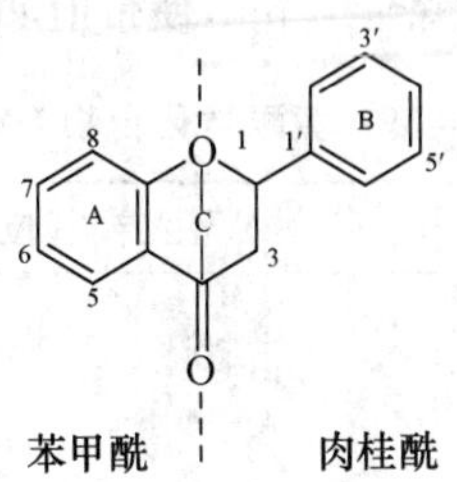


不同类型的黄酮化合物的带Ⅰ或带Ⅱ的峰位、峰形和吸收强度不同（表 6-2），故常以此来鉴别黄酮类化合物的结构类型和氧取代位置。

**表 6-2　黄酮类化合物 UV 吸收范围**

| 结构类型 | 峰位/nm | | 组内区别（峰位） | 组间区别（峰强） |
|---|---|---|---|---|
| | 带Ⅰ | 带Ⅱ | | |
| 黄酮 | 310～350 | 250～280 | 带Ⅰ不同 | Ⅰ、Ⅱ皆强 |
| 黄酮醇 | 350～385 | 250～280 | | |
| 异黄酮 | 310～330（肩峰） | 245～275 | 带Ⅱ不同 | Ⅰ弱Ⅱ强 |
| 二氢黄酮（醇） | 300～330（肩峰） | 275～295 | | |
| 查耳酮 | 340～390 | 230～270（低强度） | 带Ⅰ不同 | Ⅰ强Ⅱ弱 |
| 橙酮 | 380～430 | 230～270（低强度） | | |

### 6.5.1.1　黄酮类化合物在甲醇中的 UV 光谱特征

**1. 黄酮和黄酮醇类**

黄酮和黄酮醇的 UV 光谱图形相似，仅带Ⅰ位置不同。黄酮带Ⅰ处于 304～350 nm 之间；黄酮醇则由于 $C_3$-位有羟基取代，使肉桂酰基的吸收向长波移动，带Ⅰ比黄酮类在长波区（352～385 nm 之间），故可利用带Ⅰ的峰位不同，可将这两类化合物区分开。

黄酮和黄酮醇的 B 环或 A 环上取代基的性质和位置不同将影响带Ⅰ或带Ⅱ的峰形和形状。当 B 环上的含氧取代基增加时，可使带Ⅰ向长波移动，但对带Ⅱ影响不大；有时可改变带Ⅱ的峰形，可使带Ⅱ分成带Ⅱa（处于长波区）和带Ⅱb（处于短波区）两个峰（表 6-3）。

**表 6-3 B 环上引入羟基对黄酮类化合物 UV 光谱中带Ⅰ的影响**

| 化合物 | 羟基位置 | | 带Ⅰ/nm | |
|---|---|---|---|---|
| | A 或 C 环 | B 环 | | |
| 3,5,7-三羟基黄酮(高良姜素) | 3,5,7 | — | 359 | |
| 3,5,7,4′-四羟基黄酮(山柰酚) | 3,5,7 | 4′ | 367 | 红 |
| 3,5,7,3′,4′-五羟基黄酮(槲皮素) | 3,5,7 | 3′,4′ | 370 | ↓ 移 |
| 3,5,7,3′,4′,5′-六羟基黄酮(杨梅素) | 3,5,7 | 3′,4′,5′ | 374 | |

当 A 环上的含氧取代基增加时,可使带Ⅱ向长波移动,但对带Ⅰ影响较小。$C_5$—OH 对带Ⅰ和带Ⅱ均有影响,一般可使带Ⅰ向长波移动 3～10 nm,使带Ⅱ向长波移动 6～17 nm(表 6-4)。

**表 6-4 A 环上引入羟基对黄酮类化合物 UV 光谱中带Ⅱ的影响**

| 化合物 | A 环上羟基位置 | 带Ⅱ/nm | |
|---|---|---|---|
| 黄酮 | — | 250 | |
| 5-羟基黄酮 | 5 | 268 | 红 |
| 7-羟基黄酮 | 7 | 252 | |
| 5,7-二羟基黄酮 | 5,7 | 268 | |
| 5,6,7-三羟基黄酮(黄芩素) | 5,6,7 | 274 | ↓ 移 |
| 5,7,8-三羟基黄酮(去甲汉黄芩素) | 5,7,8 | 281 | |

黄酮或黄酮醇母核上的羟基甲基化或苷化后,可使带Ⅰ向短波移动。如 $C_3$—OH 甲基化或苷化使带Ⅰ的波长范围与黄酮的带Ⅰ波长范围重叠(且光谱曲线的形状也相似),带Ⅱ范围与黄酮类在相同波长区;$C_5$—OH 甲基化可使带Ⅰ和带Ⅱ向短波移动 5～15 nm;$C_4{}'$—OH 甲基化或苷化,使带Ⅰ向短波移动 3～10 nm。其他位置上的羟基取代(如 $C_7$—OH)对甲醇溶液的 UV 光谱几乎没有影响。

黄酮或黄酮醇一旦乙酰化后,原来的酚羟基对 UV 光谱的影响将完全消失。例如具有 4′-甲氧基的羟基黄酮类在乙酰化后,与无羟基取代的 4′-甲氧基黄酮的 UV 光谱相似,据此可鉴定黄酮类化合物母核上烷氧基的取代位置。

**2. 二氢黄酮、二氢黄酮醇及异黄酮类**

二氢黄酮和二氢黄酮醇由于其结构中桂皮酰的双键饱和,使羰基不能与 B 环共轭,从而使带Ⅰ的强度减弱,并向短波方向移动而成为带Ⅱ的肩峰或低强度峰,但带Ⅱ吸收强。而异黄酮由于 C 环双键不与 B 环和酮基形成直线共轭系统,其紫外光谱与前二者相类似。异黄酮的带Ⅱ通常出现在 245～270 nm,二氢黄酮和二氢黄酮醇的带Ⅱ都出现在 270～295 nm,据此可相互区别。

这三类化合物的带Ⅱ,一般只受 A 环含氧取代基的影响,当 A 环含氧取代基增加时,可引起吸收峰向长波移动,例如 $C_5$—OH 可使带Ⅱ向长波移动 5～15 nm。但需要注意的是,6,7-二氧取代基异黄酮的带 1 较强(与黄酮类的 UV 类似)。而 B 环含氧取代基增加,对紫外光谱改变不明显。

3. 查耳酮和橙酮类

查耳酮和橙酮二者 UV 光谱相似，其共同特点是带Ⅰ很强，为主峰；带Ⅱ较弱，为次强峰。查耳酮的带Ⅰ通常位于 340～390 nm 之间，而橙酮的带Ⅰ一般位于 370～430 nm 之间。与黄酮、黄酮醇类相同，当 B 环引入氧取代基时，也会使相应的带Ⅰ向长波移动。

### 6.5.1.2　各种诊断试剂引起的位移在黄酮类化合物结构测定中的意义

在测定黄酮类化合物的紫外光谱时，常加入各种诊断试剂，如甲醇钠（NaOMe）、乙酸钠（NaOAc）、乙酸钠-硼酸（NaOAc-$H_3BO_3$）、三氯化铝（$AlCl_3$）及三氯化铝-盐酸（$AlCl_3$-HCl）等，通过检测带Ⅰ和带Ⅱ随诊断试剂不同而发生特定的变化（红移或紫移），并与加入诊断试剂前的紫外光谱做比较，可获得更多的有关结构的重要信息。

各种诊断试剂对 UV 光谱的影响结果以芦丁为例，见图 6-1。

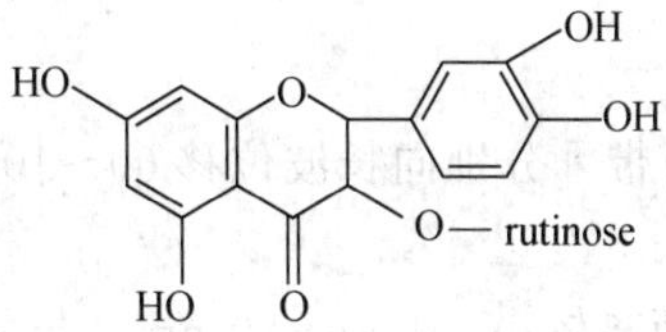


紫外光谱数据($\lambda_{max}$/nm)

| | |
|---|---|
| MeOH | 259，266sh，299sh，359 |
| NaOMe | 272，327，410 |
| $AlCl_3$ | 275，303sh，433 |
| $AlCl_3$/HCl | 271，300，364sh，402 |
| NaOAc | 271，325，393 |
| NaOAc/$H_3BO_3$ | 262，298，387 |

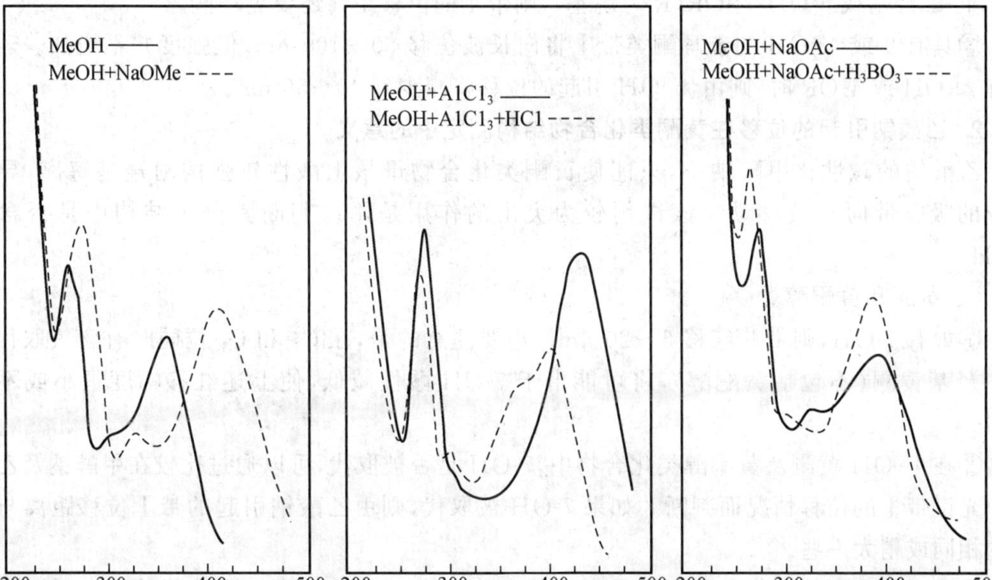


图 6 1　不同诊断试剂对芦丁的 UV 光谱的影响

1. 甲醇钠引起的位移在黄酮类化合物结构测定中的意义

甲醇钠碱性较强，可使黄酮类化合物母核上所有的酚羟基解离，导致相应吸收带向长波移动。该试剂主要是用以判断其分子结构中是否有 4′-OH，3，4′-二羟基或 3，3′，4′-三羟基。

（1）黄酮和黄酮醇类

①如带Ⅰ红移 40～65 nm，强度不降，则示有 4′-OH。

②如带Ⅰ红移 50～60 nm，强度减弱，则示有 3-OH，但无 4′-OH。

③7-OH 如果游离，则一般应在 320～330 nm 处有吸收。但如果结合成苷，则该吸收即消失。

④含有 3，4′-二羟基或 3，3′，4′-三羟基的黄酮醇类，在甲醇钠碱性下容易被氧化分解，故吸收带随测定时间延长而衰退。

(2)二氢黄酮、二氢黄酮醇及异黄酮类

①主峰不向长波移动，即示 A 环上无羟基。

②如果具有 5，6，7-或 5，7，8-三羟基或 3′，4′，-二羟基，则吸收带将随放置时间延长而逐渐衰退。

③具有 5，7-二羟基的二氢黄酮和二氢黄酮醇类，在加入甲醇钠后主峰将恒定向长波位移 35～40 nm，且峰强相应增加。

④对于一些二氢黄酮类化合物，特别是不具有游离的 $C_5$—OH 时，在加入甲醇钠后可异构化为相应的查耳酮，故带 1 移至 400 nm 处。

(3)查耳酮和橙酮类

①查耳酮中的 4—OH 和橙酮中的 4—OH 可由带Ⅰ分别向长波位移 60～100 nm 和 80～95 nm，且强度增加。

②6′-OH 橙酮带Ⅰ比 4′-OH 橙酮向长波位移距离较小，为 60～70 nm。若分子中同时存在 6，4′-二羟基或 6-OH-4′-OR(R 为烷基)，则带Ⅰ的位移距离还要更小些。

③具有 2-或 4′-OH 的查耳酮类带Ⅰ将向长波位移 60～100 nm，但强度并不增加。若还具有 2′-OH 或 4-OR 时，则由 4′-OH 引起的位移将减少到 40～50 nm。

**2. 乙酸钠引起的位移在黄酮类化合物结构测定中的意义**

乙酸钠的碱性比甲醇钠小，只能使黄酮类化合物母核上酸性较强的酚羟基解离，导致相应的吸收带向长波移动。该试剂较为突出的作用是用以判断其分子结构中是否含有 7-OH。

(1)黄酮和黄酮醇类

①如有 7-OH，则带Ⅱ红移 5～20 nm。需要注意的是，在 $C_6$-和 $C_8$-位同时有含氧取代基的 7-羟基黄酮(不包括黄酮醇)，将可能由于 7-OH 酸性减低，使上述红移幅度很小或不能辨别。

②在 4′-OH 黄酮及黄酮醇类化合物中，7-OH 是否被取代，可以通过比较在甲醇钠及乙酸钠中光谱带Ⅰ的位移情况而判断。如果 7-OH 被取代，则由乙酸钠引起的带Ⅰ位移距离与甲醇钠相同或稍大一些。

③黄酮或黄酮醇类化合物如果具有 5，6，7-、5，7，8-或 3，3′，4′-三羟基等，因对碱敏感，故加乙酸钠后得到的光谱图将随放置时间延长而衰退。

(2)二氢黄酮、二氢黄酮醇及异黄酮类

①当二氢黄酮、二氢黄酮醇及异黄酮类具有 7-OH 时，带Ⅱ将分别向长波位移 35 nm(5，7-二羟基二氢黄酮及二氢黄酮醇)和 6～20 nm(7-羟基异黄酮)。

②若 A 环上有对碱敏感的结构，则在加入乙酸钠后，吸收峰将随处理时间延长而衰退。

(3)查耳酮和橙酮类

当查耳酮的 C4′-和 C4-位与橙酮的 C4′-和 C6-位上有羟基时，则带 1 将向长波位移，或在长波方向处显一肩峰。

### 3. 乙酸钠/硼酸引起的位移在黄酮类化合物结构测定中的意义

该试剂主要用以判断其分子结构中 A 环或 B 环上是否有邻二羟基。

(1)黄酮和黄酮醇类　当黄酮或黄酮醇类的 A 环或 B 环上具有邻二羟基时(5,6-邻二羟基除外),在乙酸钠碱性下可与硼酸络合,使相应的吸收带向长波移动。B 环有邻二羟基时,带Ⅰ向长波移动 12～30 nm,A 环有邻二羟基时(不包括 5,6-邻二羟基),带Ⅱ向长波移动 5～10 nm。

(2)二氢黄酮、二氢黄酮醇及异黄酮类　只有当 A 环上有邻二羟基时(不包括 5,6-二羟基),主峰才有可能向长波位移,一般位移 10～15 nm。

(3)查耳酮和橙酮类　当 B 环上有邻二羟基时,主峰向长波位移 28～36 nm;当 A 环上有邻二羟基时,则位移较小。

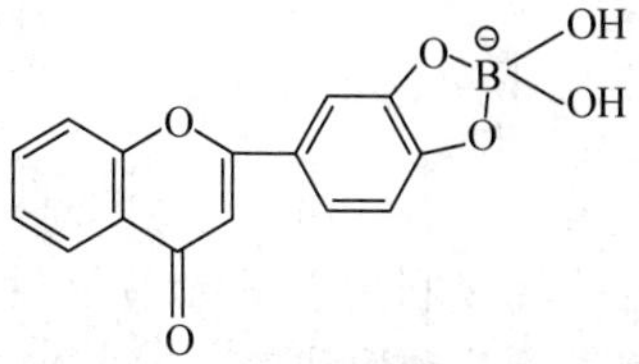


### 4. 三氯化铝及三氯化铝/盐酸引起的位移在黄酮类化合物结构测定中的意义

此类试剂主要用以判断其分子结构中是否有邻二羟基、3-OH 或 5-OH。三氯化铝可与具有 3-羟基、4-羰基或 5-羟基、4-羰基的黄酮或黄酮醇类化合物作用生成络合物,使带Ⅰ或带Ⅱ向长波移动。三氯化铝也能与 A 环或 B 环上的邻二羟基作用生成络合物,使相应的吸收带向长波移动。但邻二羟基与三氯化铝形成的络合物没有 3-羟基、4-羰基和 5-羟基、4-羰基与三氯化铝形成的络合物稳定,当加入盐酸后可分解(少数例外),使相应的吸收带向短波移动。因此,在实际测定中,多在测定样品甲醇光谱基础上测定样品 MeOH＋$AlCl_3$ 光谱,然后加入盐酸,测定样品 MeOH＋$AlCl_3$/HCl 光谱,再进行比较分析。

(1)黄酮和黄酮醇类

①当有 5-OH 而无 3-OH 时,加入 $AlCl_3$/HCl 后带Ⅰ向长波位移 35～55 nm。如仅向长波位移 17～20 nm,则表示有 6-含氧取代。

②当有 3-或 3-和 5 OH 时,加入 $AlCl_3$/HCl 后,带Ⅰ向长波移动 50～60 nm。

③当 B 环上有邻二羟基时,将“样品＋$AlCl_3$”和“样品＋$AlCl_3$/HCl”光谱比较,后者带Ⅰ较前者向短波位移 30～40 nm。如果仅向短波位移约 20 nm,则说明 B 环上有邻三羟基。

(2)二氢黄酮、二氢黄酮醇及异黄酮类

①当二氢黄酮、二氢黄酮醇及异黄酮类有 5-OH 时,加入 $AlCl_3$/HCl 后带Ⅱ分别向长波位移 20～26 nm 和 10～14 nm。

②若 A 环上有邻二羟基(不包括 5,6-邻二羟基),则带Ⅱ在 $AlCl_3$ 中将较 $AlCl_3$/HCl 中向长波位移 11～30 nm。

③具有 3-OH 而无 5-OH 的二氢黄酮醇其带Ⅱ可因加入 $AlCl_3$ 而向长波位移 30～38 nm。若在 A 环上同时又具有邻二羟基时,则带Ⅱ向长波位移 41～68 nm。

(3)查耳酮和橙酮类

①查耳酮中的 2′-OH 和橙酮中的 4-OH,在加入 $AlCl_3$/HCl 后带Ⅰ分别向长波位移 48～

64 nm。当 3′-位也有氧取代时，则查耳酮向长波位移约 40 nm。

②当 B 环上有邻二羟基时，带 Ⅰ 在 $AlCl_3$ 中将较 $AlCl_3$/HCl 向长波位移 40～70 nm；当 A 环上有邻二羟基时，则位移较小。

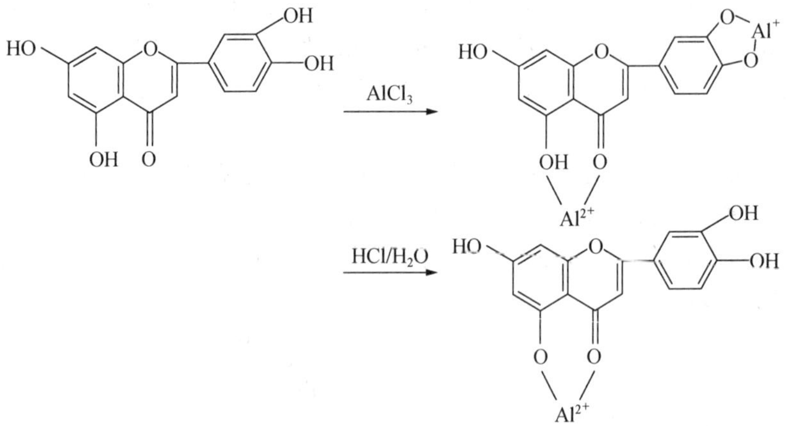

从以上所述可以看出，根据这些规律利用 UV 光谱包括各种加入诊断试剂后测得的 UV 光谱，能够判断出黄酮化合物的基本母核和取代基，特别是羟基的取代模式。但是，在实际研究中仍需结合化学方法及其他波谱方法进行综合分析，才能更为准确地确定被测样品的化学结构。

## 6.5.2 $^1$H-NMR 谱在黄酮类化合物结构研究中的应用

$^1$H-NMR 因为可以定量测定 H 的个数，以及根据质子的化学位移和芳香氢核之间的自旋偶合所提供的信息(裂分数目及偶合常数大小)，可确定黄酮母核上的取代模式。近年来由于仪器分辨率的不断改进，加以同核去偶、溶剂位移以及核磁共振技术的使用，$^1$H-NMR 谱的测定已经成为黄酮类化合物结构研究的一种重要方法，其具有简便、快速且可获得大量极有价值的结构信息等优点。

根据黄酮类化合物的溶解度的不同，可选用重氢氯仿($CDCl_3$)、氘代二甲基亚砜(DMSO-$d_6$)、氘代吡啶($C_5D_5N$-$d_5$)等溶剂进行测定。其中，由于大多数黄酮类化合物在 $CDCl_3$ 中溶解度较小，故 $CDCl_3$ 只局限于一些极性较小的黄酮类化合物，如甲基化、乙基化及乙酰化衍生物等。而无水 DMSO-$d_6$ 则是在黄酮类化合物的测定中一种十分理想的溶剂。它不仅溶解范围广，不需要制备衍生物，且溶剂信号(δ2.50 ppm)很少与黄酮类化合物信号重叠，并对各质子信号分辨率高。但 DMSO-$d_6$ 也有缺点，如沸点太高，样品在测定后难于回收，可能会使某些黄酮类化合物分解等。

此外，也有将黄酮类化合物制备成三甲基硅醚衍生物，以 $CCl_4$ 为溶剂进行测定。$CCl_4$ 本身不含质子，使测得的光谱易于分析。

### 6.5.2.1 A 环质子

**1.5,7-二羟基黄酮类化合物**

5,7-二羟基黄酮类化合物 A 环的 H-6 和 H-8 分别以间位偶合的双重峰($J$＝Ca.2.5Hz)出现在 δ5.70～6.90 ppm 之间，且 H-6 的双重峰总是比 H-8 的双重峰位于较高的磁场。当 7-

OH 成苷后，H-6 和 H-8 信号均向低磁场位移（表 6-5）。

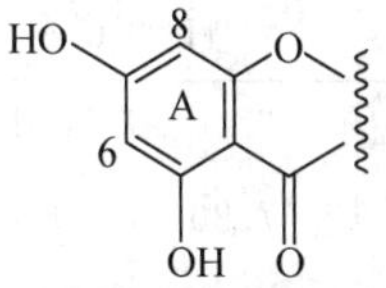


**表 6-5　5,7-二羟基黄酮类化合物中 H-6 和 H-8 的化学位移**　ppm

| 化合物 | H-6 | H-8 |
|---|---|---|
| 黄酮，黄酮醇，异黄酮 | 6.00～6.20 d | 6.30～6.50 d |
| 上述化合物的 7-O-葡萄糖苷 | 6.20～6.40 d | 6.50～6.90 d |
| 二氢黄酮、二氢黄酮醇 | 5.75～5.95 d | 5.90～6.10 d |
| 上述化合物的 7-O-葡萄糖苷 | 5.90～6.10 d | 6.10～6.40 d |

**2. 7-羟基黄酮类化合物**

7-羟基黄酮类化合物 A 环的 H-5 因与 H-6 的邻偶，故表现为一个双峰（$J$ = Ca. 8.0 Hz），又因其处于 4 位羰基的负屏蔽区，故化学位移约为 $\delta$8.0 ppm 左右。H-6 因与 H-5 的邻偶和 H-8 的间位偶合，故表现为双二重峰。H-8 因与 H-6 的间 位偶合，故表现为一个双峰（$J$ = Ca. 2.5 Hz）。7-羟基黄酮类化合物中的 H-6 和 H-8 的化学位移值在 $\delta$6.30～7.10 ppm 之间，比 5,7-二羟基黄酮类化合物中的相应质子的化学位移值大，并且位置可能相互颠倒（表 6-6）。

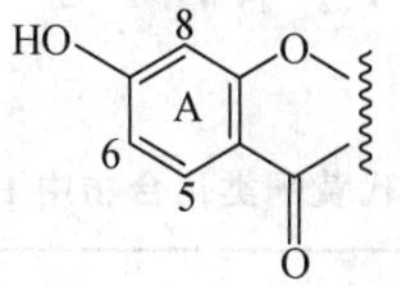


**表 6-6　7-羟基黄酮类化合物中 H-5、H-6 和 H-8 的化学位移**　ppm

| 化 合 物 | H-5 | H-6 | H-8 |
|---|---|---|---|
| 黄酮、黄酮醇、异黄酮 | 7.90～8.20 d | 6.70～7.10 dd | 6.70～7.00 d |
| 二氢黄酮、二氢黄酮醇 | 7.70～7.90 d | 6.40～6.50 dd | 6.30～6.40 d |

## 6.5.2.2　B 环质子

**1. 4′-氧取代黄酮类化合物**

4′-氧取代黄酮类化合物 B 环的四个质子 H-2′、3′、5′、6′的化学位移出现在 $\delta$6.50～7.90 ppm，位于比 A 环质子稍低的磁场区。其四个质子可以分成 H-2′、II-6′和 H-3′、H-5′两组，每组质子均表现为双重峰（dd，$J$ = Ca. 8.5 Hz）。其中 H-2′、H-6′由于受到 C 环的去屏蔽效应及 4′-OR 的屏蔽作用总是比 H-3′、H-5′位于稍低磁场。而 H-2′、H-6′二重峰的具体峰位则与 C 环的氧化水平有关（表 6-7）。

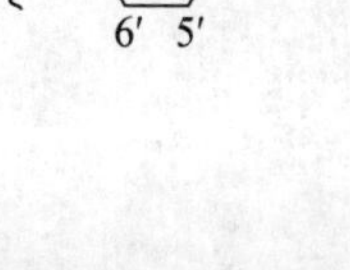

**表 6-7 4′-氧取代黄酮类化合物中 H-2′、H-6′和 H-3″、H-5′的化学位移** ppm

| 化 合 物 | H-2′、6′ | H-3′、5′ |
|---|---|---|
| 二氢黄酮类 | 7.10～7.30 d | 6.50～7.10 d |
| 二氢黄酮醇类 | 7.20～7.40 d | 6.50～7.10 d |
| 异黄酮类 | 7.20～7.50 d | 6.50～7.10 d |
| 查耳酮(H-2、6 和 H-3、5)类 | 7.40～7.60 d | 6.50～7.10 d |
| 橙酮类 | 7.60～7.80 d | 6.50～7.10 d |
| 黄酮类 | 7.70～7.90 d | 6.50～7.10 d |
| 黄酮醇类 | 7.90～8.10 d | 6.50～7.10 d |

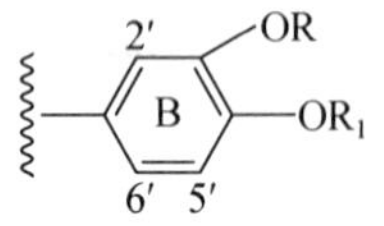


**2. 3′,4′-二氧取代黄酮类化合物**

(1)3′,4′-二氧取代黄酮和黄酮醇 H-5′因与 H-6′的邻位偶合以双重峰的形式出现在 $\delta$6.70～7.10 ppm(d,$J$=Ca. 8.5 Hz)处。H-2′因与 H-6′的间偶,亦以双重峰的形式出现在约 $\delta$7.20 ppm(d,$J$ = 2.5 Hz)处。H-6′因分别与 H-2′和 H-5′偶合,则以双二重峰出现在约 $\delta$7.90 ppm(dd,$J$ = 2.5 和 8.5 Hz)处。有时 H-2′和 H-6′峰重叠或部分重叠不好分辨(表 6-8)。

**表 6-8 3″,4′-二氧取代黄酮类化合物中 H-2″和 H-6″的化学位移** ppm

| 化合物 | H-2′ | H-6′ |
|---|---|---|
| 黄酮(3′,4′-OH 及 3′-OH,4′-$OCH_3$) | 7.20～7.30 d | 7.30～7.50 dd |
| 黄酮醇(3′,4′-OH 及 3′-OH,4′-$OCH_3$) | 7.50～7.70 d | 7.60～7.90 dd |
| 黄酮醇(3′-$OCH_3$,4′-OH) | 7.60～7.80 d | 7.40～7.60 dd |
| 黄酮醇(3′,4′-OH,3-O-糖) | 7.20～7.50 d | 7.30～7.70 dd |

从 H-2′和 H-6′的化学位移分析,可以区别黄酮和黄酮醇的 3′,4′-位上是 3′-OH,4′-OMe 还是 3′-OMe,4′-OH。在 4′-OMe,3′-羟基黄酮和黄酮醇中,H-2′通常比 H-6′出现在高磁场区,而在 3′-OMe,4′-羟基黄酮和黄酮醇中,H-2′和 H-6′的位置则相反。

(2)3′,4′-二氧取代异黄酮、二氢黄酮及二氢黄酮醇 H-2′,H-5′及 H-6′为一复杂多重峰(常常组成两组峰)出现在 $\delta$6.70～7.10 ppm 区域。此时 C 环对这些质子的影响极小,每个质子化学位移主要取决于它们相对于含氧取代基的位置。

**3. 3′,4′,5′-三氧取代黄酮类化合物**

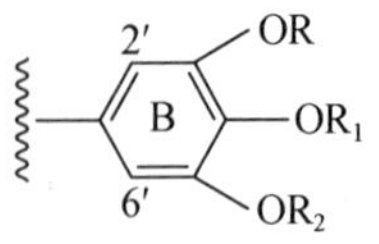

当3′,4′,5′-均为OH时,则H-2′和H-6′将以一个相当于两个质子的单峰出现在δ6.50～7.50 ppm范围内。但当3′-或5′-OH甲基化或成苷后,则H-2′和H-6′因相互偶合而分别以一个双重峰(J＝Ca.2.0 Hz)出现。

### 6.5.2.3 C环质子

各类黄酮化合物结构上的主要区别在于C环的不同,故C环质子所示特征是区别各类型黄酮类化合物的主要依据。

**1. 黄酮类**

黄酮类H-3常以一个尖锐的单峰出现在δ6.30 ppm处。它可能会与5,6,7-或5,7,8-三氧取代黄酮中的H-8或H-6的单峰信号相混淆,故应注意区别。

**2. 黄酮醇类**

由于黄酮醇类的$C_3$位上有含氧取代基,故在$^1$H-NMR谱上无C环质子。

**3. 异黄酮类**

异黄酮上的H-2因受到$C_1$位上氧原子和$C_4$位羰基的影响,以一个尖锐的单峰出现在δ7.60～7.80 ppm,比一般芳香质子位于较低的磁场。

**4. 二氢黄酮类**

二氢黄酮类H-2因受两个不等价的H-3偶合($J_{trans}$＝Ca.11.0 Hz,$J_{cis}$＝Ca.5.0 Hz),故被分裂成一个四重峰,中心位于约δ5.2 ppm处。两个H-3各因偕偶(J＝17.0 Hz)和与H-2的邻偶也被分裂成一个四重峰,中心位于δ2.80 ppm处,但往往相互重叠,不易区分(表6-9)。

**5. 二氢黄酮醇类**

二氢黄酮醇中H-2和H-3为反式二直立键,故分别以二重峰出现,H-2位于δ4.80～5.00 ppm处,H-3位于δ4.10～4.30 ppm处,二者很容易区分。当3-OH成苷后,则使H-2和H-3信号均向低磁场方向位移,H-2位于δ5.0～5.60 ppm,H-3位于4.30～4.60 ppm之间,据此可有助于判断二氢黄酮醇苷中糖的结合位置(表6-9)。

**表6-9 二氢黄酮和二氢黄酮醇中H-2和H-3的化学位移** ppm

| 化合物 | H-2 | H-3 |
|---|---|---|
| 二氢黄酮 | 5.00～5.50 dd | 接近2.80 dd |
| 二氢黄酮醇 | 4.80～5.00 d | 4.10～4.30 d |
| 二氢黄酮醇-3-O-糖苷 | 5.00～5.60 d | 4.30～4.60 d |

**6. 查耳酮类**

查耳酮中H-α和H-β分别以二重峰(J＝Ca.17.0 Hz)形式出现,其化学位移分别约为δ6.70～7.40 ppm和δ7.30～7.70 ppm处。

**7. 橙酮类**

橙酮中C环的环外质子＝CH常以单峰出现在δ6.50～6.70 ppm处,其确切的峰位取决于A环和B环上羟基取代情况,增大羟基化作用,使该峰向高磁场区位移(与没有取代的橙酮相比),其中以$C_4$-位(－0.19)和$C_6$-位(－0.16)羟基化作用影响最明显。

### 6.5.2.4 糖基上的质子

1. 单糖苷类

糖与苷元连接时，糖的端基质子（以 H-1″表示）与糖的其他质子相比，一般位于较低磁场区。其具体的峰位与成苷的位置及糖的种类等有关。如黄酮类化合物葡萄糖苷，连接在 3-OH 上的葡萄糖端基质子与连接在 4′-或 5-或 7-OH 上的葡萄糖端基质子的化学位移不同，前者出现在约 δ5.80 ppm 左右，后三者出现在约 δ5.00 ppm 处，很容易相互区别。对于黄酮醇-3-O-葡萄糖苷和黄酮醇-3-O-鼠李糖苷来说，它们的端基质子化学位移值也有较大的区别，但二氢黄酮醇-3-O-葡萄糖苷和 3-O-鼠李糖苷的端基质子化学位移值则区别很小（表 6-10）。

表 6-10　黄酮类单糖苷中 H-1″的化学位移　　ppm

| 化合物 | H-1″ | 化合物 | H-1″ |
|---|---|---|---|
| 黄酮醇-3-O-葡萄糖苷 | 5.70～6.00 | 黄酮醇-3-O-鼠李糖苷 | 5.00～5.10 |
| 黄酮类-7-O-葡萄糖苷 | 4.80～5.20 | 黄酮醇-7-O-鼠李糖苷 | 5.10～5.30 |
| 黄酮类-4′-O-葡萄糖苷 | 4.80～5.20 | 二氢黄酮醇-3-O-葡萄糖苷 | 4.10～4.30 |
| 黄酮类-5-O-葡萄糖苷 | 4.80～5.20 | 二氢黄酮醇-3-O-鼠李糖苷 | 4.00～4.20 |
| 黄酮类-6-及 8-C-糖苷 | 4.80～5.20 | | |

而单鼠李糖苷中，鼠李糖上的 $C-CH_3$ 以一个二重峰（$J=6.5H_z$）或多重峰出现在 δ0.80～1.20 ppm 处，很容易识别。

2. 双糖苷类

黄酮类化合物双糖苷中，末端糖的端基质子（以 H-1‴表示）因离黄酮母核较远，受其负屏蔽影响较小，它的信号比 H-1″处于较高磁场，而其向高场位移的程度因末端糖的连接位置不同而异。例如，由葡萄糖、鼠李糖构成的黄酮类 3-或 7-O-双糖苷中，常见下列两种类型：

(1)苷元-芦丁糖基[即苷元-O-*β*-*D*-葡萄糖(6→1)-*α*-*L*-鼠李糖]。

(2)苷元-新橙皮糖基[即苷元-O-*β*-*D*-葡萄糖(2→1)-*α*-*L*-鼠李糖]。

两种连接方式可以通过比较鼠李糖上端基质子（H-1‴）或 $C—CH_3$ 质子（H-6‴）的化学位移来鉴别，如表 6-11 所示。

表 6-11　鼠李糖的 H-1‴和 H-6‴的化学位移　　ppm

| 化合物 | H-1‴ | H-6‴ |
|---|---|---|
| 芦丁糖基 | 4.20～4.40(d, $J=2.0$ Hz) | 0.70～1.00(d) |
| 新橙皮糖基 | 4.90～5.00(d, $J=2.0$ Hz) | 1.10～1.30(d) |

### 6.5.2.5 其他质子

1. $C_6$-和 $C_8$-$CH_3$ 质子

其中 $C_6$-$CH_3$ 质子比 $C_8$-$CH_3$ 质子恒定出现在稍高磁场处（约 δ0.2 ppm）。例如异黄酮的化学位移分别出现在 δ2.04～2.27 ppm 处和 δ2.14～2.45 ppm 处。

2. 甲氧基质子

除少数例外，甲氧基质子一般以单峰出现在 δ3.50～4.10 ppm 处。虽然糖基上的一般质子也在此区域出现吸收峰，但它们均不是单峰，故极易区别。

甲氧基在母核上的位置，过去曾采用苯诱导位移技术来判断(表 6-12)，现在也可用 NOE 核磁共振技术或二维核磁共振技术等确定。

表 6-12 甲氧基质子信号(无邻位取代基时)的苯诱导位移值 ppm

| 甲氧基位置 | Δ=($\delta CDCl_3$-$\delta C_6H_6$) | 甲氧基位置 | Δ=($\delta CDCl_3$-$\delta C_6H_6$) |
|---|---|---|---|
| $C_3$ | -0.07～+0.34 | $C_{2'}$ | +0.40～+0.53 |
| $C_5$ | -0.43～+0.58 | $C_{4'}$ | +0.54～+0.71 |
| $C_7$ | +0.54～+0.76 | | |

3. 乙酰氧基上的质子

有时也可将黄酮类化合物做成乙酰化衍生物后进行结构测定。通常糖基上的乙酰氧基质子信号以单峰出现在 δ1.65～2.10 ppm 处。而苷元上酚羟基形成的乙酰氧基质子信号则以单峰出现在 δ2.30～2.50 ppm 处，二者很容易区分。

## 6.5.3 $^{13}$C-NMR 谱在黄酮类化合物结构研究中的应用

$^{13}$C-NMR 谱已广泛应用于黄酮类化合物的结构研究。从 $^{13}$C-NMR 谱中可测定黄酮类化合物分子中的碳原子数、糖部分碳原子数、含氧碳原子数、碳原子性质和苷键类型等。

### 6.5.3.1 黄酮类化合物骨架类型的判断

在黄酮类化合物的 $^{13}$C-NMR 谱中，可根据中央三碳链的信号位置及其在偏共振去偶谱中的裂分情况来推定 C 环骨架类型。具体请参见表 6-13。

表 6-13 $^{13}$C-NMR 谱中黄酮类化合物 C 环三碳核的化学位移 ppm

| 化合物 | C=O | C-2 | C-3 |
|---|---|---|---|
| 黄酮类 | 174.5～184.0(s) | 160.5～163.2(s) | 104.7～111.8(d) |
| 黄酮醇类 | 172.0～177.0(s) | 145.0～150.0(s) | 136.0～139.0(s) |
| 异黄酮类 | 174.5～184.0(s) | 149.8～155.4(d) | 122.3～125.9(s) |
| 二氢黄酮类 | 189.5～195.5(s) | 75.0～80.3(d) | 42.8～44.6(t) |
| 二氢黄酮醇类 | 188.0～197.0(s) | 82.7(d) | 71.2(d) |
| 查耳酮类 | 188.0～197.0(s) | 136.9～145.4(d)* | 116.6～128.1(d)* |
| 橙酮类 | 182.5～182.7(s) | 146.1～147.7(s) | 111.6～111.9(d)(=CH-) |

注：* 查耳酮的 C-2 为 C-β，C-3 为 C-α。

### 6.5.3.2 黄酮类化合物取代模式的确定

可根据黄酮类化合物中的芳环碳原子的信号特征来确定母核上取代基的取代模式。例如，无取代基的黄酮的 $^{13}$C-NMR 信号被归属如下图，图上数字为化学位移。

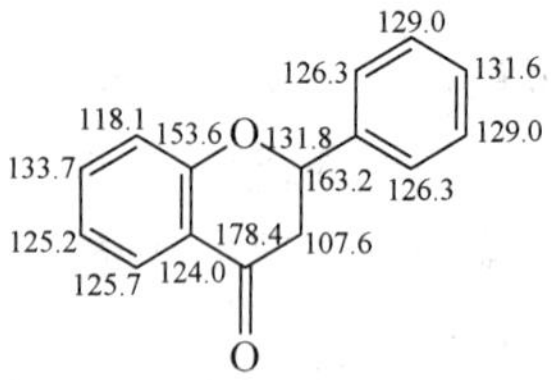


1. 取代基位移的影响

黄酮类化合物，特别是B环上引入取代基(X)时，其取代基的位移效应与简单苯衍生物的取代影响基本一致，见表6-14。

表 6-14 黄酮类化合物 B 环上的取代基位移效应 ppm

| X | Zi | Zo | Zm | Zp |
|---|---|---|---|---|
| OH | +26.0 | −12.8 | +1.6 | −7.1 |
| $OCH_3$ | +31.4 | −14.4 | +1.0 | −7.8 |

由表6-14可见－OH及$-OCH_3$的引入可使同碳原子($\alpha$-碳)信号大幅度向低场位移，邻位碳($\beta$-碳)及对位碳则向高场位移。间位碳虽然也向低场位移，但幅度较小。

当A环或B环上引入取代基时，位移影响通常只限于引入了取代基的A环或B环。如果一个环上同时引入几个取代基时，其位移效应具有某种程度的加和性。需要注意的是，当黄酮母核上引入5-OH时，不但会影响A环，而且由于5-OH与羰基形成分子内氢键，减少$C_4$、$C_2$位的电子密度，可使$C_4$和$C_2$信号分别向低场位移+4.5和+0.87，而$C_3$信号则向高场位移－2.00。当5-OH甲基化或成苷后，氢键缔合被破坏，上述信号则分别向相反方向即高场位移。

2. 5,7-二羟基黄酮中的 $C_6$ 及 $C_8$ 信号特征

大多数5,7-二羟基黄酮类化合物的$C_6$及$C_8$信号一般出现在$\delta$90.0～100.0 ppm范围内，且$C_6$信号总是比$C_8$信号出现在较低的磁场。在二氢黄酮中二者的差别较小，$\Delta\delta$约为0.9 ppm，而在黄酮及黄酮醇中它们的差别则较大，$\Delta\delta$约为4.8 ppm。

$C_6$或$C_8$有无烃基或芳香基取代可以通过观察$C_6$及$C_8$信号是否发生位移而判定。例如，被甲基取代的碳原子信号将向低场位移6.0～9.6 ppm，而未被取代的碳原子其化学位移则无多大改变。

3. 黄酮类化合物-O-糖苷中糖的连接位置

黄酮类化合物形成O-糖苷后，苷元及糖均将产生相应的苷化位移。由于苷元上成苷的酚羟基位置及糖的种类不同，其苷化位移幅度也不相同，可以利用这些规律判断糖在苷元上的连接位置。

(1)糖的苷化位移及端基碳的信号　在酚苷中，糖上端基碳的苷化位移约+4.0～+6.0 ppm，其位移的具体数值取决于酚羟基周围的环境。当苷化位置为苷元的7-或2′-,3′-,4′-位时，糖的端基碳信号一般位于$\delta$100.0～102.5 ppm范围内。但5-O-葡萄糖苷及7-O-鼠李糖苷例外，其端基碳信号分别出现在$\delta$104.3 ppm和$\delta$99.0 ppm处。

(2)苷元的苷化位移　利用苷元的苷化位移规律可判断黄酮类化合物-O-糖苷中糖的连接位置。通常，苷元经苷化后，直接与糖基相连的碳原子向高场位移，其邻位及对位碳原子则向低场位移，其中对位碳原子的位移幅度最大且恒定，详见表6-15。

**表 6-15　黄酮类化合物$^{13}$C-NMR 谱上的苷化位移**　ppm

| 苷化位置 | 苷元的苷化位移平均值 | | | | | | | | | | | | | | |
|---|---|---|---|---|---|---|---|---|---|---|---|---|---|---|---|
| | 2 | 3 | 4 | 5 | 6 | 7 | 8 | 9 | 10 | 1′ | 2′ | 3′ | 4′ | 5′ | 6′ |
| 7-O-糖 | | | | | +0.8 | −1.4 | +1.1 | | +1.7 | | | | | | |
| 7-O-鼠李糖 | | | | | +0.8 | −2.4 | +1.0 | | +1.7 | | | | | | |
| 3-O-糖 | −9.2 | −2.1 | +1.5 | +0.4 | | | | | +1.0 | −0.8 | +1.1 | −0.3 | +0.7 | −0.4 | +1.5 |
| 3-O-鼠李糖 | +10.3 | −1.1 | +2.0 | +0.6 | | | | | +1.1 | | | | | | |
| 5-O-葡萄糖 | −2.8 | +2.2 | −6.0 | −2.7 | +4.4 | −3.0 | +3.2 | +1.4 | +4.3 | −1.3 | −1.2 | −0.4 | −0.8 | −1.0 | −1.2 |
| 3′-O-葡萄糖 | −0.5 | +0.4 | | | | | | | | | +1.6 | 0 | +1.4 | +0.4 | +3.2 |
| 4′-O-葡萄糖 | +0.1 | | +1.0 | | | | | | | +3.7 | +0.4 | +2.0 | −1.2 | +1.4 | 0 |

需要注意的是，$C_3-OH$ 糖苷化后，对 $C_2$ 引起的苷化位移比一般邻位效应要大得多。这说明 $C_2$，$C_3$ 双键与一般的芳香系统不同，而是具有更多的烯烃特征。当 $C_7-OH$ 或 $C_3-OH$ 与鼠李糖成苷时，$C_7$ 或 $C_3$ 信号的苷化位移比一般糖苷要大些，据此可与一般糖苷相区别。当 $C_5-OH$ 糖苷化后，因其与 $C_4$ 羰基的氢键缔合受到破坏，故对 C 环碳原子也将产生较大影响，使 $C_2$，$C_4$ 信号明显向高场位移，而 $C_3$ 信号则移向低场。

## 6.5.4 MS在黄酮类化合物结构研究中的应用

质谱对于复核、确定黄酮类化合物的结构，尤其是在样品量很小时（<1 mg）是很有帮助的。对于大多数黄酮类化合物苷元，常采用电子轰击质谱（EI-MS），可得到强的分子离子峰〔M〕$^{+}$，且常为基峰，亦无需做成衍生物即可进行测定。而对于极性大、难以气化及对热不稳定的黄酮苷类，在 EI-MS 中往往看不到分子离子峰，须制成甲基化、乙酰化或三甲基硅烷化等适当的衍生物，才能观察到分子离子峰。近年来由于场解吸质谱（FD-MS）、快原子轰击质谱（FAB-MS）及电喷雾质谱（ESI-MS）等软电离质谱技术的应用，使得黄酮类 O-糖苷类即使不做成衍生物也能直接进行测定，且能获得很强的分子离子峰〔M〕$^{+}$或准分子离子峰，同时也能获得有关苷元及糖基部分的重要结构信息，为黄酮苷类化合物的结构确定提供了重要的手段。

黄酮类化合物主要有下列两种基本的裂解方式。

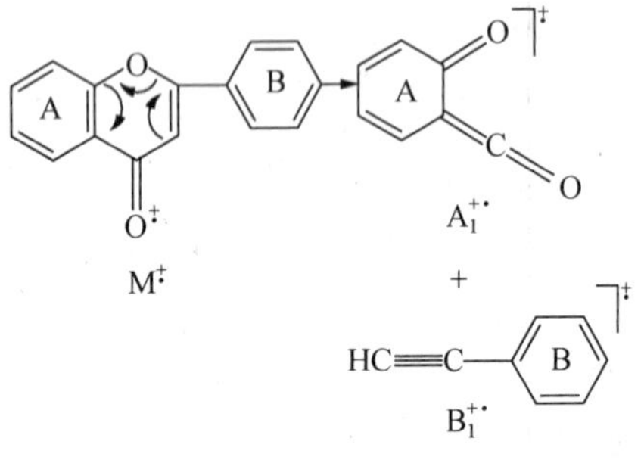


裂解方式I(RDA裂解)

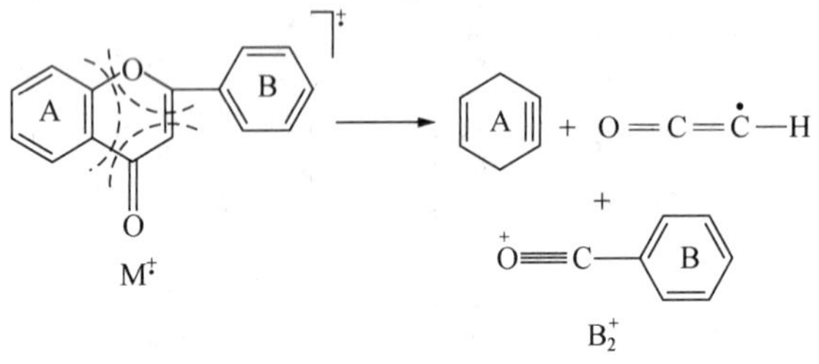


裂解方式II

这两种裂解方式是相互竞争、相互制约的，且 $B_2^{+}$、$[B_2\text{-}CO]^{+}$ 离子丰度几乎与 $A_1^{+\cdot}$、$B_1^{+\cdot}$ 离子以及由它们进一步裂解得到的一系列离子（如$[A_1\text{-}CO]^{+}$等）丰度互成反比。

对鉴定黄酮类化合物最有用的离子是含有完整 A 环和 B 环的碎片离子，如 $A_1^{+\cdot}$、$B_1^{+\cdot}$、$B_2^{+}$ 等，且碎片 $A_1^{+\cdot}$ 与相应的碎片 $B_1^{+\cdot}$ 的质荷比之和等于分子离子〔M〕$^{+}$的质荷比。因此，这两个碎片离子在结构鉴定中具有重要意义。

### 6.5.4.1 黄酮类化合物苷元的 EI-MS

**1. 黄酮类**

基本裂解方式如下：

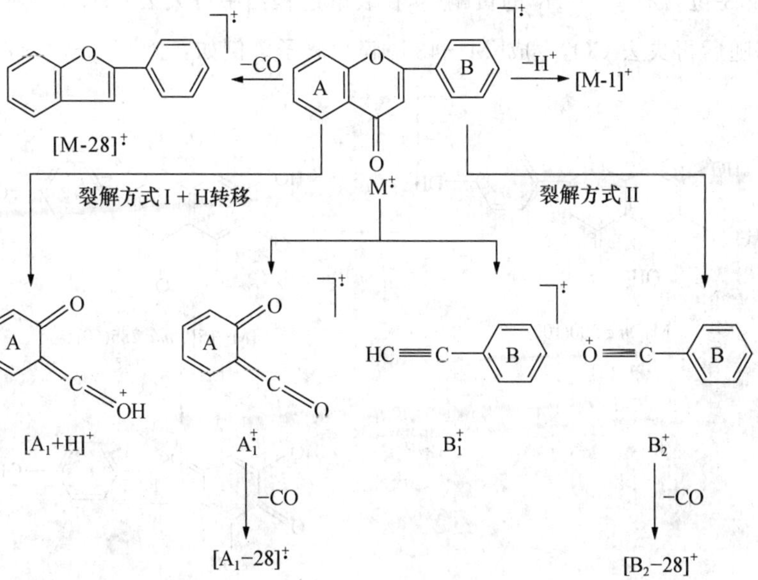


多数黄酮苷元的分子离子峰$[M]^{+\cdot}$很强，常生成基峰，$[M-28]^{+\cdot}$及由裂解方式Ⅰ得到如$[M-H]^{+}$、$[M-CO]^{+}$、$A_1^{+\cdot}$、$[A_1-CO]^{+\cdot}$和$B_1^{+\cdot}$峰等也很突出。

A 环上的取代情况，可根据$A_1^{+\cdot}$碎片的质荷比($m/z$)来确定。例如，5,7-二羟基黄酮的质谱中有与黄酮相同的$B_1^{+\cdot}$碎片($m/z$102)，但是它的$A_1^{+\cdot}$比后者增加了 32 个质量单位，$m/z$ 为 152，这说明 A 环上可能有两个羟基取代。

同理，可根据$B_1^{+\cdot}$碎片确定 B 环上的取代情况。例如，芹菜素(5,7,4′-三羟基黄酮)和刺槐素(5,7-二羟基,4′-甲氧基黄酮)在质谱上有相同的$A_1^{+\cdot}$碎片离子($m/z$152)，但刺槐素的$B_1^{+\cdot}$($m/z$132)与芹菜素$B_1^{+\cdot}$($m/z$118)相差 14 个质量单位，说明刺槐素在 B 环上比芹菜素多了一个$-OCH_3$。

需要注意的是，黄酮在有四个以上含氧取代基时，常常给出中等强度的$A_1^{+\cdot}$和$B_1^{+\cdot}$碎片，具有诊断价值。而黄酮醇类在有四个以上含氧取代基时，则只能产生微弱的$A_1^{+\cdot}$和$B_1^{+\cdot}$碎片离子。

具有 3-,6-及 8-位异戊烯基的取代的黄酮类，除具有一般黄酮类裂解方式外，因有侧链存在，还将产生一些新的碎片离子，可用于结构研究。例如，下列化合物(Ⅰ)，产生 $m/z$357 碎片离子，因而证明$\gamma,\gamma$-二甲烯丙基连接在 A 环上，因为只有 A 环在裂解过程中脱去$C_4H_7\cdot$碎片，才能通过重排产生稳定的 $m/z$357 卓𬭩离子(Ⅱ)。

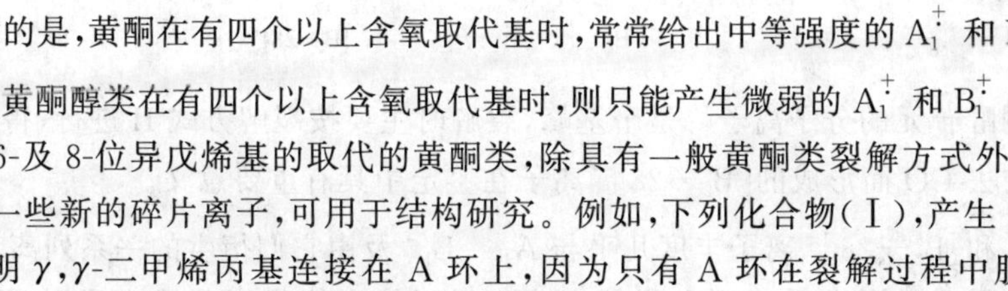

(I)　(II)

对于 6-及 8-位含有$-OCH_3$的黄酮类，在裂解过程当中可失去$CH_3^{\cdot}$，得到一个强的$[M-15]^+$离子峰，随后再失去 CO，生成$[M-43]^{+\cdot}$碎片离子。例如：

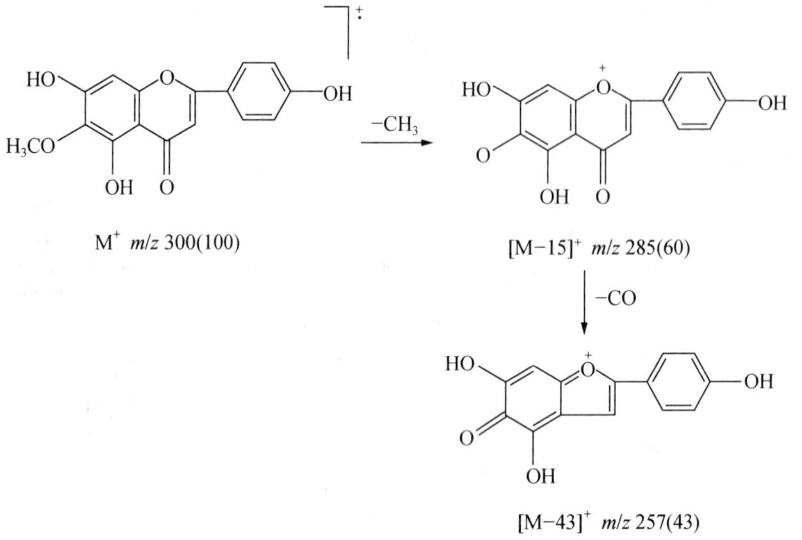


**2. 黄酮醇类**

基本裂解方式如下：

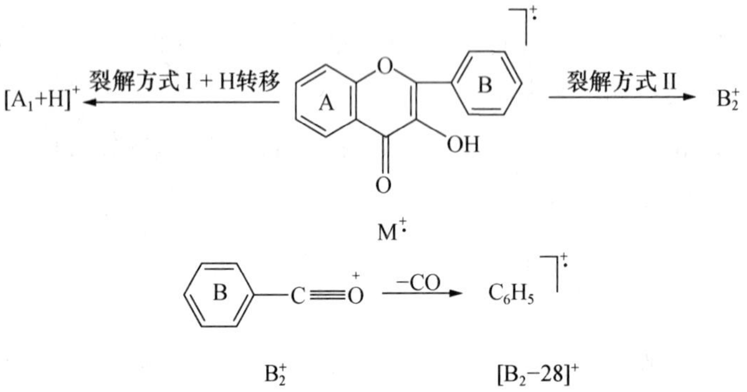


多数黄酮醇苷元的分子离子峰是个基峰，裂解时主要按裂解方式 II 进行，得到的$B_2^+$离子以及其继续失去 CO 而形成的$[B_2-28]^+$离子在鉴定中具有重要意义。

由于$B_2^+$和$[B_2-28]^+$离子丰度几乎与$A_1^{+\cdot}$、$B_1^{+\cdot}$及由它们衍生的一系列离子的丰度互成反比，因此，如果质谱图中看不到由裂解方式 I 得到的中等强度碎片离子时，则应当检查出$B_2^+$离子。例如，在黄酮醇分子中，如果 B 环上羟基数不超过三个以上时，则在其全甲基化衍生物的质谱图上，$B_2^+$离子应出现在 $m/z$105(B 环无羟基取代)，或 135(B 环有一个羟基)，或 165(B 环有二个羟基)，或 195(B 环有三个羟基)处。其中最强峰即为$B_2^+$离子。根据$B_2^+$离子和分子离子之间的质荷比差别，可以判断黄酮醇中 A 环和 C 环的取代情况。

黄酮醇苷元的质谱上除了$M^+$、$B_2^+$、$A_1^+$、$[A_1+H]$离子外，还可看到如$[M-1]^+$($M-H$)、$[M-15]^+$($M-CH_3$)，$[M-43]^+$($M-CH_3-CO$)等碎片离子，这些都为结构鉴定提供重要信息。

具有 2′-OH 或 2′-甲氧基黄酮醇在裂解时有个鲜明特点，即容易失去该—OH 或—$OCH_3$ 形成一个新的稳定的五元杂环。

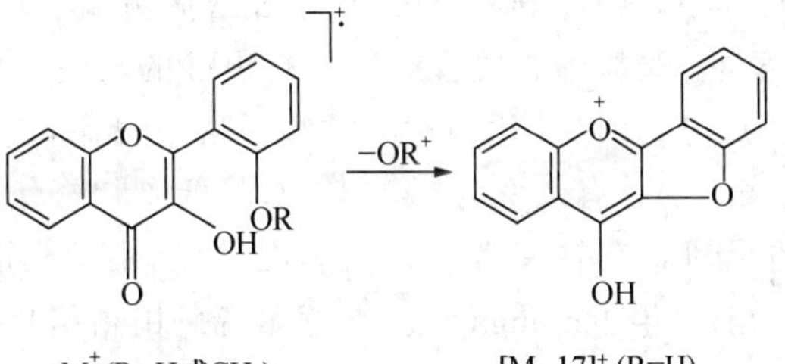

$M^{+\cdot}$(R=H或$CH_3$)　　$[M-17]^+$ (R=H)　$[M-31]^+$ ($R=CH_3$)

### 6.5.4.2　黄酮苷类化合物的 MS

黄酮苷类化合物多作成全甲基化(PM)或全氘甲基化(PDM)衍生物再进行 EI-MS 测定，从中获得苷的分子量、糖在母核上的连接位置、糖的种类、糖与糖之间连接方式等信息。

在 PM 或 PDM 的 EI-MS 谱中，分子离子峰〔M〕$^{+\cdot}$虽然在多数情况下可以看到，但一般强度很弱，不及基峰强度的 1%；而基峰通常为苷元的碎片峰。各种黄酮苷类分子离子峰强度大小依次为：7-O-糖苷＞4′-O-糖苷＞3-及 5-O-糖苷。

此外，从 PM 及 PDM 黄酮类化合物 O-糖苷中不同的糖苷(己糖基、去氧己糖基、戊糖基及双糖基等)可产生相应的具有诊断价值的碎片离子，为黄酮苷的结构研究提供了重要信息。

(1)己糖基(如葡萄糖基、乳糖基等)，示 $m/z$230、196(230－$OCD_3$)、161(196－$HOCD_3$)等离子峰。

(2)去氧己糖基(如鼠李糖基等)，示 $m/z$198 及/或 197、163(198－$HOCD_3$)及 128(163－$HOCD_3$)等峰。

(3)戊糖基(如阿拉伯糖基等)，示 $m/z$183 及 149(184－$HOCD_3$)峰。

(4)双糖基(如鼠李葡萄糖基)，示 $m/z$410、196(葡萄糖基)及 198 或 197(鼠李糖基)等峰。

## 6.5.5　结构测定实例——山楂

### 6.5.5.1　概述

山楂为蔷薇科山楂属 *Crataegus* L. 植物，分布于北温带。全世界共有山楂属植物 1 000 余种，北美有 800 种，亚洲、欧洲和非洲有 60 多种。我国有 18 个种，6 个变种，栽培品种和类型极为丰富。山楂的果实为常用中药，目前被分为两类，一类为北方产的(如山东、河北、河南、辽宁等地)，称为北山楂，为蔷薇科山植属植物山楂(*Crataegus pannatifida* Bge.)及山里红(*C. pannatifida* Bge. var. *major* N. E. Bge)的果实，具有健胃消积、化痞祛瘀之功；另一类为南方产的(如江苏、浙江、湖北、云南等地)，称为南山楂，为同属植物野山楂(*C. cuneata* Sieb. et Zucc)的果实，具有收敛止泻之效。我国《中华人民共和国药典》(简称"中国药典")(2010 年版)中明确记载，山楂(*Fructus crataegi*)为蔷薇科植物山里红或山楂的干燥成熟果实，具有消食健胃、行气散瘀之功效，用于肉食积滞、胃脘胀满、泻痢腹痛、瘀血经闭、产后瘀阻、心腹刺痛、疝气疼痛、高血脂症等，为重要的消导药。从 2005 年起，山楂叶以及山楂叶提取物制剂——益心酮片也被收入《中国药典》中，具有降压、降血脂、增加冠脉流量、改善心肌供血供氧等功效，对高血压、高血脂、冠心病及心绞痛等心血管疾病具有很好的防治作用。有关研究表明，黄酮类成分为山楂的主要活性成分，并以叶片中黄酮类物质含量最高，最高可达 13%。山楂黄酮类物质对冠心病、心绞痛病人的总有效率为 94.4%，对降低血脂总有效率为 85%，对治疗冠心病、心肌炎心肌病引起的早搏总有效率为 63.2%。在欧洲，山楂提取物广泛用于心衰、心绞痛、高血压的治疗。早在 1896 年 Jennings 就已推荐用锐刺山楂酊作为心脏病药物乃至洋地黄的代用品。德国应用山楂进行心血管疾病的防治具有悠久的历史，其研制的山楂制剂"Esbericard"商品用于增强心肌收缩力、增加冠脉流量，已载入德国药典；此外，保加利亚产品"Crataemon"，其是从单子山楂(*Crataegus monogyna* L.)的花和叶中提取而得的总黄酮制剂，含有牡荆素鼠李糖苷、单乙酰牡荆素鼠李糖苷、金丝桃苷等黄酮类成分，用于心血管疾病的治疗。在国内，已有山楂叶总黄酮制剂，如益心酮片、心安胶囊、金甲益心酮片、复心片、益心酮分散片、益心酮滴丸、山楂叶总黄酮软胶囊、山楂叶总黄酮盐粉针剂等产品上市。山楂叶提取物的主要活性成分有牡荆素、槲皮素、金丝桃苷、芦丁等，被证明是目前最具抗氧化潜力的一类化合物，具有抑制或清除氧自由基、抗脂质过氧化、调节血脂、扩张冠状动脉、降血压、强心、改善肝微循环及抗炎症损伤等作用，正成为国内外抗心血管系统疾病的热点药物。

### 6.5.5.2 山楂属化学成分研究

对山楂属植物化学成分的研究始见于 1921 年。20 世纪 50 年代之前，研究主要集中于其所含有的碳水化合物、蛋白质、脂肪、维生素、鞣质、无机盐、三萜类等成分；50 年代以后，随着黄酮类化合物研究的迅速发展，发现山楂中所含有的黄酮类成分对心血管系统有明显的药理作用后，研究的重点转向黄酮类成分。现代有关山楂化学成分的研究表明，山楂中的主要活性成分为黄酮类、有机酸类、三萜类、甾体类、有机胺类等；此外，山楂中尚含有糖类、维生素类及矿物质等成分，特别值得提出的是山楂中含有大量的维生素 C，对增强老年人的体质和抗氧化大为有益。

目前，国外研究较多的种类有 *Crataegus azarolus*、*C. laevigata*、单子山楂(*C. monogyna*)及五子山楂(*C. pentagyna*)等。在国内，主要集中在山楂(*C. pinnatifida* Bge.)、大果山楂(*C. pinnatifida* Bge. var. *major* N. E. Br.)、云南山楂(*C. scabrifolia* (Franch.) Rehd.)、湖北山楂(*C. hupehensis* Sarg.)、甘肃山楂(*C. kansuensis* Wils.)、野山楂(*C. cuneata*)等。至目前为止，已从该属植物的果肉、果核、叶片及根中得到 150 余种化合物。

现对从山楂属植物中分离得到的黄酮类化合物加以总结。

**1. 黄酮及其苷类**

目前从山楂属植物中分离得到黄酮及其苷类化合物 60 余种，为山楂属植物中的主要化学成分。这类黄酮主要是以芹菜素(apigenin)和木樨草素(luteolin)为苷元的一系列苷类，也有少数报道山楂中含 4′-黄芩素(scutellarein)衍生物。

山楂属植物中黄酮苷元的基本结构如图 6-2 所示。

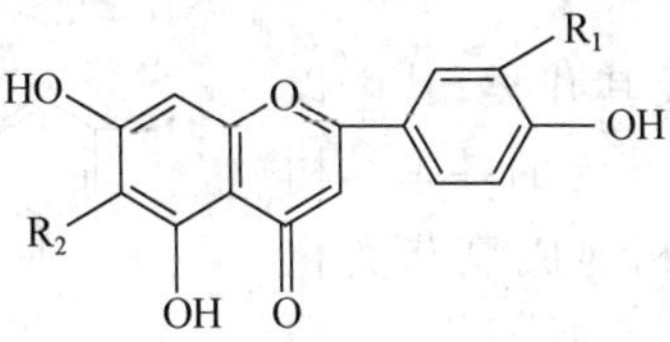

Apigenin:$R_1$=H,$R_2$=H
Luteolin:$R_1$=OH,$R_2$=H
Scutellarein:$R_1$=H,$R_2$=OH

**图 6-2　山楂属植物中黄酮苷元结构**

以苷元-芹菜素为主体的黄酮类化合物，其主体结构特征是在黄酮结构母核的 5，7，4′位上连有羟基或含氧取代基。糖和苷元大多以碳-碳键直接相连成碳苷类化合物。这类化合物有牡荆素（vitexin）、异牡荆素及其衍生苷类，如乙酰牡荆素-4-鼠李糖苷、牡荆素-4′-O-鼠李糖苷、牡荆素-4″-O-葡萄糖苷、牡荆素-2′-O-鼠李糖苷、牡荆素-2″-O-葡萄糖苷、牡荆素-2″-O-鼠李糖苷（vitexin-2″-O-rhamnosyl）、牡荆素-2″-O-葡萄糖-（4-O-乙酰基）、2″-O-乙酰基牡荆素（vitexin-2″-O-acetyl）、6″-O-乙酰基牡荆素（vitexin-6″-O-acetyl）、牡荆素-4′，7-双葡萄糖苷、大波斯菊苷、淫羊藿苷、以及芹菜素的 5 种己酮呋喃糖苷类，如山楂苷 A、B、C、D、I（pinnatifida A，pinnatifida B，pinnatifida C，pinnatifida D，pinnatifin I；如图 6-3 所示）。

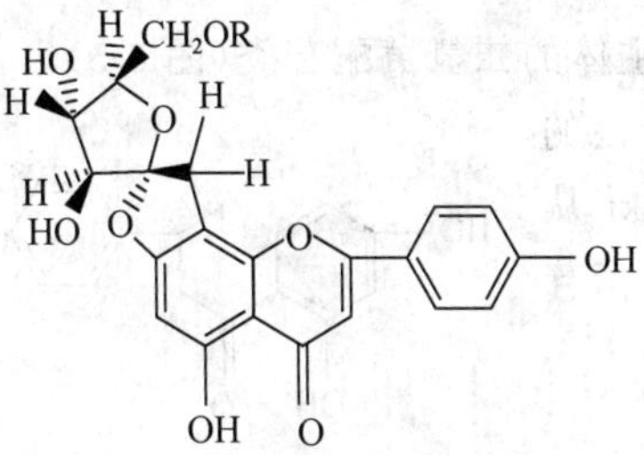

pinnatifida A: R=H
pinnatifida B: R=Acetyl

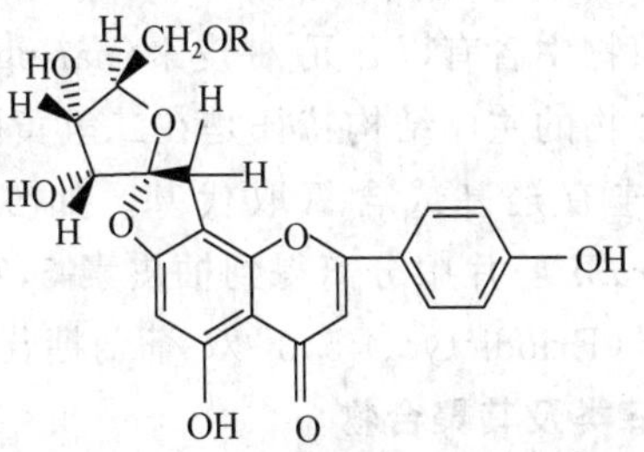

pinnatifida C: R=H
pinnatifida D: R=Acetyl

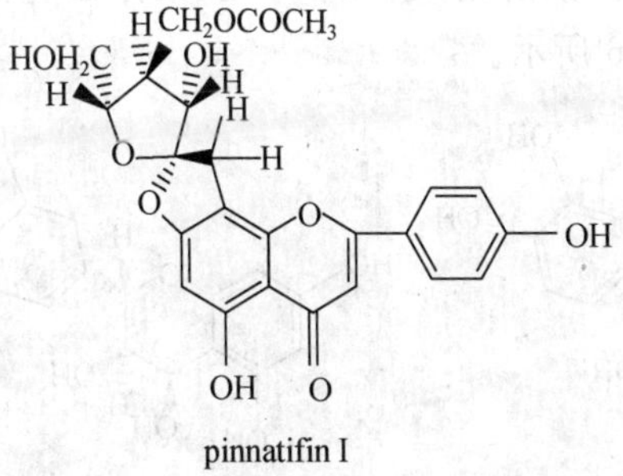

pinnatifin I

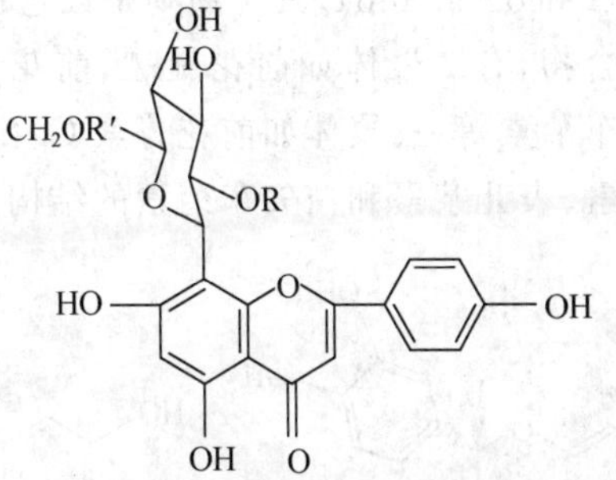

vitexin: R=H, R′=H
vitexin-6″-O-acetyl: R=H, R′=acetyl
vitexin-2″-O-acetyl: R=acetyl, R′=H
vitexin-2″-O-rhamnosyl: R=rha, R′=H

**图 6-3　山楂属植物中 9 种黄酮苷的结构**

以苷元-木樨草素为主体的黄酮类化合物，其主体结构特征是在黄酮结构母核的 5，7，3′，4′位上连有羟基或含氧取代基。这类化合物如木樨草素-7-O-葡萄糖苷、木樨草素-3′，7-二葡萄糖苷、红草素、异红草素、2″-O-鼠李糖红草素、2″-O-鼠李糖异红草素等。

2. **黄酮醇及其苷类**

山楂属植物中含有一定量的黄酮醇及其苷类，其中以槲皮素及其苷类为主。山楂属植物黄酮醇苷元的基本结构如图 6-4 所示。糖和苷元大多以碳-氧键相连成氧苷类化合物。

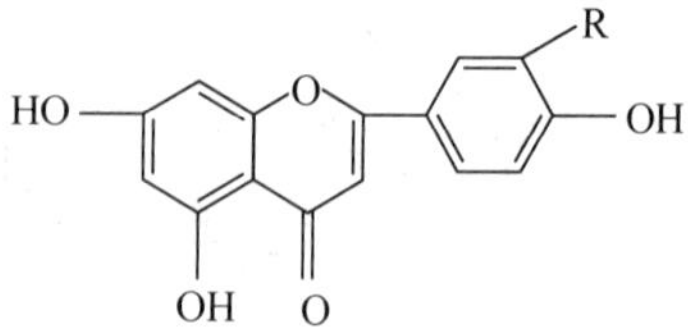


kaempferol: R=H
quercetin: R=OH

**图 6-4 山楂属植物中黄酮醇苷元的结构**

以苷元-槲皮素(quercetin)为主体的黄酮类化合物，其主体结构特征是在黄酮结构母核的 3，5，7，3′，4′位上连有羟基或含氧取代基。如槲皮素、3-O-*β*-*D*-葡萄糖槲皮素、3-O-*β*-*D*-吡喃半乳糖槲皮素、3-O-*β*-*D*-吡喃葡萄糖(6-1)-*L*-鼠李糖槲皮素、3-O-*β*-*D*-吡喃半乳糖(6-1)-*L*-鼠李糖槲皮素、槲皮素-3′-O-阿拉伯糖苷、槲皮素-4′-O 葡萄糖苷、芦丁、4‴-O-鼠李糖芦丁、槲皮苷、金丝桃苷、五子山楂苷等。

以苷元-山柰酚(kaempferol)为主体的黄酮类化合物，其主体结构特征是在黄酮结构母核的 3，5，7，4′位上连有羟基或含氧取代基。如山柰酚、8-甲氧基山柰酚、山柰酚-3-O-新橙皮糖苷、山柰酚-3-O-葡萄糖苷、7-O-*α*-*L*-鼠李糖-3-O-*β*-*D*-葡萄糖山柰酚等。

3. **二氢黄酮与二氢黄酮醇类**

山楂属植物中含有以苷元-柚皮素(naringenin)为主体的二氢黄酮苷类(图 6-5)。

此类化合物的主体结构特征是在二氢黄酮结构母核的 5，7，4′位上连有羟基或含氧取代基。如 Kowalewski 从 *C. phaenopyrum* 叶片中分离得到柚皮素-5，7-双-葡萄糖苷和北美圣草素(Eriodictyol)-5，3′-双-葡萄糖苷。

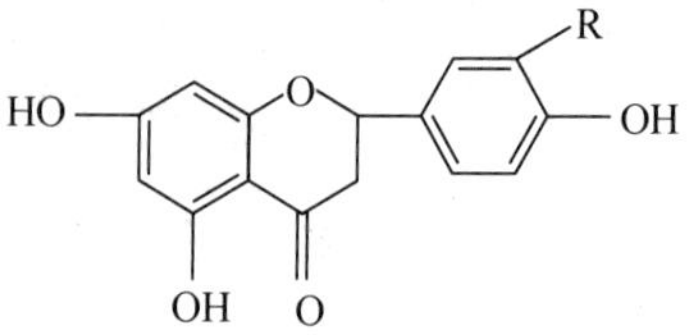


naringenin: R=H
eriodictyol: R=OH

**图 6-5 山楂属植物中二氢黄酮苷元的结构**

4. **黄烷醇类及其聚合物**

这类化合物在山楂属植物中含量也比较高，基本单元为儿茶素((+)-catechin)、表儿茶素((−)-epicatechin)和白矢车菊素(leucocyanidin)，聚合物则是以这三者相互聚合的一系列化合物，有二聚体如前花靛 A、前花青素 $B_2$、$B_4$、$B_5$、二聚白矢车菊素等，三聚体如前花青素 $C_1$ 等，四聚体如前花青素 $D_1$ 等，五聚体如前花青素 $E_1$ 等。儿茶素、表儿茶素和白矢车菊素的结构如图 6-6 所示。

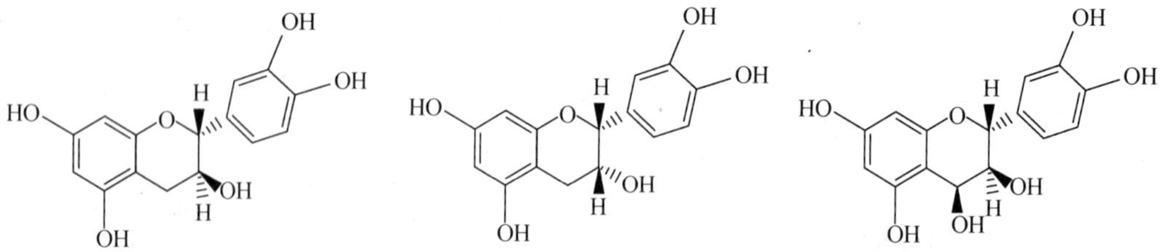


(+)-catechin　　(−)-epicatechin　　leucocyanidin

**图 6-6 山楂属植物中黄烷醇的结构**

### 6.5.5.3 主要化合物的结构解析

蔷薇科植物大果山楂(*C. pinnatifida* Bge. var. *major* N. E. Br.)的干燥叶，粉碎后用

80%的工业乙醇提取，减压回收乙醇，浓缩物过大孔吸附树脂，用 55% 的乙醇洗脱，减压回收乙醇，干燥得棕红色粉状固体提取物。提取物分别经硅胶、聚酰胺柱层析，从中分离出 6 个黄酮化合物，经过理化性质和光谱分析分别鉴定为：pinnatifida A①、pinnatifida B②、牡荆素③、6″-O-乙酰基牡荆素④、2″-O-乙酰基牡荆素⑤、牡荆素-2″-O-鼠李糖苷⑥，6 个化合物的结构见图 6-7。

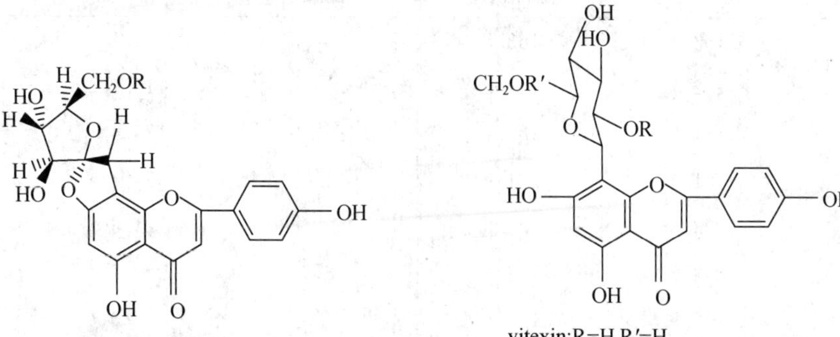


图 6-7 6 个黄酮化合物的结构

1. 化合物①

黄色针状晶体（甲醇），mp 185～187℃，盐酸-镁粉试剂反应呈阳性，三氯化铝反应呈黄绿色荧光；UV$\lambda_{max}$ nm：328（带Ⅰ），270（带Ⅱ，MeOH），分别加 MeONa、NaAc，带Ⅱ未变化，带Ⅰ红移 69 nm，示 C-7 位无游离羟基；ESI-MS 给出 *m/e*：415（M+1）。$^{13}$C-NMR 谱给出 21 个碳信号，其中黄酮母环有 15 个碳，另有 6 个为糖碳，结合 MS 和$^{13}$C-NMR 分析，推断化合物的分子式为 $C_{21}H_{18}O_9$。$^1$H-NMR（DMSO-$d_6$）δ（ppm）：13.20（1 H，s，5-OH），10.40（1 H，s，4′-OH），7.95（2 H，d，$J$=8.8 Hz，2′-H，6′-H），6.94（2 H，d，$J$=8.8 Hz，3′-H，5′-H），6.84（1 H，s，3-H），6.36（1 H，s，6-H），3.67（1 H，d，$J$=16.7 Hz，1″-H），3.13（1 H，d，$J$=16.7 Hz，1″-H）。$^{13}$C-NMR 谱中苷元碳信号非常接近牡荆素的数据，只有 C-6，C-7，C-9 有变化，其中C-6 和 C-9 向高场位移约 δ4.0 ppm，C-7 向低场位移约 δ1.0 ppm，表明 C-7 位羟基被糖苷化，C-8 的 δ 为 102.5 ppm，说明 C-8 位被烷基化。除苷元碳信号外，其他 6 个碳信号 δ（ppm）分别为：121.6，83.9，80.7，76.0，60.8，31.4，与糖上碳信号相比，位于低场碳信号较多，为呋喃型。DEPT 谱表明 δ121.6 ppm 为季碳，δ（ppm）83.9，80.7，76.0 为叔碳，δ（ppm）60.8，31.4 为仲碳。糖构型与 α-*D*-呋喃果糖一致。因此，确定该化合物为 pinnatifida A，$^{13}$C-NMR 数据见表 6-16。

2. 化合物②

淡黄色针状晶体（甲醇），mp240～242℃，与盐酸-镁粉试剂反应呈阳性，三氯化铝反应呈黄绿色荧光；ESI-MS *m/e*：457（M+1）。$^1$H-NMR（DMSO-$d_6$）δ（ppm）：13.22（1 H，s，5-OH），10.40（1 H，s，4′-OH），7.97（2 H，d，$J$= 8.8 Hz，2′-H，6′-H），6.93（2 H，d，$J$=8.8 Hz，3′-H，5′-H），6.85（1 H，s，3-H），6.36（1 H，s，6-H），3.70（1 H，d，$J$= 16.7 Hz，1″-H），3.13（1 H，d，$J$=16.7 Hz，1″-H），2.03（H，s，$CH_3C$=O）。$^1$H-NMR 和$^{13}$C-NMR 数据与化合物①相比，苷元部分基本一致，只是糖部分发生变化，并且其$^1$H-NMR 谱较化合物①多

$\delta$2.03 ppm(3 H,s)甲基信号，$^{13}$C-NMR 谱较化合物①多 $\delta$170.3 ppm(—C=O)和 $\delta$20.6 ppm(—$CH_3$)两个信号，说明糖上有一羟基被乙酰化，根据乙酰化效应，推断乙酰化发生在 6″-OH 上。由此可以确定该化合物为化合物①的乙酰化物，为 pinnatifida B，$^{13}$C-NMR 数据见表 6-16。

**表 6-16　化合物①和②的$^{13}$C-NMR 数据** ppm

| 位置 | 化合物① | 化合物② | 位置 | 化合物① | 化合物② |
|---|---|---|---|---|---|
| 2 | 163.5 | 163.5 | 4′ | 161.2 | 161.3 |
| 3 | 102.7 | 102.9 | 5′ | 115.9 | 116.0 |
| 4 | 181.9 | 182.1 | 6′ | 128.4 | 128.6 |
| 5 | 161.7 | 161.9 | 1″ | 31.4 | 31.6 |
| 6 | 93.8 | 94.0 | 2″ | 121.6 | 121.6 |
| 7 | 163.3 | 163.4 | 3″ | 80.7 | 80.5 |
| 8 | 102.5 | 102.4 | 4″ | 76.0 | 76.8 |
| 9 | 151.5 | 151.7 | 5″ | 83.9 | 80.7 |
| 10 | 104.3 | 104.5 | 6″ | 60.8 | 63.8 |
| 1′ | 120.9 | 121.1 | —$CH_3$ | | 20.6 |
| 2′ | 128.4 | 128.6 | —C=O | | 170.3 |
| 3″ | 115.5 | 116.0 | | | |

## 参考文献

[1]Harborne J B，Williams C. Advances in flavonoid research since 1992. Phytochemistry，2000，55：481-504.

[2]李贵海，孙敬勇，张希林，等. 山楂降血脂有效成分的实验研究. 中草药，2002，33(1)：50-52.

[3]Ljubuncic P，Portnaya I，Cogan U，et al. Antioxidant activity of *Crataegus aronia* aqueous extract used in tranditional Arab medicine in Israel. Journal of Ethnopharmacology. 2005，3(101)：1-3.

[4]Bahorun T，Trotin F，Pommery J，et al. Antioxidant activity of *Crataegus monogyna* extracts. Planta Med，1994(60)：323-328.

[5]魏春雁，徐崇范，罗维莹，等. 国产西洋参叶黄酮成分研究. 吉林农业大学学报，1999，21(3)：7-11.

[6]袁久志，窦德强，陈英杰，等. 土茯苓二氢黄酮醇类成分研究. 中国中药杂志，2004，29(9)：867-870.

[7]时岩鹏，丁杏苞. 山楂化学成分的研究. 中草药，2000，31(3)：173-174.

[8]佟继铭，刘玉玲，周崇坦，等. 黄芩茎叶总黄酮抗心律失常作用研究. 中草药，2002，33(8)：731-732.

[9]年进兴，董俊兴. 抗 HIV 活性天然黄酮类化合物研究进展. 中国药学杂志，2005，40

(8):571-573.

[10]郭建平,孙其荣,周全.葛根总黄酮不同提取工艺的探讨.中草药,1995,26(10):522-523,539.

[11]李行利,郭秋月.陈皮提取工艺研究.中成药,1997,19(1):6-7.

[12]姚渭溪.银杏叶中活性成分的提取工艺、测定及其进展.中草药,1995,26(3):157-159.

[13]张晨,杨晓泉,唐传核.大豆异黄酮的热水提取及其纯化工艺的优化.食品研究与开发,2005,26(5):77-81.

[14]陈海光,余以刚.荷叶黄酮及生物碱的提取研究.食品科学,2002,23(1):69-71.

[15]王晓,张红侠,王其亮,等.酶法提取山楂叶中总黄酮的研究.食品工业科技,2002,(3):37-39.

[16]黄宝康,秦路平,郑汉臣,等.高速逆流色谱技术在天然产物分离及中药质控中的应用.中药材,2001,24(10):757-761.

[17]陈斌,南庆贤,吕玲,等.微波萃取葛根总异黄酮的工艺研究.农业工程学报,2001,17(6):123-126.

[18]张尊听,王小玲,刘谦光,等.秦岭太白野葛根异黄酮成分的研究.中国药学杂志,1999,34(5):301-302.

[19]杨亮,叶蓁,李教社,等.中国沙棘叶化学成分的研究(Ⅲ).沙棘,2004,17(4):28-29.

[20]欧阳平,张高勇,康保安.整体正交设计对苦荞麦总黄酮提取工艺的研究.食品研究与开发,2004,25(2):112-115.

[21]肖坤福,廖晓峰.多穗柯黄酮类化合物的分离及鉴定.林产化学与工业,2006,26(3):85-87.

[22]陈炳华,张清其,谢必峰,等.酶解法对山楂总黄酮提取及含量分析的影响.福建师范大学学报,1997,13(4):90-93.

[23]乔春峰,韩全斌,宋景政,等.RP-HPLC测定半枝莲药材中4种主要黄酮类成分的含量.中国药学杂志,2006,41(17):1342-1344.

[24]王晓辉,刘涛,李清,等.高效液相色谱法同时测定黄芪中的五种异黄酮类成分.色谱,2006,24(5):486-488.

[25]李化,杨滨.RP-HPLC法测定山楂中黄酮类成分的含量.药物分析杂志,2006,26(7):881-884.

[26]冯玛莉,李培毅,王岳.沙棘黄酮的薄层色谱鉴别.沙棘,2003,16(3):31-32.

[27]孙婷.超临界$CO_2$法萃取银杏叶黄酮及其含量测定的研究.中国食品学报,2005,5(3):126-129.

[28]杨先国,陈四保,陈世林,等.玉竹中黄酮类成分的薄层色谱指纹图谱研究.中国中药杂志,2005,30(2):104-106.

[29]龚盛昭,何远伦.从槐米中提取芦丁的研究.中国资源综合利用,2003,1:22-24.

[30]温普红,李宗孝,高拴平.芦丁生产新工艺.中医药学报,2004,32(4):20-21.

[31]王立娟,李坚,张丽君.微波法提取槐米中芦丁的工艺条件.东北林业大学学报,2003,31(3):36-37.

[32]廖华卫,邓金梅,宋粉云.正交法优化槐米中芦丁的提取工艺.广东药学院学报,2006,22(3):275-276.

[33]张黎明,李春莲.大孔吸附树脂分离纯化山楂叶总黄酮的研究.林产化学与工业,2006,26(1):87-90.

[34]周桂,邓光辉,梁达文.超声波法水提取山楂叶中黄酮的研究.西南农业大学学报,2005,27(5):605-607.

[35]何改.山楂叶黄酮类化合物最佳提取工艺研究.食品研究与开发,2002,23(1):15-17.

[36]王立娟.微波辅助提取山楂叶总黄酮的条件研究.林产化学与工业,2006,26(3):131-134.

[37]徐任生.天然产物化学.2版.北京:科学出版社,2004.

[38]谭仁祥.植物成分分析.北京:科学出版社,2002.

[39]芦艳花.中药有效成分提取分离技术.北京:化学工业出版社,2005.

[40]王慕邹.常用中草药高效液相色谱分析.北京:科学出版社,1999.

[41]国家药典委员会.中华人民共和国药典(一部).2010年版.北京:化学工业出版社,2004.

[42]蔡宝昌,刘训红.常用中药材HPLC指纹图谱测定技术.北京:化学工业出版社,2005.

[43]张玉祥,邱蔚芬.$CO_2$超临界萃取银杏叶有效成分的工艺研究.中国中医药科技,2006,13(4):255-256.

[44]王辉,严宝珍.银杏叶总黄酮的超声波提取法.天然产物研究与开发,2006,18:135-138.

[45]苗建英.银杏叶中黄酮类化合物提取工艺研究.中成药,2006,28(7):1060-1061.

[46]Jennifer E. Edwards,Paula N. Brown,Nadia Talent,et al. A review of the chemistry of the genus Crataegus. Phytochemistry,2012,79:5-26.

[47]董英杰,张乃先,张明磊,等.大果山楂叶黄酮成分的研究.沈阳药科大学学报,1996,13(1):31-33.

[48]张培成,徐绥绪.山楂叶新黄酮化合物的分离与结构鉴定.中国药物化学杂志,1999,33(9):214-215,234.

[49]孙敬勇,杨书斌,谢洪霞,等.山楂化学成分研究.中草药,2002,33(6):483-486.

[50]刘荣华,余伯阳,邱声祥,等.山楂叶中多元酚类成分抗超氧阴离子活性研究及构效关系分析.中国药学杂志,2005,40(14):1066-1069.

[51]宋少江,陈佳,寇翔,等.山楂叶的化学成分.沈阳药科大学学报,2006,23(2):88-96.

# 第7章 萜类和挥发油

**教学目的和要求：**

1. 掌握萜类化合物的概念。
2. 熟悉萜类化合物的分类、结构类型及重要的代表性化合物。
3. 了解萜类化合物的理化性质及提取分离。
4. 掌握挥发油的概念、理化性质。
5. 熟悉挥发油的分离提取方法，了解挥发油的生物活性。

## 7.1 萜类

### 7.1.1 萜类化合物的结构与分类

萜类化合物广泛分布于自然界，是构成某些植物的香精、树脂、色素等的主要成分，如玫瑰油、桉叶油、松脂等都含有多种萜类化合物。此外，某些动物的激素、维生素等也属于萜类化合物。

萜类化合物是指由异戊二烯聚合而成的化合物及其含氧衍生物，其烃类化合物称之为萜烯，开链萜烯符合$(C_5H_8)_n$通式，碳原子数一般为5的倍数，而氢的比例一般不是8的倍数。萜类化合物是由甲戊二羟酸衍生而成的一类成分，绝大多数萜类化合物为含氧衍生物，结构中具有醇、醚、醛、酮、羧酸、酯、内酯、亚甲二氧基等含氧基团。有的萜类化合物以苷的形式存在，如环烯醚萜类成分；有的萜类化合物分子含有氮原子，称为萜类生物碱，如乌头碱。根据其结构中异戊二烯单位数目，可分为半萜、单萜、倍半萜等，见表7-1。

**表7-1 萜类的分类及存在形式**

| 类别 | 碳原子数 | 异戊二烯单位数 | 存在形式 |
|---|---|---|---|
| 半萜 | 5 | 1 | 植物叶 |
| 单萜 | 10 | 2 | 挥发油 |
| 倍半萜 | 15 | 3 | 挥发油 |
| 二萜 | 20 | 4 | 树脂、叶绿素、苦味素、植物醇 |
| 二倍半萜 | 25 | 5 | 海绵、植物病菌、昆虫代谢物 |
| 三萜 | 30 | 6 | 皂苷、树脂、栓质、角质、植物乳汁 |
| 四萜 | 40 | 8 | 植物胡萝卜素 |
| 多萜 | $\sim 7.5\times10^3 \sim 3\times10^5$ | $>8$ | 橡胶 |

### 7.1.1.1 单萜

根据分子中两个异戊二烯单位连接方式的不同，单萜类化合物可分为链状单萜类、单环单萜类与双环单萜类。单萜多具有挥发性，是植物挥发油的主要成分，许多是香料。单萜烃的沸点一般为140～180℃，其含氧衍生物的沸点则在200～300℃之间。

1. 链状单萜类

链状单萜是由两个异戊二烯单位连接构成的链状化合物，主要有两种，即月桂烯和罗勒烯，其含氧衍生物重要的如牻牛儿醇(香叶醇)、橙花醇、香茅醇和柠檬醛等，是香精油的主要成分。香叶醇与橙花醇是一对顺反异构体，香叶醇存在于多种香精油中，具有显著的玫瑰香气。橙花醇是它的顺型异构体，香气比较温和，更适合制造香料。

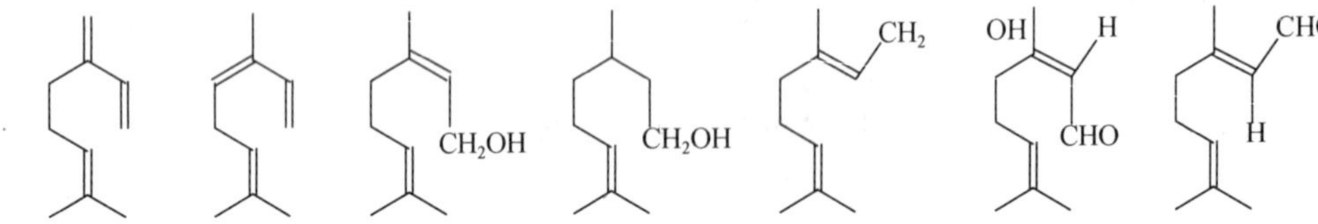


月桂烯 (myrcene)　罗勒烯 (ocimene)　橙花醇 (nerol)　香茅醇 (citronellol)　香叶醇 (geraniol)　β-柠檬醛 (β-citral)　α-柠檬醛 (α-citral)

2. 单环单萜类

单环单萜是由两个异戊二烯单位连接构成的具有一个六元环的化合物，主要有苧烯、紫苏醛、香芹酮、薄荷酮、薄荷醇等。

苧烯又名柠檬烯，从结构上看有一个手性碳，因此有两个对映异构体。左旋体存在于松针中，右旋体存在于柠檬油中。它为无色液体，有柠檬香味，可作香料。在松节油中存在的苧烯是外消旋体即对薄荷烯。

香芹酮是香芹油和莳萝籽油的主要成分，是一种重要的香料，它广泛应用于食品工业和化学工业中，特别是牙膏、硬糖、口香糖、各种饮料及医药中。

胡椒酮又名辣薄荷酮，存在于芸香草中。

紫苏醛是天然植物紫苏精油的主要成分，是一种香料物质，具有独特的药用效果，可用于中药配方，如藿香正气水，最近大量的研究表明，其在肿瘤的治疗方面有独特的效果。

薄荷醇主要存在于薄荷挥发油中，将采集的薄荷茎叶进行水蒸气蒸馏，分离出的薄荷油经低温放置，析出的结晶即薄荷脑。其主要成分为(－)-薄荷醇。它分子中含有三个手性碳，故有四对旋光异构体，即为(±)-薄荷醇、(±)-异薄荷醇、(±)-新薄荷醇、(±)-新异薄荷醇。有强烈穿透性芳香清凉气味，并有杀菌和防腐作用，可用于制人丹、清凉油等中药和皮肤止痒擦剂，也可用于牙膏、糖果、饮料和化妆品中。

3. 双环单萜类

双环单萜是由两个异戊二烯单位连接成的一个六元环并桥合而成三元环、四元环和五元环的桥环结构，它们的母体主要有苧、蒈、蒎、莰(菠)等几种。由于桥原子的限制，它们分子中六元环的构象只能以船式存在。

蒎族中重要的是蒎烯，蒎烯有 α 和 β 两种异构体，它们都存在于松节油中，其中 α-蒎烯是主要成分，含量70%～80%。α-蒎烯沸点155～156℃，β-蒎烯沸点162～163℃。能以左旋体、右旋体和外消旋体存在。α-蒎烯是合成樟脑、龙脑及紫丁香香料的原料。

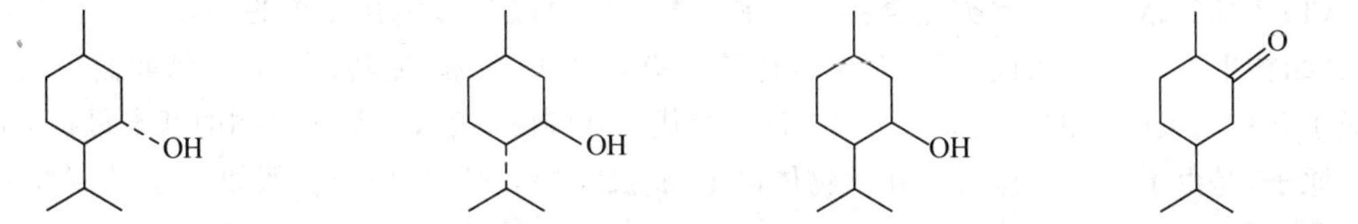

(±)-异薄荷醇(isomenthol)　(±)-薄荷醇(menthol)　(±)-新异薄荷醇(neoisomethol)　薄荷酮(menthone)

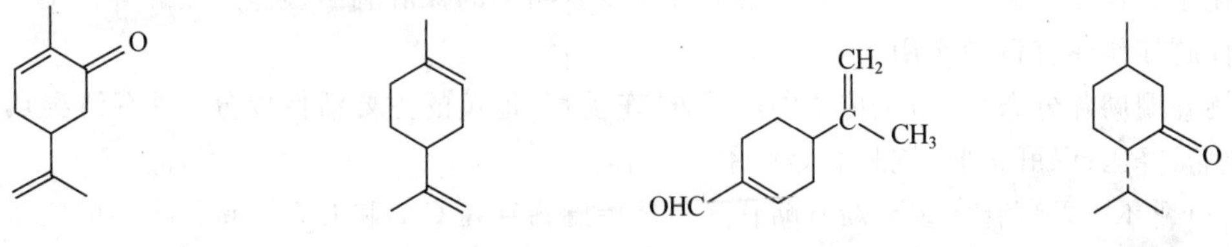

香芹酮(carvone)　苧烯(limonene)　紫苏醛(perillaldehyde)　胡椒酮(piperitone)

苧烷型(thujane)　蒈烷型(carane)　莰烷型(camphene)　蒎烷型(pinnae)

龙脑又名冰片，为透明六角形片状结晶，是莰(菠)烷的含氧衍生物，其 C-2 差向异构体称为异龙脑。其主要存在于热带植物龙脑香树的木部挥发油中，有清凉气味、开窍醒神、清热止痛的功效，用于化妆品和配制香精等。

樟脑是菠烷的含氧衍生物，化学名为 2-菠酮，是无色透明结晶。熔点 179℃，沸点 207℃，难溶于水易溶于乙醇、乙醚、氯仿等。樟脑分子中有两个手性碳原子(C-1、C-4)，天然樟脑主要存在于樟树的挥发油中，能反射性兴奋呼吸中枢或循环系统，有局部刺激和防腐作用，可用于神经痛、炎症及跌打损伤，并可作强心剂。

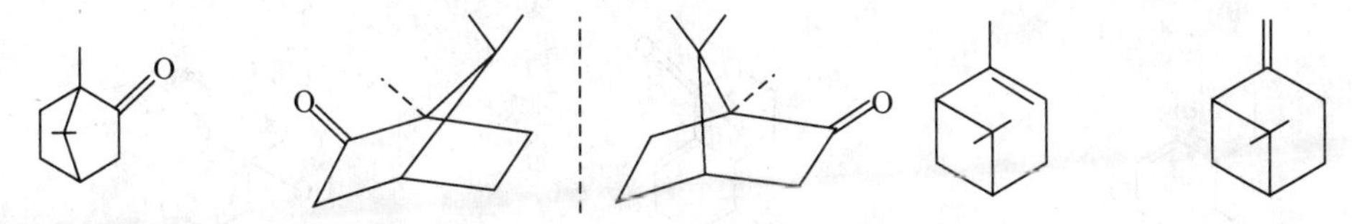

2-菠酮(樟脑)　(+)-樟脑(camphor)　(−)-樟脑　*α*-蒎烯(α-pinene)　*β*-蒎烯

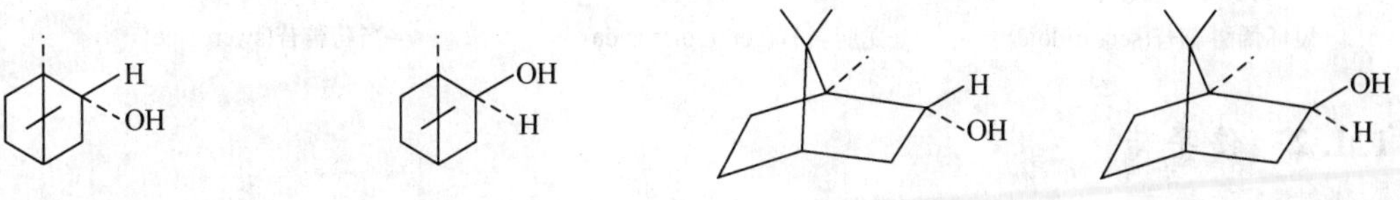

龙脑(borneol)　异龙脑　反-2-菠醇(龙脑)　异龙脑

### 4. 环烯醚萜类

环烯醚萜类是由二个异戊二烯构成的含有 10 个碳原子的一类单萜化合物，其母核都为环状，具有烯键和醚键，常与糖结合成环烯醚萜苷类 。其广泛分布于植物界，主要分布于以下生药中：鹿蹄草科的鹿蹄草，玄参科的玄参、地黄，龙胆科的龙胆，茜草科的栀子、鸡屎藤，忍冬科的金银花等。

(1)环烯醚萜苷类　此类化合物在环烯醚类成分中最多,以 10 个碳的环烯醚萜苷类占多数,其结构上 C-4 位有取代环烯醚苷,取代基一般为甲基、羧基、酯基、内酯等,例如梔子果仁中的梔子苷和鸡矢藤中的鸡矢藤苷。C-4 位无取代的环烯醚萜苷,这类化合物的基本母核只有 9 个碳原子,是由于其 C-4 位羧基在植物体内生物合成过程中脱羧所至。例如,车前草中的桃叶珊瑚苷。

梔子苷存在于梔子中,梔子环烯醚萜苷不仅有明显的保肝利胆、解热、镇静等作用,而且对缺血性脑损伤亦有保护作用。

桃叶珊瑚苷分布广泛,是传统中药杜仲、车前草、地黄的主要活性成分,具有清湿热、利小便、镇痛、降压、保肝护肝、抗肿瘤等作用。

(2)裂环烯醚萜苷　裂环烯醚萜苷是由环烯醚萜苷在 C-7 和 C-8 键断裂开环衍变而成的,$C_7$ 断裂后有时可与 $C_{11}$ 形成六元内酯。裂环环烯醚萜苷在植物中分布较广,例如,龙胆科、睡菜科、忍冬科、木犀科等植物。

环烯醚萜苷大多为无色结晶,味苦,具吸湿性。易溶于水与甲醇,可溶于乙醇、丙酮和正丁醇等极性较大的溶剂,难溶于苯、三氯甲烷等非极性溶剂。易水解,所得苷元易进一步分解与聚合,地黄与玄参等炮制后会变黑就是这类成分水解聚合所致。苷元遇酸、碱、羰基化合物和氨基酸等都能变色,如与 Shear 试剂(浓盐酸与苯胺 1∶5 混合制成)反应显色;游离的苷元与氨基酸加热会显深红色至蓝色,最终生成蓝色沉淀;苷元在冰醋酸溶液中,加少量铜离子,加热也显蓝色等。

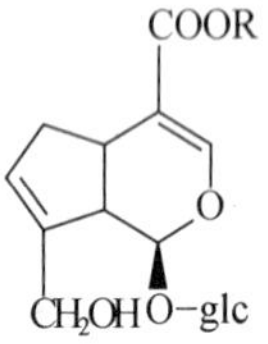

京尼平苷(geniposide)

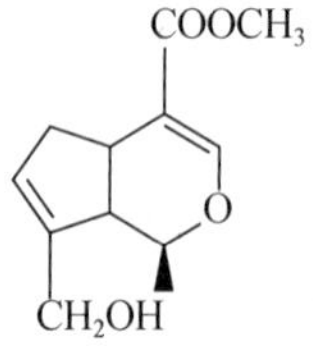

梔子苷(gardenoside)

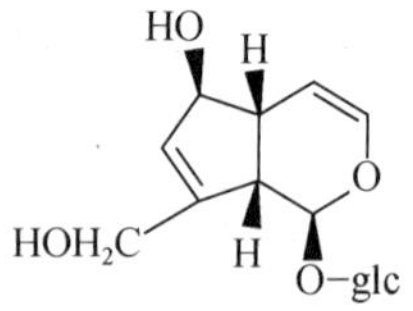

桃叶珊瑚苷(aucubin)

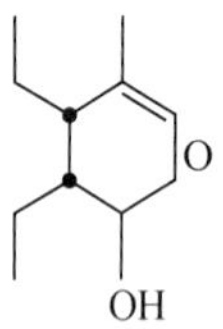

裂环烯醚萜苷(secoiridoid)

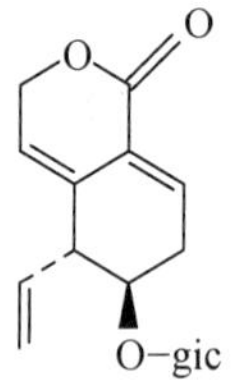

龙胆苦苷(gentiopicroside)

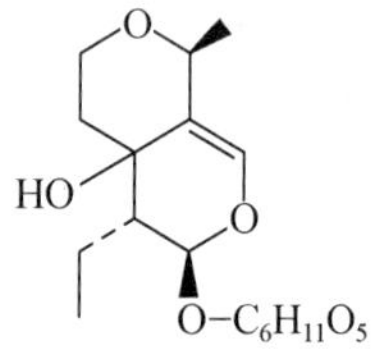

当药苦苷(sweroside)

### 7.1.1.2　倍半萜

倍半萜类由 3 个异戊二烯单位组成,基本碳架含 15 个碳原子,主要在植物界和微生物界分布,多存在于挥发油中,是挥发油高沸程的主要组分。其含氧衍生物多具较强的香气和生物活性,是医药、食品、化妆品工业的重要原料。根据结构可分为直链、单环、双环、三环和四环倍半萜。有的按碳环大小分为五元环、六元环……十一元环等环状倍半菇、单环、双环、三环倍半萜等。

### 1. 链状倍半萜

金合欢烯又名密子油烯，有 α、β 两种构型共存于枇杷挥发油中。

金合欢醇在橙花油、金合欢花油、香茅油中含量较多，是重要的香料原料。

橙花醇又名苦橙油醇，有苹果香味，是橙花油的主成分之一。

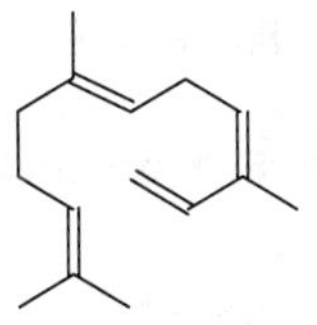
α-金合欢烯(α-farnese)

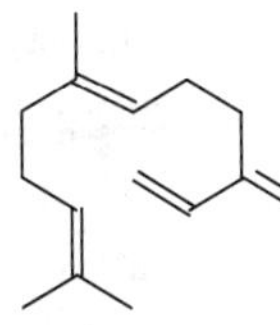
β-金合欢烯

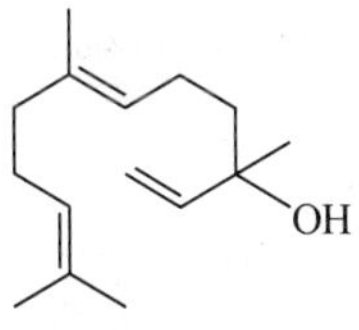

橙花叔醇(nerolidol)

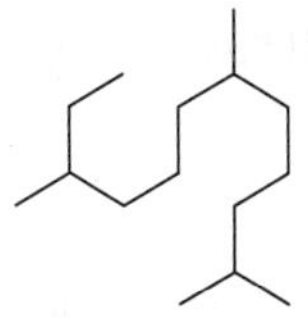
金合欢烷(farneane)

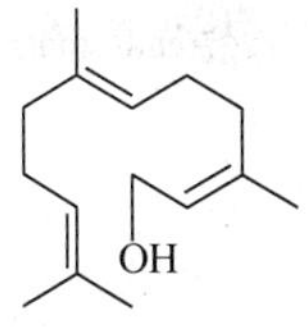

金合欢醇(farnesol)

### 2. 单环倍半萜

没药烯存在于没药、八角茴香等多种挥发油中。

姜烯存在于生姜、莪术、百里香等植物的挥发油中。

葎草烯即“α-丁香烯”，存在于啤酒花挥发油中，为 β-丁香烯的十一碳大环异构物。

吉马酮又名杜鹃酮，存在于杜鹃花科植物兴安杜鹃叶、牻牛儿苗科植物大根老鹳草的挥发油中，具有平喘、镇咳作用。

青蒿素又名黄花素，是从中药青蒿中提取的有过氧基团的倍半萜内酯药物，有抗恶性疟疾活性、抗白血病和免疫调节等功能。

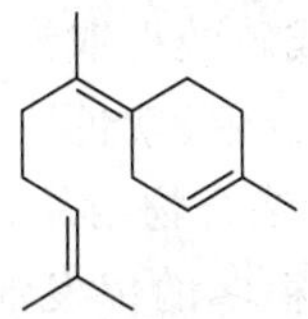
没药烯(bisabolene)

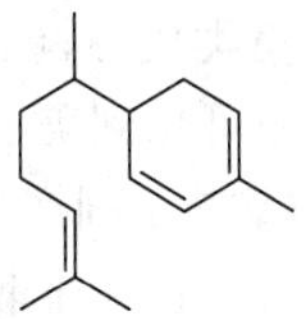
姜烯(zingiberene)

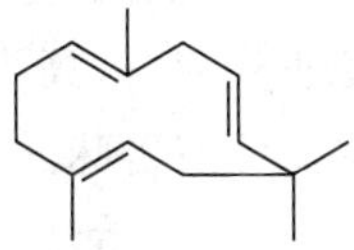
葎草烯(humulene)

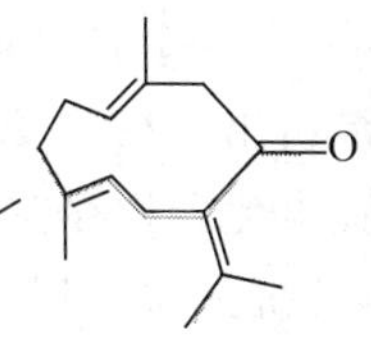

吉马酮(germacrone)

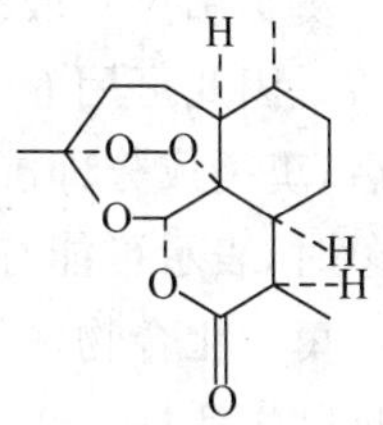

青蒿素(arteannuin)

### 3. 双环倍半萜

石竹烯天然存在于柠檬、圆柚、肉豆蔻、胡椒、覆盆子、黑加仑、肉桂叶油、丁香叶油中，有 α-、β-、γ-三种异构体，香料中所指的是 β-石竹烯。可用于调配丁香、胡椒、肉豆蔻、柑橘等食用香精。

圆柚酮又名诺卡酮，具有尖刺的香气，但它是柚子皮和柚子果汁中的重要香味成分。

苍术酮属桉烷型，存在于苍术挥发油中，分子结构存在 1 个呋喃环。

桉叶醇广泛存在于桉树的油中，桉叶醇为 α-桉叶醇和 β-桉叶醇的混合物。

棉酚主要存在于棉籽中，棉的茎、叶中也有存在，是通过棉花中倍半萜（十五碳）的法尼基焦磷酸环化后合成的次生代谢产物。由于二个苯环折叠障碍而有光学活性，结构中不含手性碳原子棉酚，右旋体无效，左旋体为活性成分，棉酚是有毒的黄色色素，有杀精子作用，还有抗菌、杀虫活性。

薁类化合物的结构为非苯芳烃，是由一个五元环骈合一个七元环形成的一种倍半萜类化合物，在天然药物中有少量存在。多数是由存在于挥发油中的氢化薁类脱氢而成，具有一定的芳香性，如愈创木醇是存在于愈创木木材的挥发油中的氢化薁类衍生物，愈创木醇类成分在蒸馏、酸处理时可氧化脱氢而成薁类。

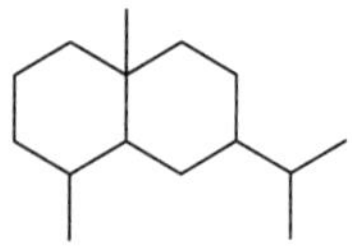

桉烷(eudusmane)

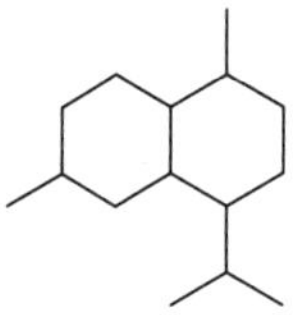

杜松烷(cadinane)

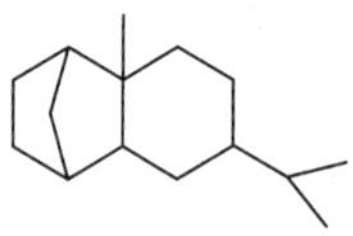

*β*-檀香烷(*β*-santalane)

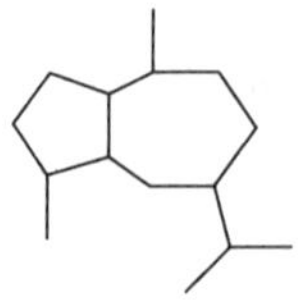

愈创木烷(guaiane)

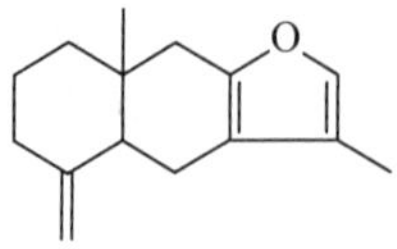


苍术酮(atractylon)

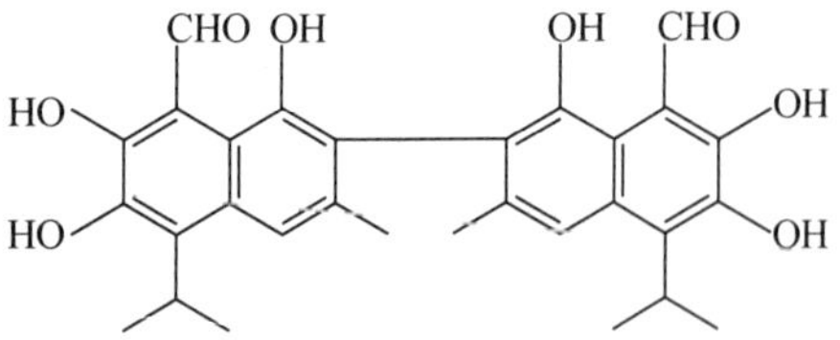


棉酚(gossypol)

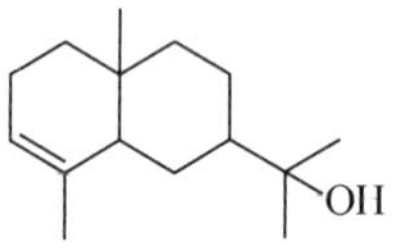


*α*-桉叶醇(eucalyptol)

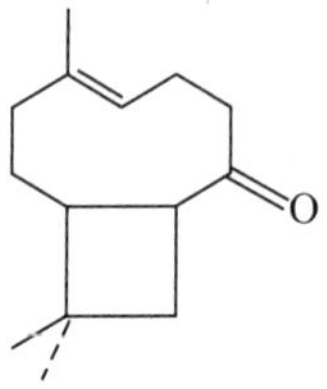


*β*-石竹烯(*β*-caryophyllene)

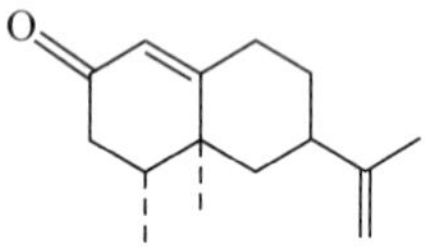


圆柚酮(nootkatone)

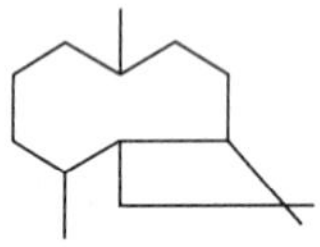

丁香烷(caryophyllane)

薁类沸点一般在250～300℃，溶于石油醚、乙醚、乙醇、甲醇等有机溶剂，不溶于水，溶于强酸。因此可用60％～65％硫酸或磷酸从挥发油中提取薁类成分，硫酸或磷酸提取液加水稀释后，薁类成分即沉淀析出。在挥发油分馏时，高沸点馏分可见到美丽的蓝色、紫色或绿色的现象时，表示可能有薁类化合物存在。可与苦味酸或三硝基苯试剂产生π络合物结晶。

薁类化合物多具有抗肿瘤、抑菌、杀虫等活性。如莪术醇存在于莪术根茎的挥发油内，具有抗肿瘤活性。

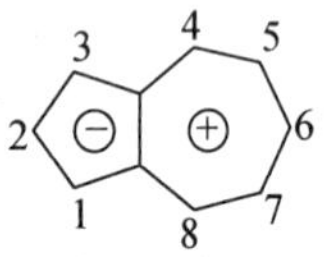


薁(azulenoids)

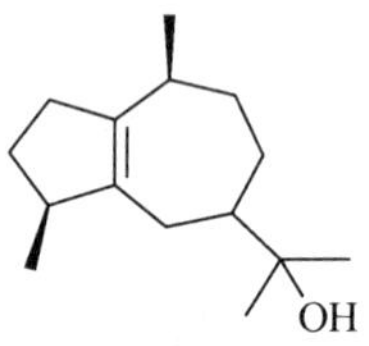


愈创木醇(guaiol)

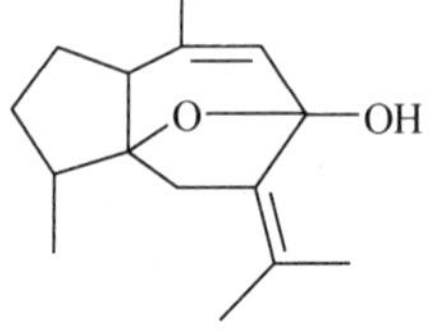


莪术醇(curcumenol)

**4. 三环倍半萜**

*α*-白檀醇属*α*-檀香烷衍生物，存在于白檀木的挥发油中，有很强的抗菌作用，用作尿道消毒药，檀香油也作药用，含檀香醇量在90％以上，其作用和檀香醇相同。

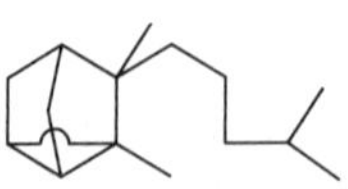

*α*-檀香烷(*α*-santalane)

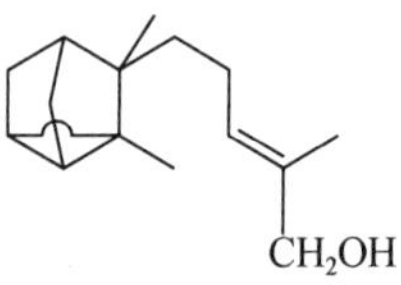


*α*-白檀醇(*α*-santalol)

### 7.1.1.3　二萜

二萜类化合物是由 4 个异戊二烯单位构成，含有 20 个碳原子，通式为 $C_{20}H_{32}$，绝大多数不能随水蒸气蒸馏。二萜在自然界分布广泛，植物醇属二萜类为叶绿素的组成部分，植物的乳汁及树脂主要成分是二萜类化合物，在松科中分布很普遍。很多二萜含氧衍生物有很好的生物活性，如芫花酯、紫杉醇、穿心莲内酯、雷公藤内酯、银杏内酯等，有些是临床常用的药物。

二萜类根据结构分可为无环(开链)、单环、双环、三环、四环、五环等类型，自然界存在的主要是双环和三环的二萜类化合物。

1. 链状二萜

该类化合物在自然界存在较少，是维生素 E 和维生素 $K_1$ 的合成原料，自然界存在的主要是植物叶绿素的植物醇。

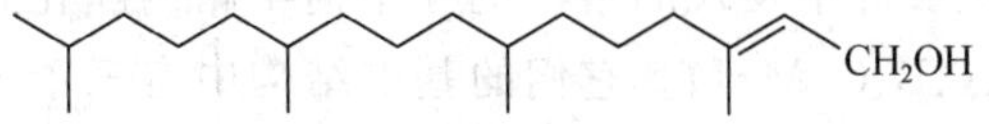


植物醇(phytol)

2. 单环二萜

维生素 A 存在于动物的肝、奶油、蛋黄和鱼肝油中，以酯的形式存在，熔点 62～64℃，易被空气氧化或高温也易破坏，故应低温避光保存。

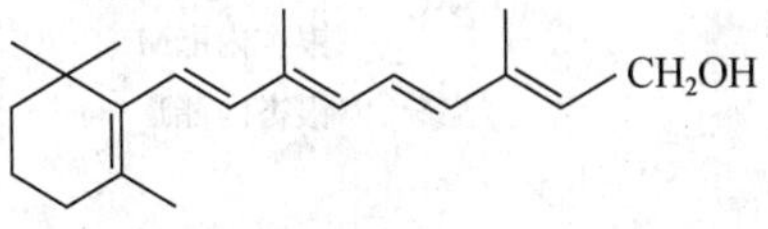


维生素A(vitamin A)

3. 双环二萜

大青素存在于马鞭草科植物中，具有克罗烷骨架的苦味素，有很强的昆虫拒食活性，活性功能团为全氢呋喃并呋喃环。

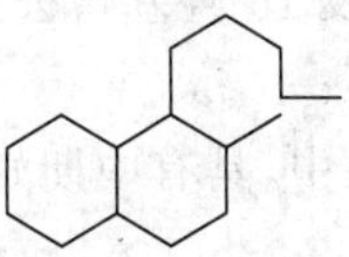

半日花烷(labdane)

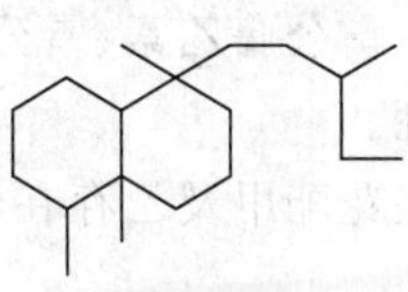

克罗烷(cleordane)

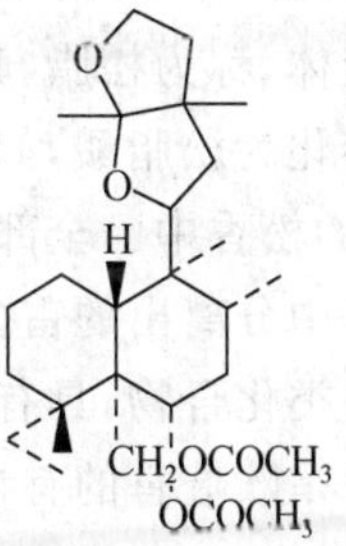


大青素(clerodin)

穿心莲内酯为二萜类内酯化合物，难溶于水，是天然植物穿心莲的主要有效成分，具有祛热解毒，消炎止痛之功效，对细菌性与病毒性上呼吸道感染及痢疾有特殊疗效，被誉为天然抗生素药物。

防己内酯属克罗烷二萜，存在于非洲防己根及中药金果榄块根中，是强苦味成分，有免疫抑制作用。

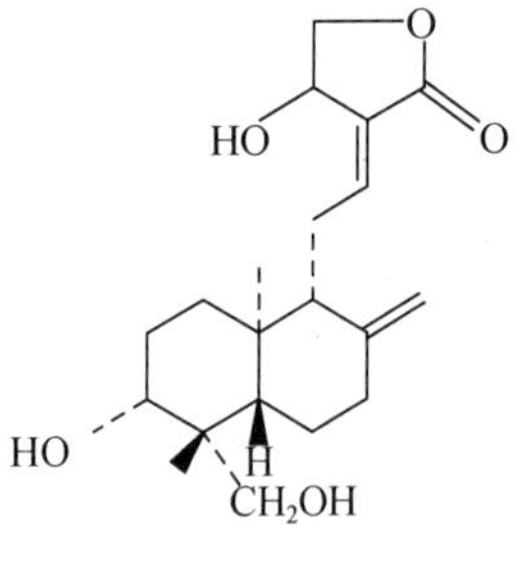

穿心莲内酯(andrographolde)

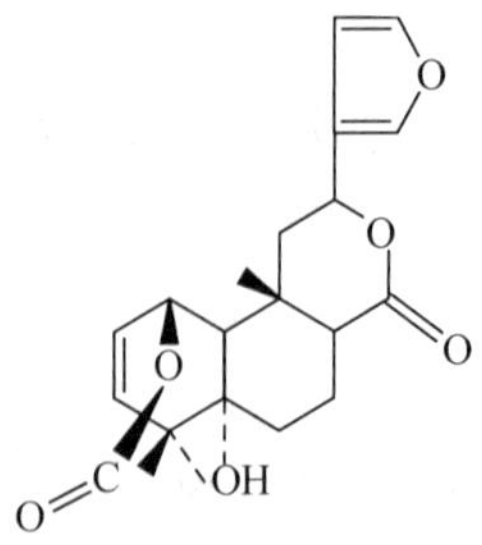

防己内酯(columbin)

银杏内酯是由倍半萜内酯和二萜内酯组成，是银杏叶中一类重要的活性成分。白果内酯属倍半萜内酯，是目前从银杏叶中发现的唯一的一个倍半萜内酯化合物。已分离出银杏内酯A、B、C、M、J(ginkgolide A、B、C、M、J)。它们的基本结构中有三个内酯环，碳环只有二个，其差别在于含有的羟基数目和羟基连接的位置不同，具体如下图所示。

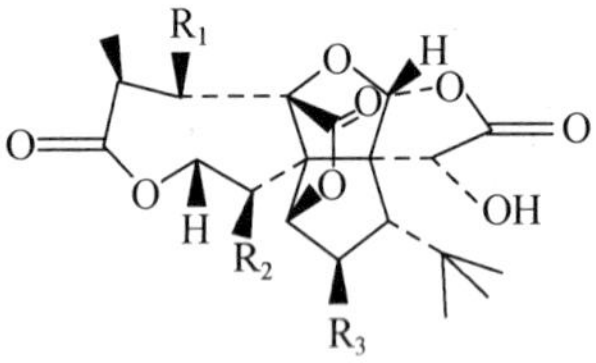

| | $R_1$ | $R_2$ | $R_3$ |
|---|---|---|---|
| 银杏内酯Aginkgolide | OH | H | H |
| 银杏内酯B | OH | OH | H |
| 银杏内酯C | OH | OH | OH |
| 银杏内酯M | H | OH | OH |
| 银杏内酯J | OH | H | OH |

#### 4. 三环二萜

此类化合物大部分为右松脂烷和松香烷型，松柏科的植物中存在最多。左松脂酸是松节油的不挥发性成分，性质稳定不易异构化，但在空气中放置可以转化为松脂酸，若用热的矿酸处理可得松香酸，松脂经水蒸气蒸馏分出松节油后，在剩余的松香中已全部转变为性质更稳定松香酸。

左松脂酸(levopimaric acid)、松脂酸(pimaric acid)和松香酸(abietic acid)是从松树干中流出的黏稠液体，称为松脂，其中挥发油称松节油，不挥发性成分中以左松脂酸为主。其在空气中放置能转化为松脂酸，如用热的矿酸处理可得松香酸，实际上松脂经水蒸气蒸馏分出松节油后，在剩余的松香中已全部转变为松香酸，而不再以左松脂酸存在。

从雷公藤中分离出的雷公藤甲素、雷公藤乙素、雷公藤内酯及16-羟基雷公藤内酯醇等是三环二萜内酪类化合物，具有抗癌活性。

瑞香毒素是欧瑞香的有毒成分，芫花酯甲及乙存在于芫花根中，具有中期妊娠引产、刺激皮肤黏膜作用。

紫杉醇又名泰素，紫素，特素，是从紫杉的树皮中提出的一种化合物。是微管的特异性稳定剂，可促进微管的装配和保持微管稳定，主要适用于卵巢癌和乳腺癌，对肺癌、大肠癌、黑色素瘤、头颈部癌、淋巴瘤、脑瘤也都有一定疗效。

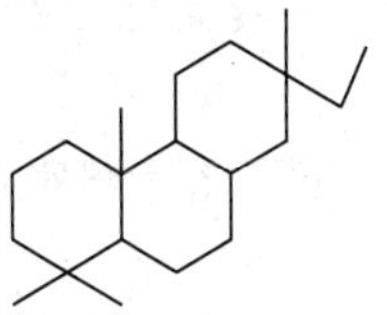

海松烷(pimarane)

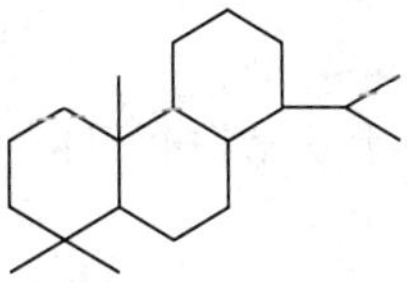

桃柘烷(totarane)

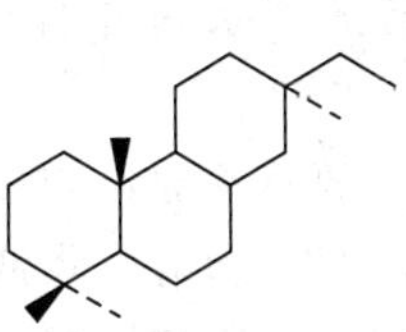

右松脂烷(pimarane)

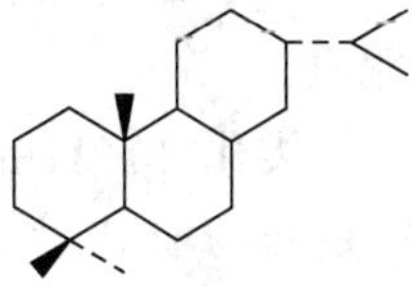

松香烷(abietane)

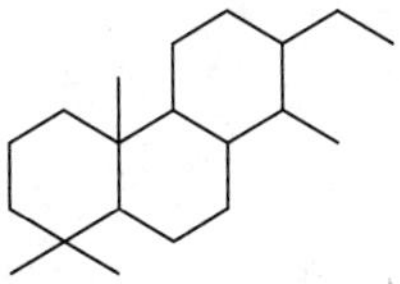

卡山烷
(cassane)

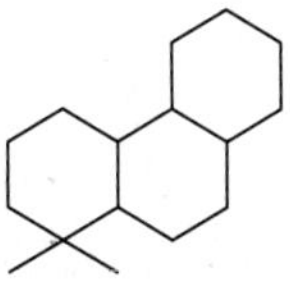

罗汉松烷
(podocarpane)

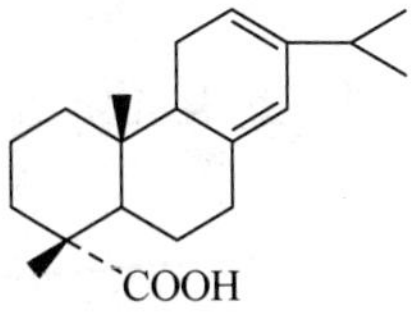

左松脂酸
(levopimaric acid)

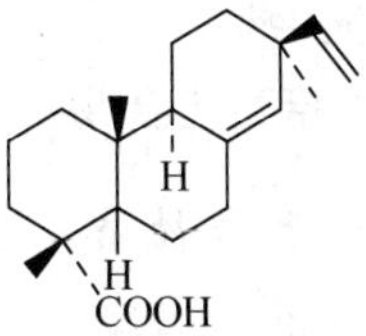

松脂酸
(pimaric acid)

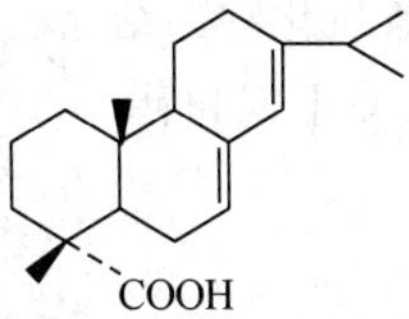

松香酸(abietic acid)

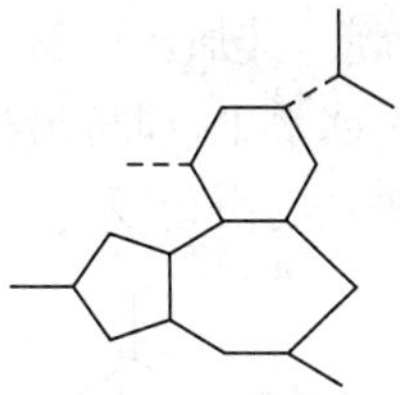

瑞香烷(daphnane)

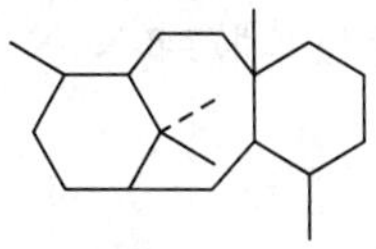

紫杉烷(taxane)

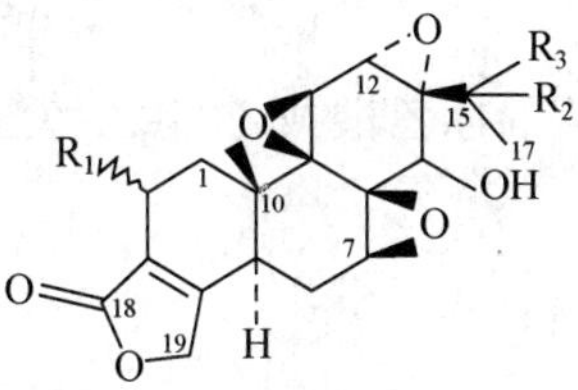

(triptolide)

| | |
|---|---|
| 雷公藤甲素 | $R_1$=H　$R_2$=H　$R_3$=$CH_3$ |
| 雷公藤乙素 | $R_1$=OH　$R_2$=H　$R_3$=$CH_3$ |
| 雷公藤内酯 | $R_1$=H　$R_2$=OH　$R_3$=$CH_3$ |
| 16-羟基雷公藤内酯醇 | $R_1$=H　$R_2$=H　$R_3$=$CH_2OH$ |

## 7.1.2　萜类化合物的理化性质

### 7.1.2.1　物理性质

**1. 性状**

单萜与倍半萜在常温下多为油状液体或低熔点固体，有挥发性和特异性香气，除萜苷外，单萜与倍半萜可随水蒸气蒸馏，其沸点随相对分子质量、双键数、含氧基团数的增加而有规律性地升高，故这些性质，可提取分离单萜及倍半萜。

二萜及二倍半萜多为固体结晶，萜苷多为固体结晶或粉末，没有挥发性。萜类化合物多具苦味，少数萜具有较强甜味，如甜菊苷。

**2. 溶解度**

萜类化合物易溶于乙醚、氯仿、乙酸乙酯、苯等亲脂性有机溶剂，难溶于水。结构中含有羧基、酚羟基及内酯结构的萜还可分别溶于碳酸氢钠或氢氧化钠水液，加酸使其游离或环合后，可从水中析出或转溶于亲脂性有机溶剂，在提取分离此类结构的萜类化合物时常用此性质。

萜苷类化合物易溶于甲醇及乙醇，不溶或难溶于亲脂性有机溶剂。一般能溶于热水，随分子中糖数目的增加，水溶性增强，脂溶性降低。

萜类化合物对热、光、酸及碱比较敏感，长时间接触，会引起其氧化、重排及聚合反应，导致结构变化。

3. **旋光性**

大多数萜类化合物都有手性碳，有光学活性。

### 7.1.2.2 化学性质

1. **加成反应**

(1)双键加成反应

①与卤化氢加成反应：萜类化合物的分子结构中一般有双键存在，可与氯化氢及溴化氢等卤化氢类试剂在冰乙酸为溶剂时，进行加成反应，其加成产物可在冰水中结晶析出。如柠檬烯的冰乙酸溶液中加入氯化氢，反应结束后倒入冰水中，即析出柠檬烯二氢氯化物的结晶。不饱和萜的氢卤化物与苯胺或 N,N-二乙基苯胺等进行分解反应又可复原成原不饱和萜。

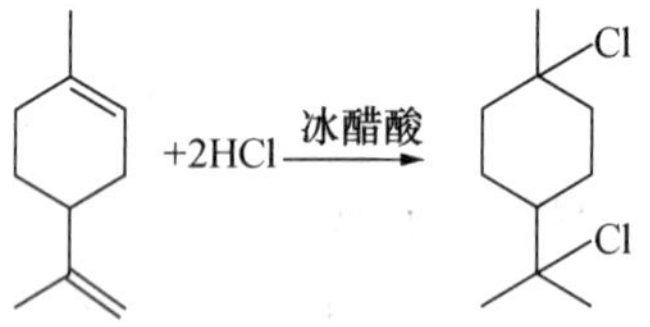


②溴加成反应：萜类化合物在冰冷却条件下，在不饱和萜的冰乙酸或乙醚-乙醇混合溶液中滴加溴，可生成其溴加成物的结晶。

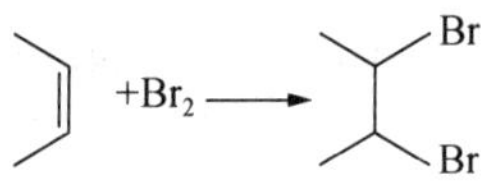


③亚硝酰氯反应：于不饱和萜类化合物的冰醋酸溶液中，加入亚硝酸戊酯，冷却下加入浓盐酸，析出亚硝基氯化物结晶(多为蓝色或蓝绿色)。萜烯的亚硝基衍生物可与伯胺或仲胺缩合生成亚硝基胺类，具有较好的结晶和一定的物理常数，可用于不饱和萜类的鉴别。

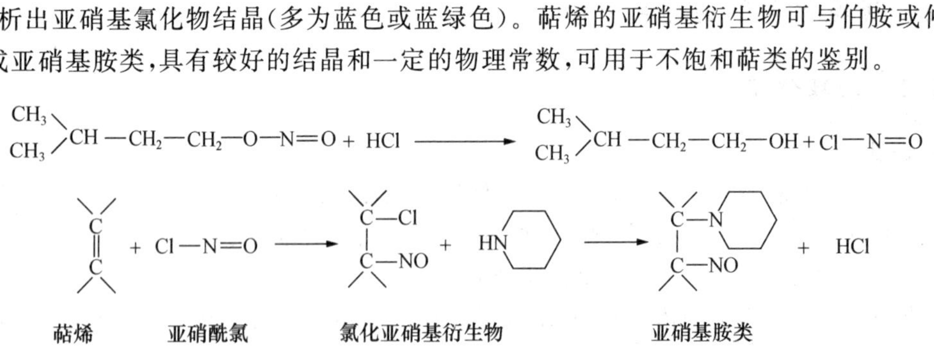


此外，非四取代萜烯的氯化亚硝基衍生物结晶多为无色的二聚体，可加热至熔融或做成溶液解聚而呈蓝或蓝绿色。

④Diels-Alder 反应：共轭二烯结构的萜类化合物能与顺丁烯二酸酐产生 Diels-Alder 反

应，生成物为结晶，可证明共轭双键的存在。

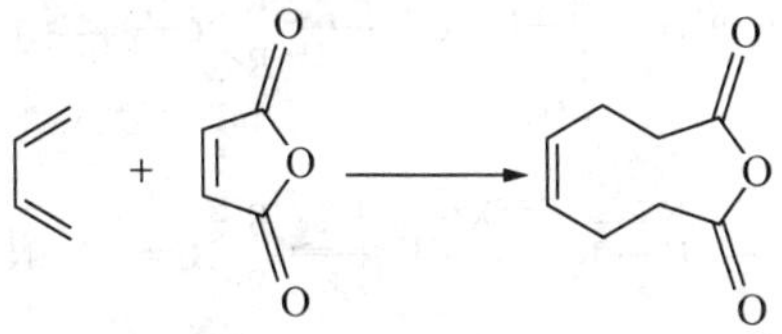

(2)羰基加成反应

①亚硫酸氢钠加成：含有羰基的萜类化合物可与亚硫酸氢钠加成，生成结晶性的加成物而与非醛酮类的萜分离，其加成物用酸或碱(多用草酸、硫酸或碳酸钠)处理，可分解复原成原萜醛或萜酮。用此法处理具有双键的萜醛或萜酮时要注意控制反应条件，因反应时间过长或温度过高，会使双键发生不可逆的加成。如柠檬醛的加成，不同条件下得到的加成物不同。

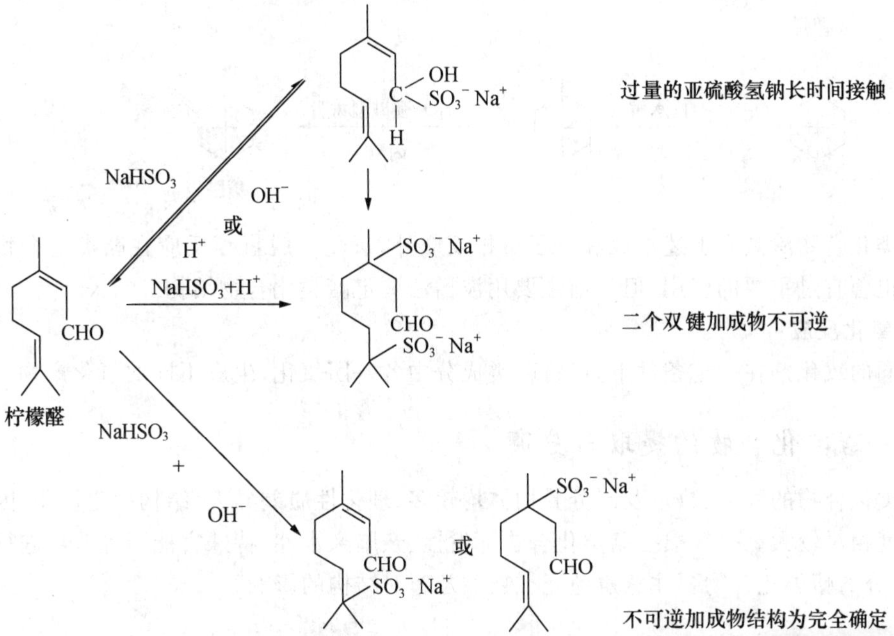


②吉拉德(girard)试剂加成：吉拉德试剂是一类带季铵基团的酰肼，可与具羰基的萜类生成水溶性加成物而与脂溶性非羰基萜类分离，常用的试剂为吉拉德 T 及 P 试剂(girard T、girard P)两种。

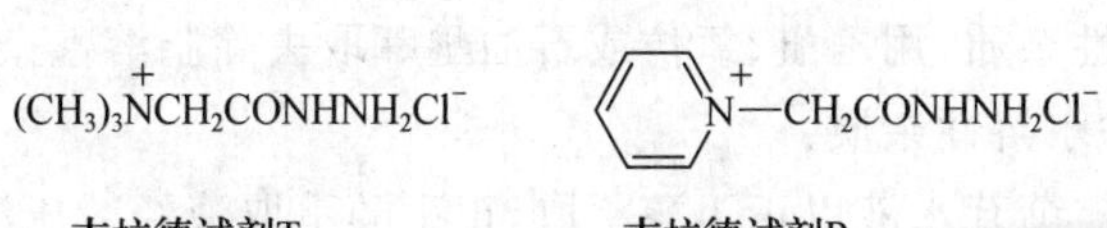


吉拉德试剂T　　吉拉德试剂P

反应时在萜酮及萜醛的乙酸-无水乙醇(1∶10，质量比)溶液中加入吉拉德试剂(加乙酸为促进反应)，加热回流，反应完毕后水稀释，用乙醚萃取非羰基类化合物后，分取水层用硫酸或盐酸酸化，再用乙醚萃取，乙醚萃取液蒸去溶剂即得原萜酮或萜醛。

**2. 分子重排反应**

萜类化合物在发生加成、消除、亲核取代反应时，常发生 Wagner-meerwein 重排，使碳架

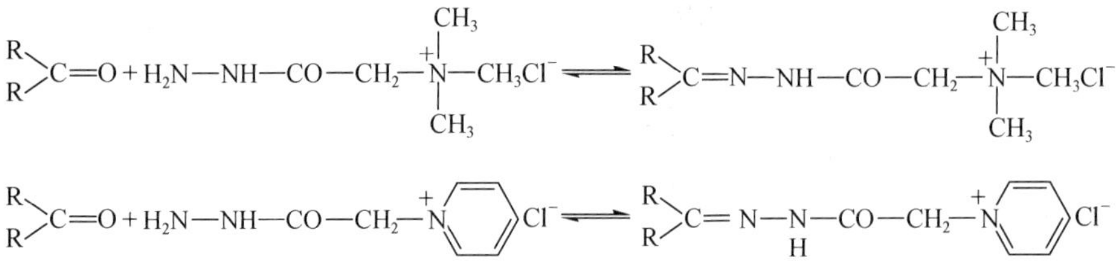

发生改变。目前工业上由 $\alpha$-蒎烯合成樟脑，就是经 Wagner-meerwein 重排后，再进行氧化制得。

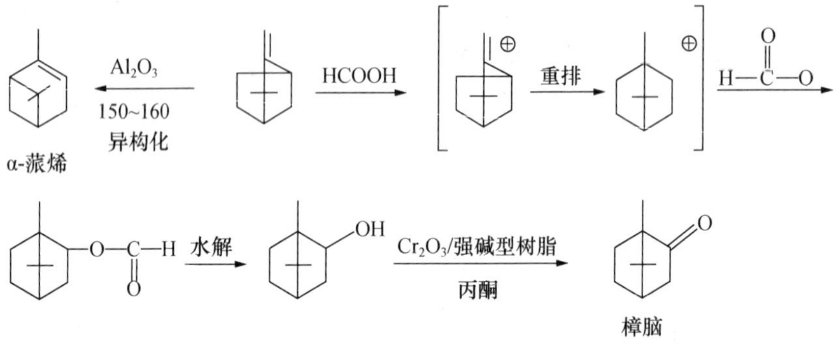


萜类化合物除具有上述加成和分子重排反应外，氧化和脱氢等反应在萜类化合物的结构测定中也曾有过重要的应用，但目前主要用波谱法测定萜类化合物结构。

3. **氧化反应**

不同的氧化剂在一定条件下，可将萜类成分中各基团氧化，生成不同的氧化产物。

## 7.1.3 萜类化合物的提取与分离

萜类化合物的种类、数量及同分异构体均较多，理化性质差异大，结构稳定性差，因而提取分离难度相对较大。一般根据萜类化合物挥发性、亲脂亲水性、特殊官能团等差异进行提取分离，提取分离萜类化合物要注意避免光、热、酸及碱对结构的影响。

### 7.1.3.1 萜类化合物的提取

1. **苷类成分的提取**

提取萜苷类多用甲醇或乙醇作溶剂，也可用水、烯丙酮及乙酸乙酯，提取液经减压浓缩后加水溶解，滤去水不溶性杂质，用乙醚、氯仿或石油醚萃取去除脂溶性杂质，脱脂后的萜苷水溶液可采用下述方法去除水溶性杂质：

(1)正丁醇萃取法　萜苷水液以正丁醇萃取，正丁醇萃取液经减压浓缩，可得到粗总萜苷。

(2)活性炭、大孔树脂吸附法　用活性炭或大孔树脂吸附水溶液中萜苷后，先用水及稀乙醇依次洗脱除去水溶性杂质，再用合适浓度的乙醇洗脱萜苷，如桃叶珊瑚苷及甜叶菊苷可分别用活性炭及大孔树脂纯化获得。

2. **非苷类成分的提取**

可用甲醇或乙醇提取，醇提取液减压回收至无醇味，再用乙酸乙酯萃取，得总萜类。也可用不同极性的亲脂性有机溶剂按极性递增顺序依次萃取，得到不同极性的菇类提取物。而对从富含油脂及叶绿素的中药材提得的醇提取物，则将醇浓缩液的含醇量调至70%～80%，用石油醚萃取去除强亲脂性杂质，再选用一定的亲脂性有机溶剂萃取总萜；如果药材含极性较大的萜类（如多羟基萜内酯），则可先用石油醚对药材脱脂后再用醇提取。

3. **碱溶酸沉法**

萜内酯的提取可结合其结构特点进行，利用内酯在热碱溶液中易开环成盐溶于水，酸化环合又可析出原内酯的特性，用碱水提取酸化沉淀的方法处理粗总萜，可得到较纯的总萜内酯（倍半萜内酯用此法较多）。但某些对酸碱易引起结构发生不可逆变化的萜内酯，不可用碱溶酸沉法纯化。

萜内酯的纯化也可用硅胶或氧化铝柱色谱法进行，一般多采用硅胶作固定相。以石油醚及石油醚混合不同比例的乙醚洗脱，据报道，萜内酯多集中在石油醚-乙醚（1∶1）的洗脱流分中。

#### 7.1.3.2 萜类化合物的分离

1. **结晶法分离**

有些萜类化合物的萃取液适当浓缩，常有结晶析出（有的提取物不经浓缩即可析晶），滤取此结晶．再用适当溶剂重结晶．可得到纯度很高的萜类化合物。如樟脑、薄荷醇、野菊花内酯等可用结晶法分离。

2. **利用特殊官能团分离**

萜类化合物中常见的官能团为双键、羰基、内酯环、羧基、碱性氮原子（萜类生物碱）及羟基等，因此，可有针对性地用加成、碱开环酸环合、酸碱成盐及形成酸性酯等反应，使具有相应官能团萜的溶解性发生改变，以固体析出或液体转溶的形式从总萜中分离。萜类多具有双键，其加成物可使液态单萜烯以结晶形式析出，此特性用于相应萜的分离。

3. **柱色谱法分离**

分离萜类化合物的主要方法是柱色谱法，很多用其他方法难以分离的萜类异构体都可用吸附柱色谱法分离。常用的吸附剂为硅胶、中性氧化铝（非中性氧化铝易引起萜类化合物结构变化）及硅酸，其中硅胶应用最广。石油醚、正己烷、环己烷及苯单一溶剂为常用的洗脱剂分离萜烯，或混以不同比例的乙酸乙酯或乙醚分离含氧萜，对于多羟基的萜醇及萜酸还要加入甲醇或用氯仿-乙醇洗脱。

对于单纯以硅胶或氧化铝为吸附剂难以分离的萜类化合物，可用硝酸银络合柱色谱分离。一般多以硝酸银-硅胶或硝酸银-氧化铝作吸附剂进行络合吸附。其分离机制主要是利用硝酸银可与双键形成π络合物，而双键数目、位置及立体构型不同的萜在络合程度及络合物稳定性方面有一定的差异，可进行色谱分离。硝酸银络合色谱分离萜类化合物的洗脱剂与上述硅胶及氧化铝色谱相同。

### 7.1.4 含萜类化合物的分离实例

#### 7.1.4.1 穿心莲

穿心莲（*Andrographis paniculata*）含有多种二萜内酯类化合物，其内酯类化合物易溶于甲醇、乙醇、丙酮等溶剂，故可用乙醇来提取。从穿心莲中分离出的二萜内酯类化合物有穿心莲内酯、新穿心莲内酯、去氧穿心莲内酯、脱水穿心莲内酯等，其中穿心莲内酯的含量最多。它们的分离主要利用极性不同，如新穿心莲内酯与穿心莲内酯在乙酸乙酯中的溶解度不同，穿心莲中主要成分的提取与分离方法如下：

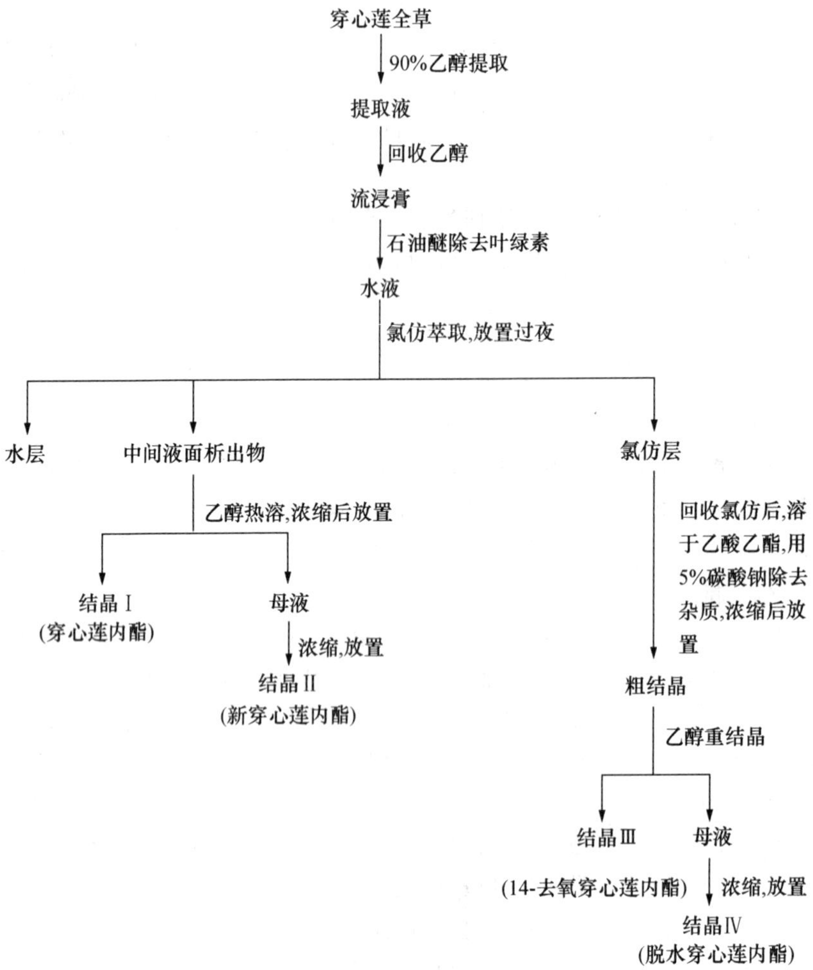


# 7.2 挥发油

## 7.2.1 挥发油的含义与组成

### 7.2.1.1 挥发油的含义

挥发油又名精油，是存在于植物体内的一类具有芳香气味、常温下能挥发的油状液体的总称。挥发油类成分在植物界分布十分广泛，如菊科的苍术、白术、木香等。挥发油存在于植物的腺毛、油室、油管、分泌细胞等各种组织和器官中，如桉叶油在桉叶的油腔中，玫瑰油在玫瑰花瓣表皮分泌细胞中，松节油在松树的树脂道中等。大多数成油滴存在，也有与树脂、黏液质共存者，还有少数以苷的形式存在，如冬绿苷。

挥发油在植物体存在的部位常随品种的不同而各异，有的全株植物中都含有，有的则集中于根或根茎、叶、花、果某一器官。同一品种植物因药用部位、生长环境或采收季节不同，挥发油的含量和品质（包括成分、香气等）均可能有显著的差别。植物中含挥发油的量也常随品种不同，差异较大，一般在1%以下，也有少数含量高达10%以上，如丁香含挥发油达14%以上。同一品种植物因药用部位、生长环境或采收季节不同，挥发油的含量和品质（包括成分、香气等）均可能有显著的差别。

挥发油具有止咳、平喘、祛痰、消炎、祛风、健胃、解热、镇痛、解痉、杀虫、抗癌、利尿、降压和强心等作用。如芸香油、满山红油和从小叶枇杷中提得的挥发油都在止咳、平喘、祛痰、消炎等方面有显著疗效；莪术油具有抗癌肿活性；丁香油有局部麻醉止痛作用等。挥发油在香料、日用食品及化学工业上是重要的原料。

#### 7.2.1.2　挥发油的组成

1. 萜类化合物

挥发油中的萜类成分主要是单萜和倍半萜化合物，它们的含氧衍生物多具有较强的生物活性，是挥发油具芳香气味的主要组成成分，如薄荷油含薄荷醇。

2. 芳香族化合物

挥发油中的芳香族化合物多为含氧衍生物，如苯乙醇、水杨酸、香草醛等。其中大多数属于苯丙素衍生物，如桂皮挥发油中具有解热镇痛作用的桂皮醛。丁香挥发油中具有抑菌和镇静作用的丁香酚等。

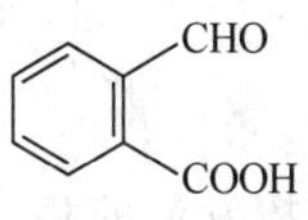

水杨酸(salicylic acid)

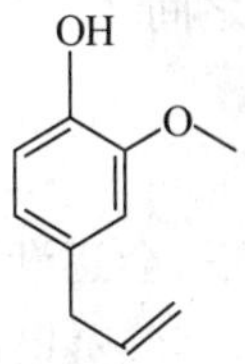

丁香酚(eugenol)

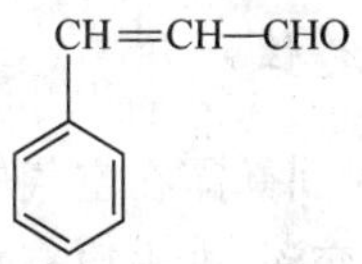

桂皮醛(cinnamic aldehyde)

3. 脂肪族化合物

挥发油中的脂肪族成分多为一些小分子化合物，具有挥发性，如正庚烷、辛烯、甲戊酮、异戊醛、乙酸戊酯等。鱼腥草所含挥发油主要有效成分为癸酰乙醛（鱼腥草素），具有抗菌作用，有鱼腥气味。

$$CH_3-(CH_2)_8-CO-CH_2-CHO$$

癸酰乙醛

(decanoyl acetaldehyde)

$$CH_3-COO-(CH_2)_4-CH_3$$

乙酸戊酯

(amyl acetate)

### 7.2.2　挥发油的理化性质

#### 7.2.2.1　性状

1. 颜色

常温下挥发油大多为无色或淡黄色的透明液体，少数挥发油有其他颜色如薁类多显蓝色，佛手油显绿色，桂皮油显红棕色。

2. **形态**

挥发油在常温下为透明液体,冷却条件下挥发油主要成分可析出结晶,称"析脑",这种析出物习称为"脑",如薄荷脑、樟脑等。滤去析出物的油称为"脱脑油",如薄荷油的脱脑油习称"薄荷素油",但仍含有约50%的薄荷脑。

3. **气味**

挥发油具有特殊的气味,大多数为香味。也有少数挥发油具有异味,如鱼腥草挥发油具有不愉快的臭味。

#### 7.2.2.2 挥发性

挥发油均具有挥发性,在常温下可自然挥发,如将挥发油涂在纸片上,较长时间放置后,挥发而不留油迹,而脂肪油留下永久性油迹,此性质可区别二者。

#### 7.2.2.3 溶解性

挥发油易溶于各种有机溶剂,而不溶于水,如石油醚、乙醚、二硫化碳、油脂等。在低浓度乙醇中只能溶解一部分。

#### 7.2.2.4 物理常数

多数挥发油比水轻,有少数比水重如丁香油、桂皮油,相对密度一般在0.85～1.065之间。挥发油几乎均有光学活性,比旋度在+97°～117°范围内。有强的折光性,折光率在1.43～1.61之间。挥发油的沸点一般在70～300℃之间。

#### 7.2.2.5 稳定性

挥发油长时间暴露在空气中或置于光线下,会逐渐氧化变质,使挥发油的相对密度增加,黏度增大,颜色变深,失去原有香味,不能随水蒸气蒸馏。

另外,挥发油组成成分常含有双键、醇羟基、醛、酮、酸性基团、内酯等结构,因而可与溴及亚硫酸氢钠发生加成反应、与肼类产生缩合反应,并有银镜反应、异羟肟酸铁反应、皂化反应及遇碱成盐反应等。

### 7.2.3 挥发油的提取与分离

#### 7.2.3.1 挥发油的提取

1. **蒸馏法**

利用挥发油的挥发性,为挥发油提取最常用的方法。将药材段或粗粉,用水浸泡,采用直接加热蒸馏或通入水蒸气蒸馏,使挥发油与水一同蒸馏出来,收集蒸馏液,冷却后分取油层。若油水难以分层,可在蒸馏液中加氯化钠等无机盐达到饱和状态进行盐析,使得挥发油析出,然后分取油层。此法操作简单,收率较高,但受热时间较长,对有些挥发油的质量可能有一定的影响。

2. **溶剂提取法**

挥发油为亲脂性物质,选用低沸点有机溶剂如乙醚、石油醚等进行提取。通常采用连续回流提取法,也可用冷浸法。溶剂法提取的挥发油含有较多亲脂性杂质,需要进一步处理。

3. **吸收法**

利用油脂的脂溶性吸收挥发油的方法,提取贵重的挥发油,如玫瑰油、茉莉花油常采用吸收法进行。一般用无臭味的猪油3份与牛油2份的混合物,均匀地涂在面积为50 cm×100 cm的玻璃板两面,然后将此玻璃板嵌入高5～10 cm的木制框架中,在玻璃板上面铺放金属网,网上放一层新鲜花瓣,这样一个个的木框玻璃板重叠起来,花瓣被包围在两层脂肪的中间,挥发油逐渐被油脂所吸收,待脂肪充分吸收芳香成分后,刮下脂肪,即为"香脂",谓之冷吸收法。吸收挥发油后的油脂可直接供香料工业用,或加入无水乙醇共搅,醇溶液减压蒸去乙醇即得精油。

4. **压榨法**

机械压榨的方法多用于含油量较高的新鲜原料中挥发油的提取。可保持挥发油特有的香气,但提取不完全,可配合水蒸气蒸馏法提取。

5. **二氧化碳超临界萃取法**

利用超临界状态下的二氧化碳提取挥发油的方法。由于二氧化碳的临界温度比较低(31.3℃),所以对热敏性成分比较理想,亦可提高挥发油的品质。

6. **微波萃取法**

微波萃取技术是近年发展起来的从天然产物中提取香料的一种新技术。应用微波加热,利用分子极化或离子导电效应直接对物质进行加热。

### 7.2.3.2 挥发油的分离

1. **冷冻法**

将挥发油置于0℃以下,必要时可将温度降至－20℃,继续放置至结晶析出,取出析出的结晶,再经重结晶可得纯品。如将薄荷油冷至－10℃,经12 h析出第一批粗脑,而后油再放置于－20℃冷冻24 h,即可析出第二批粗脑,粗脑加热熔融,在0℃冷冻即可得到较纯的薄荷脑。此法操作简单,但分离不够完全,而且大部分挥发油冷冻后仍不能析出结晶。

2. **分馏法**

挥发油的组成成分由于类别不同,致使其沸点各异,如单萜类化合物的沸点随双键增多而增高。含氧单萜随官能团极性的增大而升高,可以此作为分离的依据。

挥发油中的某些成分在高沸点温度时,会被破坏,故经常采用减压分馏。一般在35～70℃/1 333.22 Pa被蒸馏出来的是单萜烯类化合物;在70～100℃/1 333.22 Pa蒸馏出来的是单萜含氧化合物;在80～110℃/1 333.22 Pa被蒸馏出来的则是倍半萜烯及含氧化合物。因所得的各馏分中的组成成分常呈交叉情况。经过分馏所得的每一馏分可能是混合物,故需再进一步精馏或结合冷冻、重结晶、色谱等方法,即可得到纯品。

3. **化学分离法**

根据挥发油中各组分所连官能团的不同,选择适当的化学方法处理,使各组分达到分离。

(1)碱性成分的分离　分离挥发油中的碱性成分时,可将挥发油溶于乙醚,加1%硫酸或盐酸萃取,分取的酸水层碱化,用乙醚萃取,蒸去乙醚即可得到碱性成分。

(2)酚、酸性成分的分离　先用5%的碳酸氢钠溶液直接进行萃取,分出碱水层后加稀酸酸化,乙醚萃取,蒸去乙醚可得酸性成分。提取酸性成分后的挥发油再用2%氢氧化钠萃取,分取碱水层，酸化，乙醚萃取，蒸去乙醚可得酚类或其他弱酸性成分。

（3）醇类成分的分离　将挥发油与丙二酸单酰氯或邻苯二甲酸酐或丙二酸反应生成酸性单酯，再将生成物转溶于碳酸氢钠溶液中，用乙醚洗去未作用的挥发油，将碱溶液酸化，再用乙醚提取所生成的酯，蒸去乙醚，残留物经皂化，分得原有的醇类成分。伯醇容易形成酯，仲醇反应较慢，而叔醇则较难作用。

（4）醛、酮成分的分离　除去酚、酸类成分的挥发油母液，经水洗至中性，以无水硫酸钠干燥后，加亚硫酸氢钠饱和溶液，分出水层或加成物结晶，加酸或碱液处理，以乙醚萃取，可得醛或酮类化合物。

（5）其他成分的分离　挥发油中的酯类成分，多使用精馏或色谱分离，萜醚成分在挥发油中不多见，可利用醚类与浓酸形成鉡盐易于结晶的性质从挥发油中分离出来，如桉叶油中的桉油精属于萜醚成分，它与浓磷酸可形成白色的磷酸盐结晶。或利用溴、氯化氢、溴化氢、亚硝酰氯等试剂与双键加成，这种加成产物常为结晶状态，可借以分离和纯化。

**4. 色谱分离法**

挥发油经用前述方法分离，多数难以得到单体化合物，而将分馏法或化学法与色谱法相结合往往能收到较好的分离效果。以吸附柱色谱分离挥发油，应用最广泛的吸附剂是硅胶和氧化铝，洗脱剂多用石油醚或己烷，混以不同比例的乙酸乙酯组成，经粗分处理后的挥发油，以石油醚或己烷等溶剂溶解后上柱，一般多可分离得到单体化合物。如香叶醇和柠檬烯常常共存于许多植物的挥发油中，将此挥发油溶于石油醚，上氧化铝吸附柱，石油醚洗脱，极性小的柠檬烯先被石油醚洗脱下来，再在石油醚中加入少量甲醇洗脱，极性较大的香叶醇被洗脱下来。

对采用上述色谱条件难以分离的挥发油，可用硝酸银-硅胶或硝酸银-氧化铝柱色谱及薄层色谱分离，一般硝酸银的加入量为 2%～25%。例如将 *α*-细辛醚（*α*-asarone）、*β*-细辛醚（*β*-asarone）和欧细辛醚（eduasarone）的混合物，通过用 20%硝酸银处理的硅胶柱，用苯-乙醚（5∶1）洗脱，分别收集，并用薄层检查，*α*-细辛醚苯环外双键为反式，与硝酸银络合不牢固，先被洗下来，*β*-细辛醚为顺式，与硝酸银络合的能力，虽然大于 *α*-细辛醚，但小于欧细辛醚，因欧细辛醚的双键为末端双键，与硝酸银结合能力最强，故 *β*-细辛醚第二个被洗下来，欧细辛醚则最后被洗下来。

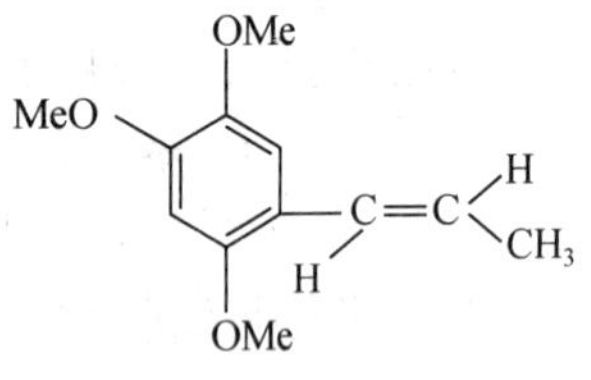


*α*-细辛醚(*α*-asarone)

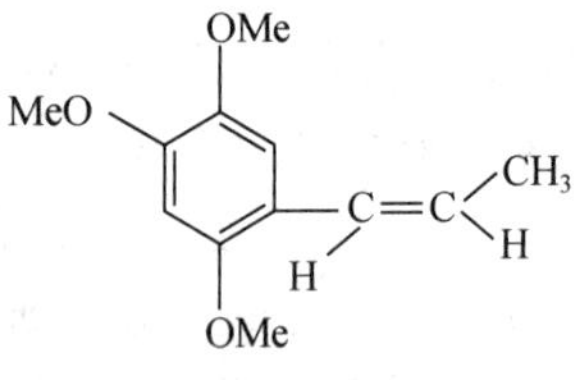


*β*-细辛醚(*β*-asarone )

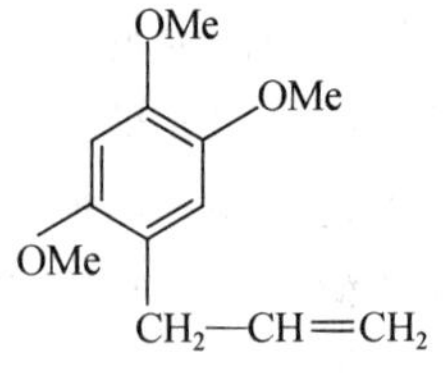


欧细辛醚(euasarone)

对于特别难分离的挥发油可用制备薄层色谱进行分离，其展开方式可用连续二次展层及不同展开剂单向二次展层，以获得较好的分离效果。气相色谱是研究挥发油组成成分的非常有效的方法，近年来，应用制备型气-液色谱，成功地将挥发油中许多成分分开并予以鉴定。

## 7.2.4 挥发油的检识

### 7.2.4.1 理化检识

1. 物理常数的测定

常测的物理常数有相对密度、比旋度、折光率及凝固点等。

2. 化学常数的测定

酸值、皂化值、酯值是衡量挥发油质量的重要指标。

(1)酸值 代表挥发油中游离羧酸和酚类成分含量的指标。指中和 1 g 挥发油中游离酸性成分所消耗氢氧化钾的毫克数表示。

(2)酯值 代表挥发油中酯类成分含量的指标。指水解 1 g 挥发油中所含酯所需要的氢氧化钾毫克数表示。

(3)皂化值 代表挥发油中所含游离羧酸、酚类成分和结合态酯总量的指标,用以中和并皂化 1 g 挥发油含有的游离酸性成分与酯类所需氢氧化钾的毫克数表示。即皂化值是酸值与酯值之和。

3. 功能基的鉴定

(1)酚类 挥发油少许溶于乙醇中,加入三氯化铁的乙醇溶液,若产生蓝、蓝紫或绿色,表示挥发油中有酚类成分存在。

(2)羰基化合物 挥发油的乙醇溶液加 2,4-硝基苯肼、氨基脲、羟胺等试剂,若产生结晶衍生物沉淀,表明有醛或酮类化合物存在。用硝酸银的氨溶液检查挥发油,若发生银镜反应,表示有醛类等还原性成分存在。

(3)内酯类化合物 挥发油的吡啶溶液中,加入亚硝酰铁氰化钠试剂和氢氧化钠溶液,若出现红色并逐渐消失,表示油中含有 $\alpha$、$\beta$-不饱和内酯类化合物。

(4)不饱和化合物和薁类衍生物 挥发油的氯仿溶液中滴加溴的氯仿溶液,若红色褪去表示油中含有不饱和化合物,继续滴加溴的氯仿溶液,若产生蓝色、紫色或绿色,表示油中含有薁类化合物。此外,在挥发油的无水甲醇溶液中加入浓硫酸时,若有薁类衍生物,则产生蓝色或紫色。

### 7.2.4.2 色谱检识

1. 薄层色谱

在挥发油的分离鉴定中较为普遍。吸附剂多采用硅胶 G 或Ⅱ～Ⅲ级中性氧化铝 G。展开剂常用石油醚(或正己烷),展开非含氧烃类;用石油醚(或正己烷)-乙酸乙酯(85∶15)展开含氧烃类。显色剂的种类可依不同检识目的和目标物而定,如 1%香荚兰醛浓硫酸溶液与挥发油大多数成分可产生多种鲜艳的颜色反应;异羟肟酸铁试剂可用于检查内酯类化合物;0.05%溴酚蓝乙醇溶液可用于检查酸类化合物;硝酸铈铵试剂可使醇类化合物在黄色的背景上显棕色斑点;碘化钾-冰乙酸-淀粉试剂可与过氧化物显蓝色。

2. 气相色谱法

气相色谱法主要解决挥发油中已知成分的鉴定,即利用已知成分的对照品与挥发油在同一色谱条件下,进行相对保留值对照测定,以初步确定挥发油中的相应成分。

3. **气相色谱-质谱(GC-MS)联用法**

对于挥发油中许多未知成分,同时又无对照品时,可选用气相色谱-质谱(GC-MS)联用技术进行分析鉴定,可提高挥发油分析鉴定的速度。

## 7.2.5 含挥发油的中药实例

### 7.2.5.1 2种白术饮片挥发油化学成分的提取与气质联用分析

1. **仪器与材料**

Finnigan 气相色谱-串联质谱联用仪(美国菲尼根质谱公司);色谱柱:OV-17 (30 m×0.25 mm ,0.25 μm)毛细管柱。临安白术(於术)饮片,磐安白术饮片。

2. **方法**

(1)挥发油的提取

水蒸气蒸馏 (SD):分别将临安於术饮片、磐安白术饮片粉碎成粗粉(通过 14 目筛),分别取样 100 g 左右放入 1 000 mL 的圆底烧瓶中,加入 500 mL 的蒸馏水及少量沸石,装入支管在下的挥发油测定器,按照中国药典 2010 年版一部挥发油项下方法提取挥发油,采用电热套为热源控制蒸馏速度,使滴出液滴出速度在 36 滴/min,至提尽挥发油(约 1.5 h)。收集挥发油,测量挥发油的体积。平行测定 2 次,取平均值,计算挥发油的得油率。结果临安白术(於术)饮片的挥发油得油率为 1.80% (mL/100 g),挥发油为淡黄色油状液体,具有浓郁香味;磐安白术饮片的挥发油得油率为 1.23% (mL/100 g),挥发油为淡黄色油状液体,具有浓郁香味。

(2)仪器测定条件

气相色谱条件:色谱柱为 HP－5(30 m×0.25 mm,025 μm)弹性石英毛细管柱;升温程序:初始温度 50℃,保持 2 min,然后以 10℃ · $min^{-1}$ 的速度升至 130℃,再以 5℃ · $min^{-1}$ 的速度升至 190℃;继续以 12℃ · $min^{-1}$ 的速度升至 240℃;并保持 4 min;进样口温度 200℃,汽化室温度 250℃;载气为氦气( He),流速 0.8 mL · $min^{-1}$;分流比 30 : 1,进样量 0.1 μL。

质谱条件:电子轰击(EI)离子源;电离能量 70 eV,离子源温度 200℃,检测器电压 350 V,扫描质量范围:$m/z$:33～450 AMU;扫描速度 0.5 s;检索的图谱数据库为 Willey 和 NIST 标准质谱图库。

3. **鉴定结果**

采用 OV-17 毛细管柱,取水蒸气蒸馏法提取的挥发油 0.1 μ L,用气相色谱-质谱联用仪进行分析鉴定。化合物的定量采用面积归一化法,使用 Hewlett-Packard 软件处理系统计算各峰面积,以测得挥发油各组分的相对百分含量;按照上述 GC/MS 条件对各饮片中提取得到的挥发油化学成分进行分析。

对总离子流图中的各峰经过质谱扫描后,通过质谱数据系统(NIST 和 Willey 标准图谱数据库)检索对照,并查阅有关质谱资料并结合人工解析,鉴定出不同地区饮片中的挥发油化学成分,结果如图 7-1 和表 7-2 所示。

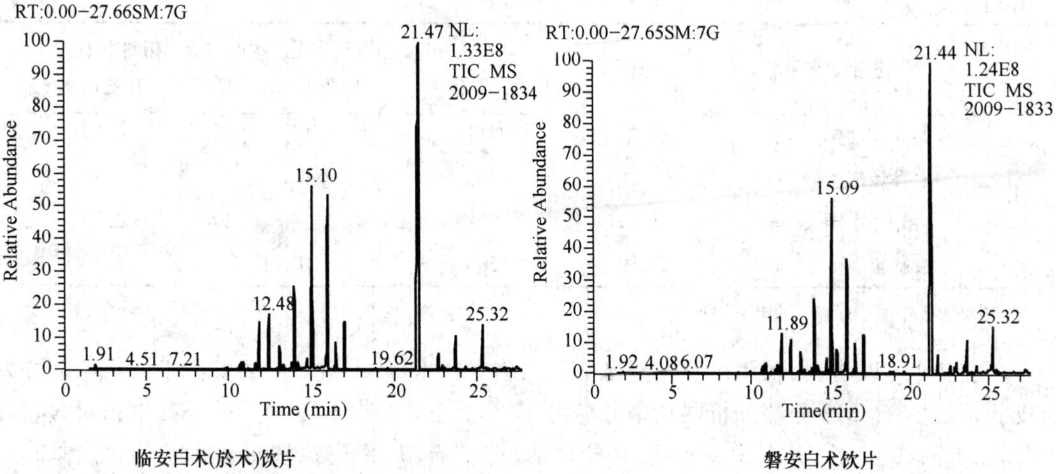


**图 7-1　白术饮片挥发油成分的总离子流图**

**表 7-2　2 种饮片中挥发油化学成分分析结果**

| 序号 | 化合物名称 | 分子式 | 相对分子质量 | 相对含量/%（临安於术） | 相对含量/%（磐安白术） |
|---|---|---|---|---|---|
| 1 | β-橄榄烯 | $C_{15}H_{24}$ | 204 | 0.28 | 0.41 |
| 2 | α-古芸烯 | $C_{15}H_{24}$ | 204 | 0.44 | 0.56 |
| 3 | ξ-愈创烯 | $C_{15}H_{24}$ | 204 | 0.51 | 0.58 |
| 4 | 石竹烯 | $C_{15}H_{24}$ | 204 | 2.24 | 2.13 |
| 5 | 榄香烯 | $C_{15}H_{24}$ | 204 | 2.68 | 1.79 |
| 6 | α-石竹烯 | $C_{15}H_{24}$ | 204 | 1.20 | 1.22 |
| 7 | 姜黄烯 | $C_{15}H_{24}$ | 204 | 0.25 | 0.24 |
| 8 | 姜烯 | $C_{15}H_{24}$ | 204 | 0.38 | 0.35 |
| 9 | β-芹子烯 | $C_{15}H_{24}$ | 204 | 4.42 | 4.55 |
| 10 | 卡拉稀 | $C_{15}H_{24}$ | 204 | 0.36 | 0.65 |
| 11 | γ-依兰油烯 | $C_{15}H_{24}$ | 204 | 0.61 | 1.00 |
| 12 | 凡伦橘烯 | $C_{15}H_{24}$ | 204 | 13.69 | 14.21 |
| 13 | 长叶烯 | $C_{15}H_{26}$ | 206 | 0.61 | 0.41 |
| 14 | 吉马烯 | $C_{15}H_{26}$ | 206 | 13.67 | 7.99 |
| 15 | 脱氢香木兰烯 | $C_{15}H_{22}$ | 202 | 4.04 | 4.23 |
| 16 | 苍术酮 | $C_{15}H_{20}O$ | 216 | 46.6 | 43.96 |
| 17 | 匙叶桉油烯醇 | $C_{15}H_{20}O$ | 216 | 0.75 | 0.43 |
| 18 | β-桉叶醇 | $C_{15}H_{26}O$ | 222 | 0.24 | 0.33 |
| 19 | 白檀醇 | $C_{15}H_{24}O$ | 220 | 0.11 | 0.65 |
| 20 | 杜松脑 | $C_{15}H_{26}O$ | 222 | 0.16 | 0.56 |
| 21 | 长叶马鞭草烯酮 | $C_{15}H_{22}O$ | 218 | 1.53 | 1.84 |

续表7-2

| 序号 | 化合物名称 | 分子式 | 相对分子质量 | 相对含量/%（临安於术） | 相对含量/%（磐安白术） |
|---|---|---|---|---|---|
| 22 | 匙叶桉油烯醇 | $C_{15}H_{20}O$ | 216 | 0.14 | 0.37 |
| 23 | 木香烃内酯 | $C_{15}H_{20}O_2$ | 232 | 0.46 | 1.33 |
| 24 | 4,5-脱氢异长叶烯 | $C_{15}H_{22}$ | 202 | 2.11 | 2.57 |
| 25 | 棕榈酸 | $C_{16}H_{32}O_2$ | 256 | 0.10 | 0.18 |

* 相对含量在 0.1 %以下的组分未列出

由表 7-2 可以看出，采用水蒸气蒸馏法提取临安白术（於术）饮片、磐安白术饮片中的挥发油成分，通过 GC/MS 分离分析共从中分离出 38 个成分，鉴定出 25 种成分。其中相对含量在 1.0%以上的共 11 种，分别为苍术酮、凡伦橘烯、吉马烯、β-芹子烯、脱氢香木兰烯、榄香烯、4,5-脱氢异长叶烯、石竹烯、长叶马鞭草烯酮、α-石竹烯、长叶烯。

#### 7.2.5.2 丁香油

丁香油为无色透明液体，比水重（密度 1.038～1.060），其主要有效成分是丁香酚，占 80%以上，是一种油状液体，沸点 255℃，溶于乙醇、氯仿、乙醚等有机溶剂，难溶于水。

丁香油的提取多用水蒸气蒸馏法，丁香酚的分离是利用其结构中含酚羟基，可与碱成盐溶于水中，而与其他亲脂性成分分离，碱水液用酸酸化，丁香酚即成油状分出。

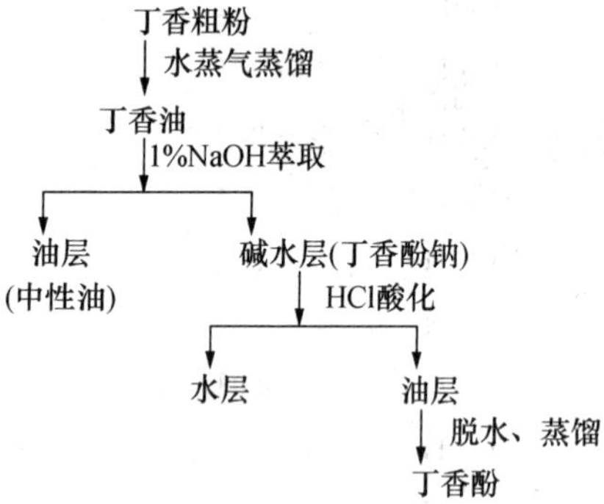


#### 7.2.5.3 薄荷

薄荷素油为无色或淡黄色澄清液体，可与乙醇、乙醚、氯仿等能任意混合，相对密度 0.888～0.908，$[\alpha]_D^{25}$ −17°～24°，$n_D^{20}$ 1.456～1.466。其成分主要是单萜类及其含氧衍生物，还有非萜类芳香族、脂肪族化合物等。

薄荷醇是薄荷挥发油的主要成分，一般含量占 50%以上，最高可达 85%，为无色针状或棱柱状结晶，或白色结晶状粉末，mp42～44℃，$[\alpha]_D^{20}$ −49°～−50°，易溶于乙醇、氯仿、乙醚和液体石蜡等，微溶于水，可作为芳香、调味及祛风药，薄荷油主要依据其中薄荷醇（薄荷脑）含量的高低来判定质量优劣。

薄荷醇的分离精制，一般多采用冷冻分离法，其简要工艺流程如下：

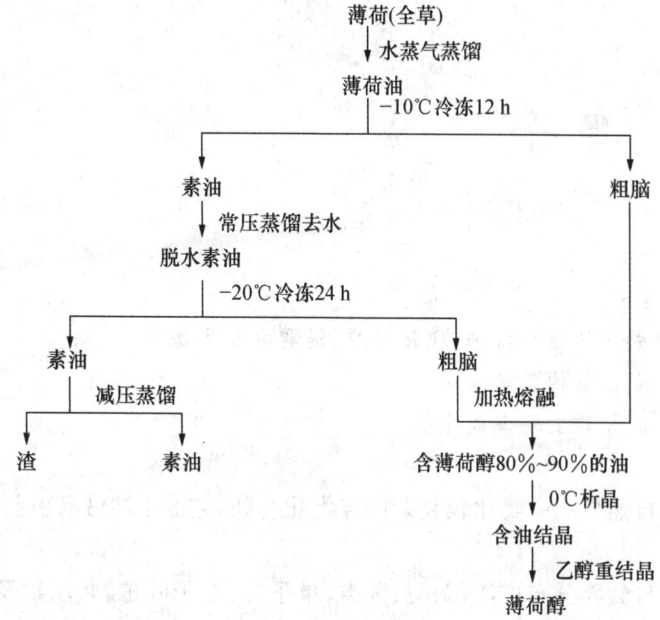


也可用分馏法提取分离薄荷醇,其工艺流程如下:

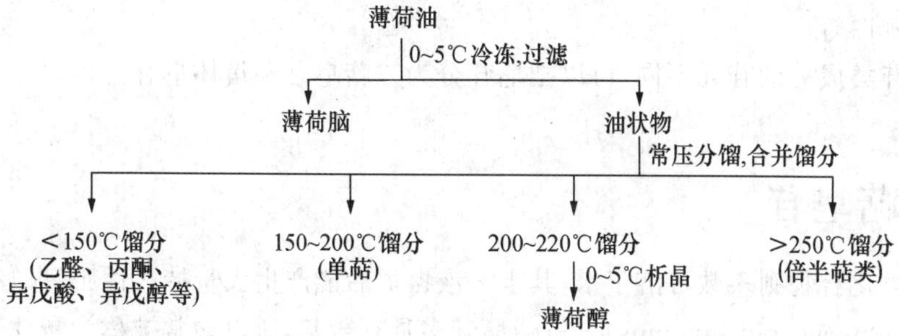


## 参考文献

[1]肖崇厚. 萜类和挥发油. 上海:上海科学技术出版社,1997,422.

[2]吴立军. 萜类和挥发油. 北京:中国医药科技出版社,2009,145.

[3]康桢. 桃叶珊瑚苷及其苷类的药理研究进展. 中国中药杂志,2007,32[24]:2585-2587.

[4]陆蕴如. 萜类和挥发油. 北京:学苑出版社,1995,214.

[5]匡海学. 萜类和挥发油. 北京:中国中医药出版社,2009,192.

[6]丁林生. 萜类和挥发油. 南京:东南大学出版社,2005,224.

[7]Yin Lin,Ke Yuan. Extraction and GC-MS Analysis of the Volatile Constituents of A Tractylodes macrocephala. Asian J Chem,2011,23(2):551-555.

# 第 8 章 皂苷

**教学目的和要求：**

1. 掌握皂苷类成分的结构特征、理化性质、提取分离方法。
2. 熟悉皂苷类成分结构鉴定方法。
3. 了解皂苷类成分的生物合成途径。

皂苷是存在于自然界的一类比较复杂的苷类化合物，它的水溶液易引起肥皂样泡沫，且多数具有溶血特性。

皂苷类成分在自然界分布广泛，菌类、蕨类、单子叶、双子叶植物、动物及海洋生物中均有分布，主要分布于菊科、石竹科、五加科、豆科、远志科、桔梗科、玄参科、薯蓣科、百合科、玄参科、菝葜科、龙舌兰科。含有皂苷类成分的主要中药如人参、甘草、柴胡、黄芪、桔梗、川楝皮、穿山龙、麦冬、薤白等。

根据皂苷类成分的苷元不同，可以把皂苷分为三萜皂苷和甾体皂苷。

## 8.1 三萜皂苷

三萜苷类化合物则多数可溶于水，其水溶液振摇后能产生大量持久性肥皂样泡沫，故被称为三萜皂苷(triterpenoid saponins)。三萜皂苷多具有羧基，所以又常被称为酸性皂苷。

三萜皂苷由三萜皂苷元(sapogenins)和糖构成，常见的三萜皂苷元为四环三萜和五环三萜类化合物。组成三萜皂苷的糖常见的有 *D*-葡萄糖、*D*-半乳糖、*D*-木糖、*L*-阿拉伯糖、*L*-鼠李糖、*D*-葡萄糖醛酸和 *D*-半乳糖醛酸，另外也可有 *D*-夫糖、*D*-鸡纳糖、*D*-芹糖、乙酰基和乙酰氨基糖等，这些糖多以低聚糖的形式与苷元成苷，且多数为吡喃型糖苷，但也有呋喃型糖苷。三萜皂苷多为醇苷，但也有酯苷，后者又称酯皂苷(ester saponins)，有的皂苷分子中既有醇苷键，又有酯苷键。另外根据皂苷分子中糖链的多少，可分为单糖链皂苷(monodesmosidic saponins)、双糖链皂苷(bisdesmosidic saponins)、叁糖链皂苷(tridesmosidic saponins)，有的糖链甚至以环状结构存在。当原生苷由于水解或酶解，部分糖被降解时，所生成的苷叫次皂苷或原皂苷元(prosapogenins)。

三萜皂苷元的生物合成途径(图 8-1)从生源来看，是由鲨烯(squalene)通过不同的环化方式转变而来的，而鲨烯是由焦磷酸金合欢酯(farnesyl pyrophosphate，FPP)尾尾缩合生成。三萜皂苷元多由 30 个 C 构成，少数三萜类化合物分子中的碳原子多于或少于 30 个，例如齿孔酸(eburicoic acid，$C_{31}H_{50}O_3$)、4,4-二甲基-胆甾二烯醇(4,4-dimethyl-cholestadienol，$C_{29}H_{28}O$)，而楝烷型仅有 26 个碳原子组成。

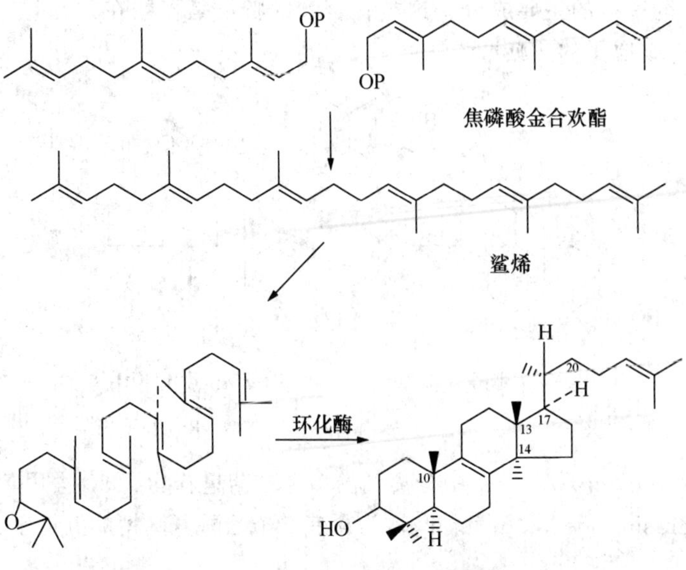


图 8-1 三萜皂苷元的生物合成途径

## 8.1.1 三萜皂苷的结构与分类

### 8.1.1.1 四环三萜

四环三萜类在中药中分布很广，许多植物包括高等植物和低等菌藻类植物以及某些动物都可能含有此类成分。它们大部分具有环戊烷骈多氢菲的基本母核；母核的17位上有一个由8个碳原子组成的侧链；在母核上一般有5个甲基，即4位有偕二甲基，10位和14位各有一个甲基、另一个甲基常连接在13位或8位上。存在于天然界中的四环三萜或其皂苷苷元主要由以下类型。

**1. 羊毛脂甾烷(lanostane)型**

羊毛脂甾烷也叫羊毛脂烷，其结构特点是A/B环、B/C环和C/D环都是反式，$C_{20}$为R构型，侧链的构型分别为10β、13β、14α、17β。

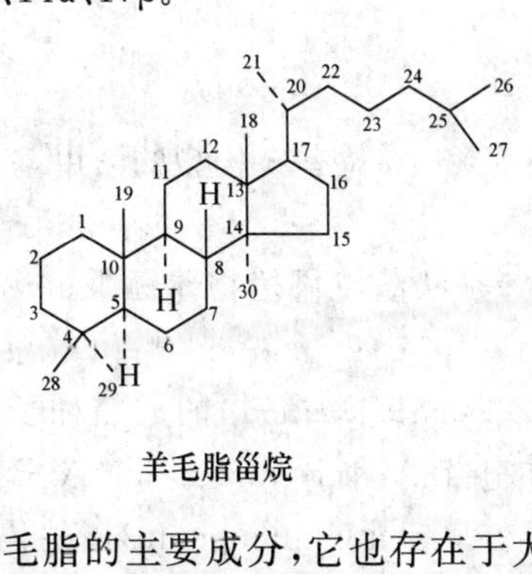

羊毛脂甾烷

羊毛脂醇(lanosterol)是羊毛脂的主要成分，它也存在于大戟属植物(*Euphorbia balsamifera*)的乳液中。茯苓酸(pachymic acid)和块苓酸(tumulosic acid)等是具有利尿、渗湿、健脾、安神功效的中药茯苓的主要成分。这类化合物的特征是多数在 $C_{24}$ 上有一个额外的碳原子，即属于含 31 个碳原子的三萜酸。

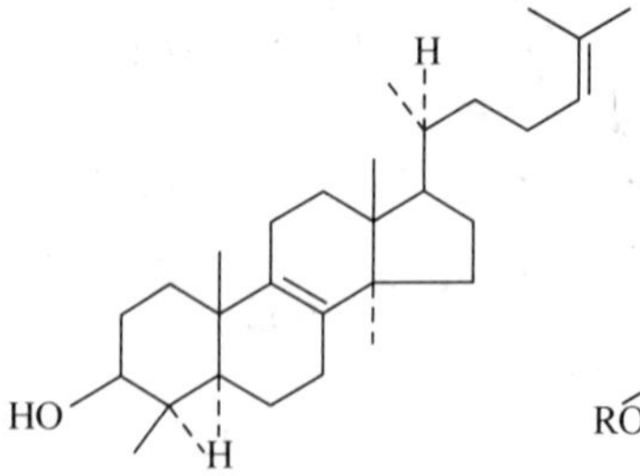

羊毛脂醇

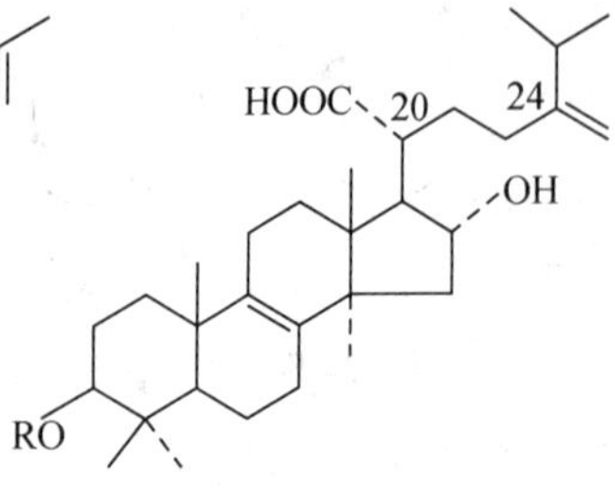


茯苓酸 R=$COCH_3$

块苓酸 R=H

从海绵 *Asteropus sarasinosum* 中分离到的多个三萜皂苷均属 30-去甲羊毛脂甾烷型化合物，其中化合物 sarasinosideA$_1$、A$_2$ 和 A$_3$ 均为含有 2 个乙酰氨基糖的五糖苷，其苷元为双键位置不同的异构体。

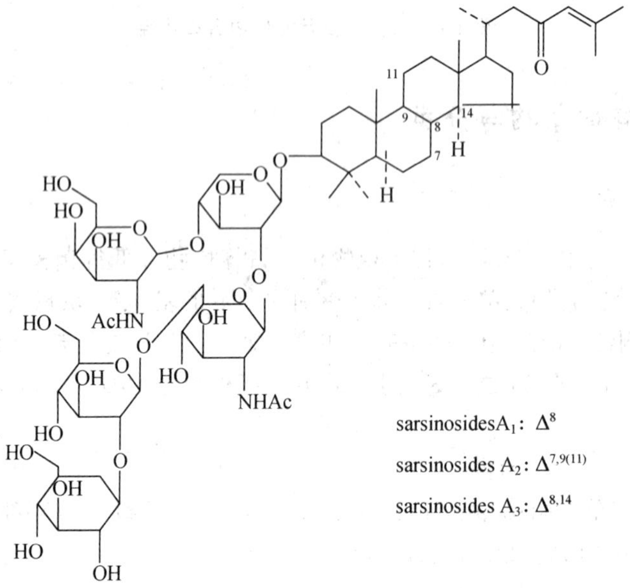


2. 达玛烷(dammarane)型

达玛烷型的结构特点是在 8 位和 10 位有 $\beta$-构型的角甲基，13 位连有 $\beta$-H，17 位的侧链为 $\beta$-构型，$C_{20}$ 构型为 R 或 S。

棒锤三萜 A(neoalsamitin A)是从葫芦科植物棒锤瓜(*Neoalsomitra integrifoliola*)茎皮中分到的达玛烷型三萜类成分。

酸枣仁是鼠李科植物酸枣(*Zizyphus jujuba*)的成熟种子，动物实验证明有镇静、安定等作用。从酸枣仁中分离出酸枣仁皂苷 A 和 B(jujuboside A、B)，前者经酶解失去一分子葡萄糖转变成后者。它们的苷元酸枣仁皂苷元(jujubogenin)属达玛烷型三萜化合物。通过对酸枣仁皂苷元的溴代苯甲酸单酯的结晶进行 X-射线衍射分析，证明它的 $C_{20}$ 的绝对构型为 S，$C_{23}$ 为 R。

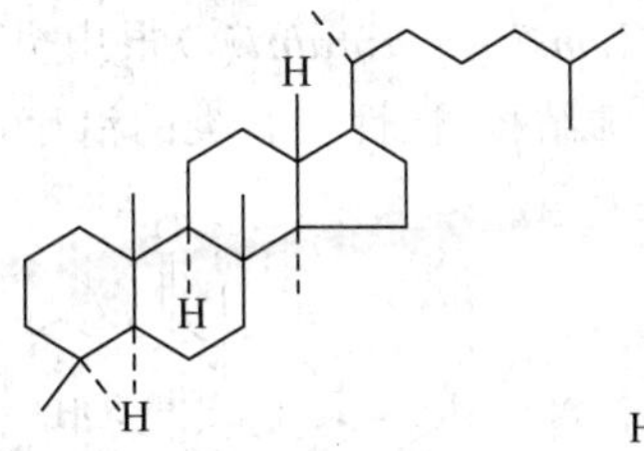


达玛烷

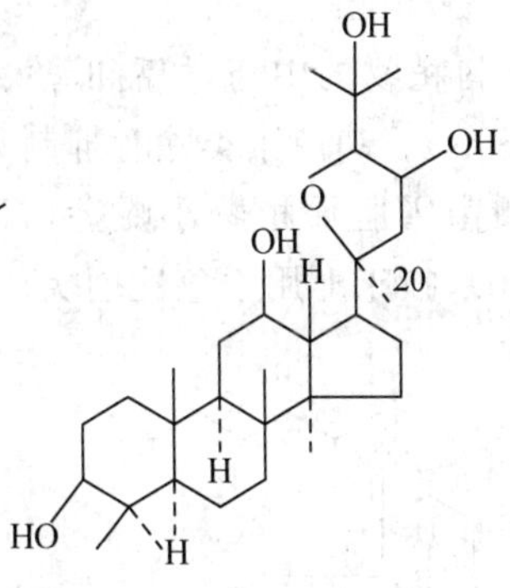


棒锤三萜A

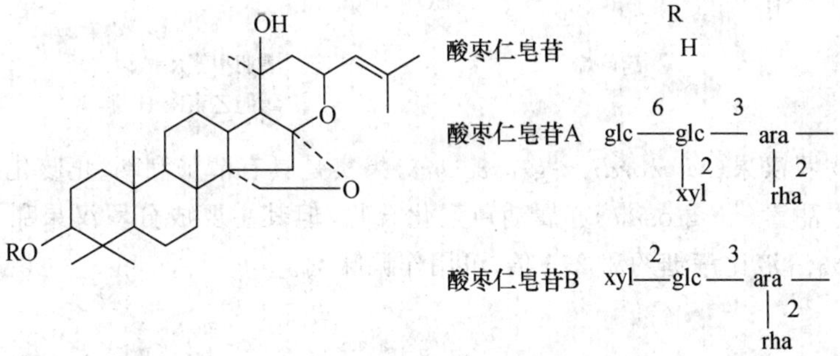


五加科植物人参、三七和西洋参等的根、茎、叶、花、果实中均含有多种人参皂苷，其苷元绝大多数属于达玛烷型四环三萜。

**3. 大戟烷(euphane)型**

大戟烷是羊毛脂甾烷的立体异构体，基本碳架相同，只是 $C_{13}$、$C_{14}$、和 $C_{17}$ 上的取代基构型不同，即是 13α、14β、17α-羊毛脂甾烷。

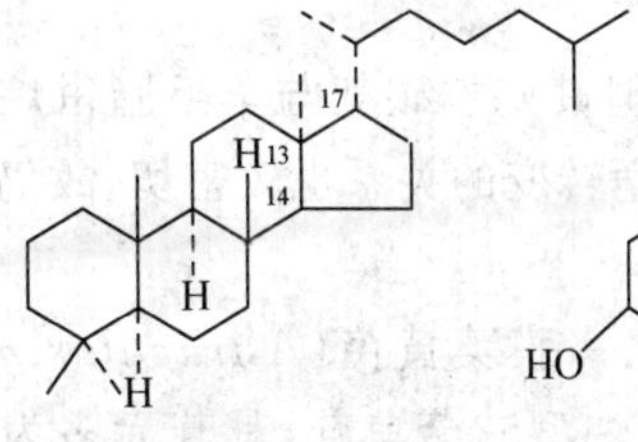


大戟烷

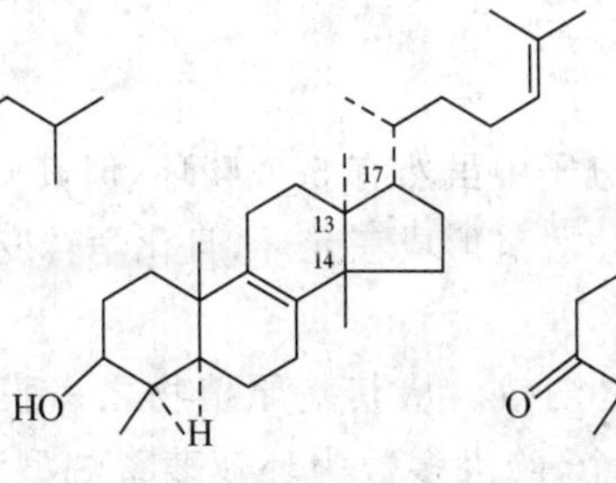


大戟醇

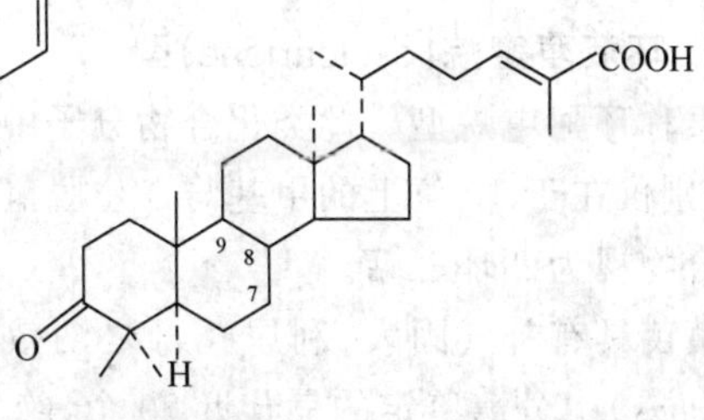


乳香二烯酮酸　$\Delta^{7(8)}$

异乳香二烯酮酸　$\Delta^{8(9)}$

大戟醇(euphol)存在于许多大戟属植物乳液中，在甘遂、狼毒和千金子中均有大量存在。乳香中含有的乳香二烯酮酸(masticadienonic acid)和异乳香二烯酮酸(isomasticadienonic acid)也属于大戟烷衍生物。

**4. 葫芦素烷(cucurbitane)型**

基本骨架同羊毛甾烷型，唯其 A/B 环上的取代基不同，既有 5β-H、8β-H、10α-H，9 位连有

β-$CH_3$。

许多来源于葫芦科植物的中药，如甜瓜蒂、丝瓜子、苦瓜、喷瓜等均含有此类成分，总称为葫芦素类(cucurbitacins)。葫芦素类除有抑制肿瘤的作用外，还有抗菌、消炎、催吐、致泻等广泛的生物活性。例如由雪胆属植物小蛇莲(*Hemsleya amabilis*)根中分出雪胆甲素和乙素(cucurbitacin Ⅰa、Ⅱb)，临床上用于急性痢疾、肺结核、慢性气管炎的治疗，均取得较好疗效。

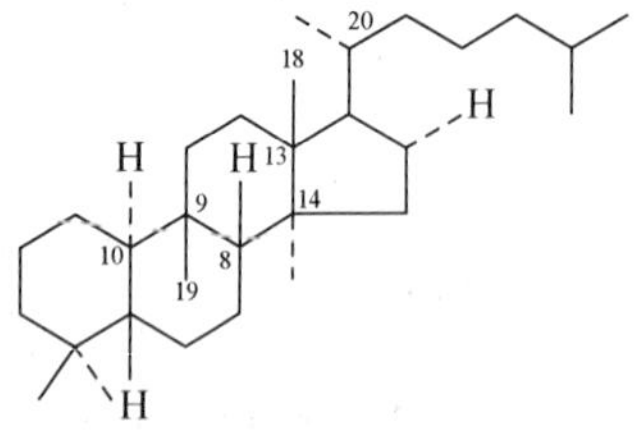


葫芦烷

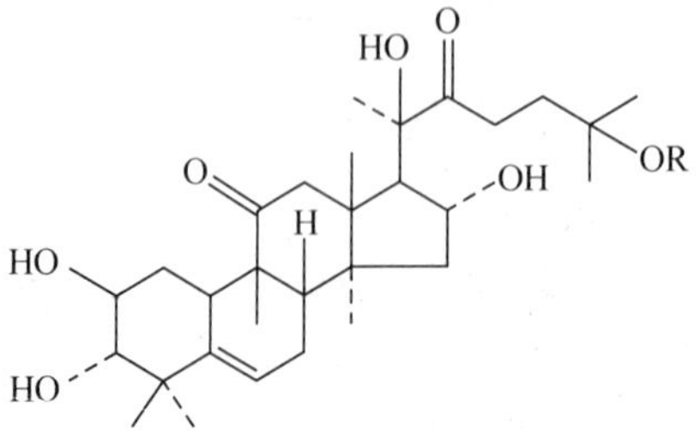


雪胆甲素R=Ac
雪胆乙素R=H

葫芦科植物罗汉果(*Momordica-grosvenori*)果实是具有清肺利咽、止咳化痰功效的中药，其所含的罗汉果甜素(mogroside)亦属葫芦素化合物，但其主要成分罗汉果甜Ⅴ，其味甜而不苦。它的0.02%溶液比蔗糖约甜256倍，可用作调味剂。

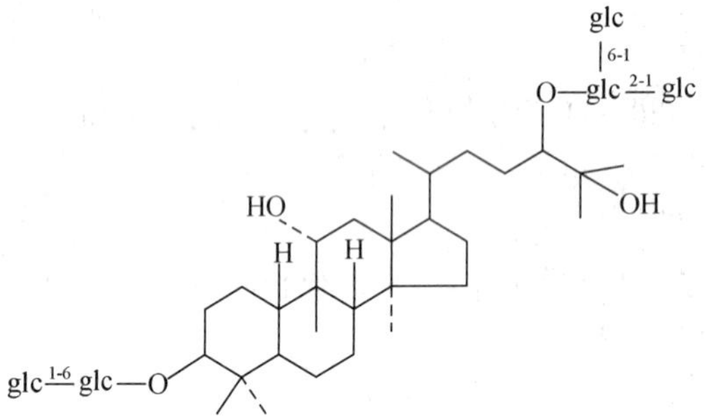


### 5. 环菠萝蜜烷(cycloartane)型

又称环阿屯烷型。此类化合物分子中虽然有5个碳环，但其基本碳架与羊毛脂甾烷很相似，差别仅在于10位上的甲基与9位脱氢形成三元环，且化学转变的关系也较密切，故仍将此类化合物视为四环三萜。

黄芪具有补气固表、利尿托毒之功效。从其基原植物之一膜荚黄芪(*Astragalus membranaceus*)中分离鉴定的皂苷近20个，绝大多数为环菠萝蜜烷型三萜皂苷，其苷元多为环黄芪醇(cycloastragenol)。环黄芪醇在黄芪中以与糖结合成单糖链、双糖链或三糖链皂苷的形式而存在。黄芪苷Ⅰ(astragaloside Ⅰ)具有降压、抗炎、镇静和调节代谢作用，是植物体中原存的皂苷元的3位和6位羟基分别各与一分子糖相连而成的双糖链皂苷，其中3位上的木糖分子上还有乙酰基取代。黄芪苷Ⅴ(astragaloside Ⅴ)亦是双糖链皂苷，其皂苷元的3位和25位羟基分别与糖相连。黄芪苷Ⅶ(astragaloside Ⅶ)则是自然界发现的第一个三糖链三萜苷。当这些皂苷在酸性条件下进行水解时，除获得共同皂苷元环黄芪醇外，同时亦获得黄芪醇(astragenol)，这是由于环黄芪醇结构中环丙烷环极易在酸水解时开裂，生成具 $\Delta^{9(11)}$、19-$CH_3$ 的人工产物黄芪醇。因此，为避免环的开裂，一般采用两相酸水解或酶水解。

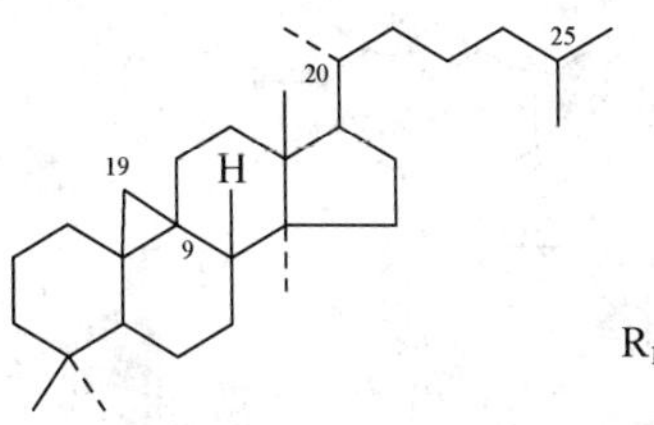

环菠萝蜜烷

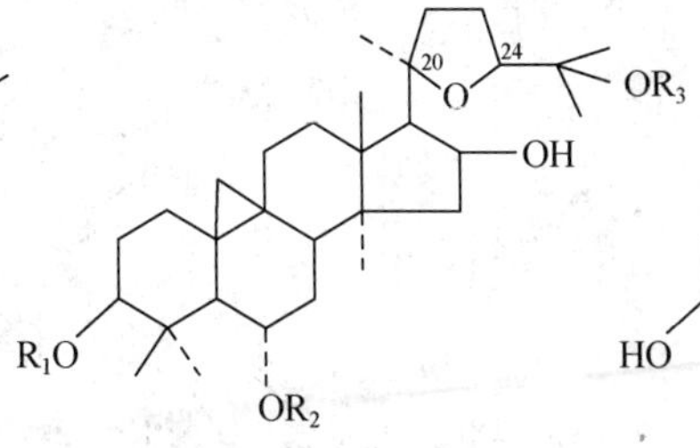

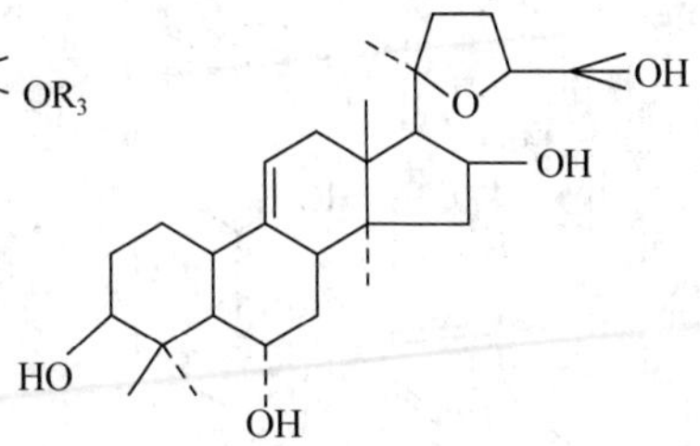

黄芪醇

| | $R_1$ | $R_2$ | $R_3$ |
|---|---|---|---|
| 环黄芪醇 | H | H | H |
| 黄芪苷Ⅰ | xyl(2,3-diAc) | glc | H |
| 黄芪苷Ⅴ | glc(1→2)xyl | H | glc |
| 黄芪苷Ⅶ | xyl | glc | glc |

6. 楝烷(meliacane)型

楝科楝属植物果实及树皮中含多种三萜成分，具苦味，总称为楝苦素类成分，其由26个碳构成，属于楝烷型。川楝素(chuanliansu)和异川楝素(isochuanliansu)是川楝(*Melia toosendan*)皮所含成分。川楝皮为驱蛔药，川楝素和异川楝素均有驱蛔作用，但异川楝素的毒性远比川楝素大。

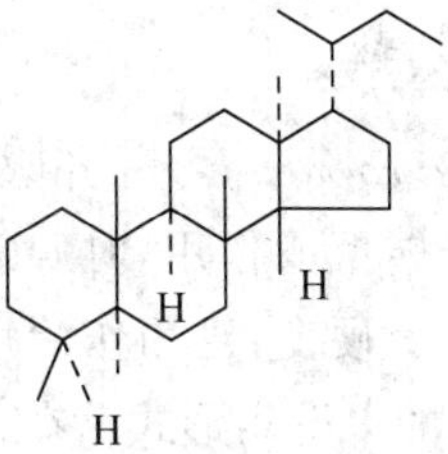

楝烷

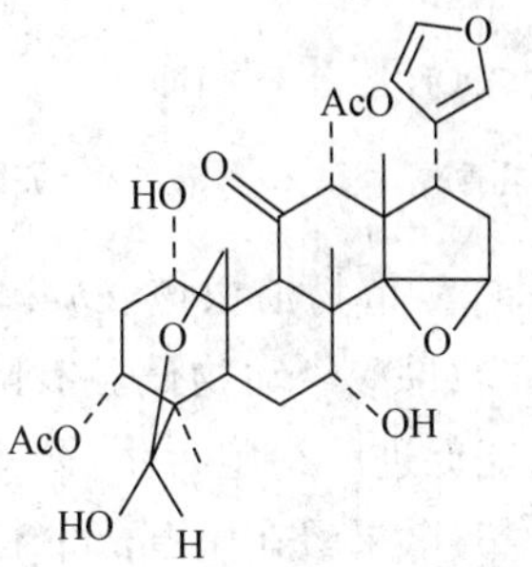

川楝素

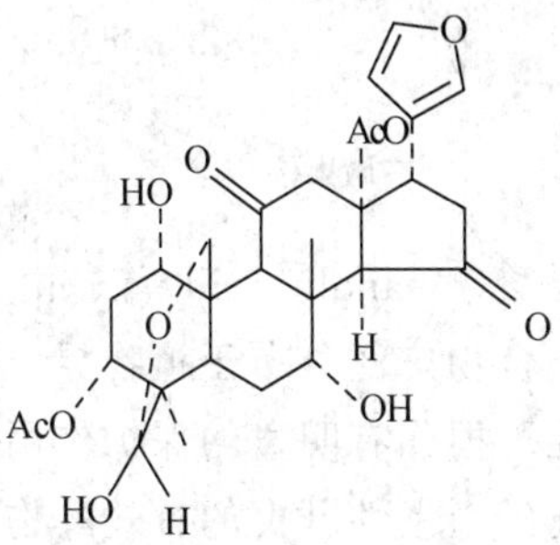

异川楝素

7. 原萜烷(protostane)型

其结构特点是 $C_{10}$ 位和 $C_{14}$ 位上有 $\beta$-$CH_3$，$C_8$ 上有 $\alpha$-$CH_3$，$C_{20}$ 为S构型。

泽泻萜醇A(alisol A)和泽泻萜醇B(alisol B)等是从利尿渗湿中药泽泻(*Alisma orientalis*)中得到的主要成分，可降低血清总胆固醇，用于治疗高血脂症。

### 8.1.1.2 五环三萜

五环三萜类成分在中草药中较为常见，主要的结构类型有齐墩果烷型、乌苏烷型、羽扇豆烷型和木栓烷型等。

1. 齐墩果烷(oleanane)型

又称 $\beta$-香树脂烷($\beta$-amyrane)型。此类化合物在植物界分布极为广泛，主要分布在豆科、五加科、桔梗科、远志科、桑寄生科、木通科等的一些植物中。其基本碳架是多氢蒎的五环母

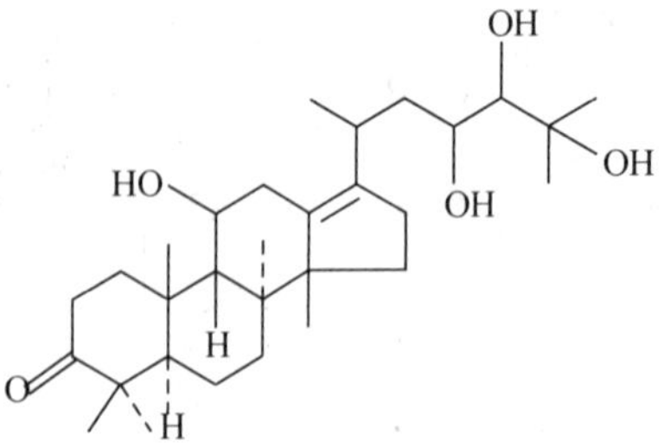

泽泻萜醇A

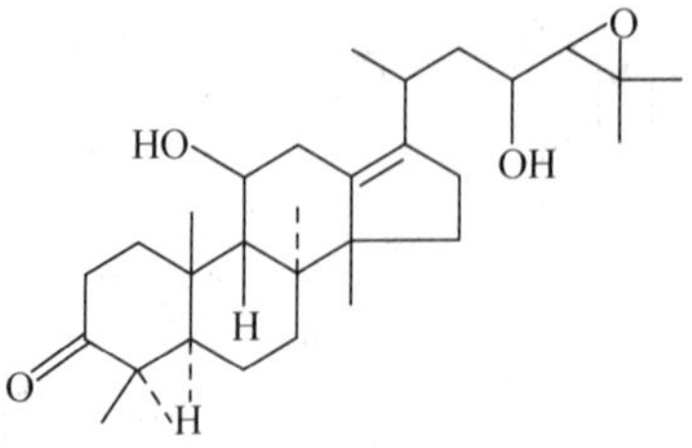

泽泻萜醇B

核，环的构型为 A/B 环、B/C 环、C/D 环均为反式，而 D/E 环为顺式。母核上有 8 个甲基，其中 $C_{10}$、$C_8$、$C_{17}$ 上的甲基均为 $\beta$-型，而 $C_{14}$ 上的甲基为 $\alpha$-型，$C_4$ 位和 $C_{20}$ 位各有二个甲基。分子中还可能有其他取代基存在，例如羟基、羧基、羰基和双键等。一般在 $C_3$ 位有羟基，而且多为 $\beta$-型，也有 $\alpha$-型，如 $\alpha$-乳香酸（$\alpha$-boswellic acid）。若有双键，则多在 $C_{12}$ 位或 $C_{11}$ 位；若有羰基，则多在 $C_{11}$ 位；若有羧基，则多在 $C_{28}$、$C_{30}$ 或 $C_{24}$ 位上。

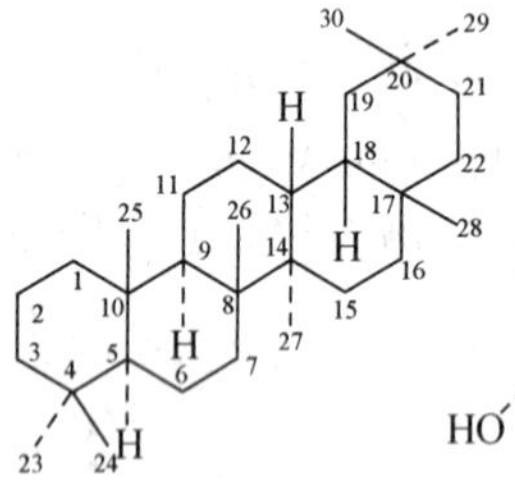

齐墩果烷

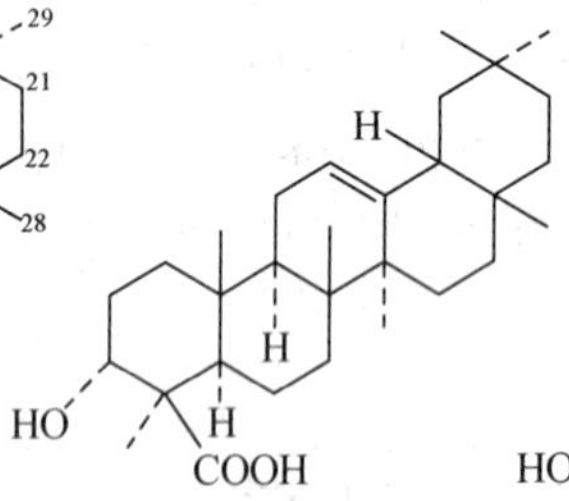

$\alpha$-乳香酸

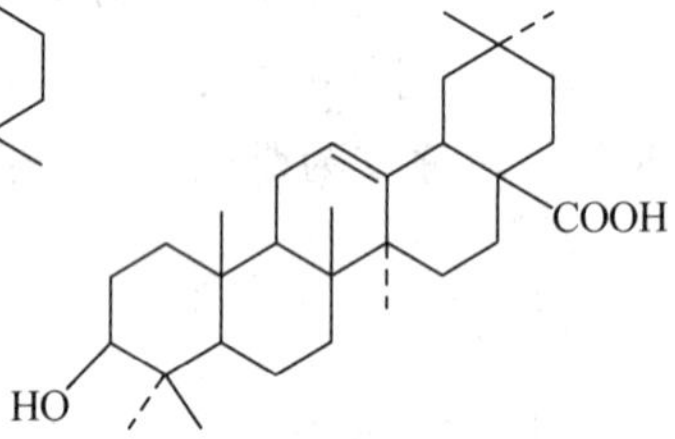

齐墩果酸

齐墩果酸（oleanolic acid）首先由木樨科植物油橄榄（*Olea europaea*，习称齐墩果）的叶中分得。该化合物广泛分布于植物界。齐墩果酸经动物试验有降转氨酶作用，对四氯化碳引起的大鼠急性肝损伤有明显的保护作用，能促进肝细胞再生，防止肝硬变，已用作治疗急性黄疸型肝炎和迁延型慢性肝炎的有效药物。齐墩果酸在中草药中有的以游离形式存在，如青叶胆、女贞子、白花蛇舌草、柿蒂、连翘，但大多数以与糖结合成苷的形式存在，如人参、三七、紫菀、柴胡、八月札、木通、牛膝、楤木等。

中药商陆（*Phytolacca acinosa*）根中含有大量皂苷，药理实验表明，商路皂苷能显著促进小鼠白细胞的吞噬功能，能对抗由抗癌药羟基脲引起的 DNA 转化率下降，并能诱生 $\gamma$-干扰素，其中商陆皂苷甲、乙、丙、丁（esculentosideA、B、C、D）的苷元均为商陆酸（esculentic acid）。

土贝母苷甲（tubeimoside A）是由葫芦科植物土贝母（*Bolbostemma paniculatum*）提取分离得到的自然界首例糖链以环状结构连接的皂苷，其结构中 3-甲基-3 羟基-戊二酸以两端通过酯键把两个糖链连接形成了一个大环结构。

### 2. 乌苏烷（ursane）型

又称 $\alpha$-香树脂烷（$\alpha$-amyrane）型或熊果烷型。其分子结构与齐墩果烷型不同之处是 E 环上两个甲基位置不同，即在 $C_{19}$ 位和 $C_{20}$ 位上分别各有一个甲基。

乌苏酸（ursolic acid）又称熊果酸，是乌苏烷型的代表性化合物。乌苏酸在体外对革兰氏阳性菌、阴性菌及酵母菌有抑制活性，并具有抗病毒、抗肿瘤、安定等作用。它以游离或与糖结

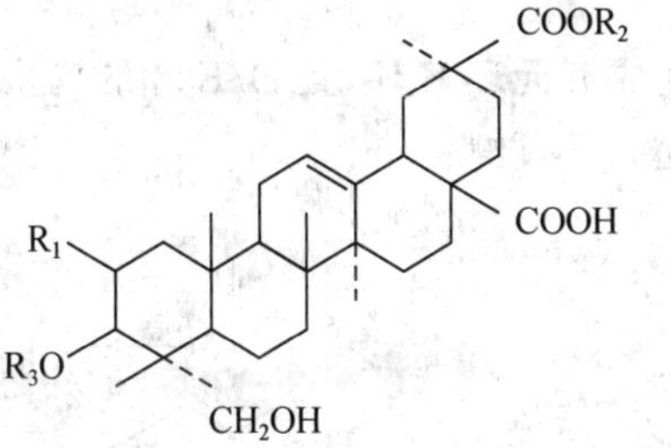


| | $R_1$ | $R_2$ | $R_3$ |
|---|---|---|---|
| 商陆酸 | H | H | H |
| 商陆皂苷A | OH | Me | −xyl (4→1)glc |
| 商陆皂苷B | OH | Me | −xyl |
| 商陆皂苷C | H | Me | −xyl (4→1)glc |

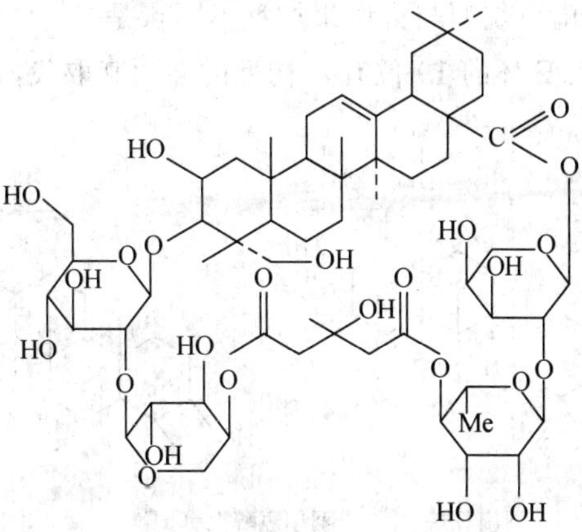


土贝母苷甲A

合成苷的形式存在于为数众多的中草药中,如地榆、山茱萸、车前草、石榴叶和果实等。

地榆(*Sanguisorba officinalis*)的根和根茎,具凉血止血、解毒敛疮的作用,除含有大量鞣质外,还含有多种皂苷,其中地榆皂苷 B 和 E(sanguisoubin B、E)是以乌苏酸为苷元的皂苷。

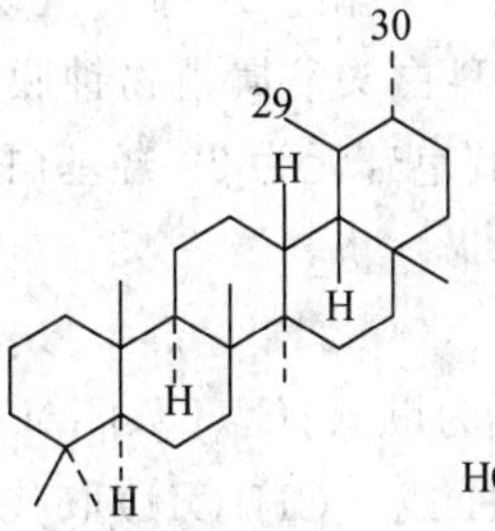


乌苏烷

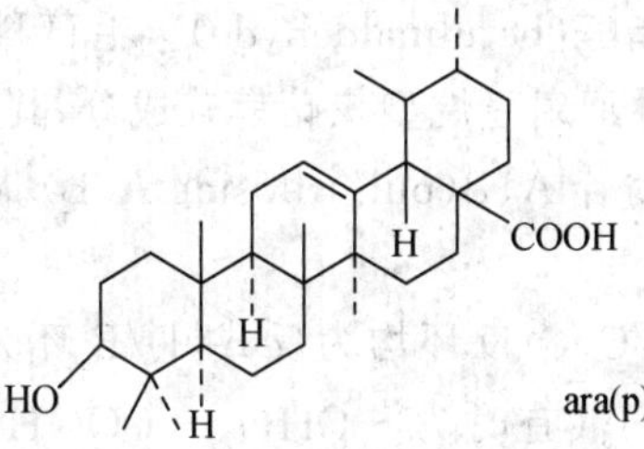


乌苏酸(熊果酸)

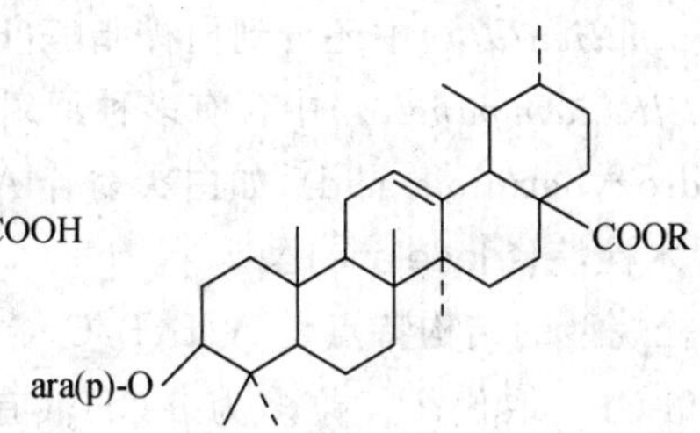


地榆皂苷B R=H

地榆皂苷E R=3-Ac-glc

蒲公英(*Taraxacum mongolicum*)和旋覆花(*Inula japonica*)中的蒲公英醇(taraxasterol)以及款冬(*Tussilago farfara*)花中的款冬二醇(faradiol)、阿里二醇(arnidiol)等是属于乌苏烷型的异构体蒲公英烷型三萜化合物。

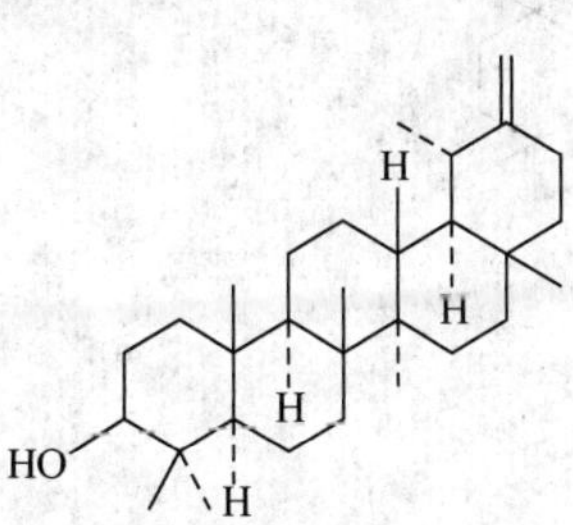


蒲公英醇

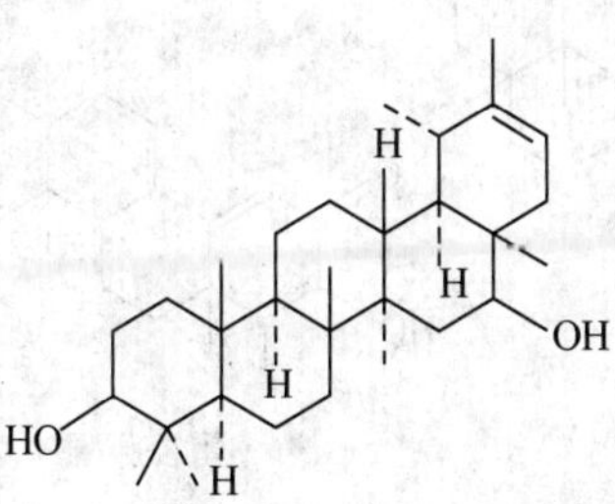


款冬二醇

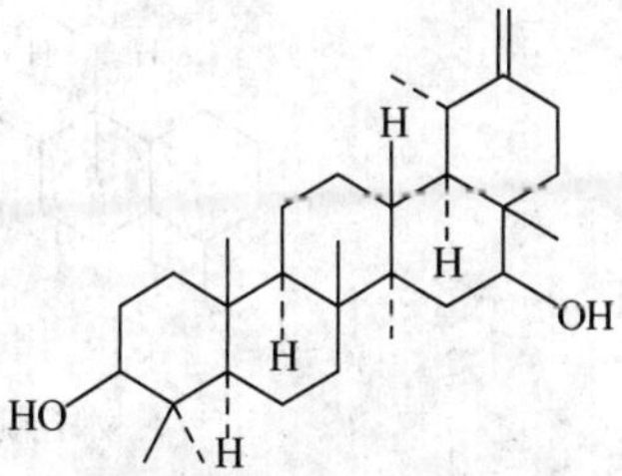


阿里二醇

### 3. 羽扇豆烷(lupane)型

羽扇豆烷型与齐墩果烷型不同点是 $C_{21}$ 与 $C_{19}$ 连成五元环 E 环，且 D/E 环的构型为反式。同时，在 E 环的 19 位有 $\alpha$-构型的异丙基取代，并有 $\Delta^{20(29)}$ 双键。

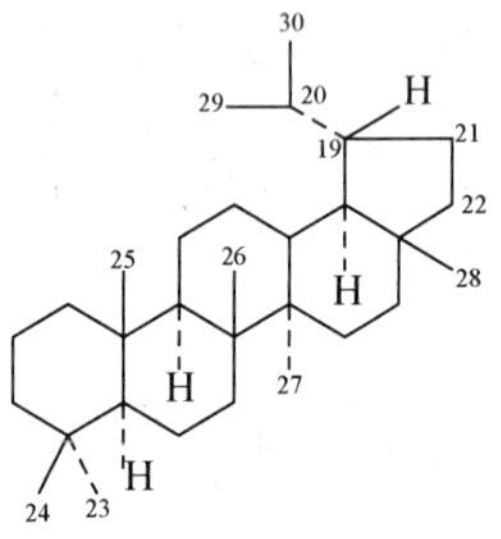

羽扇豆烷

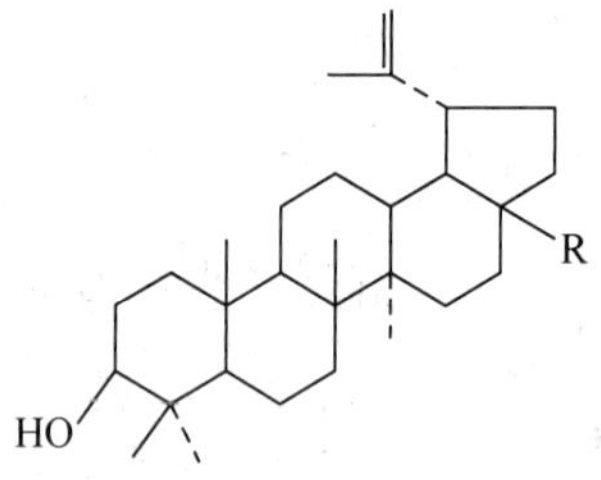

羽扇豆醇 R=$CH_3$
白桦脂醇 R=$CH_2OH$
白桦脂酸 R=COOH
白桦脂醛 R=CHO

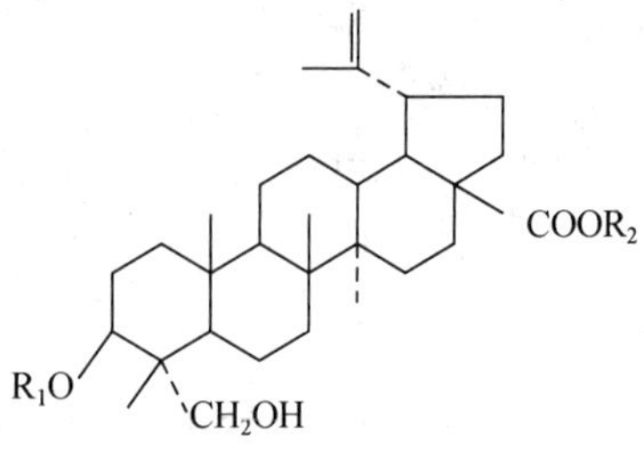

23-羟基白桦脂酸 $R_1$=$R_2$=H
白头翁苷A $R_1$=-ara(2→1)-glc(4→1)-glc
$R_2$=H
白头翁苷B $R_1$=-ara(2→1)-glc(4→1)-glc
$R_2$=-glc(6→1)-glc(4→1)-rha

羽扇豆醇(lupeol)存在于羽扇豆种皮中。白桦脂醇(betulin)存在于中草药酸枣仁、桦树皮、槐花等中。白桦脂酸(betulinic acid)存在于桦树皮、酸枣仁、柿蒂、天门冬、石榴树皮及叶、睡菜叶等中。以上 3 种羽扇豆烷型化合物已在 20 余种柿属植物中检出。从柿属植物(*Diospyros canaliculata*)中还分到白桦脂醛(betulinaldehyde)。毛茛科白头翁属植物钟膜白头翁(*Pulsatilla campanella*)中含有多种羽扇豆烷型三萜皂苷成分，其皂苷元为 23-羟基白桦脂酸(23-hydroxybetulinic acid)，如白头翁苷 A、B(pulsatiloside A、B)。

### 4. 木栓烷(friedelane)型

木栓烷型的结构特点是 A/B、B/C、C/D 环均为反式，D/E 环为顺式；$C_4$、$C_5$、$C_9$、$C_{14}$ 位各有一个 $\beta$-$CH_3$ 取代；$C_{17}$ 位多为 $\beta$-$CH_3$(有时为－CHO、－COOH 或－$CH_2OH$)取代；$C_{13}$－$CH_3$ 为 $\alpha$-型；$C_2$、$C_3$ 位常有羰基取代。

卫矛科植物雷公藤(*Tripterygium wilfordii*)，对类风湿疾病有独特疗效，从中已分离得到多种三萜类化合物，其中一类为木栓烷类，如雷公藤酮(triptergone)是由雷公藤去皮根中心分离出的三萜化合物，可视为是失去 25 位甲基的木栓烷型衍生物。

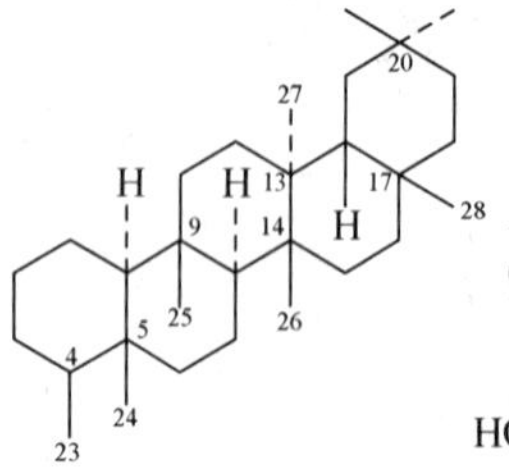

木栓烷

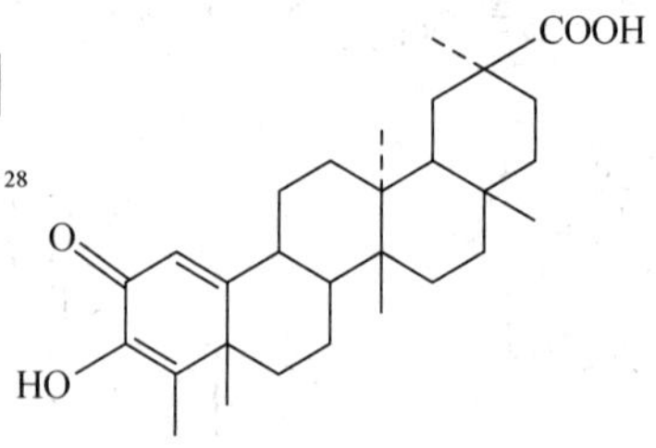

雷公藤酮

从卫矛科植物独子藤(*Monocelastrus monospermus*)茎中得到 6 个木栓烷型三萜类化合物：29-羟基木栓酮(29-hydroxy friedelin)、12$\beta$-羟基木烯酮、12$\beta$-羟基木栓酮、海棠果醛(canophyllal)、木栓酮(friedelin)和海棠果酸(canophyllic acid)。

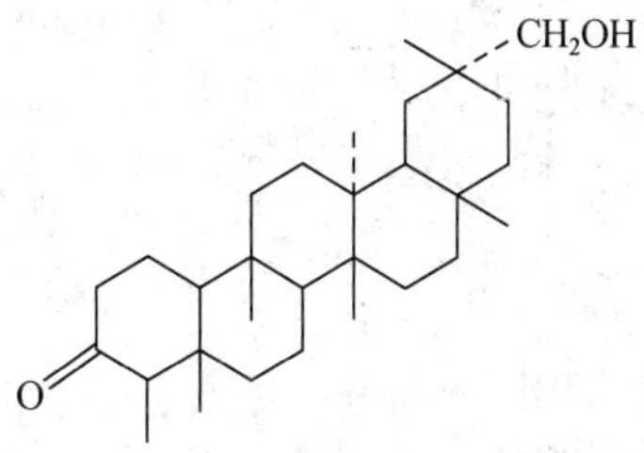


29-羟基木栓酮

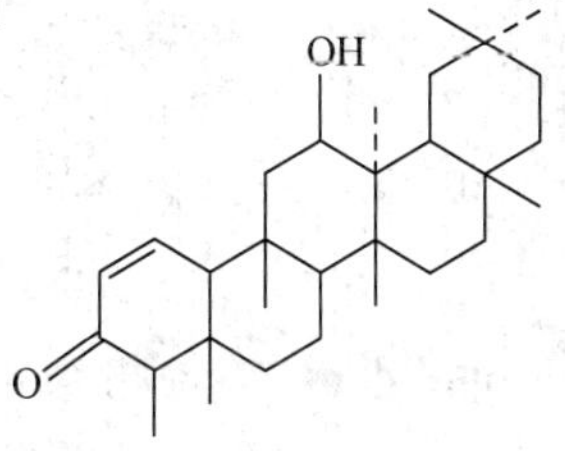


12β-羟基木烯酮

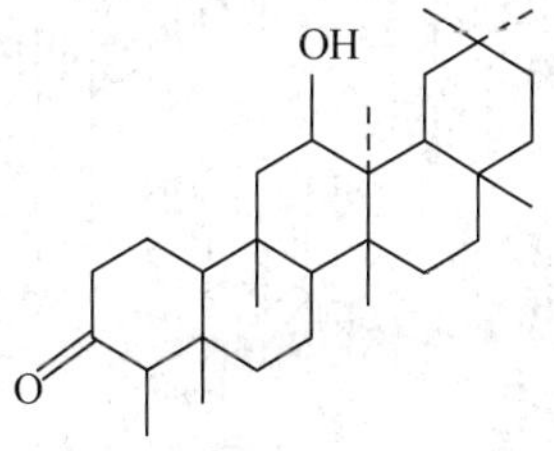


12β-羟基木栓酮

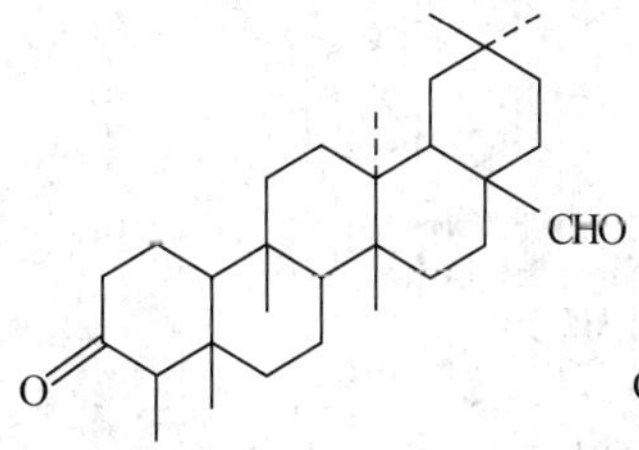


海棠果醛

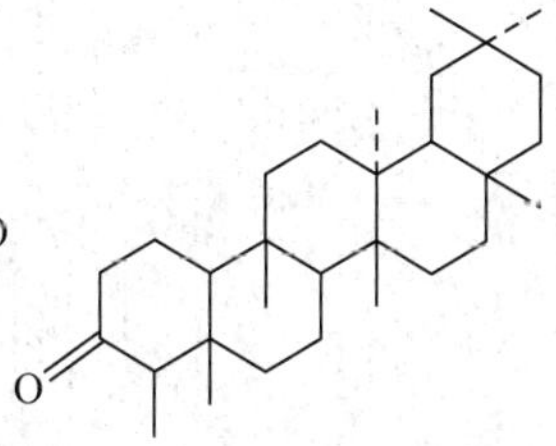


木栓酮

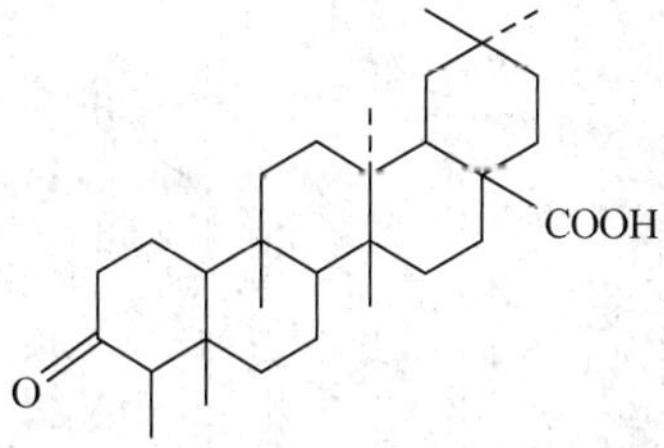


海棠果酸

**5. 羊齿烷( fernane)型和异羊齿烷(isofernane)型**

这两种类型的三萜成分,可认为是羽扇豆烷型的异构体,E环上的取代基在 $C_{22}$ 位上,而 $C_8$ 位上的角甲基转到 $C_{13}$ 位上。

白茅根(*Imperata cylindria*)具有清热凉血、止血和利尿作用。从日本产的白茅根中分得多种羊齿烷型和异羊齿烷型三萜成分,包括白茅素(cylindrin)、芦根素(arundoin)和羊齿烯醇(fernenol)等。前者为异羊齿烷型,$C_{13}$ 甲基 β-构型,$C_{14}$ 甲基 α-构型;后二者为羊齿烷型,$C_{13}$ 甲基 α-构型,$C_{14}$ 甲基 β-构型。

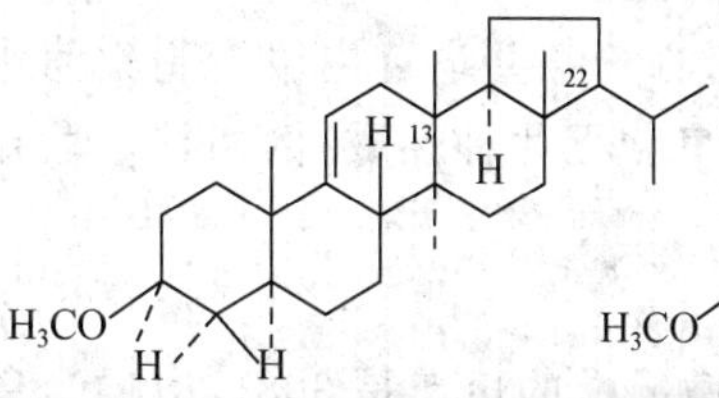


白茅素

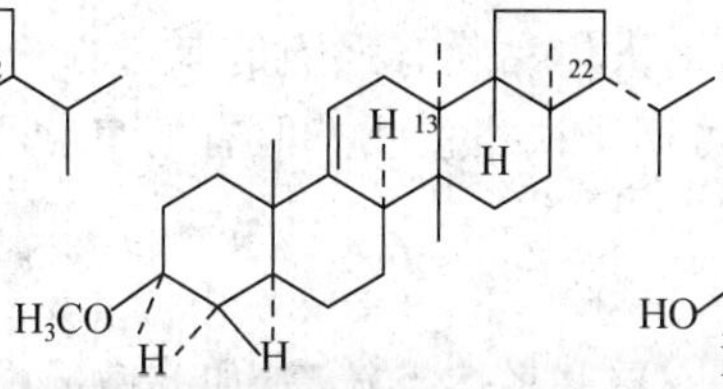


芦竹素

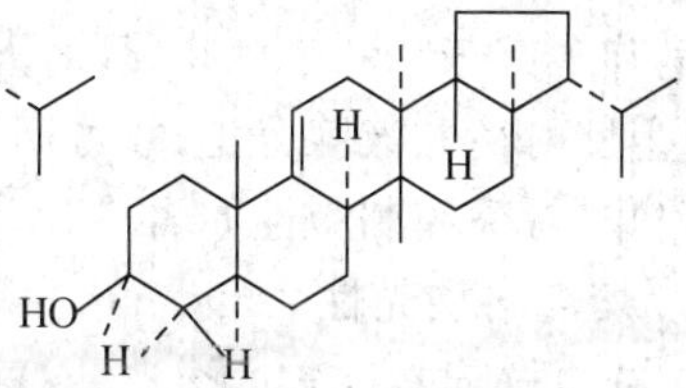


羊齿烯醇

**6. 何帕烷(hopane)型和异何帕烷(isohopane)型**

互为异构体的何帕烷和异何帕烷均为羊齿烷的异构体,$C_{14}$ 和 $C_{18}$ 位均有角甲基是其结构特点。

东北贯众(*Dryopteris crassirhizoma* 绵马鳞毛蕨)和石韦(*Pyrrosia linguu*)全草中含有的里白烯(diploptene)、达玛树脂中的羟基何帕酮(hydroxyhopanone)均属何帕烷型三萜化合物。

**7. 其他类型**

如石松(*Lycopodium clavatum*)中的石松素(lycoclavanin)和石松醇(lycoclavanol),是C环为七元环的三萜类化合物。

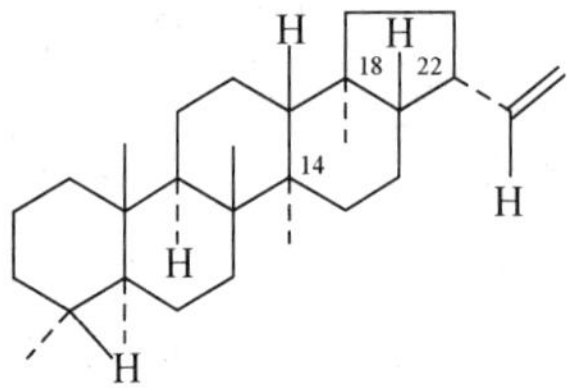


的里白烯

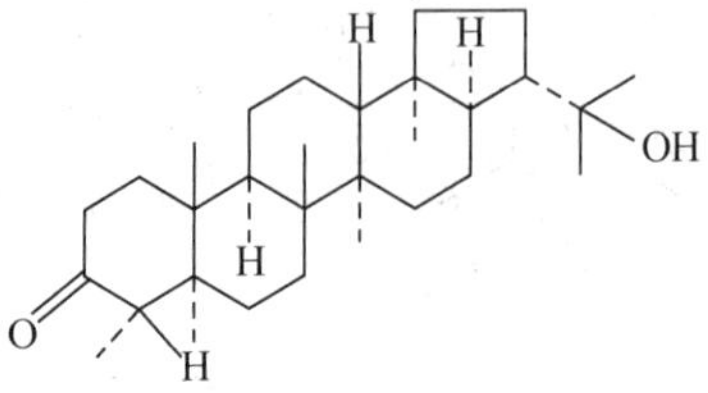


羟基何帕酮

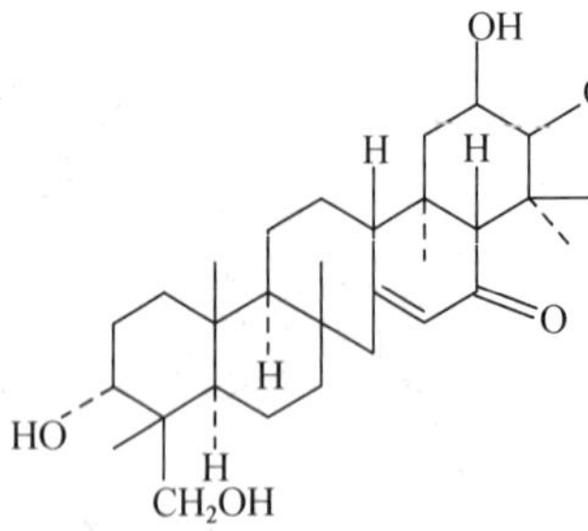


石松素

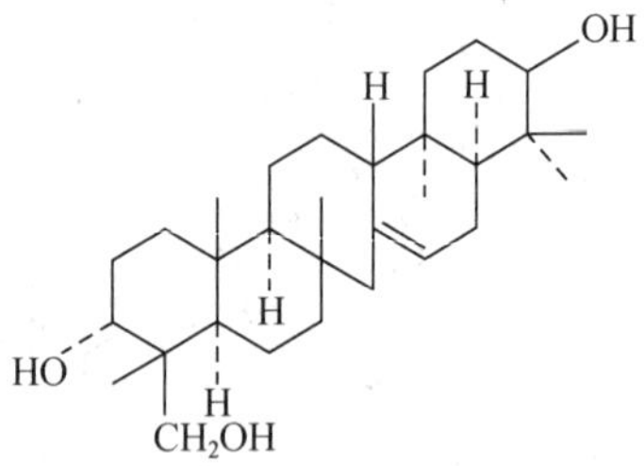


石松醇

## 8.1.2 三萜皂苷的理化性质

### 8.1.2.1 物理性质

**1. 性状**

三萜皂苷元大多有完好的结晶，但三萜皂苷大多为无色或白色无定形粉末，仅少数为晶体，如常春藤皂苷为针状结晶。皂苷因极性较大，常具有吸湿性。

皂苷多有苦味和辛辣味，且对人体黏膜有强烈的刺激性。某些皂苷内服能刺激消化道黏膜，产生反射性黏液腺分泌，故可用于祛痰止咳。但有的皂苷无此种性质，例如甘草皂苷有显著的甜味，对黏膜刺激性亦弱。

**2. 熔点与旋光性**

三萜皂苷元有固定的熔点，有羧基者熔点较高，如齐墩果酸的熔点是308～310℃，乌苏酸的熔点是285～291℃。皂苷的熔点都较高，但有的常在熔融前即被分解，因此无明显的熔点，一般测得的大多是分解点，多在200～350℃之间。

三萜皂苷均有旋光性。

**3. 溶解度**

三萜皂苷元能溶于石油醚、乙醚、氯仿、甲醇、乙醇等有机溶剂，而不溶于水。三萜皂苷类，由于糖分子的引入，使极性增大，可溶于水，易溶于热水、稀醇、热甲醇和热乙醇中，几不溶或难溶于丙酮、乙醚以及石油醚等极性小的有机溶剂。皂苷在含水丁醇或戊醇中溶解度较好，因此在实验研究中常将正丁醇作为提取分离皂苷的溶剂。皂苷水解成次级苷后，在水中的溶解度降低，而易溶于低级醇、丙酮、乙酸乙酯中。皂苷有助溶性，可促进其他成分在水中的溶解度。

**4. 发泡性**

皂苷水溶液经强烈振摇能产生持久性的泡沫，且不因加热而消失，这是由于皂苷具有降低水溶液表面张力的缘故,因此有的皂苷也可作为清洁剂、乳化剂应用。皂苷的表面活性与其分子内部亲水性和亲脂性结构的比例相关,只有当二者比例适当,才能较好地发挥出这种表面活性。某些皂苷由于亲水性强于亲脂性或亲脂性强于亲水性,就不呈现这种活性或只有微弱的泡沫反应,如甘草皂苷的起泡性就很弱。

#### 8.1.2.2 化学性质

**1. 颜色反应**

三萜类化合物在无水条件下,与强酸(硫酸、磷酸、高氯酸)、中等强酸(三氯乙酸)或 Lewis 酸(氯化锌、三氯化铝、三氯化锑)作用,会产生颜色变化或荧光。具体作用原理尚不清楚,但可能主要是使分子中的羟基脱水,增加双键结构,再经双键移位、双分子缩合等反应生成共轭双烯系统,继续在酸作用下形成阳碳离子盐而呈色。有共轭双键的化合物呈色很快,孤立双键的呈色较慢。

(1)Liebermann-Burchard 反应　将样品溶于乙酸酐中,加浓硫酸-乙酸酐(1∶20)数滴,可产生黄→红→紫→蓝等颜色变化,最后褪色。

(2)Kahlenberg 反应　将样品的氯仿或醇溶液点于滤纸上,喷 20%五氯化锑的氯仿溶液(或三氯化锑饱和的氯仿溶液),干燥后 60～70℃加热,显蓝色、灰蓝色、灰紫色等多种颜色。

(3)Rosen-Heimer 反应　将样品溶液滴在滤纸上,喷 25%三氯乙酸乙醇溶液,加热至 100℃,呈红色,逐渐变为紫色。

(4)Salkowski 反应　将样品溶于氯仿,加入浓硫酸后,在氯仿层呈现红色或蓝色,硫酸层有绿色荧光出现。

(5)Tschugaev 反应　将样品溶于冰乙酸中,加乙酰氯数滴及氯化锌结晶数粒,稍加热,则呈现淡红色或紫红色。

**2. 沉淀反应**

皂苷的水溶液可以和一些金属盐类如铅盐、钡盐、铜盐等产生沉淀。酸性皂苷(通常指三萜皂苷)的水溶液加入硫酸铵、乙酸铅或其他中性盐类即生成沉淀。中性皂苷(通常指甾体皂苷)的水溶液则需加入碱式乙酸铅或氢氧化钡等碱性盐类才能生成沉淀。以前曾利用这一性质进行皂苷的提取和初步分离,但此法现已不用。

**3. 皂苷的水解**

皂苷可采用酸水解、酶水解、乙酰解、Smith 降解等方法进行水解。选择合适的水解方法或通过控制水解的具体条件,可以使皂苷完全水解,也可以使皂苷部分水解。

(1)酸水解　皂苷酸水解的速度与苷元和糖的结构有关,因此对于含有两条以上糖链的皂苷,由于各个苷键对酸的稳定性不同,故可以通过改变水解条件得到不同的次级皂苷。需要注意的是,有些三萜皂苷在酸水解时,易引起皂苷元发生脱水、环合、双键转位、取代基移位、构型转化等而生成人工产物,得不到原始皂苷元,如欲获得真正皂苷元,则应采用两相酸水解、酶水解或 Smith 降解等方法。如人参皂苷、黄芪皂苷的水解。

(2)乙酰解　将化合物的全乙酰化物在 $BF_3$ 催化下用乙酸酐使苷键裂解,得到全乙酰画寡糖和全乙酰化苷元。

(3)Smith 降解　此法水解条件比较温和,许多在酸水解中不稳定的皂苷元可以用此法获得真正的皂苷元,如人参皂苷的水解。

(4)酶水解　某些皂苷对酸碱均不稳定,用 $NaIO_4$ 降解也易被破坏,可采用酶水解。

(5)糖醛酸苷键的裂解　对难水解的糖醛酸苷除常规方法外,需采用一些特殊的方法,如光解法,四乙酸铅-乙酸酐法,微生物转化法等。

光分解法是用 500 W 的高压汞灯为光源,照射皂苷数小时,皂苷分子中的糖醛酸与苷元间的苷键裂解而释放出皂苷元。光解是有选择性的,例如竹节人参皂苷Ⅳ(chikusetusaponin Ⅳ)是一个含有酯苷键的双糖链皂苷,在同样条件下,用光照射,得到的是保持酯苷键的次皂苷(图 8-2)。此外,糖醛酸上的羧基甲酯化后,不影响苷键的裂解。

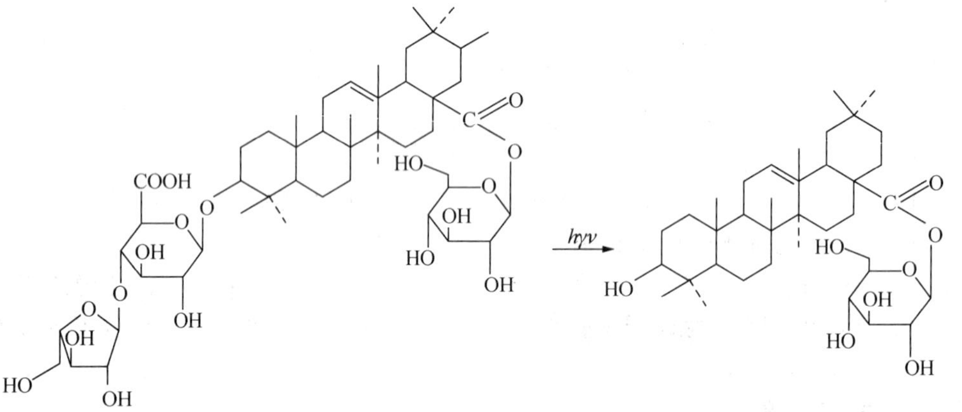


竹节人参皂苷Ⅳ

**图 8-2　光解法**

四乙酸铅-乙酸酐法应用于葡萄糖醛酸皂苷的裂解,皂苷先进行甲基化将所有的羟基保护起来,然后再在苯中与四乙酸铅作用,失去羧基,继续依次用甲醇钠乙酸酐-吡啶处理,得到原皂苷元的乙酰化物。

(6)酯苷键的水解　含有酯键的皂苷易被碱水解,酯皂苷的酯苷键一般可在 $NaOH/H_2O$ 中回流一定时间使其水解,但在此条件下,水解下来的糖常伴有分解反应,因此一些较容易水解的酯苷键可以用 5 N 的氨水水解。近年,酯皂苷的水解常采用 LiI 在 2,6-二甲基吡啶/甲醇溶液中与皂苷一起回流,则酯皂苷中的以酯苷键形式与皂苷元相连的寡糖链可在保持其寡糖结构不变的情况下被定量地裂解下来,并通过色谱法可得到相应的次皂苷和被水解下来的寡糖,进而分别测定它们的结构,这对于解析复杂结构的皂苷是很有用的。此法对皂苷结构中的其他酰基无影响。

### 8.1.2.3　溶血作用

皂苷的水溶液大多能破坏红细胞而有溶血作用,若将其水溶液注射进入静脉中,毒性极大,低浓度就能产生溶血作用,因此皂苷通常又称为皂毒类(sapotoxins)。皂苷水溶液肌肉注射易引起组织坏死,口服则无溶血作用。各类皂苷的溶血作用强弱可用溶血指数表示。溶血指数是指在一定条件(等渗、缓冲及恒温)下能使同一动物来源的血液中红细胞完全溶血的最低浓度,例如甘草皂苷的溶血指数为 1∶4 000,薯蓣皂苷的溶血指数为 1∶400 000。

皂苷的溶血作用，是因为多数皂苷能与胆甾醇结合生成不溶性的分子复合物。当皂苷水溶液与红细胞接触时，红细胞壁上的胆甾醇与皂苷结合，生成不溶于水的复合物沉淀，破坏了血红细胞的正常渗透性，使细胞内渗透压增加而发生崩解，从而导致溶血现象。因此，胆甾醇能解除皂苷的溶血毒性。但并不是所有皂苷都能破坏红细胞而产生溶血现象，相反，有的皂苷甚至还有抗溶血作用，例如人参总皂苷没有溶血现象，但经分离后，B 型和 C 型人参皂苷具有显著的溶血作用，而 A 型人参皂苷则有抗溶血作用。

值得注意的是，中药提取液中的一些其他成分也有溶血作用，如某些植物的树脂、脂肪酸、挥发油等亦能产生溶血作用。鞣质则能凝集血红细胞而抑制溶血。因此，要判断是否由皂苷引起溶血除进一步提纯后再进行试验外，还可以结合胆甾醇沉淀法，如沉淀后的滤液无溶血现象，而沉淀分解后有溶血活性，则表示确系由皂苷引起的溶血现象。

## 8.1.3　三萜皂苷类成分的提取与分离

三萜皂苷类化合物一般可根据其溶解性采用不同的溶剂进行提取，如三萜皂苷元类化合物可用极性小的溶剂如氯仿、乙醚等提取，而三萜皂苷则用极性较大的溶剂如甲醇、乙醇等进行提取，三萜酸类可用碱溶酸析提取等。三萜类化合物的分离虽然可采用分段沉淀法、胆甾醇沉淀法等，但目前应用最多且分离效果最好的仍是各种色谱法。

### 8.1.3.1　三萜类化合物的提取

**1. 醇类溶剂提取法**

本法为目前提取皂苷的常用方法，提取流程如下：

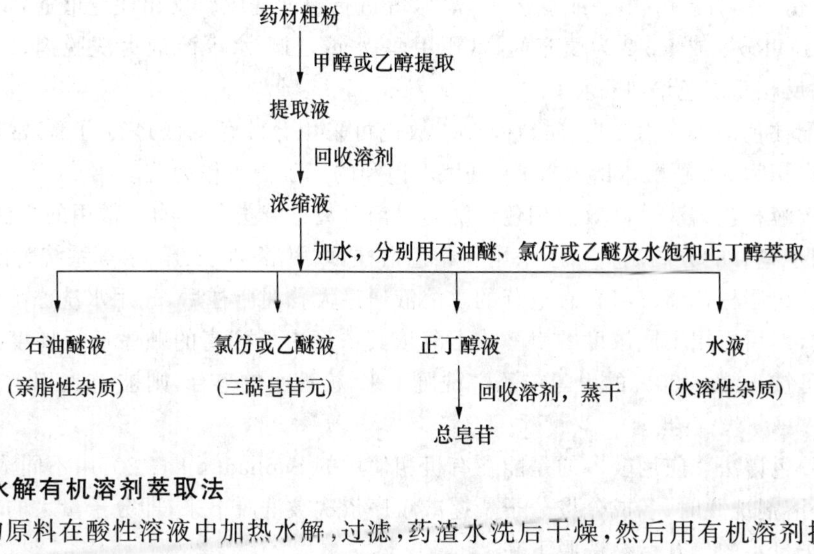


**2. 酸水解有机溶剂萃取法**

将植物原料在酸性溶液中加热水解，过滤，药渣水洗后干燥，然后用有机溶剂提取出皂苷元。也可先用醇类溶剂提取出皂苷，然后加酸水解，滤出水解物，再用有机溶剂提取出皂苷元。

**3. 碱水提取法**

某些皂苷含有羧基，可溶于碱水，因此可用碱溶酸析法提取。

### 8.1.3.2 三萜皂苷类化合物的分离

1. 分段沉淀法

由于皂苷难溶于乙醚、丙酮等溶剂，故可利用此性质，将粗皂苷先溶于少量甲醇或乙醇中，然后逐滴加入乙醚、丙酮或乙醚-丙酮（1∶1）的混合溶剂（加入量以能使皂苷从醇溶液中析出为限），边加边摇匀，皂苷即可析出。开始析出的沉淀往往含杂质较多，滤出后，继续加入乙醚可得到纯度较高的皂苷。也可采用分段沉淀法，逐渐降低溶剂极性，极性不同的皂苷就可分批沉出，从而达到分离的目的。分段沉淀法虽然简便，但难以分离完全，不易获得纯品。

2. 胆甾醇沉淀法

皂苷可与胆甾醇生成难溶性的分子复合物，但三萜皂苷与胆甾醇形成的复合物不如甾体皂苷与胆甾醇形成的复合物稳定。此性质曾被用于皂苷的分离，即先将粗皂苷溶于少量乙醇中，再加入胆甾醇的饱和乙醇溶液，至不再析出沉淀为止（混合后需稍加热），滤过，取沉淀用水、醇、乙醚顺次洗涤以除去糖类、色素、油脂和游离的胆甾醇。然后将此沉淀干燥后，用乙醚回流提取，胆甾醇被乙醚提出，使皂苷解脱下来，残留物即为较纯的皂苷。

3. 色谱分离法

由于中药中的三萜皂苷类成分常与其他极性相近的杂质共存，且有些三萜皂苷类化合物间结构差别不大，因此用上述分离方法获得单体较为困难。色谱法是目前分离三萜皂苷类化合物常用的方法。

（1）吸附柱色谱法　此法可用于分离各类三萜皂苷类化合物。按吸附柱色谱依所用的吸附剂性质的不同，分为正相吸附柱色谱和反相吸附常用硅胶，样品上柱后，可用不同比例的混合溶剂如氯仿-丙酮、氯仿-甲醇或氯仿-甲醇-水等进行梯度洗脱。反相柱色谱通常以反相键合相硅胶 Rp-18、Rp-8 或 Rp-2 为填充剂，常用甲醇-水或乙腈-水等溶剂为洗脱剂。反相色谱柱需用相应的反相薄层色谱进行检识。

（2）分配柱色谱法　由于皂苷极性较大，故也可采用分配色谱法进行分离，常用硅胶等作支持剂，固定相为 3%草酸水溶液等，也可用水饱和的正丁醇等作为流动相。

（3）高效液相色谱法　高效液相色谱法是目前分离皂苷类化合物最常用的方法，其分离效能较高。用于皂苷的分离制备一般采用反相色谱柱，以甲醇-水、乙腈-水等系统为洗脱剂。

（4）大孔树脂柱色谱　将含有皂苷的水溶液通过大孔树脂柱后，先用水洗涤除去糖和其他水溶性杂质，然后再用不同浓度的甲醇或乙醇依其浓度由低到高的顺序进行梯度洗脱。极性大的皂苷，可被 10%～30%的甲醇或乙醇洗脱下来，极性小的皂苷，则被 50%以上的甲醇或乙醇洗脱下来。

（5）凝胶色谱法　应用较多的是能在有机相使用的 Sephadex LH-20，用不同浓度的甲醇、乙醇或水等溶剂洗脱时，各成分按分子量递减顺序依次被洗脱下来，即分子量大的皂苷先被洗脱下来，分子量小的皂苷后被洗脱下来。

用色谱法分离三萜类化合物通常采用多种色谱法相组合的方法，即一般先通过硅胶柱色谱进行分离后，再结合低压或中压柱色谱、薄层制备色谱、高效液相色谱或凝胶色谱等方法进行进一步的分离。对皂苷的分离，还可在进行硅胶柱色谱前，先用大孔树脂柱色谱进行精制或初步分离。

## 8.1.4　三萜皂苷类成分的检识

### 8.1.4.1　理化检识

1. 泡沫实验

皂苷水溶液经强烈振摇能产生持久性的泡沫，此性质可用于皂苷的鉴别。其方法是取中药粉末 1 g，加水 10 mL，煮沸 10 min 后滤出水液，振摇后产生持久性泡沫(15 min 以上)，则为阳性。

由于有的皂苷没有产生泡沫的性质，而有些化合物如蛋白质的水溶液等亦有发泡性，但其泡沫加热后即可消失或者明显减少，因此，利用此法鉴别皂苷时应该注意可能出现的假阳性或假阴性反应。

2. 显色反应

通过 Liebermann-Burchard 等颜色反应和 Molish 反应，可初步推测化合物是否为三萜或三萜皂苷类化合物。利用试验检识皂苷虽然比较灵敏，但其专属性较差。

3. 溶血试验

取供试液 1 mL，于水浴上蒸干，用 0.9%的生理盐水溶解，加入几滴 2%的红细胞悬浮液，如有皂苷类成分存在，则发生溶血现象，溶液由混浊变为澄明。

此性质不仅可用于皂苷的检识，还可以推算样品中所含皂苷的粗略含量。例如，某药材浸出液测得的溶血指数为 1∶1 M，所用对照标准皂苷的溶血指数为 1∶100 M，则药材中皂苷的含量约为 1%。

### 8.1.4.2　色谱检识

1. 薄层色谱

三萜类化合物常用硅胶为吸附剂，其中，三萜皂苷元类化合物常以环己烷-乙酸乙酯(1∶1)、氯仿-乙酸乙酯(1∶1)、苯-丙酮(1∶1)、氯仿-丙酮(95∶5)等亲脂性溶剂为展开剂。三萜皂苷常用的展开剂有氯仿-甲醇-水(65∶35∶10，下层)、正丁醇-乙酸-水(4∶1∶5，上层)、乙酸乙酯-吡啶-水(3∶1∶3)、乙酸乙酯-乙酸-水(8∶2∶1)等，也可用反相薄层色谱，将样品点于预制的 Rp-18、Rp-8 等反相高效薄层板上，用甲醇-水或乙腈-水进行展开。分离酸性皂苷时，使用中性溶剂系统展开，往往易产生拖尾或分离效果不好，可在展开剂中加入少量甲酸或乙酸加以克服。

薄层色谱常用的显色剂有 10%硫酸溶液、三氯乙酸试剂、五氯化锑试剂、香草醛-硫酸试剂等。

2. 纸色谱

对于亲水性强的皂苷，纸色谱可用水为固定相，移动相的亲水性也相应增大。例如，乙酸乙酯-吡啶-水(3∶1∶3)、正丁醇-乙酸－25%氨水(10∶2∶5)、正丁醇-乙醇－15%氨水(9∶2∶9)等，后两种展开剂适用于酸性皂苷的纸色谱。这种以水为固定相的纸色谱法，缺点是不易得到集中的色点。

对三萜皂苷元和亲脂性皂苷，一般多用甲酰胺为固定相，用甲酰胺饱和的氯仿溶液为移动相。如果皂苷的亲脂性较弱，则需相应地减弱移动相的亲脂性，如可用氯仿-四氢呋喃-吡啶

(10∶10∶2,下层,预先用甲酰胺饱和)、氯仿-二氧六环-吡啶(10∶10∶3,下层,预先用甲酰胺饱和)等溶剂系统。

皂苷的纸色谱显色剂有三氯乙酸、五氯化锑试剂等。

## 8.1.5　三萜皂苷类成分的结构研究

三萜类化合物的结构研究除采用常规的化学和物理等方法外,由于生源关系,同属植物常含有结构类似的化学成分,所以查阅同属植物的化学成分研究报道,对确定所研究植物中的三萜及皂苷的结构会有很大的帮助。如为皂苷可经苷键裂解得到较小分子的苷元和糖,苷元结构的确定可采用氧化、还原、脱水、甲基化或双键转位、乙酰化、甲酯化等化学反应将未知苷元结构转变为已知化合物,然后将其 IR、mp、Rf 值或其他波谱数据与已知物数据对照,推测其结构,也可采用半合成或全合成方法制备相应的合成产物以确证天然产物的结构。由于波谱技术特别是核磁共振技术的发展,目前皂苷结构的确定通常主要采用波谱法,对于一些母核新颖较复杂的三萜类化合物的结构可采用 2D-NMR 和单晶 X-射线衍射分析等方法进行确定。

### 8.1.5.1　UV 光谱

多数三萜类化合物不产生紫外吸收,但齐墩果烷型三萜化合物由于结构中多具有双键,可用紫外光谱判断其双键类型,如结构中只有一个孤立双键,仅在 205～250 nm 处有微弱吸收;若有 $\alpha,\beta$-不饱和羟基,最大吸收在 242～250 nm;如有异环共轭双烯,最大吸收在 240、250、260 nm;同环共轭双烯最大吸收则在 285 nm。此外,11-oxo,$\Delta^{12}$-齐墩果烷型化合物,可用紫外光谱判断 18-H 的构型,当 18-H 为 $\beta$ 构型,最大吸收为 248～249 nm,18-H 为 $\alpha$ 构型,最大吸收为 242～243 nm。

### 8.1.5.2　MS

**1. 游离三萜类化合物**

主要采用 EI-MS,通过对化合物分子离子峰和裂解碎片峰的研究,可提供该类化合物的分子量、可能的结构骨架或取代基种类及位置等的信息。

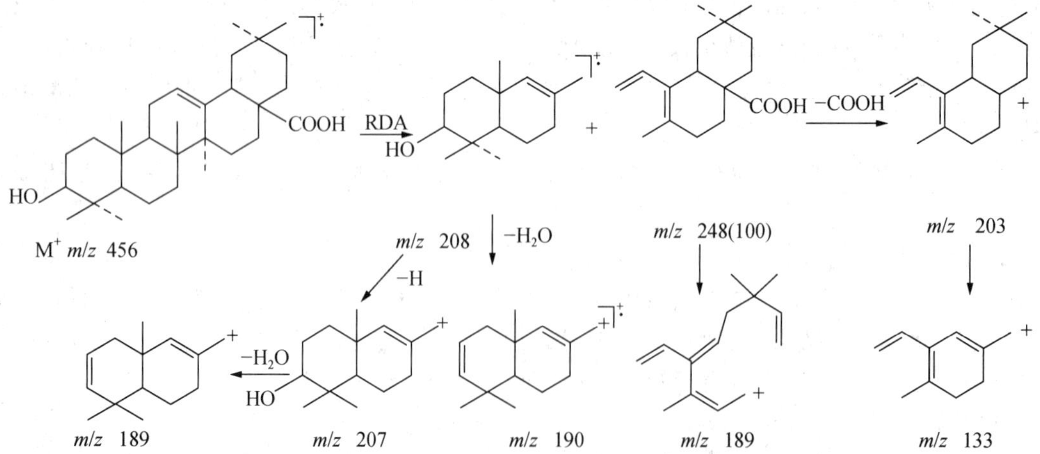


(1)齐墩果-12-烯(乌苏-12-烯)类三萜化合物　其 EI-MS 显示分子离子峰$[M]^{+\cdot}$及失去

$CH_3$、OH 或 COOH 等碎片峰。由于分子中存在 $C_{12}$ 双键，具环已烯结构，故 C 环易发生 RDA 裂解，出现含 A、B 环和 D、E 环的碎片离子峰。

(2)羽扇豆醇型三萜皂苷元　可出现失去异丙基产生的 M-43 的特征碎片离子峰。

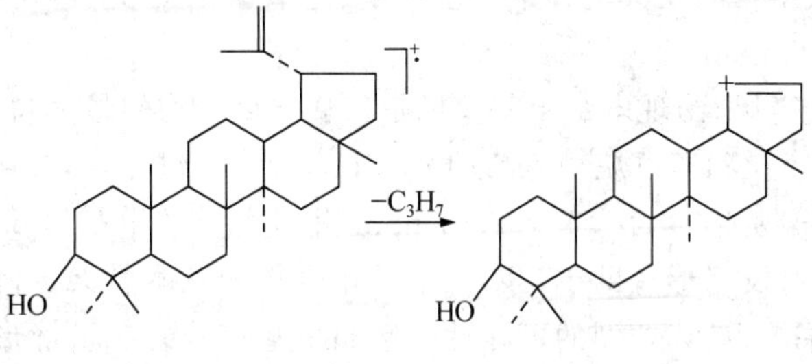


羽扇豆醇 *m/z* 426　　　　*m/z* 383

**2. 三萜皂苷**

由于皂苷的难挥发性，所以电子轰击质谱(EI-MS)和化学电离质谱(CI-MS)技术在三萜皂苷的应用受到限制，目前常用场解析质谱(FD-MS)和正或负离子快原子轰击质谱(FAB-MS)，这两种质谱不依赖样品的挥发就可得到皂苷的准分子离子峰 $[M+H]^+$、$[M+Na]^+$ 和 $[M+K]^+$ 等，负 FAB-MS 给出 $[M-H]^-$ 峰，还可以给出皂苷分子失去寡聚基或单糖碎片峰，并同时出现相应的糖单元的碎片峰。以下述皂苷为例，该皂苷结构为齐墩果酸-3-O-*β*-*D*-葡萄糖基-(1→4)-O-*β*-*D*-葡萄糖基-(1→3)-O-*α*-*L*-鼠李糖基-(1→2)-O-*α*-*L*-阿拉伯糖苷，FAB-MS 呈现了 1081$[M+Na]^+$ 准分子离子峰及 919$[(M+Na)-162]^+$、757$[(M+Na)-162-162]^+$、611 $[(M+Na)-162-146]^+$ 和 479$[(M+Na)-162-132]^+$ 的碎片峰，根据以上数据不仅可知其分子量，还能推测出皂苷元与糖、糖与糖之间的连接顺序。

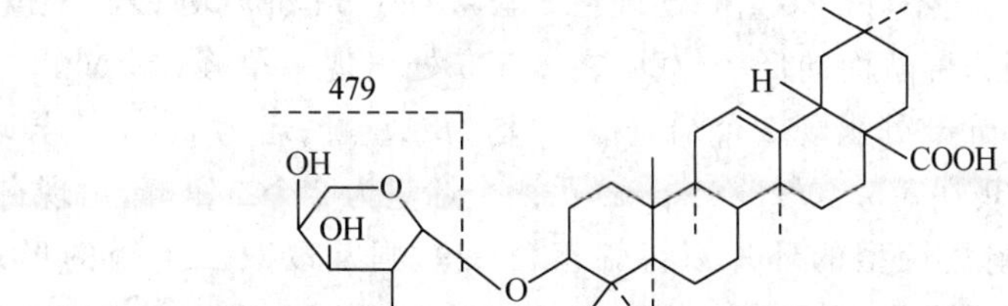


FAB-MS [M+Na]-1081

此外，二级离子质谱(SI-MS)、飞行时间质谱(TOF-MS)、电喷雾质谱(ESI-MS)和激光解析质谱(LD-MS)等也被成功地应用于皂苷的结构研究。

### 8.1.5.3 NMR 谱

1. $^1$H-NMR 谱

$^1$H-NMR 谱可获得三萜及其皂苷中甲基质子、连氧碳上的质子、烯氢质子及糖的端基质子信号等重要信息。

在$^1$H-NMR 谱的高场，出现多个甲基单峰是三萜类化合物的最大特征。一般甲基质子信号在 $\delta$0.60～1.50 ppm。羽扇豆烷型三萜的 30-$CH_3$，因与双键相连，$\delta$ 值在 1.63～1.80 ppm，呈宽单峰。乙酰基中甲基信号为 1.82～2.07 ppm，甲酯部分的甲基信号在 3.6 ppm 左右。高场区的甲基信号的数目及峰形有助于推断三萜类化合物的基本骨架。例如，有与双键相连的甲基，则可否定齐墩果烷、乌苏烷型的可能性。又如甲基信号以二重峰形式出现，则可能为乌苏烷型或羊毛脂甾烷型或环菠萝蜜烷型等。需要注意鉴别的是，在三萜类化合物的$^1$H-NMR 谱中，有时分子中的 6-去氧糖 5 位连接的 $CH_3$ 虽然也为二重峰（$J$＝5.5～7.0 Hz），但 $\delta$ 值为 1.4～1.7 ppm，而乌苏烷型三萜母核上的 29-$CH_3$ 和 30-$CH_3$ 虽为二重峰，$\delta$ 值却多为 0.8～1.0 ppm，$J$ 值约为 6 Hz。

高场区的其他信号有时也具有特征性的鉴别意义，如中药黄芪中的具有环丙烷结构的环黄芪醇类衍生物，其环丙烷结构部分中的亚甲基 2 个质子非常特征地各以二重峰（$J$＝3.5～4.5 Hz）信号出现在约 $\delta$(ppm) 0.3 和 0.6 左右处，极易辨认。此外，一般在高场区的 $\delta$ 0.63～1.50 ppm 区域内，常出现堆积成山形的归属于基本母核上的 CH 和 $CH_2$ 峰，这些信号过去较难全部解析，但是，近年随着 NMR 谱仪器性能的提高和各种测定技术的改进和新技术的出现，对这些信号的完全解析也已成为可能。

烯氢信号的化学位移值一般为 $\delta$ 4.3～6.0 ppm。环内双键质子的 $\delta$ 值一般大于 5，环外烯氢的 $\delta$ 值一般小于 5。前者例如在齐墩果-12-烯及乌苏-12-烯类化合物中的 12 位烯氢常以一个宽单峰或分辨度不好的多重峰出现在 $\delta$ 4.93～5.50 ppm 处；若 11 位引入羰基与此双键共轭，则烯氢可因去屏蔽而向低场位移，在 $\delta$ 5.5 处出现一单峰；具 $\Delta^{9(11),12}$ 同环双烯化合物，在 $\delta$ 5.50～5.60 ppm 处出现 2 个烯氢信号，均为二重峰；若为 $\Delta^{11,13(18)}$ 异环双烯三萜，其中一个烯氢为双峰，出现在 $\delta$ 5.40～5.60 ppm，另一个烯氢为 2 个二重峰，出现在 $\delta$ 6.40～6.80 ppm 处。后者例如羽扇豆烷型的环外双键烯氢（H-29）则常以双二重峰的形式出现在 $\delta$ 4.30～5.00 ppm 区域内。因此，利用这一规律，可以对具有不同类型烯氢的三萜类化合物进行鉴别。

三萜类化合物常有－OH 取代，连接－OH 的碳上质子信号一般出现在 $\delta$ 3.2～4.0 ppm。连接乙酰氧基的碳上的质子信号一般为 $\delta$ 4.0～5.5 ppm。三萜皂苷糖部分的$^1$H-NMR 特征同第 3 章有关部分所述，糖部分中最主要的是端基质子信号，其偶合常数可用于确定苷键构型。

2. $^{13}$C-NMR 谱

$^{13}$C-NMR 谱是确定三萜及其皂苷结构最有应用价值的技术，比$^1$H-NMR 谱具有更多的优越性。由于分辨率高，一个三萜或其$^{13}$C-NMR 谱，几乎可给出其每一个碳的信号。在$^{13}$C-NMR 谱中，三萜母核上的角甲基一般出现在 $\delta$ 8.9～33.7 ppm，其中 23-$CH_3$ 和 29-$CH_3$ 为 e 键甲基出现在低场，$\delta$ 值依次约为 28.0 和 33.0 ppm 左右。苷元中除与氧连接的碳和烯碳等外，其他碳 $\delta$ 值一般在 60.0 ppm 以下，苷元和糖上与氧相连碳为 $\delta$ 60.0～90.0 ppm，烯碳在 $\delta$ 109.0～160.0 ppm，羰基碳为 $\delta$ 170.0～220.0 ppm。

以下举例说明$^{13}C$-NMR 谱在三萜类化合物结构研究中的一些应用。

(1)结构母核的确定

①齐墩果烷型、乌苏烷型与羽扇豆型皂苷元的确定：一般齐墩果烷型具有 6 个季碳($C_4$、$C_8$、$C_{10}$、$C_{14}$、$C_{17}$ 和 $C_{20}$)，$\delta$ 值为 37.0～42.0 ppm；而乌苏烷型和羽扇豆烷型只有 5 个季碳($C_4$、$C_8$、$C_{10}$、$C_{14}$、$C_{17}$)。此外，这三种类型的主要代表性化合物如齐墩果酸、乌苏酸和白桦脂酸及其衍生物，还可以根据它们的烯碳信号的 $\delta$ 值予以区别。一般来说，在齐墩果酸型的烯碳中，$C_{12}$ 信号的 $\delta$ 值多位于 122.0～124.0 ppm，$C_{13}$ 信号的 $\delta$ 值多位于 144.0～145.0 ppm；乌苏酸型的烯碳中，$C_{12}$ 信号的 $\delta$ 值一般均大于 124.0 ppm(多为 125.0 ppm 左右)，而 $C_{13}$ 信号的 $\delta$ 值一般多为 140.0 ppm 左右；在白桦脂酸型中，因有异丙烯基，双键处于环外，且其 $C_{20}$ 的 $\delta$ 值较大，约为 150.0 ppm，而 $C_{30}$ 的 $\delta$ 值较小，约为 110.0 ppm。因此，根据$^{13}C$－NMR 谱中的季碳信号数和烯碳的化学位移值的不同，可以对上述三种类型进行鉴别。

②人参皂苷 C-20 异构体的确定：人参皂苷的皂苷元大多为 20(S)-原人参二醇［20(S)-protopanaxadiol］或 20(S)-原人参三醇［20(S)-protopanaxatriol］，其 $C_{20}$ 的构型用其他波谱法难以区别，但用$^{13}C$-NMR 谱却很容易将 20(S)与 20(R)两种构型相互区别。因为 $C_{20}$ 构型的不同，可引起相近的其他碳信号，特别是 $C_{17}$、$C_{20}$ 和 $C_{22}$ 的 $\delta$ 值产生改变。如 20(S)-原人参二醇的 $C_{13}$、$C_{16}$、$C_{17}$、$C_{20}$、$C_{21}$ 和 $C_{22}$ 的信号分别出现在 $\delta$(ppm)47.7、26.6、53.6、74.0、26.8、34.8 处，而 20(R)-原人参二醇的相应碳信号则分别出现在 $\delta$(ppm)48.5、26.4、49.9、74.6、21.8 和 42.3 处，前者与后者的差值分别为－0.8、＋ 0.2、＋ 3.7、－ 0.6、＋ 5.0 和－7.5 ppm。可见两者化学位移差明显，相互鉴别较易。

(2)苷化位置的确定　糖与苷元羟基或苷或糖与糖连接位置产生的苷化位移是向低场位移，若苷元 3-OH 苷化，可使 $C_3$ 向低场位移 8～10 ppm，而且会影响 $C_4$ 的 $\delta$ 值。糖之间连接位置的苷化位移为＋3～8 ppm。但糖与 28-COOH 成酯苷，则羰基碳向高场位移，其苷化位移为－2～5 ppm，而糖的端基碳信号一般出现在 $\delta$ 95～96 ppm 处。

(3)羟基取代位置的确定

①29,30-COOH 和 $CH_2OH$ 位置的确定：29,30 位羧基或羟甲基取代与 29,30 位甲基取代比较，$C_{19}$,$C_{21}$ 向高场位移 4～6 ppm，$C_{20}$ 则向低场位移；若为－COOH 取代，向低场位移约 13 ppm，若为$-CH_2OH$ 取代则向低场位移约 5 ppm，这时 $C_{20}$ 连接的甲基碳向高场位移 4～5 ppm。当 29-COOH(或 $CH_2OH$，e 键)取代时，$C_{29}$ 的 $\delta$(ppm)为 181.4(73.9)，30-$CH_3$$\delta$ 值为 19～20 ppm；当 30-COOH(或 $CH_2OH$，a 键)取代时，$C_{30}$ 的 $\delta$(ppm)为 176.9(65.8)ppm，29-$CH_3$$\delta$ 值为 28～29 ppm。

②23,24-OH 位置的确定：23-$CH_2OH$(e 键)$\delta$ 值约为 68 ppm，比 24-$CH_2OH$(约 64 ppm)处于低场；和 23,24-$CH_3$ 比较，具 23-$CH_2OH$ 取代时，使 $C_4$ 向低场位移 4 ppm 左右，$C_3$、$C_5$ 和 $C_{24}$($CH_3$)向高场位移约 4 ppm 和 2.4 ppm；具 24-$CH_2OH$ 取代时，也使 $C_4$ 的 $\delta$ 值向低场位移约 4 ppm，$C_{23}$($CH_3$)向高场位移约 4.5 ppm，但对 $C_3$ 和 $C_5$ 影响较小。

③2,3-二羟基位置的确定　当 2,3-位均有羟基取代时，在 $\delta$ 66.0～71.0 ppm 和 78.2～83.8 ppm 的区域内，可分别观察到归属于 $C_2$ 和 $C_3$ 的信号，并且，$C_2$ 的信号总是出现在 $C_3$ 的高场。同时，由于 2-位羟基的存在，使 $C_1$ 的 $\delta$ 值较仅有 3-位羟基取代时向低场位移 5～10 ppm。

(4)羟基构型的确定

①3-OH 构型的确定：3$\beta$- OH 取代与相应的 3$\alpha$-OH 取代的化合物比较，$C_5$ 向低场位移

4.2～7.2 ppm，$C_{24}$ 向高场位移 1.2～6.6 ppm。

②16-OH 构型的确定：当 $C_{16}$-OH 为 $\beta$-型时，$C_{16}$ 的 $\delta$ 值约为 67.5 ppm 左右；若 $C_{16}$-OH 为 $\alpha$-型时，则 $C_{16}$ 的 $\delta$ 值约为 74 ppm 左右。但在具有 $\Delta^{11,13(18)}$ 异环双烯结构的三萜中则相反，如当 $C_{16}$-OH 为 $\beta$-型时，$C_{16}$ 的 $\delta$ 值约为 77 ppm 左右；若 $C_{16}$-OH 为 $\alpha$-型，则 $C_{16}$ 的 $\delta$ 值约为 68 ppm 左右。

### 8.1.5.4 其他 NMR 技术

DEPT 谱和 $^1H$-$^1H$ COSY 谱等 2D-NMR 技术亦广泛用于三萜及其皂苷的结构研究中。DEPT 谱用于确定碳的类型（$CH_3$、$CH_2$、CH 和 C）。$^1H$-$^1H$ COSY 谱主要通过分析相邻质子的偶合关系，确定皂苷元及糖上质子的归属。$^{13}C$-$^1H$ COSY 谱和为提高灵敏而发展的通过氢检测的异核多量子相关谱（HMQC 谱）主要用于进行碳连接质子的归属分析。近年，通过氢检测的异核多键相关谱（HMBC 谱）已被广泛用于糖与皂苷元的连接位置以及糖与糖之间连接位置的确定。因为在 HMBC 谱中，可清楚地观察到糖的端基氢与该糖苷键另一端直接相连的碳原子之间出现的明显的相关峰。另外，同核全相关谱 TOCSY（$^1H$-$^1H$ HO-HAHA 谱）对于皂苷元及糖环上的连续相互偶合氢的归属具有重要的作用，特别是在糖上氢信号相互重叠时，往往可以通过任何一个分离较好的信号（如端基氢），而对所有该信号偶合体系中的其他质子信号予以全部解析。同样，通过氢检测的异核单量子全相关谱 HSQC-TOCSY（$^1H$-$^1H$ HO-HAHA 谱）对于皂苷元及糖环上具有连续相互偶合氢结构系统中的碳原子的归属也具有特别的作用，例如在含有多个糖基的皂苷的 $^{13}C$-NMR 谱上，归属于糖基上的碳信号大多出现在 $\delta$ 60.0～90.0 ppm 的区域内，有时甚至相互重叠，难以准确地一一指定，而在 HSQC-TOCSY 谱中，往往可以通过分离较好的氢信号（如端基氢），而对所有该信号偶合体系中的碳原子信号予以全部准确地归属。在实际研究中，上述多种 2D-NMR 技术的组合应用，即使是结构很复杂的三萜类化合物，往往也能够很容易地被得以阐明结构。

### 8.1.5.5 结构研究举例

中药墨旱莲（*Edipta prostrata*）中含有多种皂苷，其中化合物 eclalbasaponins Ⅲ 为白色结晶性粉末，mp 235℃（分解）。Liebermman-Burchard 反应和 Molish 反应均为阳性。将化合物Ⅲ溶于 1 mol/L HCL-50% MeOH 中，80℃加热回流水解 4 h，反应液加水稀释，用氯仿萃取。水层经 TLC 检查只检出葡萄糖，从氯仿层得苷元Ⅲa。eclalbasaponins Ⅲ 的 IR 光谱（KBr）$cm^{-1}$：3450（－OH），1740（－COOR），1630（C＝C），1080，1035（C－O）。FAB－MS（Neg.）$m/z$：957[M－H]$^-$，795[M－glc]$^-$，633[M－2glc]$^-$，471[M－3glc]$^-$，453[3glc－$H_2O$]$^-$ 等；FAB－MS（Pos.）$m/z$：997[M＋K]$^+$，981[M＋Na]$^+$ 和 819[M＋Na－glc]$^+$ 等。元素分析：试验值（%），C 60.59，H 8.17；理论值（%），C 60.12，H 8.14；分子式为 $C_{48}H_{78}O_{19}$。$^1H$－NMR（$C_5D_5N$）$\delta$：0.83，0.97，1.00，1.06，1.09，1.22，1.79（各 3H，s，7 个角甲基），3.25（1H，m，18－H），3.42（1H，dd，$J$＝4.3，11.0 Hz，3－H），4.87（1H，d，$J$＝7.5 Hz，glc 1－H），5.30（1H，brs，16－H），5.33（1H，d，$J$＝7.5 Hz，glc 1′－H），5.58（1H，brs，12－H），6.30（1H，d，$J$＝8.0 Hz，28－O－glc 1－H）。$^{13}C$－NMR 数据见表 8-1 所示。上述结果表明，化合物 eclalbasaponins Ⅲ 的相对分子质量为 958，是一个含有 3 个葡萄糖基的三萜皂苷化合物。根据 $^1H$－NMR 谱中端基氢原子的偶合常数，推断其糖苷键均为 $\beta$-型。

皂苷元Ⅲa，Liebermman-Burchard 反应阳性，Molish 反应阴性。EI- MS $m/z$：472[M]$^+$，454[M－$H_2O$]$^+$，439，264，246，208。$^1$H-NMR($C_2D_5N$)$\delta$：0.91，1.01，1.04，1.06，1.15，1.25，1.83(各 3H，s，7 个角甲基)，3.37(1H，m，18-H)，3.60(1H，dd，$J$＝4.5，10.8 Hz，3-H)，5.22(1H，brs，16-H)，5.63(1H，br s，12-H)。$^{13}$C-NMR 数据如表 8-1 所示。在皂苷元Ⅲa 的$^{13}$C-NMR 谱中，2 个烯酸信号分别出现在 $\delta$ 122.4 ppm 和 144.4 ppm 处，表明皂苷元Ⅲa 属于齐墩果酸型化合物。根据$^{13}$C-NMR 谱数据还可知其 C-3 位有 $\beta$-OH 取代($\delta$ 70.8 ppm)，C-16 位有 $\alpha$-OH 取代($\delta$ 74.3 ppm)，C-28 位游离-COOH 取代($\delta$ 180.0 ppm)。EI-MS 也表明皂苷元Ⅲa 为齐墩果-12-烯类化合物，在电子撞击下，C 环易产生 RDA 裂解，产生分别含 A、B 环($m/z$208)和 D、E 环($m/z$264)的主要碎片离子，这两个特征碎片峰提示在 A/B 和 D/E 环上分别有一个羟基，这一结果与皂苷元Ⅲa 的$^{13}$C-NMR 谱数据相一致。将皂苷元Ⅲa 的$^{13}$C-NMR 谱数据与结构已知的化合物 3$\beta$，16$\alpha$- 二羟基-齐墩果-12-烯-28 酸即刺囊酸(echinocystic acid)的$^{13}$C-NMR 谱数据相比较，两者完全一致。

将 eclalbasaponins Ⅲ的$^{13}$C-NMR 谱数据与皂苷元Ⅲa 的$^{13}$C-NMR 谱数据进行详细比较，发现前者的 $C_3$ 信号的 $\delta$ 值较后者显著向低场位移 11.2 ppm，表明其皂苷元的 3 位羟基被苷化。此外，还可观察到前者 $C_{28}$ 信号的 $\delta$ 值却明显向高场位移 4.1 ppm，结合在前者糖部分$^{13}$C－NMR 谱中有一个葡萄糖基的端基碳信号的化学位移为 95.7 ppm，推断其 28 位羧基不是以游离状态，而是与葡萄糖以酯苷键的形式存在。

将 eclalbasaponins Ⅲ置于 1 mol/L NaOH 溶液中，60℃加热水解 2 小时后，以 1 mol/L HCl 中和至中性，反应产物经硅胶柱色谱，以氯仿-甲醇-水(14∶6∶1)洗脱，分离得次级苷Ⅲb。次级苷Ⅲb，Liebermman-Burchard 反应和 Molish 反应均为阳性。FAB-MS(Neg.)$m/z$：795[M－H]$^-$，633[M－glc]$^-$，471[M－2glc]$^-$，453[M－2glc－$H_2O$]$^-$；FAB－MS(Pos.)$m/z$：819[M＋Na]$^+$，455[M－2glc－OH＋Na]$^+$。$^1$H－NMR($C_2D_5N$)$\delta$ ppm：0.86，1.03，1.07，1.10，1.19，1.27，1.85(各 3H，s，7 个角甲基)，3.38(1H，m，18－H)，3.31(1H，dd，$J$＝4.5，11.7 Hz，3－H)，4.92(1H，d，$J$＝7.3 Hz，glc 1－H)，5.25(1H，br s，16－H)，5.37(1H，d，$J$＝7.7 Hz，glc 1′-H)，5.65(1H，br s，12-H)。$^{13}$C-NMR 谱数据见表 8-1。将次级苷Ⅲb 的$^{13}$C-NMR 谱数据与皂苷元Ⅲa 的$^{13}$C-NMR 谱数据相比较，证明次级苷Ⅲb 的 28-COOH 为游离羧基 ($\delta$180.0 ppm)。从表 8-1 还可知次级苷Ⅲb 的 A 环和 B 环部分的碳信号与 eclalbasaponins Ⅲ的相应碳信号几乎完全一致，表明Ⅲb 分子中含有的二分子葡萄糖是以双糖链的形式连接在皂苷元的 3 位羟基上。对此双糖链的$^{13}$C-NMR 谱数据进行详细解析，发现内端糖的 $C_2$ 信号(83.2 ppm)较甲基-$\beta$-$D$-葡萄糖苷的 $C_2$ 信号($\delta$75.2 ppm)向低场位移 8 ppm，说明末端糖连接在内端糖的 $C_2$ 上。

**表 8-1　eclalbasaponins Ⅲ、次级苷Ⅲb 和苷元Ⅲa 的$^{13}$C-NMR 的化学位移($C_2D_5N$)**　　ppm

| C | Ⅲ | Ⅲb | Ⅲa | C | Ⅲ | Ⅲb | Ⅲa | C | Ⅲ | Ⅲb | Ⅲa |
|---|---|---|---|---|---|---|---|---|---|---|---|
| 1 | 38.7 | 38.7 | 39.0 | 11 | 23.7 | 23.9 | 23.9 | 21 | 36.0 | 36.0 | 36.1 |
| 2 | 26.5 | 26.5 | 27.2 | 12 | 122.6 | 122.2 | 122.4 | 22 | 32.1 | 32.7 | 32.8 |
| 3 | 89.0 | 88.9 | 78.8 | 13 | 144.4 | 145.0 | 145.1 | 23 | 28.0 | 28.6 | 28.8 |
| 4 | 39.3 | 39.4 | 39.4 | 14 | 42.0 | 42.0 | 42.1 | 24 | 16.8 | 16.7 | 16.6 |
| 5 | 55.9 | 55.8 | 55.9 | 15 | 35.9 | 36.0 | 36.3 | 25 | 15.6 | 15.5 | 15.6 |

续表8-1

| C | Ⅲ | Ⅲb | Ⅲa | C | Ⅲ | Ⅲb | Ⅲa | C | Ⅲ | Ⅲb | Ⅲa |
|---|---|---|---|---|---|---|---|---|---|---|---|
| 6 | 18.5 | 18.4 | 18.9 | 16 | 74.3 | 74.6 | 74.6 | 26 | 17.5 | 17.3 | 17.5 |
| 7 | 33.4 | 33.4 | 33.4 | 17 | 49.0 | 48.7 | 48.9 | 27 | 27.2 | 27.1 | 28.2 |
| 8 | 40.0 | 39.8 | 39.9 | 18 | 41.2 | 41.3 | 41.5 | 28 | 175.9 | 179.9 | 180.0 |
| 9 | 47.1 | 47.0 | 47.3 | 19 | 47.1 | 47.2 | 47.3 | 29 | 33.1 | 33.2 | 32.6 |
| 10 | 36.8 | 36.8 | 37.4 | 20 | 30.1 | 30.9 | 30.0 | 30 | 24.6 | 24.8 | 27.4 |
| 3-O-glc | | | | | | | | | | | |
| 1′ | 104.9 | 104.9 | | | | | | | | | |
| 2′ | 83.1 | 83.1 | | | | | | | | | |
| 3′ | 78.2 | 78.2 | | | | | | | | | |
| 4′ | 71.5 | 71.5 | | | | | | | | | |
| 5′ | 77.8 | 77.9 | | | | | | | | | |
| 6′ | 62.6 | 62.6 | | | | | | | | | |
| 1″ | 105.8 | 105.8 | | | | | | | | | |
| 2″ | 76.9 | 76.9 | | | | | | | | | |
| 3″ | 78.1 | 78.1 | | | | | | | | | |
| 4″ | 71.4 | 71.4 | | | | | | | | | |
| 5″ | 77.7 | 77.8 | | | | | | | | | |
| 6″ | 62.6 | 62.6 | | | | | | | | | |
| 28-O-glc | | | | | | | | | | | |
| 1 | 95.7 | | | | | | | | | | |
| 2 | 74.0 | | | | | | | | | | |
| 3 | 79.2 | | | | | | | | | | |
| 4 | 70.1 | | | | | | | | | | |
| 5 | 78.7 | | | | | | | | | | |
| 6 | 62.1 | | | | | | | | | | |

综上分析，化合物 eclalbasaponins Ⅲ的结构被确定如图 8-3 所示。

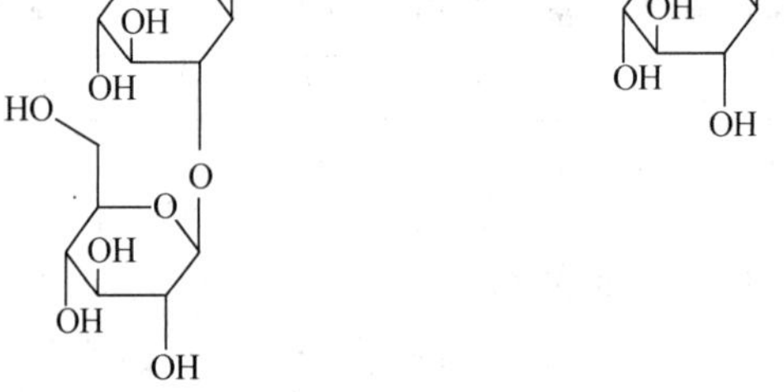


**图 8-3 eclalbasaponins Ⅲ的结构**

# 8.2　甾体皂苷

甾体化合物是天然广泛存在的一类化学成分，其种类有：动植物甾醇（也称固醇）、胆汁酸、$C_{21}$ 甾、植物强心苷、蟾毒配基、昆虫激素、甾体生物碱等。它们的结构中都含有环戊烷骈多氢菲的母核（cyclopentano-perhydrophenthrene），甾核四个环有不同的稠合方式，C-3 位的羟基可与糖结合成苷。甾体化合物的应用涉及保健、节育、医药、农业、畜牧业等多方面，对动植物的生命活动起着重要的作用。

甾体化合物的研究经历了 100 多年的历史，1903—1932 年，德国化学家 Windaus 和 Wieland 等对胆固醇及胆酸的研究首次阐明了甾体的碳架结构，1929 年美国化学家 Butenandt 分离得到了第一个性激素化合物雌甾酚酮，1936 年人们将这类化合物命名为“甾体化合物”，1939 年 Michigan 在实验室实现了马萘雌酮的全合成，20 世纪后半叶，甾体化学得到了飞速发展，20 世纪 50—60 年代甾体口服避孕药的出现，60 年代后期和 70 年代前期甾体蜕皮激素的发现，70 年代维生素 D 活性代谢产物的发现，以及 70 年代末 80 年代初甾体新型植物生长调节剂的发现等都见证了甾体化学的迅速发展。90 年代后，从植物和海洋生物中相继发现许多具有全新结构特点的一系列甾体皂苷，双甾体，多胺甾体和甾体多羟基硫酸酯等化合物，它们都具有独特的生理作用，特别是具有较强的抗癌活性，已引起许多化学、生物学和医学工作者的极大的兴趣。

我国在 20 世纪 30 年代就开始了男性激素类甾体的研究，科研工作者以植物甾体化合物为原料，合成了多种具有良好活性的甾体化合物。特别值得一提的是，甲地孕酮是我国化学家黄鸣龙独立研究发现，并作为口服避孕药成功用于生产。

## 8.2.1　基本结构与分类

根据甾体母核 $C_{17}$ 位侧链结构的不同，可将天然甾类分为许多类型，如表 8-2 所示。

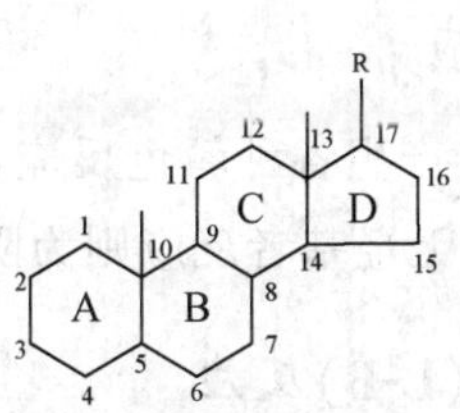


甾体化合物的母核结构

**表 8-2　天然甾类化合物的分类方式及甾核的稠合方式**

| 名称 | A/B | B/C | C/D | $C_{17}$ 取代基 |
|---|---|---|---|---|
| 植物甾醇 | 顺、反 | 反 | 反 | 8～10 个碳的脂肪烃 |
| 胆汁酸 | 顺 | 反 | 反 | 戊酸 |
| $C_{21}$ 甾醇 | 反 | 反 | 顺 | $C_2H_5$ |
| 昆虫变态激素 | 顺 | 反 | 反 | 8～10 个碳的脂肪烃 |
| 强心苷 | 顺、反 | 反 | 顺 | 不饱和内酯环 |

续表8-2

| 名称 | A/B | B/C | C/D | $C_{17}$ 取代基 |
|---|---|---|---|---|
| 蟾毒配基 | 顺、反 | 反 | 反 | 六元不饱和内酯环 |
| 甾体皂苷 | 顺、反 | 反 | 反 | 含氧螺杂环 |

天然甾体化合物B/C为均为反式($C_8$-$\beta_H$/$C_9$-$\alpha_H$)，C/D环多为反式($C_{14}$-$\alpha_H$)，A/B环则有顺式($C_5$-$\beta_H$)和反式($C_5$-$\alpha_H$)。A/B环为顺式稠合称为正系，即$C_5$-H及$C_{10}$-$CH_3$都伸向环平面的前边，处于同一边，为$\beta$构型，以实线表示；A/B为反式称为别系(allo)，即$C_5$-H及$C_{10}$-$CH_3$不处于环平面同一边，而是伸向环平面的后方，为$\alpha$构型，以虚线表示。通常这类化合物的$C_{10}$、$C_{13}$、$C_{17}$侧链大都是$\beta$构型，$C_3$上有羟基，且多为$\beta$构型。甾体母核其他位置也可以有双键、羰基、羟基等功能基团。

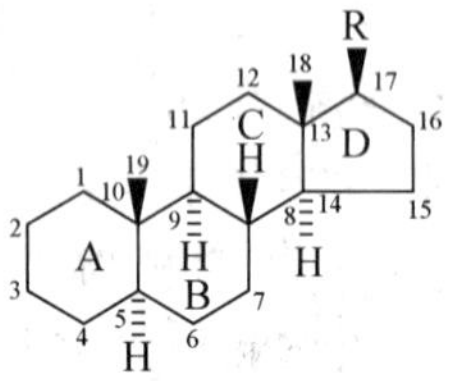

A/B反式稠合(别系allo)

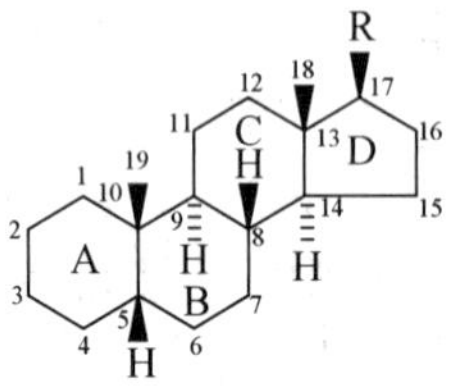

A/B顺式稠合(正系)

许多甾体化合物，于$C_5$处形成双键，故区分A/B环稠和构型的因素不存在，故无正系、别系的区别。如：黄体酮、睾丸素、胆甾醇等。

## 8.2.2 甾体化合物的生物合成途径

甾体化合物从生源观点来看，都是通过甲戊二羟酸的生物合成途径转化而来，如图8-4所示。

## 8.2.3 甾体化合物的颜色反应

甾体成分在无水条件下遇强酸能产生各种颜色反应，这些反应可用来初步鉴别该类成分或供比色分析。但全饱和的甾体、$C_3$无羟基者反应则为阴性。

### 8.2.3.1 Liebermann-Burchard(L-B)反应

将样品溶于乙酸酐，加浓硫酸-醋酐(1∶20)，产生红→紫→蓝→绿→污绿等颜色变化，最后褪色。

### 8.2.3.2 Salkowski(氯仿-浓硫酸)反应

将样品溶于氯仿，沿管壁滴加浓硫酸，氯仿层显血红色或青色，硫酸层显绿色荧光。

### 8.2.3.3 三氯化锑或五氯化锑反应

将样品的醇溶液点于滤纸上，喷以20%三氯化锑(或五氯化锑)氯仿溶液(不含乙醇和水)，干燥后，60～70℃加热3，显黄色、灰蓝色、灰紫色斑点。

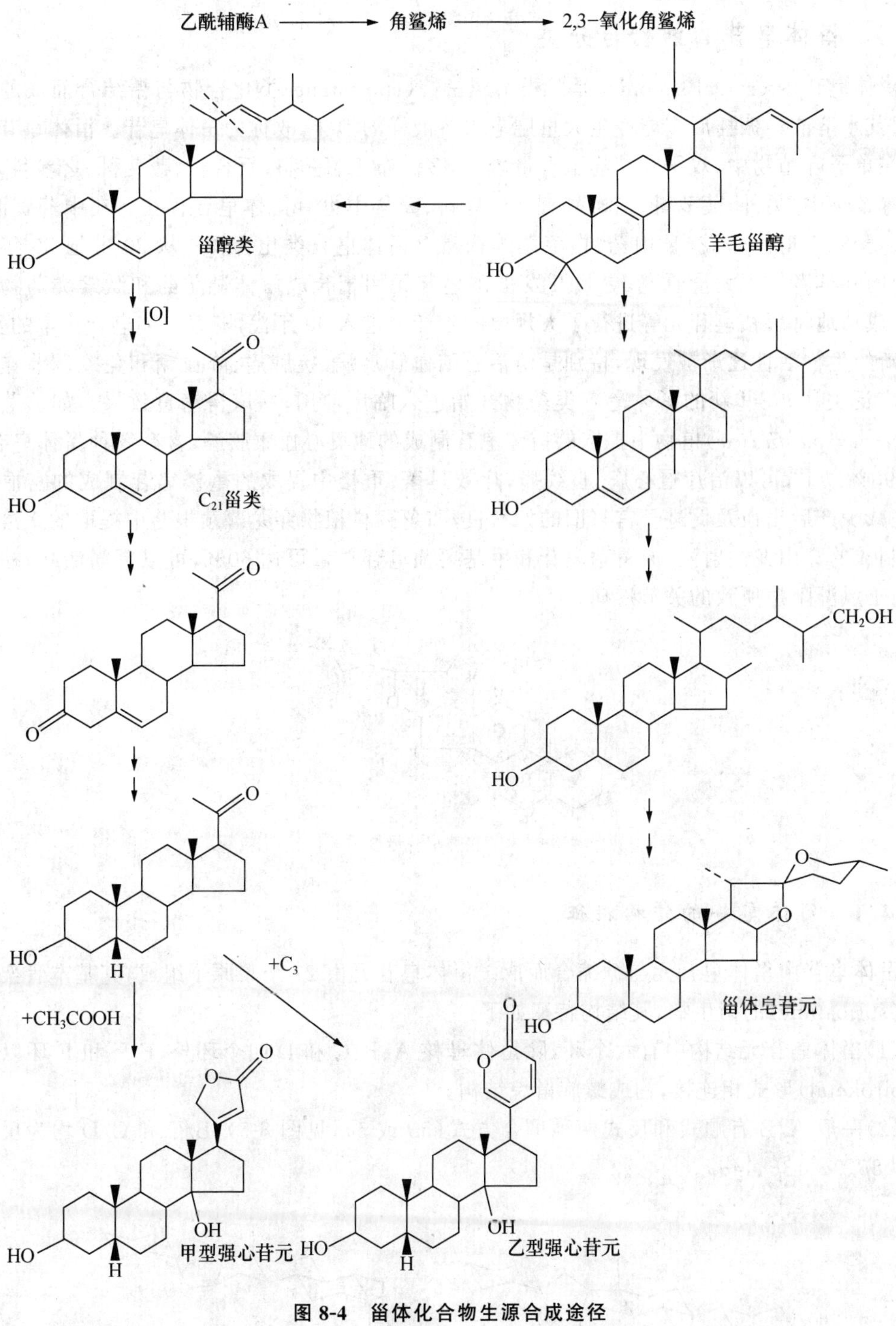


图 8-4　甾体化合物生源合成途径

#### 8.2.3.4　Rosen-Heimer 反应

将样品溶液滴在滤纸上，喷以 25％的三氯乙酸乙醇溶液，加热至 60℃呈红色至紫色。

## 8.2.4 甾体皂苷的结构与分类

甾体皂苷(steroidal saponin)是一类由螺甾烷(spirostane)类化合物与糖结合而成的寡糖苷,因其水溶液经振摇后多能产生大量肥皂水溶液样的泡沫,故称为甾体皂苷。甾体皂苷主要分布在单子叶植物中,双子叶植物中含量较少,多分布于薯蓣科、百合科、菝葜科、玄参科,龙舌兰科等植物中,另外,菠萝科、棕榈科、茄科、豆科、姜科中也有甾体皂苷存在。在中药资源中,知母、麦冬、七叶一枝花、黄山药、白毛藤等均富含甾体皂苷类化合物。从20世纪50年代开始,国内外学者做了大量研究,寻找开发甾体皂苷元用于合成甾体避孕药和激素类药物的原料,并成功地将薯蓣皂苷元等进行了大规模的生产。进入90年代,随着甾体皂苷化学的发展,许多新的生物活性逐渐被发现,特别是防治心脑血管疾病、抗肿瘤、降血糖和免疫调节作用引起了广泛关注,一些新的甾体皂苷类药物开始进入临床使用,并取得满意效果。如从黄山药(*Disocorea panthaica*)植物中提取的甾体皂苷制成的地奥心血康胶囊,含有8种甾体皂苷,含量在90%以上,可以治疗冠心病、心绞痛,疗效显著;重楼中提取的重楼皂苷制成的宫血宁胶囊,是减少产后出血及促进子宫复旧的妇科良药;薯蓣科植物穿龙薯蓣根茎中提取的水溶性总皂苷制成的穿山龙注射液,原薯蓣皂苷和甲基薯蓣皂苷总量可达60%,可以舒筋活络,祛风止痛,用于风湿阻痺所致的关节疼痛。

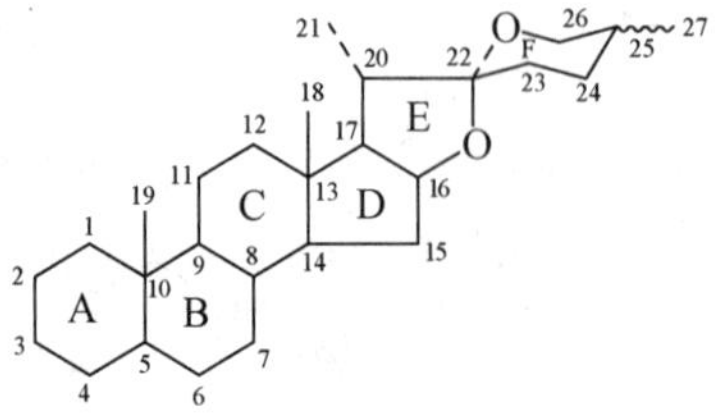


甾体皂苷母核

### 8.2.4.1 甾体皂苷的结构特征

甾体皂苷由甾体皂苷元与糖缩合而成。甾体皂苷元由27个碳原子组成,其基本骨架是螺甾烷(spiroatane)的衍生物,其结构特征如下:

(1)甾体皂苷元结构中有六个环,除甾体母核A、B、C和D四个环外,E环和F环以螺缩酮(spiroketal)形式相连接,构成螺旋甾烷结构。

(2)一般A/B有顺式和反式两种稠合方式($5\beta$或$5\alpha$,见图8-5);B/C和C/D均为反式稠合(即$8\beta$、$9\alpha$、$13\beta$、$14\alpha$)。

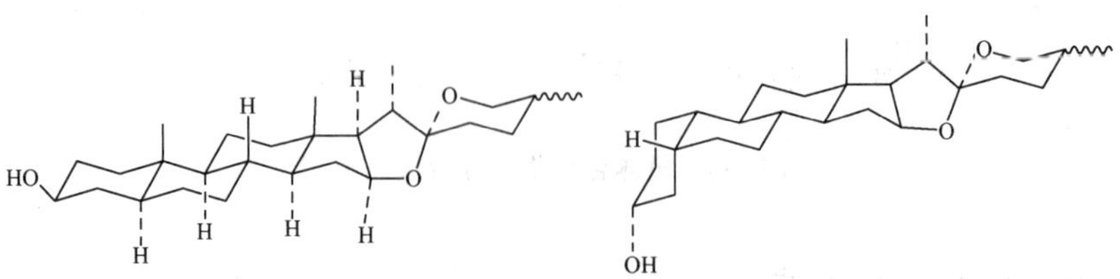


A/B环反式($5\alpha$-H)　　A/B环顺式($5\beta$-H)

图 8-5 甾体皂苷空间结构

(3)E 环和 F 环上有三个手性碳原子分别是：$C_{20}$、$C_{22}$、$C_{25}$。其中，20 位上的甲基均处于 E 环的平面后，属于 $\alpha$ 型（20$\alpha$E 或 20$\beta$F），故 $C_{20}$ 的绝对构型为 S 型。22 位上的含氧侧链处于 F 环的后面，亦属 $\alpha$ 型（20$\alpha$F），所以 $C_{22}$ 的绝对构型为 *R* 型。$C_{25}$ 的甲基有两种差相异构体：*D*(*R*)型和 *L*(*S*)型；当 25 位上的甲基位于 F 环平面上处于直立键上时，为 $\beta$ 取向（25$\beta$F），其 $C_{25}$ 的绝对构型为 *S* 型，*L* 型或 *neo* 型，螺甾烷；当 25 位上的甲基位于 F 环平面下处于平伏键时，为 $\alpha$ 取向（25$\alpha$F），所以 $C_{25}$ 的绝对构型为 *R* 型，又称 *D* 型或 *iso* 型，为异螺甾烷。螺甾烷和异螺甾烷互为异构体，它们的衍生物常共存于植物体中，由于 25R 型较 25S 型稳定，因此，25S 型易转化为 25R 型，整个分子具有复杂的空间构型。

(4)甾体皂苷元中含有多个羟基，大多 $C_3$ 有－OH 取代，且多为 $\beta$ 构型，若 A/B 为顺式，$C_3$－OH 为 $\alpha$ 取向（e 键）较稳定。除 C9 和季碳外，分子中可以同时有多个羟基的取代，如 $C_1$、$C_2$、$C_4$、$C_5$、$C_6$、$C_{11}$、$C_{12}$ 位取代，且各羟基可以是 $\beta$ 取向，也有 $\alpha$ 取向。

(5)$C_{10}$，$C_{13}$ 具 $\beta$-$CH_3$，17 位侧链为 $\beta$ 构型。

(6)甾体皂苷多含羰基和双键，羰基常在 $C_3$、$C_6$、$C_7$、$C_{11}$、$C_{12}$、$C_{15}$ 位，但多位于 $C_{12}$ 位，是合成肾上腺皮质激素必须的结构条件。双键多位于 $C_5$、$C_6$ 位和 $C_9$、$C_{10}$ 之间；与 12 位的羰基形成 $\alpha$，$\beta$-不饱和酮基。

(7)构成甾体皂苷的糖以 *D*-葡糖糖、*D*-半乳糖、*D*-木糖、*D*-鼠李糖、*D*-阿拉伯糖较为常见，此外，也可见到夫糖和加拿大麻糖。在海星皂苷中可见到 6-去氧葡萄糖和 6-去氧半乳糖。糖基大多数是和皂苷元中的 $C_3$—OH 相连；当 $C_3$—OH 游离，糖基则与其他位的羟基如 $C_1$、$C_{26}$ 相连，如沿阶草皂苷 D(ophiopogonin D)中，糖与皂苷元的 $C_1$—OH 相连。寡糖链可能为直连或分支链。皂苷元与糖可能形成单糖链皂苷或双糖链皂苷。

(8)甾体皂苷不含羧基，呈中性，故称中性皂苷。

### 8.2.4.2　甾体皂苷的结构类型

根据甾体皂苷元 $C_{25}$ 的构型和 F 环的环合状态的不同，将其分为四种类型：

1. 螺甾烷醇型(spirostanols)

由螺甾烷衍生物的皂苷为螺甾烷醇型皂苷，其 $C_{25}$ 为 S 构型。例如，从中药知母中分得的知母皂苷 A-Ⅲ(timosaponin A-Ⅲ)。剑麻皂苷元(sisalagenin)是螺甾烷醇的衍生物，$C_{12}$ 位有羰基，化学名为 3$\beta$-羟基-5$\alpha$，20$\beta$F，22$\alpha$F，25$\beta$F-螺旋甾-12-酮，或简称 3$\beta$-羟基-5$\alpha$-螺旋甾-12-酮，得自剑麻，是有价值的合成激素的原料，结构如图 8-6 所示。

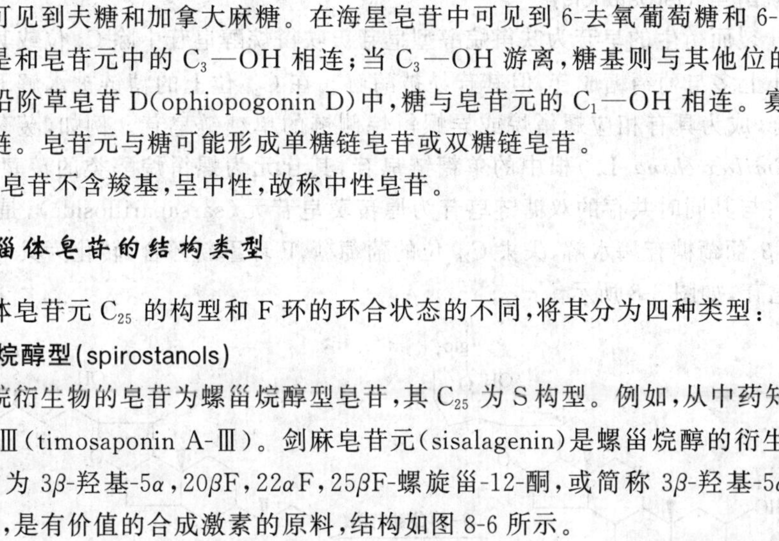


螺甾烷醇　　剑麻皂苷元

图 8-6　螺甾烷醇型甾体皂苷

2. **异螺甾烷醇型**(isospirostanols)

由异螺甾烷衍生的皂苷为异螺甾烷醇型皂苷，其 $C_{25}$ 为 *R* 构型。例如，从薯蓣科薯蓣属植物根茎中分得的薯蓣皂苷(dioscin)，其水解产物为薯蓣皂苷元(diosgenin)化学名为 Δ5-20βF，22αF，25αF 螺旋甾烯-3β-醇，简称 Δ5-异螺旋甾烯-3β-醇，是制药工业中重要原料，结构如图 8-7 所示。

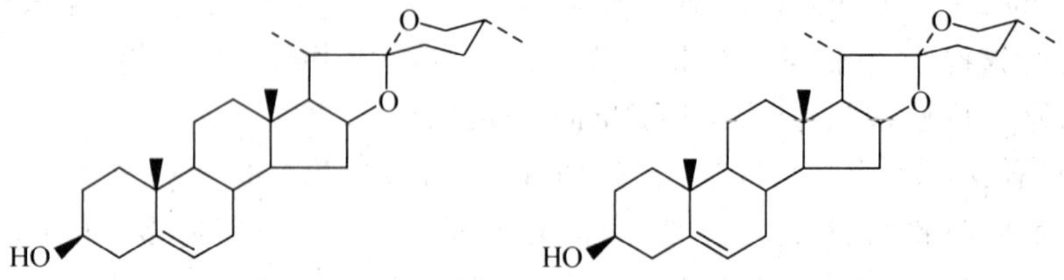

异螺甾烷醇　　　　薯蓣皂苷元

**图 8-7　异螺甾烷醇型甾体皂苷**

螺甾烷醇和异螺甾烷醇二者互为异构体，常共存于植物体内，25*R* 型稳定，因此 25*S* 极易转化为 25*R* 型。

3. **呋甾烷醇型** (furostanols)

由 F 环开裂而衍生的皂苷为呋甾烷醇型皂苷。呋甾烷醇皂苷中除 $C_3$ 位或其他位可以成苷外，$C_{26}$-OH 上多与葡萄糖成苷，但其苷易被酶解。在 $C_{26}$ 位上的糖链被水解下来的同时 F 环也随之环合，成为具有相应螺甾烷或异螺甾烷侧链的单糖链皂苷。例如，菝葜皂苷(parillin)是菝葜(*Smilax china* L.)根中的单糖链皂苷，其苷元为螺甾烷醇类的菝葜皂苷元(sarsasapogenin)；与其同时共存的双糖链皂苷为原菝葜皂苷元(sarsaparilloside)，是 F 环开裂衍生的苷，易被 β-葡萄糖苷酶水解，失去 $C_{26}$ 位的葡萄糖，F 环重新环合，转化为具有正常螺甾烷侧链的菝葜皂苷，如图 8-8 所示。

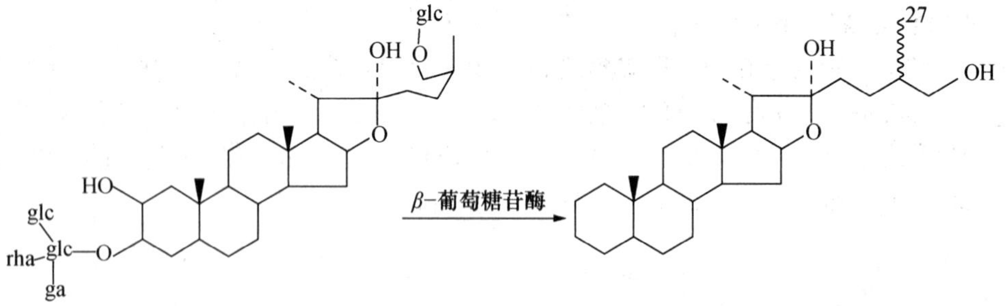


原菝契皂苷　　　　菝契皂苷

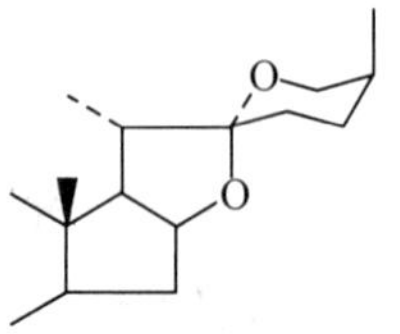

呋甾烷醇

**图 8-8　呋甾烷醇型甾体皂苷**

4. **变形螺甾烷醇型(pseudo-spirostanols)**

由 F 环为五元四氢呋喃环的螺甾烷衍生的皂苷为变形螺甾烷醇类皂苷，天然产物中尚不多见，如 aculeatiside A 可作为此类皂苷的例子，从用于治疗支气管炎和风湿病的茄科植物(*Solanum aculeatissimum*)根中得到的，是纽替皂苷元(nuatigenin)的衍生物。经酸水解，可得到纽替皂苷元和异纽替皂苷元(isonuatigenin)，如图 8-9 所示。

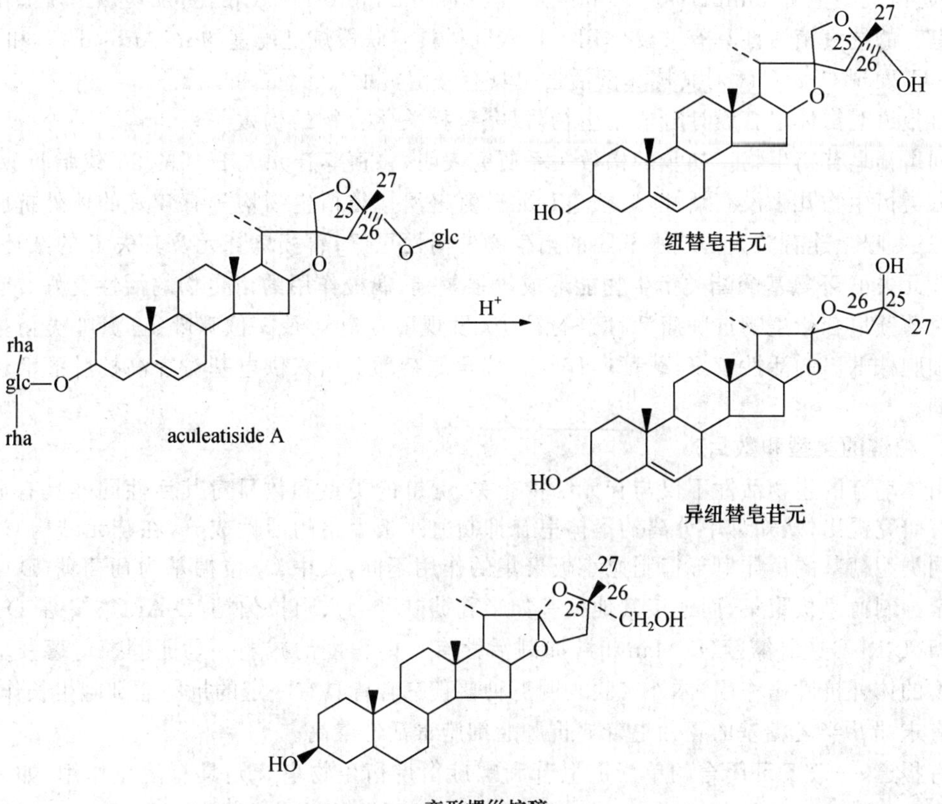


**图 8-9　变形螺甾烷醇型甾体皂苷**

近 10 年来，随着甾体类化合物的研究不断发展，发现了一些结构新颖的甾体皂苷，其苷元的结构超出传统的概念，例如 1-dehydrotrillenogenin，为 18-去甲异螺甾烷醇的衍生物，结构如图 8-10 所示。

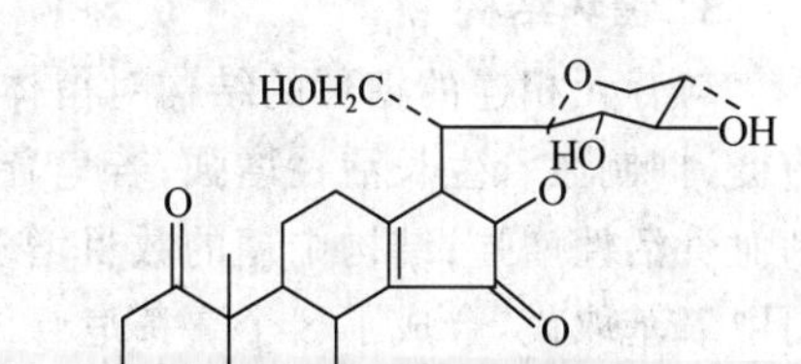

**图 8-10　1-dehydrotrillenogenin**

### 8.2.4.3　甾体皂苷的结构与活性的关系

甾体皂苷由甾体苷元和糖链两部分组成，甾体皂苷活性可能与苷元结构、糖链中糖的类型和数日、单糖互相结合的位置和顺序、糖环大小、糖链和苷元的连接位置有关。如菝葜皂苷元可使人结肠癌细胞 LoVo 凋亡；卷丹鳞茎中的甾体皂苷有清除自由基作用，有一定的抗氧化活性；地奥心血康中的甾体皂苷具有显著的扩张血管作用，而水解产生的薯蓣皂苷元却不具有上述作用，反而具有明显的细胞毒作用；黄芪中含有 16 种皂苷，由于糖链的差异，只有其中 5 种具明显的降压作用。

1. 苷元结构

甾体皂苷活性可因苷元结构不同而不同。皂苷元基本骨架及不同位点官能团对活性均有显著影响。严常开等对大蒜中主要化学成分药理作用进行研究，发现大蒜中皂苷类成分抑制胆固醇在小肠的吸收、降低胆固醇血浆水平的作用中，螺甾皂苷的活性明显优于呋甾皂苷。Barile E. 等从 *Allium minutiflorumde* 的块茎中得到 5 个具有明显的抗真菌作用的甾体皂苷，将呋甾烷型皂苷 minutoside A 和螺甾烷型皂苷 minutoside B 相比，发现螺甾烷型配基对甾体皂苷的抗真菌活性具有重要作用。比较同样具有呋甾烷型配基的 minutoside A 和 minutoside C，发现 $C_5$ $\alpha$-OH 对其抗真菌活性也具有一定贡献。

有报道对甾体皂苷设计合成衍生物，以完善相关化合物的构效关系。蒋红平等设计合成一系列薯蓣皂苷衍生物。初步的构效关系研究表明，薯蓣皂苷元失 F 环的 26-位脂肪酸酯、芳香酸酯类衍生物几乎没有活性，薯蓣皂苷元三氮唑溴盐类衍生物均具有较好的体外抗肿瘤活性，且三氮唑上连有较大的疏水基团的衍生物的活性更好；薯蓣皂苷元及其失 F 的杂环类、薯蓣皂苷元失 F 环氨基酸酯类衍生物能形成较强氢键、偶极作用的衍生物的活性更好。有报道同样对薯蓣皂苷衍生物抗肿瘤活性进行研究，发现薯蓣皂苷元 3-位咪唑、三氮唑类衍生物对肿瘤细胞株 $K_{562}$ 的活性较好，薯蓣皂苷元 3-位含氮杂环上引入供电基对提高抗肿瘤活性无明显帮助。

2. 糖链的类型和数目

甾体皂苷的生物活性不仅与苷元结构有关，糖链的类型和数目对其活性同样具有显著作用。有研究提出，从知母中分离的甾体皂苷抑制血小板聚集的活性成分，在苷元结构 $C_3$ 位连接不同类型糖基的甾体皂苷抑制血小板聚集的作用不同，其中 $C_3$ 位糖基为葡萄糖(D-Glc)时能完全抑制血小板聚集，而连接其他糖基如半乳糖(D-Gal)、阿拉伯糖(D-Ara)、核糖(D-Rib)、鼠李糖(L-Rha)或甘露糖(D-Man)时，抑制活性有不同程度的减弱。马朋等探讨薯蓣皂苷类化合物的体外抗肿瘤作用，体外实验表明五种薯蓣皂苷皆具有一定的抗肿瘤细胞生长作用，其中具有末端 $\beta$-半乳糖基的薯蓣皂苷 5 抗肿瘤细胞毒活性最高。

有报道，一般 F 环闭合的单糖链皂苷和螺旋甾烷衍生物皂苷则具有溶血作用，如来自灰菝葜(*Smilax aristolochiaefalia* Mill.)的 parillin；而 F 环裂解的双糖皂苷 sarsaparilloside 就没有溶血作用。

3. 糖环结构

与苷元相连的糖环的结构对甾体皂苷的活性有一定影响。如，薯蓣皂苷结构中含有阿拉伯糖，抑制血管生长活性增强；若皂苷结构中与苷元直接相连的葡萄糖的 4 位上有糖取代，抑制血管活性增强；结构中糖的数目增多，抑制血管活性增强。将薯蓣皂苷 3 个糖上的羟基分别用甲氧基取代，合成了 8 个薯蓣皂苷的单甲基化衍生物，其体外抑制大鼠白血病细胞($P_{388}$)和人肺癌细胞(A-549)活性测试结果表明，与薯蓣皂苷相比，有 2 个化合物的抑制活性稍有下降，而其余化合物的抑制活性均大幅降低，说明糖分子中的 6 个羟基($R_1$，$R_3$～$R_7$)可能是薯蓣皂苷抗肿瘤活性的关键基团。

## 8.2.5 甾体皂苷的理化性质

### 8.2.5.1 性状

甾体皂苷元有较好晶形，皂苷多为白色或无色无定形粉末，不易结晶；味苦而辛辣，对人体黏膜有强烈的刺激性;甾体皂苷和苷元多具旋光性,且多为左旋。熔点较高,苷元的熔点常随着羟基数目增加而升高,单羟基物都在208℃以下,三羟基物都在242℃以上,多数双羟基或单羟基酮类介乎二者之间。

#### 8.2.5.2 溶解性

甾体皂苷元能溶于甲醇、乙醇、氯仿、乙醚等亲脂性溶剂,不溶于水。甾体皂苷一般可溶于水,易溶于热水、稀醇,难溶于石油醚、苯、乙醚等亲脂性溶剂。含水的丁醇或戊醇对皂苷的溶解度较好,是萃取皂苷常用的溶剂。

#### 8.2.5.3 表面活性及溶血作用

甾体皂苷所具有的表面活性和溶血作用等与三萜皂苷类似,多具有发泡性,其水溶液振荡后产生持久性泡沫。但F环开裂的皂苷往往不具有溶血作用,且表面活性降低。

#### 8.2.5.4 与甾醇分子形成分子复合物

甾体皂苷为中性皂苷,能与碱式醋酸铅或氢氧化钡等碱性盐类形成沉淀。甾体皂苷的乙醇溶液可与甾醇(常用胆甾醇)形成难溶的分子复合物而沉淀,用乙醚回流提取时,胆甾醇可溶于乙醚,而皂苷不溶。故可利用此性质进行分离精制和定性检查,分离过程如图8-11所示。除胆甾醇外,皂苷可与其他含有$C_3$位$\beta$-OH的甾醇结合生成难溶性分子复合物,而$C_3$-OH为$\alpha$构型,或者是当$C_3$-OH被酰化或者生成苷键时,皂苷则不能与其生成难溶性的分子复合物。而且,与A/B环为反式相连或具有的$\Delta^5$结构的甾醇形成的分子复合物溶度积最小。因此,沉淀反应可以用于判断、分离甾体化合物中的$C_3$差相异构体和A/B环顺反异构体。

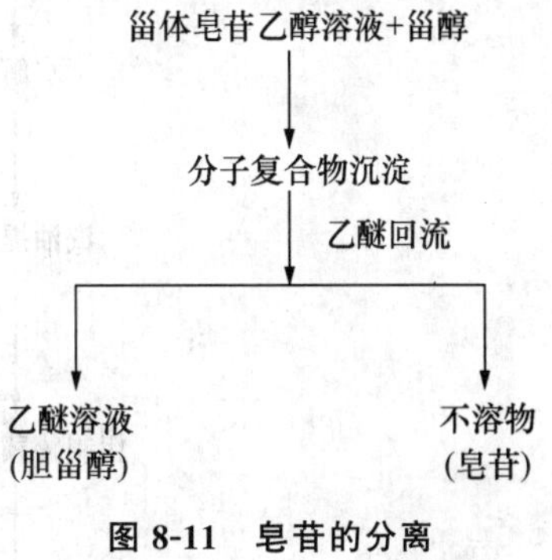

图8-11 皂苷的分离

#### 8.2.5.5 颜色反应

甾体皂苷在无水条件下,遇到某些酸类亦可产生与三萜皂苷类似的颜色反应。

1. 醋酐-浓硫酸反应(Liebermann-Burchard反应)

样品溶于醋酐中,加浓硫酸—醋酐(1∶20)三萜皂苷:黄→红→紫→蓝等颜色变化最后褪色;甾体皂苷:黄→红→紫→蓝→绿→污绿等颜色变化最后褪色。

2. 三氯醋酸反应(Rosenheim反应)

甾体皂苷加三氯醋酸加热到60℃就显红或紫色;三萜皂苷则需加热到100℃显红或紫色。

在甾体皂苷中,F环裂解的双糖链皂苷与盐酸对二甲氨基苯甲醛试剂反应(Ehrlich试剂,简称E试剂)能显红色,对茴香醛试剂(Anisaldehyde试剂,简称A试剂),则显黄色,而F环闭环的单糖皂苷只对A试剂显黄色,对E试剂不显色。

### 8.2.6 甾体皂苷类成分的提取分离

甾体皁苷的提取分离方法基本与三萜皂苷相似,只是甾体皂苷一般不含羧基,呈中性,亲水性较弱,在提取分离时应加以注意。

### 8.2.6.1 甾体皂苷的提取

**1. 溶剂提取法**

提取皂苷多利用皂苷的溶解性较大的特点。主要使用甲醇或稀乙醇作为溶剂，提取液回收溶剂后，用丙酮、乙醚沉淀或加水后用水饱和的正丁醇萃取或用大孔树脂纯化，得到粗皂苷，最后用硅胶柱层析进行分离或高效液相制备，得到单体，常用的洗脱剂有不同比例的氯仿∶甲醇∶水混合溶剂和水饱和的正丁醇。提取皂苷元可根据其难溶或不溶于水，易溶于有机溶剂的性质，以有机溶剂进行萃取。工业生产常将植物原料直接在酸水溶液中加热水解，水解物水洗干燥后，再用有机溶剂提取。例如，从穿地龙的干燥根茎中提取薯蓣皂苷元(图 8-12)。

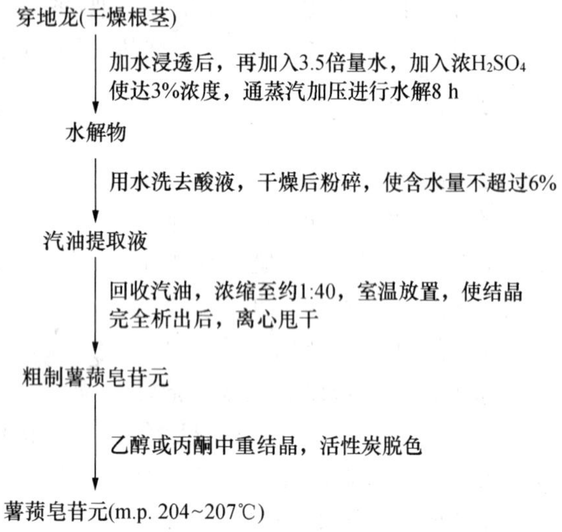


图 8-12 从穿地龙中提取薯蓣皂苷元

**2. 超临界流体萃取法**

为了弥补传统工艺温度高、受热时间长而导致某些甾体结构改变的不足，超临界流体萃取法也可用于甾体类化合物的提取和纯化。如采用 SFE-$CO_2$ 从黄山药中萃取薯蓣皂苷元及其苷类(乙醇等夹带剂)，与传统法比，收率大大提高，生产周期大大缩短。

**3. 超声提取法**

采取超声提取工艺提取铁筷子中的甾体皂苷成分，最佳提取工艺参数为提取溶剂 50%乙醇，溶剂量 5 倍，提取温度 60℃，提取时间 30 min。

**4. 酶提取法**

酶作为一种生物催化剂，在中药提取中，对中草药细胞壁的有效成分进行分解破坏，从而降低传质阻力，提高提取率；并且酶法提取操作简单，条件温和，环保无毒，现在酶法提取在中药提取领域已经得到广泛的应用。例如，利用纤维素酶法提取知母总皂苷步骤，如图 8-13 所示。

**5. 发酵法**

天然产物有效成分的提取主要障碍在于破除坚厚的植物细胞壁，让依附在纤维素里面的

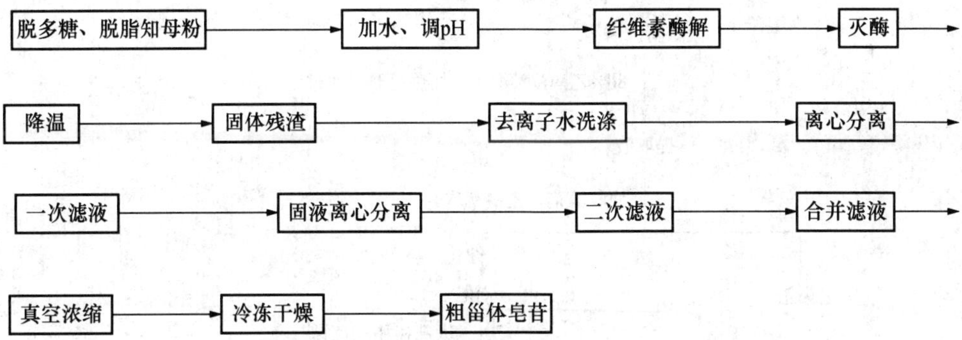


图 8-13　纤维素酶法提取知母总皂苷

有效成分释放出来。采用自然发酵或加酶发酵的方法，把纤维素成分的细胞壁分解后，从而大大减少提取甾体皂苷的难度。

例如用发酵酸水解法提取穿山龙中薯蓣皂苷元的步骤：取穿山龙饮片，干燥，粉碎，过 40 目筛，得粗粉，备用。取制好的穿山龙粗粉 25 g，置 150 mL 烧杯中，加去离子水 80 mL 浸润，密封后，在 40℃恒温干燥箱中发酵 24 h。将发酵好的穿山龙粗粉加入一定量 $H_2SO_4$ 溶液，置 100℃水浴上水解 4 h。水解物过滤弃去滤液，用水洗涤残渣至 pH 约为 7 时，收集滤渣，干燥并置于索氏提取器内，加相应量石油醚，连续回流提取一定时间。

**6. 微波辅助双水相萃取法**

双水相萃取是近年来新型的一种分离技术，具有原料丰富、价低廉、传质速度快、试剂易回收等优点，已经被用于分离天然产物。微波辅助提取具有操作时间短、溶剂消耗量少、有效成分得率高、环境污染小、适合于热不稳定成分等优点，现已被广泛地应用于天然产物有效成分的提取。微波辅助双水相萃取法兼有两者的优点，又有其独特的优点，其可在高效提取有效成分的同时，又将有效成分和杂蛋白、多糖等杂质分开。例如利用本方法提取盾叶薯蓣中的皂苷成分步骤如下：称取 1 g 盾叶薯蓣粉末，加入 16.15 g$(NH_4)_2SO_4$，47.6 g 水，21.25 g 无水乙醇，微波中火作用 2 min。与传统提取方法相比，不但节约了有机试剂的消耗，节约了时间，而且大大增加了提取效率。

**7. 双相酸水解提取法**

双相酸水解提取法即酸水解时加入与溶液不相混溶的有机溶剂，使皂苷元一旦形成即可进入有机相，避免了与酸长时间作用而发生结构变化，从而获得原始苷元的提取方法。适用于甾体皂苷元的提取，如提取薯蓣皂苷元的双相酸水解法步骤为：准确称取 10.00 g 样品置于圆底烧瓶中，加入 100 mL 含一定浓度盐酸的甲醇水溶液和 100 mL 石油醚，沸水浴中加热回流提取一定时间。反应完毕后，过滤反应物，滤液收集于分液漏斗中，静置分层，收集上层液，下层再用石油醚萃取。

**8. 生物协同技术提取**

提取皂苷元可用此方法。如生物协同提取薯蓣皂素是在酸水解之前，预先采用内酶和外加酶制剂联合生物催化作用，水解后使薯蓣皂苷转化成薯蓣皂苷元。

### 8.2.6.2　甾体皂苷的分离

分离混合甾体皂苷（图 8-14）的方法与三萜皂苷相似，常采用溶剂沉淀法（乙醚、丙酮）、胆

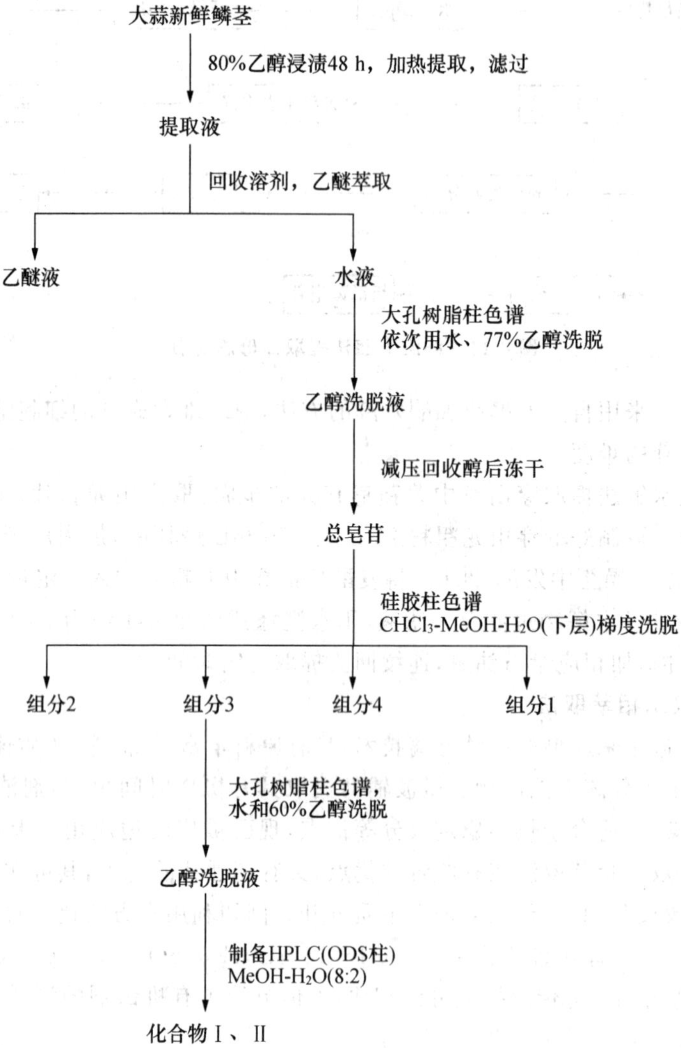


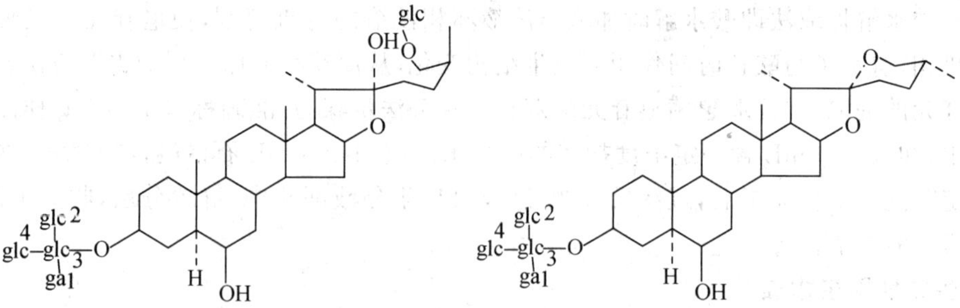


protoisoeruboside-B(Ⅰ)　　25R:eruboside-B(Ⅱ)
25S：isoeruboside-B(Ⅲ)

**图 8-14　新鲜大蒜中三种甾体皂苷的分离**

甾醇沉淀法、吉拉尔试剂法（含羰基的甾体皂苷元）、硅胶柱色谱法（洗脱剂多采用 $CHCl_3$-$MeOH$-$H_2O$ 系统）、大孔吸附树脂柱色谱、葡聚糖凝胶 Sephadex LH-20 柱色谱和液滴逆流色谱（DCCC）等方法进行分离。有时对正丁醇部位极性较大的皂苷成分在上述分离的基础上，尚需用反相中低压 Lobar 柱色谱、反相制备 HPLC 或制备 TLC 等手段分离。如图 8-14 所示，从新鲜大蒜（*Allium satyvum*）鳞茎的水溶性部位中分得的呋甾皂苷 protoisoeruboside-B（Ⅰ）和螺甾皂苷 eruboside-B（Ⅱ）、isoeruboside-B（Ⅲ）3 个甾体皂苷。其中 protoisoeruboside-B（Ⅰ）有显著的纤溶活性，isoeruboside-B（Ⅲ）有明显的延长血液凝固时间和提高纤溶活性。

此外结晶法也可用于甾体皂苷的分离，从 *Furcraea foetida* 的干燥叶片中用结晶法得到了一种具有生物活性的甾体皂苷。

在实验中，甾体皂苷的分离往往是将多种分离方法结合使用，最终才能得到纯度较高的甾体皂苷。从 *Cordyline stricta* 新鲜叶中依次经过硅胶柱层析、Diaion HP-20、ODS 硅胶层析、分配型硅胶层析、HPLC 和 TLC，最终得到了三个甾体皂苷。唐翩翩等分离黄精中甾体皂苷，使用了大孔吸附树脂柱进行甾体皂苷的粗分，TLC 进行鉴定，利用 Sephadex LH-20 柱，ODS 柱进行细分，得到了 3 个纯化合物。从长药隔重楼中依次通过大孔树脂、硅胶柱色谱、Sephadex LH-20 柱、预装硅胶中压柱层析、半制备 HPLC 得到 8 个甾体皂苷类单体。

## 8.2.7 甾体皂苷类成分的检识

### 8.2.7.1 理化检识

甾体皂苷的理化检识方法与三萜皂苷相似，主要是利用皂苷的理化性质（显色反应、泡沫试验、溶血试验）来检识。常用的显色反应有 Liebermann-Burchard 反应、Salkowski 反应、Rosenheimer 反应、五氯化锑反应、茴香醛-硫酸和盐酸-对二甲胺基苯甲醛反应。其中 Liebermann-Burchard 反应和 Rosenheimer 反应可用于区别三萜皂苷和甾体皂苷；茴香醛-硫酸和盐酸-对二甲胺基苯甲醛反应可用于区别螺甾烷类和 F 环开环的呋甾烷类甾体皂苷。

### 8.2.7.2 色谱检识

甾体皂苷的色谱检识可采用吸附薄层色谱和分配薄层色谱。常用硅胶作吸附剂或支持剂，用中性溶剂系统展开。亲水性强的皂苷，用分配色谱效果最好。若采用吸附色谱，常用展开剂是氯仿-甲醇-水（65：35：10，下层）、正丁醇-冰醋酸-水（4：1：5，上层）等；亲脂性皂苷和皂苷元，用苯-甲醇、氯仿-甲醇、氯仿-苯等。

## 8.2.8 甾体皂苷类成分的结构研究

甾体皂苷的结构研究，除各种化学法（包括各种水解反应）外，随着结构鉴定技术的不断完善和发展，波谱解析成为确定甾体皂苷化学结构的重要手段。

### 8.2.8.1 紫外光谱

饱和的甾体化合物，大多无共轭系统，在 200～400 nm 间（近紫外区）没有明显吸收。如果结构中引入孤立双键、羰基、$\alpha,\beta$-不饱和酮基或共轭双键，则产生吸收。一般来说，含孤立双键的苷元在 205～225 nm 有吸收(ε900 左右)，含羰基苷元在 285 nm 有一弱吸收(ε500)，α，β-不饱和酮基在 240 nm 有特征吸收(ε11 000)，共轭二烯系统在 235 nm 有吸收。但不含共轭体系的甾体皂苷元，如先用化学方法，制备成具有共轭体系的反应产物，然后测定产物的紫外光谱，可以为结构鉴定提供线索。甾体皂苷经降解、氧化、脱水，若得到的产物，含有 α，β-不饱和酮基的部分结构(Ⅰ式)，在 239 nm 处有吸收。若皂苷元 $C_{14}$ 位有羟基取代，反应后则应得到具有 $\Delta^{14,16}$-二烯-20-酮的部分结构的产物(Ⅱ式)，在 307～309 nm 处应有典型吸收，借此可以判断 $C_{14}$ 位是否有羟基的存在，如图 8-15 所示。当甾体皂苷与浓硫酸反应后，则在 220～260 nm 间出现吸收峰，甾体皂苷元中的 E 环和 F 环可能引起在 270～275 nm 处的吸收。测定其吸收值并与对照品的光谱对照，可以检识不同的甾体皂苷元，也可用于含量测定。

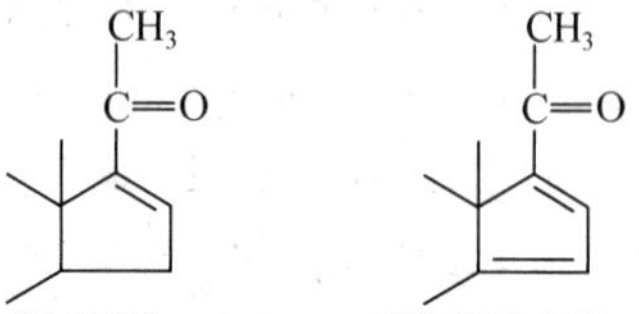


(Ⅰ)(239 nm) (Ⅱ)(307~309 nm)

**图 8-15 紫外光谱对两种不饱和甾体化合物的鉴别**

### 8.2.8.2 红外光谱

红外光谱主要用于判断官能团、甾体皂苷骨架及构型。螺甾皂苷及其苷元，由于分子中含有螺缩酮结构，在红外光谱上几乎都能显示除 980 $cm^{-1}$(A)、920 $cm^{-1}$(B)、900 $cm^{-1}$(C)、860 $cm^{-1}$(D)附近的四个特征吸收带。且 A 带最强。在 25 *S* 型皂苷或皂苷元中 B 带＞C 带。在 25 *R* 皂苷或皂苷元中则是 C 带＞B 带。因此，能借以区别 $C_{25}$ 位两种立体异构体。例如菝葜皂苷元代表 25 *S* 型化合物，丝兰皂苷元代表 25 *R* 型化合物，比较它们的光谱(图)，如图 8-16 所示。

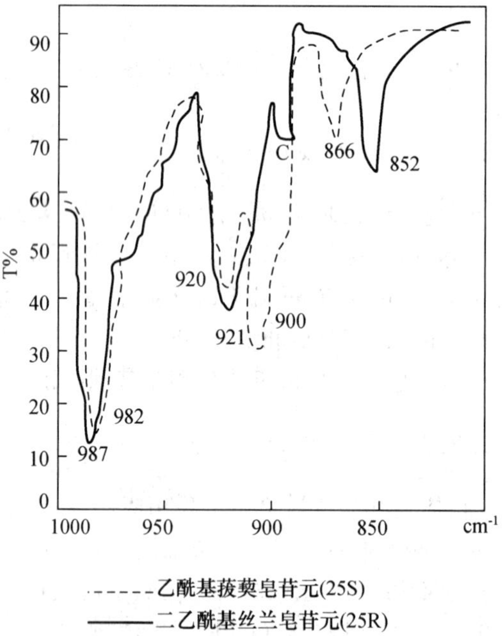


**图 8-16 菝葜皂苷元和丝兰皂苷元的红外光谱图**

25*S*：强度 B 带＞C 带 3-4 倍；25*R*：B 带＜C 带 2 倍；如果是两种差相异构体的混合物，则 B 带 C 带的强度应相接近。甾体皂苷元若是 $\Delta^{25(27)}$ 的衍生物，在 920 $cm^{-1}$ 附近有强吸收，还有 $C=CH_2$ 1 658 $cm^{-1}$ 和 878 $cm^{-1}$ 的吸收峰。$C_{25}$ 位上有羟基取代的皂苷元，除保留 25*S* 苷元中 B 带强吸收和 25*R* 苷元中 C 带强吸收外，A 带都很弱。当 F 环上存在 $C_{25}-CH_2OH$ 或 $C_{26}-OH$ 时，IR 情况与上述不同，其特征是 $C_{25}$ 为 *S* 型时，在 995 $cm^{-1}$ 处出现强吸收；$C_{25}$ 为 *R* 型时，在 1 010 $cm^{-1}$ 附近呈强吸收。F 环开裂后，无这种螺缩酮的特征吸收。

甾体皂苷元的羟基其红外伸缩频率约为 3 625 $cm^{-1}$，弯曲频率在 1 080～1 030 $cm^{-1}$，3－OH 甾体衍生物与 A/B 环的构型有一定关系。所有的甾体皂苷元 $C_3-OH$ 在 1 050～1 000 $cm^{-1}$ 均有吸收，故当 $C_3-OH$ 构型已知时，可利用 $C_3-OH$ 于红外光谱中表现的特征峰来推测 A/B 环的构型，如表 8-3 所示。

表 8-3　$C_3$—OH 甾体衍生物的红外光谱(弯曲频率)特征　$cm^{-1}$

| A/B | $C_3$—OH | $\nu_{OH}$ | $C_3$—OH | $\nu_{C_3-OH}$ |
|---|---|---|---|---|
| 顺(5β-H) | α(e) | 1 044～1 037 | β(a) | 1 036～1 032 |
| 反(5α-H) | β(e) | 1 040～1 037 | α(a) | 1 002～996 |
| $\Delta^5$ | β(e) | 1 052～1 050 | α(a) | 1 034 * |

* 石蜡糊，其余为 $CS_2$ 溶液，e：横键，a：竖键

甾体皂苷元中 $C_{11}$ 或 $C_{12}$ 位是羰基时，在 1 705～1 715 $cm^{-1}$ 处有吸收峰；若 $C_{12}$ 位羰基为 α,β-不饱和酮的体系时则在 1 600～1 605 $cm^{-1}$（$\nu_{C=C}$）及 1 673～1 679 $cm^{-1}$（$\nu_{C=O}$）处有两个吸收峰。

### 8.2.8.3　质谱

甾体皂苷元的裂解方式很有特征，由于分子中具有螺缩酮结构，质谱中均出现很强的 $m/z$ 139 的基峰，中等强度的 $m/z$ 115 的碎片离子峰及一个弱的 $m/z$ 126 的碎片离子峰，其裂解途径如下：中等强度的分子离子峰，$m/z$ 范围在 400～450（甾体皂苷苷元）。在低质区有一个强的基峰：$m/z$139，中强峰：$m/z$115，弱峰：$m/z$126；若 $C_{25}$ 或 $C_{27}$ 位有羟基取代，这三个峰均发生质量位移，上移 16 amu 为 $m/z$155、131、142；若 $C_{25}$、$C_{27}$ 位为双键相连，这三峰均下移 2 amu，为 $m/z$137、113 及 124。但 $C_{23}$ 位有羟基取代的皂苷元，其 $m/z$139 的基峰将消失，也没有质量位移的相应峰。$C_{17}$ 位有 α-OH 取代，$m/z$139 峰强会减弱，而 $m/z$126 成为基峰，并出现 $m/z$155(72%)、153(33%)的两个峰，如图 8-17 所示。

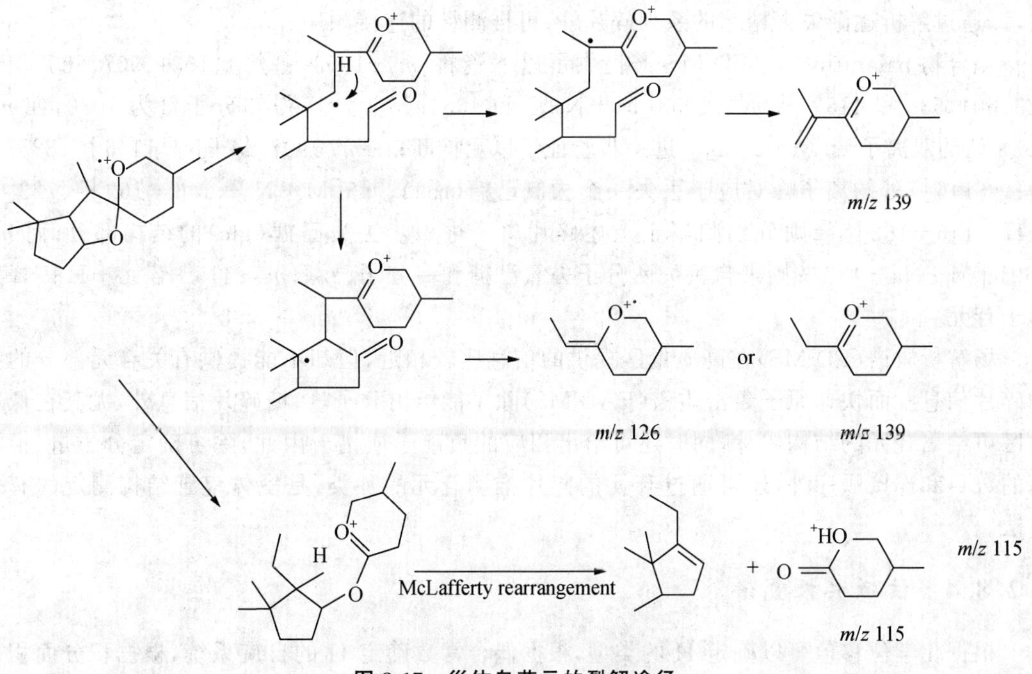


图 8-17　甾体皂苷元的裂解途径

如果F环有不同取代，则上述三个碎片离子峰可发生相应质量位移或峰强度变化，因而对于鉴定甾体皂苷元尤其是F环上的取代情况十分有用。

此外，尚有来自甾核或甾核加E环的离子，主要有 $m/z$ 386、357、347、344、302、287、273、122，这些碎片离子可解释为下列各式：

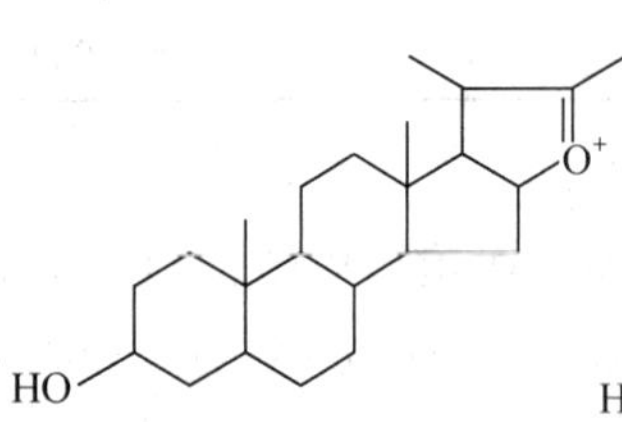

$m/z$ 386

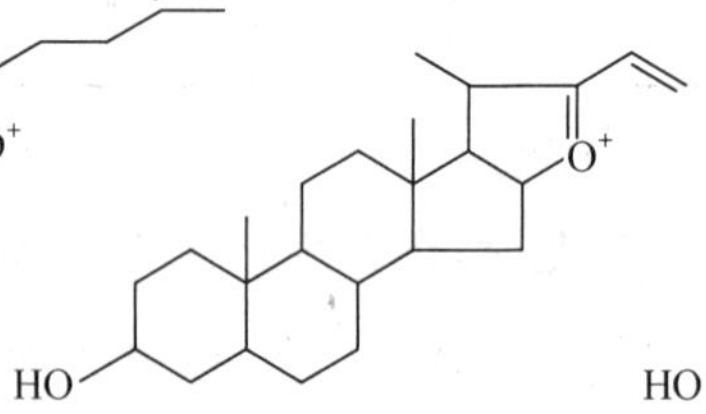

$m/z$ 357

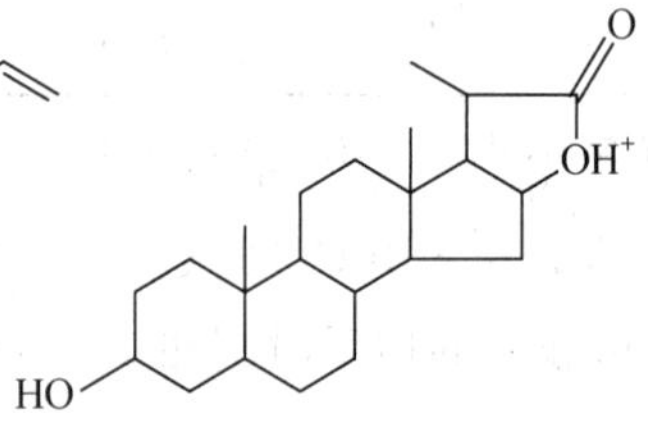

$m/z$ 347

这些离子的质核比可因取代基的性质和数目发生相应的质量位移，同时还可能产生一些失水或失去CO的离子，例如 $C_5$ 和 $C_6$ 间有双键的皂苷元，$C_3$-OH都易失水产生 $m/z$ 282的强峰，可能是因为失水后形成共轭体系，较为稳定。

甾体皂苷的EI-MS中同时伴有甾体母核或甾核加E环的C-H系列碎片。这些离子的质核比可因取代基的性质和数目发生相应的质量位移，根据这些特征碎片峰可以鉴别是否为甾体皂苷元，并可推测母核上取代基的性质、数目及取代基的位置等。

FD-MS适用于甾体皂苷分子量以及糖的连接顺序的测定。在甾体皂苷的FD-MS中可见到 $[M+Na]^+$，$[M+Na\text{-糖基}]^+$ 及糖基碎片，同时还存在一些特征碎片如 $[M+2H\text{-糖基}]^+$ 及双电荷离子如 $[M+2Na]^+$ 等。因此可以确定甾体皂苷的分子量，再根据其分子量，确定糖的数目，通过解析逐渐失去糖基的系列碎片峰，可推测糖的连接顺序。

化合物balanitin-1的FD-MS谱提供了以下资料：$m/z$ 1053（基峰）、1031、907、885、745、723、601、538和415。从 $m/z$ 1053 $[M+Na]^+$ 和1031 $[M+H]^+$ 得知分子量为1030，在 $m/z$ 538处的双离子峰 $[M+2Na]^{2+}$ 进一步验证了以上推断；在 $m/z$ 907 $[M+Na-146]^+$、885 $[M+H-146]^+$ 处的离子峰对应于丢失一个去氧己糖（rha）；745 $[M+Na-146-162]^+$、723 $[M+H-146-162]^+$ 峰则分别归属于上述碎片离子进一步丢失己糖（glc）的结构部分；而 $m/z$ 601 $[M+Na-452]^+$ 则来自丢失两分子去氧己糖和一分子己糖；$m/z$ 415 $[\text{苷元}+H]^+$ 峰则归于苷元。

场解析质谱（FD-MS）在高质量区提供的信息比较相近，但却不能提供有关苷元部分的结构碎片信息。而快速原子轰击质谱（FAB-MS）除了能给出分子量、糖碎片信息外，尤其在低质量区可给出苷元的结构碎片，同时还可给出相应的负离子质谱。因此，除可确定分子量、推测糖的数目和连接顺序外，还可通过苷元的碎片推测苷元的种类，是甾体皂苷结构测定的有效方法。

### 8.2.8.4 核磁共振氢谱

根据化学位移值可以确定H的类型，根据偶合常数确定H的自旋系统，根据积分面积确定H的数目。

甾体皂苷元在高场区亦出现因环上亚甲基和次甲基质子信号相互重叠堆积而成的复杂峰

图。但是在其中可明显地见有 4 个归属于甲基(18、19、21 和 27 位甲基,如图 8-18 所示)的特征峰,其中 $18\text{-}CH_3$ 和 $19\text{-}CH_3$ 是角甲基,均为单峰,前者处于较高场,后者处于较低场;$21\text{-}CH_3$ 和 $27\text{-}CH_3$ 因被邻位氢偶合,均为双峰,且 $27\text{-}CH_3$ 常处于 $18\text{-}CH_3$ 的高场,$21\text{-}CH_3$ 则常位于 $19\text{-}CH_3$ 的低场,容易辨认;如果 $C_{25}$ 位有羟基取代,则 $27\text{-}CH_3$ 为单峰,并向低场移动。$C_{16}$ 位和 $C_{26}$ 位上的氢是与氧同碳的质子,处于较低场,易于辨认。

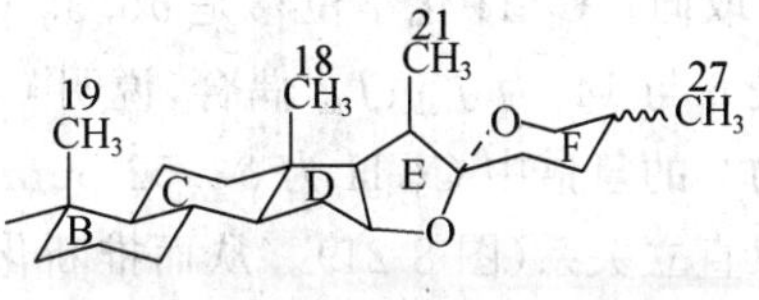


**图 8-18 甾体皂苷元不同位置的甲基**

因为 $27\text{-}CH_3$ 的 $\delta$ 值与其构型有关,所以 $27\text{-}CH_3$ 的 $\delta$ 值可以帮助判断 $C_{25}$ 的构型,如图 8-19 所示,$\delta$ :$\alpha\text{-}CH_3(25R)$高场<$\beta\text{-}CH_3(25S)$低场。需要特别指出的是,根据 $27\text{-}CH_3$ 的化学位移值还可鉴别甾体皂苷元 $C_{25}$ 的两种异构体,即 $C_{25}$ 上的甲基为 $\alpha$-取向(横键,25*S* 型)的 $CH_3$ 质子信号($\delta$ 约 1.10)化学位移值比 $\beta$-取向(竖键,25*S* 构型)处于较高场。$27\text{-}CH_3$ 的取向也可用溶剂效应进行测定,在 $CDCl_3$ 和 $C_6D_6$ 中分别测定 $\Delta\delta CDCl_3\text{-}C_6D_6$ 值,如 $27\text{-}CH_3$ 为 $\alpha$ 键(25*R* 型)时,$\Delta\delta CDCl_3\text{-}C_6D_6$ 为 0.08～0.13 ppm;为 $\beta$ 键(25*S* 型),时,该值为－0.02 ppm。

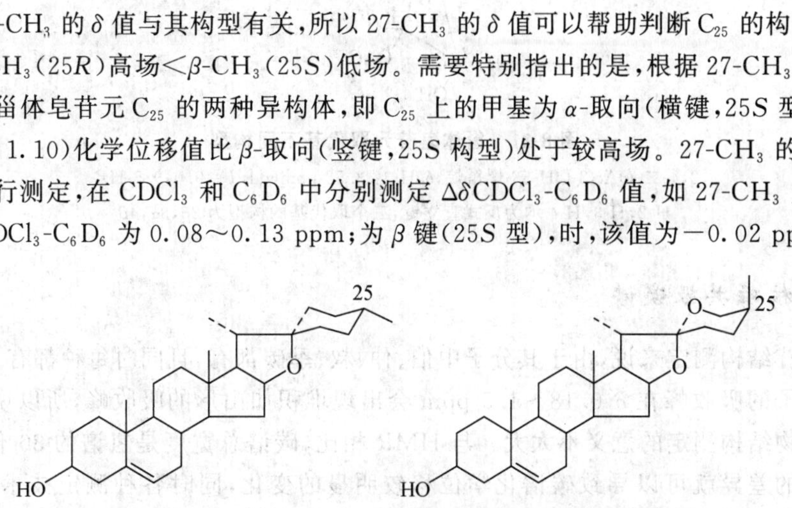


27-CH₃的f值可以帮助判断C₂₅的构型

**图 8-19 甾体皂苷 $25\text{-}CH_3$ 的两种不同构型**

此外,$C_{26}$ 上 2 个氢质子的信号,在 25*R* 异构体中化学位移值相近,而在 25*S* 异构体中则差别较大,也可用于区别 25*R* 和 25*S* 两种异构体。例如 bahamgenin(25*R* 型),在 $CDCl_3$ 中测定,$C_{26}$ 位上两个氢化学位移都是 $\delta$3.36 ppm。而菝葜皂苷元(25*S* 型)的 $C_{26}$ 位两个氢的化学位移值分别是 $\delta$3.30 ppm 和 $\delta$3.95 ppm。

26-亚甲基两个质子的 $\delta$ 值可以帮助判断 $C_{25}$ 的构型,如图 8-20 所示:

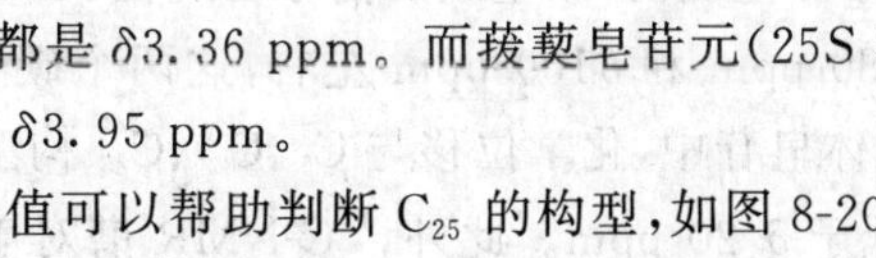


**图 8-20 甾体皂苷元 $C_{25}$ 不同构型**

| | | | | |
|---|---|---|---|---|
| $26\text{-}CH_2$ | | | | $\delta$ |
| 25*R* | 2H $\delta$ | 相似 | 一个峰 | 3.36 ppm |
| 25*S* | 2H $\delta$ | 差别较大 | 两个峰 | 3.30、3.95 ppm |

偶合常数也是确定结构的重要参数,可以根据 J 值大小不同,可以判断取代基构型。例如化合物 1,已知 $C_5\text{-}H$ 为 $\beta$-H,在氢谱中 $C_4\text{-}H$ 的化学位移为 $\delta$5.63 ppm(d,$J_{4,5}$＝12 Hz),根据 *J* 指示 $C_4\text{-}H$ 与 $C_5\text{-}H$ 是反式双直立关系,因此推断 $C_4\text{-}OAc$ 是横键,$\beta$-取向,及 $C_4\text{-}H$ 为竖键,

$\alpha$-取向。$C_2$-H 化学位移是 $\delta$5.35 ppm(dd,$J$=6,14 Hz)与 $C_1$ 位上的两个氢的偶合常数分别是 6 与 14,为 $J_{ae}$、$J_{aa}$ 偶合,说明 $C_2$-H 是竖键,$\alpha$-取向,因此 $C_2$-OH 应为横键,$\beta$-取向。化合物 2 的氢谱中 $C_3$-H 为 $\delta$3.52 ppm(dd,$J$=9.0,9.5 Hz),说明 $C_3$-H 和 $C_2$-H、$C_4$-H 均为反式双直立关系(图 8-21)。从而推断化合物 2 中的三羟基是 2$\beta$、3$\alpha$、4$\beta$。

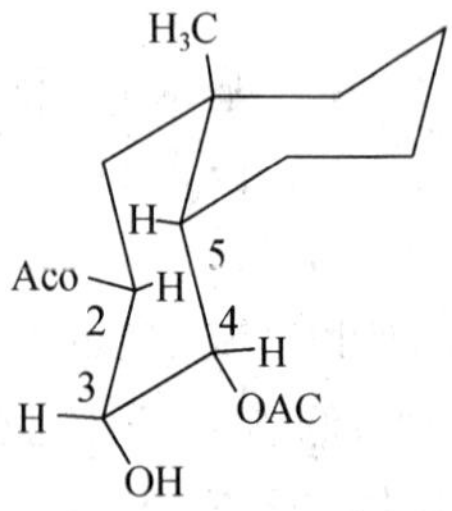


**图 8-21　甾体皂苷元取代基不同构型**

2,4-二-OAc-3-OH-5$\beta$-螺甾烷,$\delta$ H-3:3.52 ppm(dd,$J$=9.0,9.5 Hz)

H-2,H-3,H-4 均为反式直立键,三个取代基的构型为 2$\beta$,3$\alpha$,4$\beta$

### 8.2.8.5 核磁共振碳谱

对于皂苷结构测定来说,由于其分子中伯、仲、叔、季碳都有,且同时每种都有几个,所以这些碳上的质子的吸收峰在 $\delta$ 0.18～1.5 ppm 会出现堆积如山形的吸收峰,所以说 CMR 对于皂苷类化合物结构测定的意义不太大。与 HMR 相比,碳谱总宽度是氢谱的 30 倍左右,分子结构中微小的差异就可以导致碳谱化学位移较明显的变化,同时各种测定技术(全氢去偶、DEPT 等)联合应用,基本上可以将皂苷苷元中 27 个 C 都进行归属,所以说,碳谱更适合皂苷元的结构测定。

一般甾体皂苷元碳原子上如有羟基取代,化学位移向低场位移 40～45 ppm。如羟基与糖结合成苷,则与糖基相连的碳原子($\alpha$ 碳)信号发生苷化位移,再向低场位移 6-10 ppm;双键碳的化学位移在 $\delta$115～150 ppm 范围内;羰基碳的信号出现在 $\delta$200 ppm 左右。16 位和 20 位连氧碳,其化学位移分别在 $\delta$80 ppm 和 $\delta$109 ppm 左右,这两个碳信号极具特征性,易于辨别。特别是后者,在螺甾烷型甾体皂苷中,化学位移与 $C_5$、$C_{22}$、$C_{25}$ 构型无关。18、19、21 和 27 位的 4 个甲基的化学位移一般低于 $\delta$ 20 ppm。此外,$^{13}$C-NMR 谱对于鉴别甾体皂苷元 A/B 环的稠和方式及 $C_{25}$ 异构体可提供极为重要的信息。甾体皂苷元 $C_5$ 构型是 5$\alpha$(A/B 反式)还是 5$\beta$(A/B 顺式),可根据其 $C_5$、$C_9$ 和 $C_{19}$ 信号的化学位移值予以区别。$C_5$ 构型如为 5$\alpha$,其 $C_5$、$C_9$ 和 $C_{19}$ 信号的化学位移值分别为 $\delta$(ppm)44.9、54.4 和 12.3 左右;如为 5$\beta$,则其 $C_5$、$C_9$ 和 $C_{19}$ 信号的化学位移值分别为 $\delta$(ppm) 36.5、42.2 和 23.9。

在螺甾烷甾体皂苷中,27-$CH_3$ 的信号的化学位移值虽与 $C_5$ 构型无关,但它却与 $C_{25}$ 的构型有关,且因取向不同,还将显著影响 F 环上其他各碳信号的化学位移。在 22$\alpha$-O、25R-系列中,27-$CH_3$ 信号位于 $\delta$ 17.1+0.1 处,而 F 环上的 $C_{23}$、$C_{24}$、$C_{25}$ 和 $C_{26}$ 信号,一般分别出现在 $\delta$(ppm)31.3+0.3、28.8+0.3、30.3+0.3 和 66.9+0.2 处。在 22$\alpha$-O、25S-系列中,27-$CH_3$ 信号位于 $\delta$(ppm)16.2+0.2 处,而 F 环上的 $C_{23}$、$C_{24}$、$C_{25}$ 和 $C_{26}$ 信号,一般分别出现在 $\delta$(ppm)27.3+0.3、25.8+0.3、26.1+0.3 和 65.1+0.1 ppm 处。

呋甾烷型甾体皂苷元,其 E 环和 F 环碳原子的化学位移与螺甾烷骨架显著不同,其 22 位

碳信号出现在 δ 90.3 ppm 处；当 $C_{22}$ 位上连有羟基时，22 位碳信号出现在 δ 110.8 ppm 处；当 $C_{22}$ 位连有甲氧基时，22 位的碳信号出现在 δ 113.5 ppm 处(其甲氧基碳在较高场，一般为 47.2±0.2 ppm)。

变型螺甾烷类，F 环为五元呋喃环，如图 8-22 所示，22 位碳信号出现在 δ 120.9 ppm 处，25 位信号出现在 δ 85.6 ppm 处，可明显区别于其他类型。

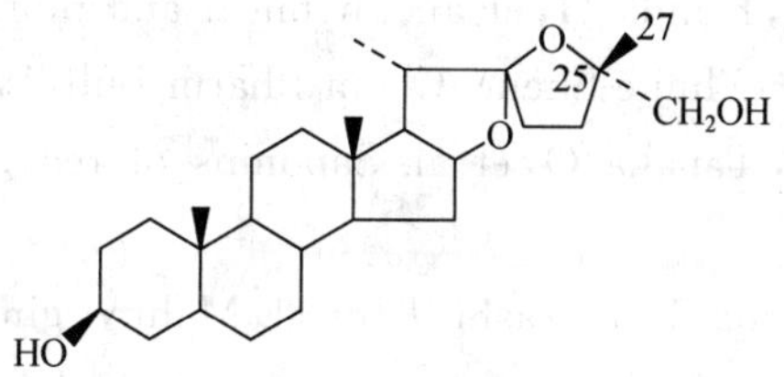


图 8-22　变型螺甾烷类

$CH_3$：δ<20 ppm，但是当 A/B 顺式 (5β-H)，19-$CH_3$：δ 23 ppm。

与 OH 相连 C：向低场位移至 δ 60～90 ppm；如果-OH 与糖结合成苷，则再向低场位移 6～10 ppm。

C=C：δ 115～150 ppm。

C=O：δ 200～ ppm(α，β-不饱和酮，会向高场位移)。

苷化位置的确定根据苷化位移：

－OH 成苷：α-C 苷化位移为＋6～10 ppm；糖的端基碳：δ 98～110 ppm；

－COOH 成苷：C=O 苷化位移为－2～：糖的端基碳：δ 95～96 ppm；

糖与糖连接位置：α-C 苷化位移为：＋3～8 ppm。

## 参考文献


[1]Kulshreshtha M J，Kulshreshtha D K，Rastogi R P. Triterpenoids. phytochemistry，1972，11(8)：2369-2381.

[2] Mahato S B, Sucharita S. Advances in triterpenoid research, 1990-1994. Phytochemistry，1997，44 (7)：1185-1236.

[3]Agarwal S K，Rastogi R P. Triterpenoid sapinins and their genins. Phytochemistry，1974，13(12)：2623-2645.

[4] Mahato S B, Nandy A K. Triterpenoid saponins discovered between1987 and 1989. Phytochemistry，1991，30(5)：1357-1390.

[5]甘露，赵玉英，程功. 补血草素类化合物研究概况. 西北药学杂志，1997，12(3)：135-140.

[6]Itokawa H，Kishi E，M orita，et al. A new squalene-type triterpene from the woods of *Eurycoma longifolia*. Chem Lett，1991，(12)：2221-2222.

[7]Barrero A F，Alvarez-Manzaneda Roldan E J，Alvarez-Manzaneda R R. Achilleol A：a new mon ocyclictriterpene skeleton from *Achillea odorata* L. Tetrahedron Letters，1989，30(25)：3351-3352.

[8]Guzman De，Sch mitz F S，Francis J. Naurol A and B，novel triterpene alcohols from a

Pacificsponge. J Org Chem,1991,56(1):55-58.

[9]Barrero A F,Manzaneda R,Enrique A,et al. A new tricyclic tritepene skeleton from Achilleaodorata L. Tetrahedron,1990,46(24):8161-8168.

[10]Abe I,Rohmer M,Prestwich G D. Enzymatic cyclization of squalene and oxidosqualene to sterols and triterpenes. Chem Rev,1993,93(6):2189-2206.

[11]Morita T,Kasai R,Kohda H,et al. Chemical and morpholigical study on Chinese Panax japonicus C. A. Meyer(Zhujie-Shen). Chem Pharm Bull,1983,31(9):3205-3209.

[12]Kasai R,Besso H,Tanaka O,et al. Saponins of red ginseng. Chem Pharm Bull,1983,31(6):2120-2125.

[13]Kitagawa I,Taniyama T,Hayashi T,et al. Malinyl-ginsenosides Rb1,Rb2,Rc and Rd,foyr new malonylated dammarane-type triterpene oigoglycosides from Ginseng radix. Chem Pharm Bull,1983,31(9):3353-3356.

[14]Nagai M,Ando T,Tanaka N,et al. Chemical studies on the Oriental plant drugs. XXVIII. Saponins and sapogenins of Ginseng. Stereochemistry of the sapogenin of Ginsenosides-Rb1,-Rb2,andRc. Chem Pharm Bull,1972,20(6):1212-1216.

[15]Otsuka H,Akiyama T,Kawai K,et al. The structure o jujubosides A and B,the saponins isolated from the seeds of Zizyphus jujube. Phytochemistry,1978,17(8):1349-1352.

[16]Okamra N,Nohara T,Yagi A,et al. Studies on the constituents of Zizyphi Fructus. III. Structures of dammarane-type saponins. Chem Pharm Bull,1981,29(3):676-683.

[17]Ikram M,Ofihara Y,Yamasaki K. Structure of a new saponin from Zizyphus uulgaris. J Nat Prod,1981,44(1):91-93.

[18]Dugan J J,De Mayo P. Terpenoids. X. Presenegenin,a quite normal triterpenoid. Can J Chem,1965,43(7):2033-2046.

[19]Kobayashi M,Okamoto Y,Kitagawa I. Marine natural products. XXVIII. The structures of sarasinosides A1,A2,A3,B1,B2,B3,C1,C2,and C3,nine new norlanostane-triterpenoidalo ligoglycosides from the Palauan matine sponge Asteropus sarasinosum. Chem Pharm Bull,1991,39(11):2867-2877.

[20]陈若芸,于德泉.灵芝三萜化学成分研究进展.药学学报,1990,25(12):940-953.

[21]何侃,王惠康.近年黄芪及其同属近缘植物的化学成分研究进展.药学学报,1988,23(11):873-880.

[22]Kumar V,Niyaz N M,Mohammed Wickramaratne D B,et al. Balasubramaniam,Sinnathamby. Tirucallane derivatives from Paramignya monophulla fruits. Phytochemistry,1991,30(4):1231-1233

[23]Champagne D E,Koul O,Isman M B,et al. Biological activity of limonoids from the Rutales. Phytochemistry,1992,31(2):377-394.

[24]Kraus W,Cramer R,Sawitzki G. Tetranortriterpenoids from the seeds of Azadirachta indica. Phutochemistry,1981,20(1):117-120.

[25]Bartom Derek H R,Garbers C F,Giacopello D,et al. Triterpenoids. XXIX. Interrelation of cucurbitacin Awith lanosterol. J Chem Soc(sectiom C):Organic,1969,(7):

1050-1056.

[26]王方材,梁晓天. 雪胆甲素在碱中的乙酰基转移反应. 化学学报,1983,41(1):97-98.

[27]Hylands PJ,Kosugi J. Bryonoside and bryoside. New triterpene glycosides from Bryonia dioica. Phytochemistry,1982,21(6):1379-1384.

[28]Mahato SB,Kundu A P. $^{13}$C NMR spectra of pentacyclic triterpenoids-a compilation and somesalient features. Phytochemistry,1994,37(6):1517-1575.

[29]田丽婷,马龙,堵年生. 齐墩果酸的药理作用研究概况. 中国中药杂志,2002,27(12):884-886.

[30]张如意,张建华,汪茂田. 乌拉尔甘草中皂甙的研究. 药学学报,1986,21(7):510-515.

[31]蔡立宁,张如意,张志亮. 黄甘草皂甙的结构. 药学学报,1991,26(6):447-450.

[32]贾琦,张如意. 柴胡属植物中皂甙化学研究进展. 药学学报,1989,24(12):961-971;刘沁舡,谭利,白焱晶. 柴胡属植物皂苷近10年研究概况. 中国中药杂志,2002,27(1):11-15,49.

[33]Tan L,Zhao YY,Tu G Z,et al. Saikosaponins from roots of Bupleurum scorzonerifolium Phyrochemistry,1999,50(1):139-142.

[34]Johnson A,Shimizu Y. Phytolaccinic acid,a new triterpene from Phytolacca Americana. Tetrahedron,1974,30(14):233-2036.

[35]Woo W S,Kang S S. Phytolaccoside B:triterpene glucoside from Phytolacca Americana. Phyrochemistry,1976,15(8):1315-1317.

[36]Woo W S,Kang S S,Wagner H,et al. Triterpenoid saponins from the roots of Phytolacca Americana. Planta Medica,1978,34(1):87-92.

[37]王著禄,易建华. 中药商陆有效成分的研究-II. 商陆皂甙戊、己的分离与鉴定. 药学学报,1984,19(11):825-829.

[38]Moreno M,Rodriguez V M. Medicinal pre-Hispanic plants. Part 9. Yiamoloside B,a fungistatic saponin of Phytolacca octandra. Phytochemistry,1981,20(6):1446-1447.

[39]Parkhurst R M,Thomas D W,Skinner W A,et al. Molluscicidal saponins of Phytolaccadodecandra. Lemmatoxin. Can J Chem,1974,52(5):702-705.

[40]Parkhurst R M,Thomas D W,Skinner W A,et al. Molluscicidal saponins of Phytolaccadodecandra. Lemmatoxin-A. Phytochemistry,1973,12(6):1437-1442.

[41]宋月林,姜勇,屠鹏飞. 远志属植物研究最新进展. 中国科技论文在线(http://www.paper.edu.cn)

[42]Nikaido T,Ohmoto T,Saitoh H,et al. Inhibition of cyclic adenosine monophosphate phosphodiesterase in Polygala tenuifolia. Chem Pharm Bull,1982,30(6):2020-2024.

[43]Jia H X,Jiang Y,Ruan Y,et al. Tenuigenin treatment decreases secretion of the Alzheimer's disease amyloid beta-protein in cultured cells. Neuroscience letters,2004,367(1):123-128.

[44]Zou K,Zhao Y,Tu G et al. Two diastereomeric saponins with cytotoxic activity from Alaizia julibrissin. Carbohydrate Pesearch,2000,324(3):182-188.

[45]Yosioka I,Sugawara T,Ohsuka A,et al. Soil bacterial hydrolysis leading to genuine aglycone-III. Structures of glycosides and genuine aglycone of the root of Sanguisorba. Chem

Pharm Bull,1971,19(8):1700-1707.

[46]Qin W J,Wu X,Zhao J J,et al. Triterpenoid glycosides from leaves of Ilex cornuta. Phytochemistry,1986,25(4):913-916.

[47]罗思齐,金慧芳. 积雪草中积雪草甙的分离和鉴定. 中草药,1980,11(6):244-246.

[48]Pinhas H,Bondiou J C. Chemical constitution of the glycosyl part of madecassoside. Bulletin de la Societe. Chimique de France,1967,6:1888-1890.

[49]Tommasi D N,Simone D F,Pizza C,et al. Constituents of Eriobotrya japonica. A study of theirantiviral properties. J Net Prod,1992,55(8):1067-1073.

[50]陈文看,林强,陈玲. 中药白头翁的皂苷 IV. 主皂苷 B4 和 A3 结构的研究. 化学学报,1990,26(5):501-505.

[51]Minocha P K,Tiwari K P. A triterpenoidal saponin from roots of Acanthus illicifolius. Phytochemistry,1981,20(1):135-137.

[52]Chauhan J S,Srivastava S K. Lup-20(29)-ene-3-O-$\beta$-D-maltoside from the roots of Cordia obliqua. Phytochemistry,1978,17(5):1005-1006.

[53]张东明,于德泉,谢凤指. 雷公藤酮的结构. 药学学报,1991,26(5):341-344.

[54]Gunatilaka A A Leslie,Nanayakkara N P Dhammika. Studies on terpenoids and steroids and steroids-2. Structures of two new tri and tetraoxygenated D:A-friedooleanane tritepenes from Kokoona zeylanica. Tetrahedron,1984,40(4):805-809.

[55]黄宝山,宋纯清. 皂苷的化学与生物活性. 国外医学・药学分册,1982,9(4):204-211.

[56]Zhang Q Y,Zhao Y Y,Wang B,et al. New triterpenoid saponins from Stelmatocrypton khasianum. Chem Pharm Bull,2003,51(5):574-578.

[57]Mizutani K,Ohtani K,Wei J X,et al. Saponins from Anemone riuularis. Planta Medica,1984,50(4):327-331.

[58]Shi S P,Jiang D,Zhao M B,et al. Preparative isolation and purification of triterpene saponins from Clematis hexapetala by high-speed counter-current chromatography coupled with evaporative lightscattering detection. J Chromatogr B,in press.

[59]姚新生. 天然产物化学. 2 版. 北京:人民卫生出版社,1994.

[60]Ricca G S,Danieli B,Palmisano G,et al. Carbon-13NMR spectra of some pentacyclic trierpenoids with the olean-12-ene and 18-olean-12-ene skeleton. Organic Magnetic Resonance,1978,11(4):163-166.

[61]Budzikiewiz H,Wilson J M,Djerassi C. Mass spectrometry in structural and stereochemical problems. XXXII. Pentacyclic triterpenes. J Am Chem Soc, 1963, 85 (22): 3688-3699.

[62]丛浦珠. 质谱学在有机化学中的应用. 北京:科学出版社,1987.

[63]Dubois M A,Ilyas M,Wagner H. Cussonosides A and B,two triterpene-saponins from Cussoniabarteri. Planta Medica,1986,52(2):80-83.

[64]Kitagawa I Taniyama T,Nagahama Y,et al. Saponin and sapogenol. XLII. Structures of acetyl-soyasaponins A1,A2,and A3,astringent partially acetylated bisdesmosides of soyasapogenol A,from American soybean,the seeds of Glycine max Merrill. Chem Pharm

Bull,1988,36(8):2819-2828.

[65]Schopke T,Thhiele H,Wray V,et al. Strucrure elucidation of a glycoside of 2 beta,3 beta,23-trihydroxy-16-oxoolean-12-en-28-oic acid from Bellis bernardii using mass spectrometry for the sugar sequence determination. J Nat Prod,1995,58(1):152-155.

[66]高东英,张如意.齐墩果烷型五环三萜皂苷元[13]C NMR谱研究概况.北京医科大学学报,1993,5(6):463-470.

[67]王祝举,赵玉英,陈雅研.夏枯草属植物三萜类化学及[13]C NMR波谱特征.中国中药杂志,2000,,2(10):518-523.

[68]罗何生,赵玉英,马立斌.柴胡皂甙q及其甙元的结构鉴定.药学学报,1995,30(6):435-439.

[69]Tan L,Zhao Y Y,Zhang R Y,et al. A new saikosaponin from Bupleyrum scorzonerifolium. J Chin Pharm Sci,1996,5(3):128-131.

[70]陈喜奎,张如意,张志亮.黑柴胡中新三萜皂甙的结构鉴定.药学学报,1993,28(5):352-357.

[71]Ishii H,Nakamura M,Seo S,et al. Isolation,characterization,and nuclear magnetic resonance spectra of new saponins from the roots of Bupleurum falcaum L. Chem Pharm Bull,1980,28(8):2367-2373.

[72]Zhou S X,Yang J S,Lin F C,et al. Complete assignments of 1Hand [13]C NMR spectroscopic data for two new triterpenoid saponins from Ilex hainanensis. Mag Res Chem,2007,45(2):179-181.

[73]王祝举,赵玉英,涂光忠.夏枯草化学成分的研究.药学学报,1999,34(9):670-672.

[74]Becchi M,Brumeteau M,Trouilloud M,et al. Structure of chrysantellin B,a new saponin isolated from Chrysantellum procumbens Rich. Eur J Biochem,1980,108(1):271-279.

[75]Kizu H,Tomimori T. Studies on the constituents of Clematis species. V. On the saponins of the root of Clematis chinensis Osbeck.(5). Chem Pharm Bull,1982,30(9):3340-3346.

[76]Inoue H,Mori T,Shibata S,et al. Inhibitory effect of glycyrrhetinic acid derivatives on arachidonic acid-induced mouse ear edema. J Pharm Pharmacol,1988,40(4):272-277.

[77]Qin W Z. Tripterygium Wilfordii Hook F in systemic lupus erythematosus:report of 103 cases. Chin Med J,1981,94(12):827-834.

[78]Mahato S B,Nandy A K,Roy G. Triterpenoids. Phytochemistry,1992,31(7):2199-2249.

[79]Ling H C,King M L,Chen C F,et al. Anticancer effects of nine triterpenol derivatives on humancancer cells. Zhonghua Yinxue Zazhi(Taipei),1982,29(4):308-315.

[80]Nishino H,Nishino A,Takayasu J,et al. Inhibition of the tumor-promoting action of 12-O-tetradecanoylphorbol 13-acetate by some oleanane-type triterpenoid compounds. Cancer Research,1988,48(18),5210-5215

[81]Lee K H,Lin Y M,Wu T S,et al. The cytotoxic principles of Prunella vulgaris,Psy-

chotria serpens, and Hyptis capitata: ursolic acid and related derivatives. Planta Medica, 1988, 54(4): 308-311.

[82]Kitagawa I, Nishino T, Kobayashi M, et al. Matine natural products. VIII. Bioactive triterpene oligoglycosides from the sea cucumber Holothuria leucospilata Brandt(2). Structure of holothurin A. Chem Pharm Bull, 1981, 29(7): 1951-1956.

[83]Rakhimov K D, Vermenichev S M, Lutskii V I, et al. Triterpene glycosides from Thalictrumfoetidum and T. minus(Ranunculaceae) and their antineoplastic activity. Khimiko Farmatsevticheskii Zhurnal, 1987, 21(12): 1434-1436.

[84]张春枝，安利佳，金凤燮．人参皂苷生理活性的研究进展．食品与发酵工业，2002,，18(14)：70-74.

[85]Das M C, Mahato S B. Triterpenoids. Phytochemistry, 1983, 22(5): 1071-1095.

[86]Favel A, Steinmetz M D, Regli P, et al. In vitro antifungal activity of triteroenoid saponins Planta Medica, 1994, 60(1): 50-53.

[87]Li H Y, Sun N J, Kashiwada Y, et al. Anti-AIDS agents, 9. Suberosol, a new C31 lanostane-ty pe triterpene and anti-HIV principle from Polyalthhia suberosa. J Net Prod, 1993, 56(7): 1130-1133.

[88]Shambrom E. Treatment of blood products with glycyrrhizic triterpenoids and albumins. U. S. patent US 5128150.

[89]Basu N, Rastogi R P. Triterpenoid saponins and sapogenins. Phytochemistry, 1967, 6(9): 1249-1270.

[90]Chandel R S, Rastogi R P. Triterpenoid saponins and sapogenins. Phytochemistry: 1973-1978. Phytochemistry, 1980, 19(9): 1889-1908.

[91]睢大员，陈满秋，于晓风，等．人参 Rb 组皂苷对犬实验性心肌梗死的保护作用．中草药，2001，32(2)：136-139.

[92]张玉华，韩丛成，曲绍春，等．刺五加叶皂苷对大鼠实验性心肌梗死的保护作用．中国新药杂志，2002，11(9)：695-697.

[93]胡霞敏，曾繁典．β-七叶皂苷钠对大鼠脑缺血-再灌注损伤的保护作用．药学学报，2004，39(6)：419-423.

[94]Hostettmann K, Kizu H, Tomimori T. Molluscicidal properties of various saponins. Planta Medica, 1982, 44(1): 34-35.

[95]Ghosal S, Srivastava A K, Srivastava R S, et al. Chemical constituents of Justicia. Part 4. Justicisaponin-I, a new triterpenoid saponin from Justicia simplex. Planta Medica, 1981, 42(3): 279-283.

[96]吴乃居，张国庆．土牛膝化学成分研究．中草药，1980，13(10)：5-6.

[97]Mahato S B, Sarkar S K, Poddar G. Triterpenoid saponins. Phytochemistry, 1988, 27(10): 3037-3067.

[98]吴寿金，张晓闻．近年来皂甙药理活性的研究概况．国外医药·植物药分册，1994，9(6)：246-252.

[99]齐刚，张莉，李长龄．绞股蓝总皂甙对血小板聚集和血栓形成的影响．中草药，1997，28

(3):163-165.

[100]Kim H J,Chun Y J,Park J D,et al. Protection of rat liver microsomes against carbon tetrachloride induced lipid peroxidation by red ginseng saponin through cytochrome P450 inhibition. Planta Medica,1997,63(5):415-418.

[101]王章存. 大豆皂甙研究进展. 中草药,1995,26(11):607-670.

[102]Kadota A. Antiobesity agents containing soyasaponins and methoxyglucose. Jpn. Kokai Tokkyo Koho 1986,JP 61265068.

[103] Manitto P. Biosynthesis of Natural Products. New York: John Wiley &Sons,1981.

[104]Debieu D,Gall C,Gredt M,等. Ergosterol biosynthesis and its inhibition by fenpropimorph in Fusarium species. Phytochemistry,1992,31(4): 1223-1233.

[105]严常开,曾繁典. 大蒜的主要化学成分及其药理作用研究进展. 中国新药杂志,2004(8): 688-691.

[106]Barile E,Bonanomi G,Antignani V,等. Saponins from Allium minutiflorum with antifungal activity. Phytochemistry,2007,68(5): 596-603.

[107]蒋红平,吴亚克,郑微,等. 薯蓣皂苷元衍生物抗肿瘤的构效关系研究. 药学学报,2011(05): 539-547.

[108]丁晓勇,何谷,蒋红平,等. 薯蓣皂苷元抗肿瘤衍生物的设计、合成与抗肿瘤活性. 药学学报,2012(4): 479-485.

[109]丛悦,柳晓兰,余祖胤,等. 知母皂苷抑制血小板聚集的活性成分筛选及构效关系分析. 解放军医学杂志,2010(11): 1370-1373.

[110]马朋,曹同涛,刘栋,等. 薯蓣皂苷类化合物体外抗肿瘤作用的研究. 滨州医学院学报,2008(5): 326-328.

[111]孙麒,巨勇,赵玉芬. 具有生物活性的甾体皂苷. 中草药,2002(3): 86-90.

[112]毕葳,沈葹,王鹏龙,等. 重楼中几个甾体皂苷类成分对鸡胚绒毛尿囊膜血管生成的影响. 中成药,2012(8): 1536-1541.

[113]Li M,Han X,Yu B. Synthesis of monomethylated dioscin derivatives and their antitumor activities. Carbohyd Res,2003,338(2): 117-121.

[114]杨健,苗芳,赵伟,等. 正交设计优选铁筷子甾体皂苷成分的超声提取工艺. 西北农业学报,2007(2): 90-93.

[115]吕立华,周效思,彭艳梅. 纤维素酶法提取知母甾体总皂苷元工艺研究. 中医药导报,2007(10): 73-75.

[116]郑瑞,刘文文,刘洁琼. 发酵酸水解法提取穿山龙中薯蓣皂苷元的实验研究. 贵阳中医学院学报,2012(4): 202-205.

[117]Zhi W,Deng Q. Purification of salvianolic acid B from the crude extract of Salvia miltiorrhiza with hydrophilic organic/salt-containing aqueous two-phase system by counter-current chromatography. J Chromatogr A,2006,1116(1-2): 149-152.

[118]李梦青,耿艳辉,刘桂敏,等. 双水相萃取技术在白藜芦醇提纯工艺中的应用. 天然产物研究与开发,2006(4): 647-649.

[119]张代佳，刘传斌，修志龙，等．微波技术在植物胞内有效成分提取中的应用．中草药，2000(9)：86-87.

[120]刘琳，董悦生，修志龙．微波辅助双水相提取盾叶薯蓣中的皂苷成分．过程工程学报，2009(06)：1147-1152.

[121]杨欢，杨克迪，陈钧．双相酸水解法提取薯蓣皂苷元的研究．中国现代应用药学，2005(4)：270-272.

[122]张裕卿，王东青．利用生物技术协同提取薯蓣皂素．精细与专用化学品，2005(01)：7-10.

[123]Itabashi M，Segawa K，Ikeda Y，等．A new bioactive steroidal saponin，furcreastatin，from the plant Furcraea foetida. Carbohyd Res，1999，323(1-4)：57-62.

[124]Mimaki Y，Kuroda M，Takaashi Y，等．Steroidal saponins from the leaves of Cordyline stricta. Phytochemistry，1998，47(1)：79-85.

[125]唐翩翩，徐德平．黄精中甾体皂苷的分离与结构鉴定．食品与生物技术学报，2008(4)：34-37.

[126]刘显波，张浩，雍正平，等．长药隔重楼中甾体皂苷成分的分离与结构鉴定．华西药学杂志，2010(5)：508-511.

[127]李可强，杨骁，赵美瑾，等．宫血宁胶囊中总皂苷的含量测定．辽宁中医杂志，2009(11)：1954-1955.

# 第 9 章　强心苷

**教学目的和要求：**

1. 了解强心苷的含义、分类、分布和生理活性。
2. 掌握强心苷的结构类型、理化性质和检识。
3. 掌握强心苷提取、分离方法。
4. 熟悉强心苷的结构测定。

强心苷(cardiac glycosides)是生物界中存在的一类具有强心作用的甾体苷类化合物，是由强心苷元(cardiac aglycones)与糖缩合的一类苷。

自 19 世纪初发现洋地黄类强心成分以来，已从自然界得到千余种强心苷类化合物，但用于和曾用于临床的种类不过 20～30 种，常用的只不过 6、7 种。目前，全世界发现的强心苷中，甲型强心苷主要分布于玄参科(洋地黄属)、夹竹桃科(黄花夹竹桃属、羊角拗属)、萝藦科(杠柳属、马利筋属)、百合科(铃兰属、万年青属)、十字花科(糖芥属)、毛茛科(侧金盏花属)等；乙型强心苷：主要分布于百合科(海葱属)、毛茛科(铁筷子属)等。

含强心苷的中药通常以叶占多数，种子和根次之，茎较少。在同一种植体中，往往含有几种或几十种结构类似、理化性质近似的苷，同时还有相应的水解酶存在。所以，强心苷结构复杂，性质不够稳定，易被水解为次生苷，在提取分离过程中应多加注意。

强心苷具有选择性作用于心脏的性质，能够增强心肌收缩力，减慢窦性频率，影响心肌电生理特性。临床上主要用于治疗慢性心功能不全和心律失常等病症。除了对心脏的作用外，强心苷还表现出诱导人体肿瘤细胞凋亡的活性，早在 20 世纪 60 年代就有强心苷类物质治疗癌症的相关报道，但由于其对人体的毒性，未能进行持续研究。然而，今年来的研究指出，强心苷诱导人体肿瘤凋亡所需的浓度对人体并不产生毒性。

## 9.1　强心苷的结构与分类

强心苷的化学结构由强心苷苷元和糖两部分组成，苷元又由甾体母核和 $C_{17}$ 侧链不饱和内酯环构成，根据不饱和内酯环的大小分为甲型强心苷和乙型强心苷两类。

### 9.1.1　苷元特征

#### 9.1.1.1　甾体母核

强心苷甾核四个环的稠合方式 B/C 环都是反式；C/D 环都为顺式；A/B 环以顺式稠合较

多，如洋地黄毒苷元，而反式稠合的较少，如乌沙苷元。

强心苷甾核上 $C_3$ 位和 $C_{14}$ 位都有羟基取代，$C_3$-OH 大多为 $\beta$-构型，少数为 $\alpha$-构型。$C_{14}$-OH 都是 $\beta$-构型。甾核其他位置亦可有羟基存在，如 1$\beta$、2$\alpha$、5$\beta$、11$\alpha$ 或 $\beta$、12$\alpha$ 或 $\beta$、15$\beta$、16$\beta$。$C_{16}$-$\beta$-OH 还可能与不同的脂肪酸（醋酸、甲酸、异戊酸等）缩合成酯。

甾核上也可能有羰基（$C_{11}$ 位或 $C_{12}$ 位）、双键（$\Delta^{4,5}$、$\Delta^{5,6}$、$\Delta^{9,11}$、$\Delta^{16,17}$）、环氧基（7、8$\beta$，8、14$\beta$，11、12$\beta$）存在。甾核上 $C_{10}$ 位大多连甲基，但也可为其氧化态（羟甲基、醛基、羧基）。$C_{13}$ 位都连甲基。两者都为 $\beta$-构型。

### 9.1.1.2 不饱和内酯环

$C_{17}$ 位侧链为不饱和内酯，有不饱和五元内酯（$\Delta^{\alpha\beta}$-$\gamma$ 内酯），称为甲型强心苷元（强心甾烯）；不饱和六元内酯（$\Delta^{\alpha\beta,\gamma\delta}-\delta$ 内酯），称为乙型强心苷元（海葱甾二烯或蟾蜍甾二烯）。$C_{17}$ 位侧链多为 $\beta$-构型，个别为 $\alpha$-构型，命名时标以 17$\beta$-H。临床应用的强心苷，其苷元都为甲型。

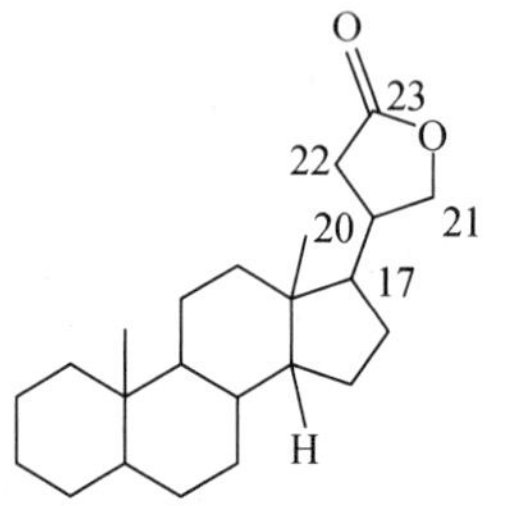

强心甾

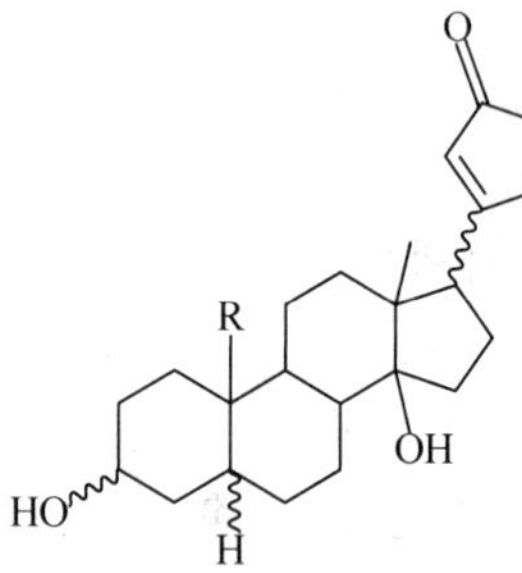

甲型强心苷元

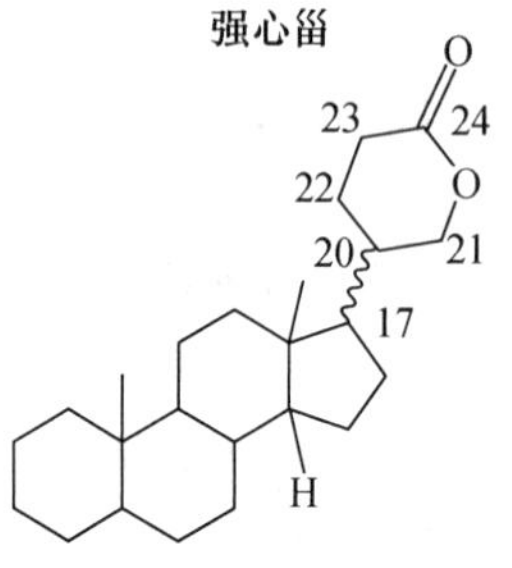

海葱甾二烯

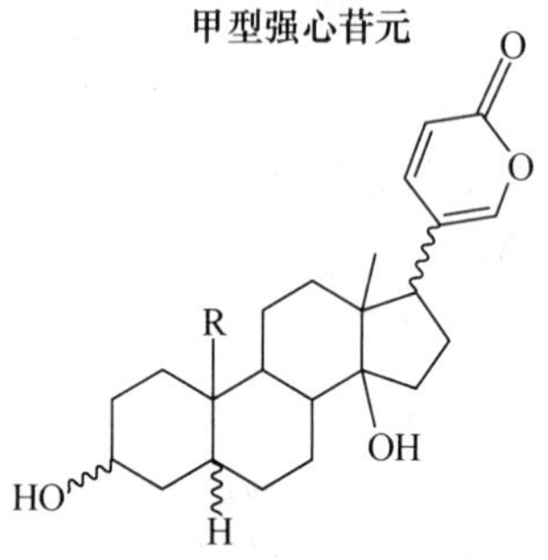

乙型强心苷元

天然存在的一些强心苷元，如洋地黄毒苷元（digitoxigenin）、3-表洋地黄毒苷元（3-epidigitoxigenin）、乌沙苷元（uzarigenin）、夹竹桃苷元（oleandrigenin）、绿海葱苷元（scilliglaucosidin）、蟾毒素（bufotalin）的结构如下。

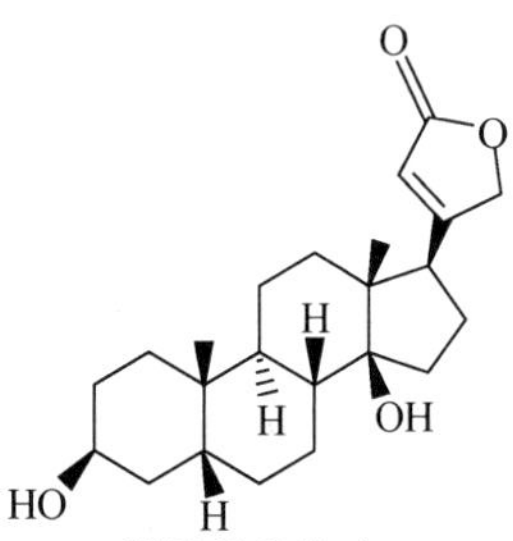

洋地黄毒苷元

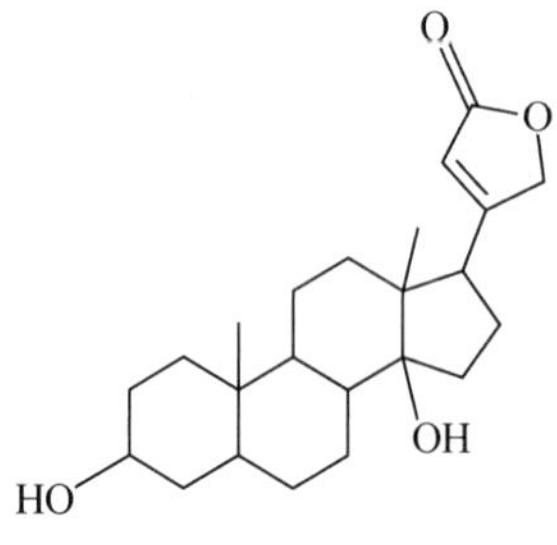

3-表洋地黄毒苷元

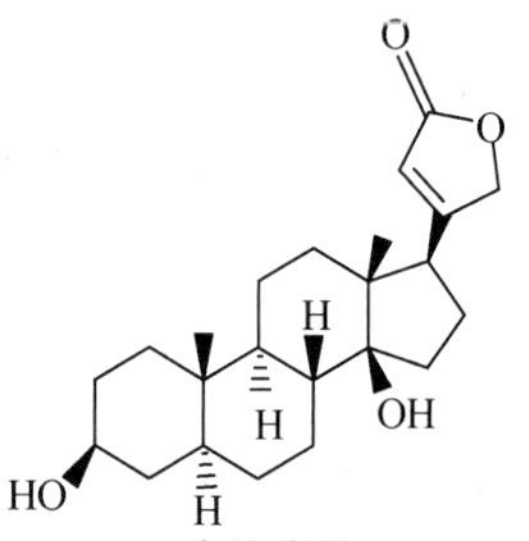

乌沙苷元

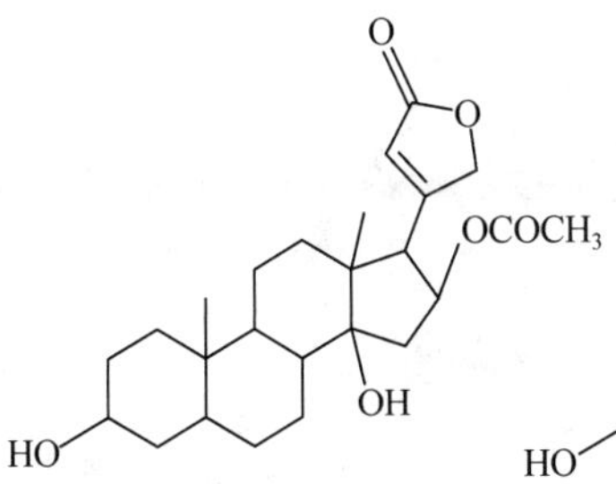

夹竹桃苷元

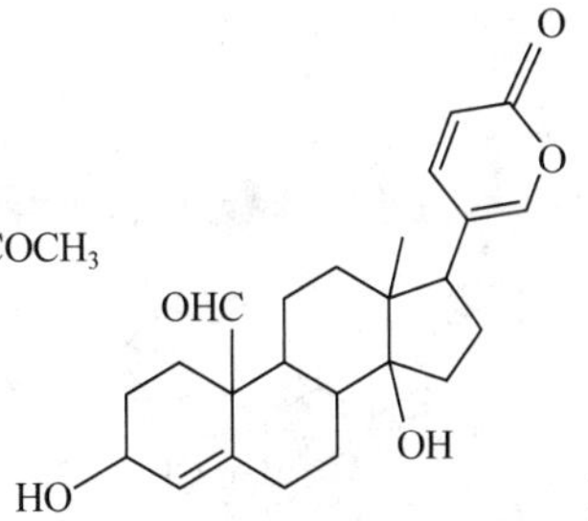

绿海葱苷元

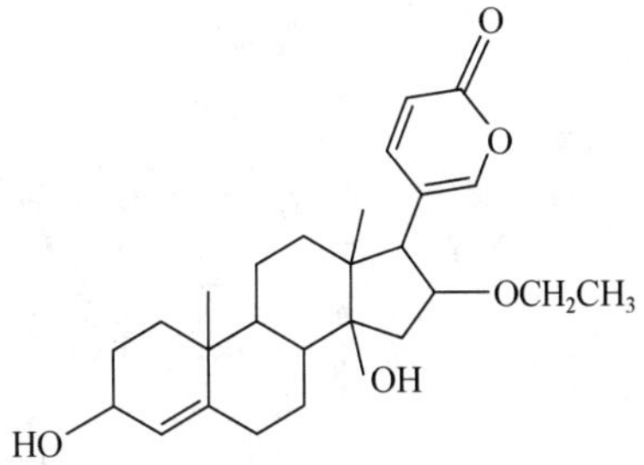

蟾毒素

强心苷的命名，按甾体类化合物命名。甲型强心苷元以强心甾为母核命名，如洋地黄毒苷元的化学名为 3$\beta$，14$\beta$-二羟基强心甾-20(22)-烯。乙型强心苷元以海葱甾或蟾酥甾为母核命名，如绿海葱苷元的化学名为 3$\beta$，14$\beta$-二羟基-19-醛基海葱甾-4，20，22-三烯。

## 9.1.2 糖部分的结构

构成强心苷的糖有 20 多种，除常见的六碳醛糖、6-去氧糖、6-去氧糖甲醚和五碳醛糖外，还有仅存在于强心苷中的特殊的 2，6-二去氧糖和 2，6-二去氧糖甲醚。有些强心苷连的糖中尚有带乙酰基的糖。个别强心苷苷元和氨基糖缩合，如米替非林和 N-去甲米替非林。根据糖的 $C_2$ 位上有无羟基可以分成 $\alpha$-羟基糖和 $\alpha$-去氧糖。

### 9.1.2.1 α-羟基糖

除广泛存在于植物界的 *D*-葡萄糖外，还有：

(1) 6-去氧糖　如 *L*-鼠李糖、夫糖、*D*-鸡纳糖、*D*-弩箭子糖、*D*-6-去氧阿洛糖等。

(2) 6-去氧糖甲醚　如 *L*-黄花夹竹桃糖、*D*-洋地黄糖等。

### 9.1.2.2 α-去氧糖

(1) 6-去氧糖　如 *L*-鼠李糖、夫糖、*D*-鸡纳糖、*D*-弩箭子糖、*D*-6-去氧阿洛糖等。

(2) 6-去氧糖甲醚　如 *L*-黄花夹竹桃糖、*D*-洋地黄糖等。

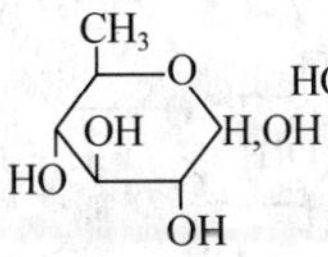

*D*-鸡纳糖

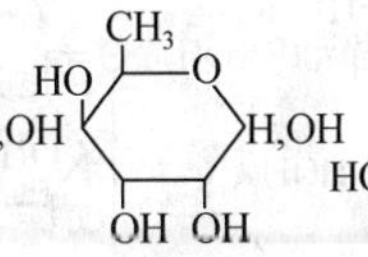

*D*-弩箭子糖

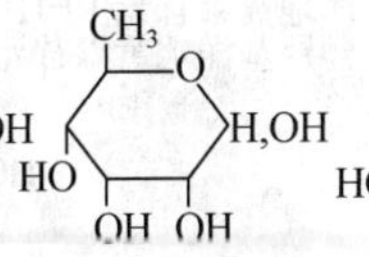

*D*-6-去氧阿洛糖

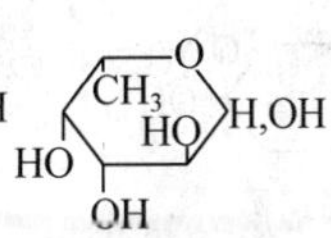

*L*-夫糖

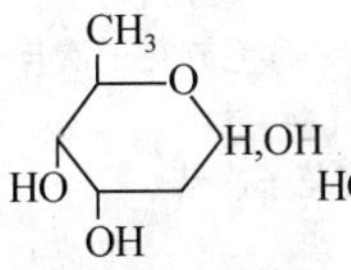

*D*-洋地黄毒糖

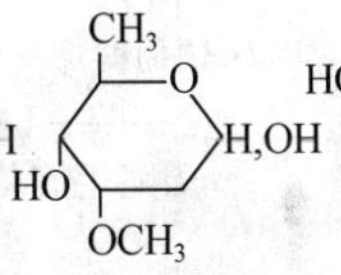

*D*-加拿大麻糖

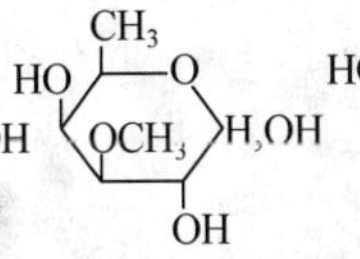

*D*-洋地黄糖

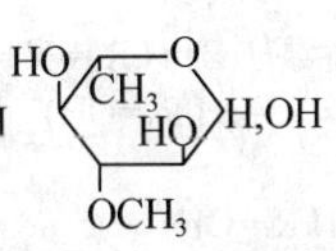

*L*-黄花夹竹桃糖

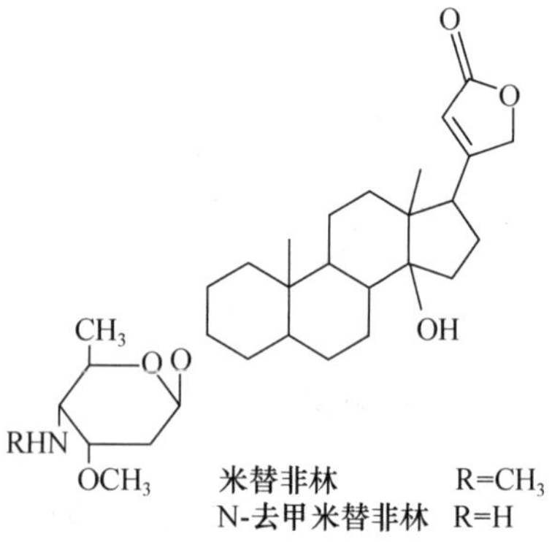


## 9.1.3 苷元和糖的连接方式

大多数强心苷为低聚糖苷，少数为单糖苷或双糖苷。强心苷的苷元连糖位置通常是 $C_3$ 位。糖链中如有 2,6-去氧糖，则 2,6-去氧糖先与苷元缩合，其他糖再与 2,6-去氧糖缩合。通常，根据强心苷中糖的种类及糖与苷元的连接方式，可将强心苷分为三种类型：

Ⅰ型：苷元-(2,6-去氧糖)$_x$-(α-羟基糖)$_y$，如紫花洋地黄苷 A。

Ⅱ型：苷元-(6-去氧糖)$_x$-(α-羟基糖)$_y$，如黄夹苷甲。

Ⅲ型：苷元-(α-羟基糖)$_y$，如绿海葱苷。

植物界存在的强心苷，以Ⅰ型、Ⅱ型居多，Ⅲ型较少见(图 9-1)。

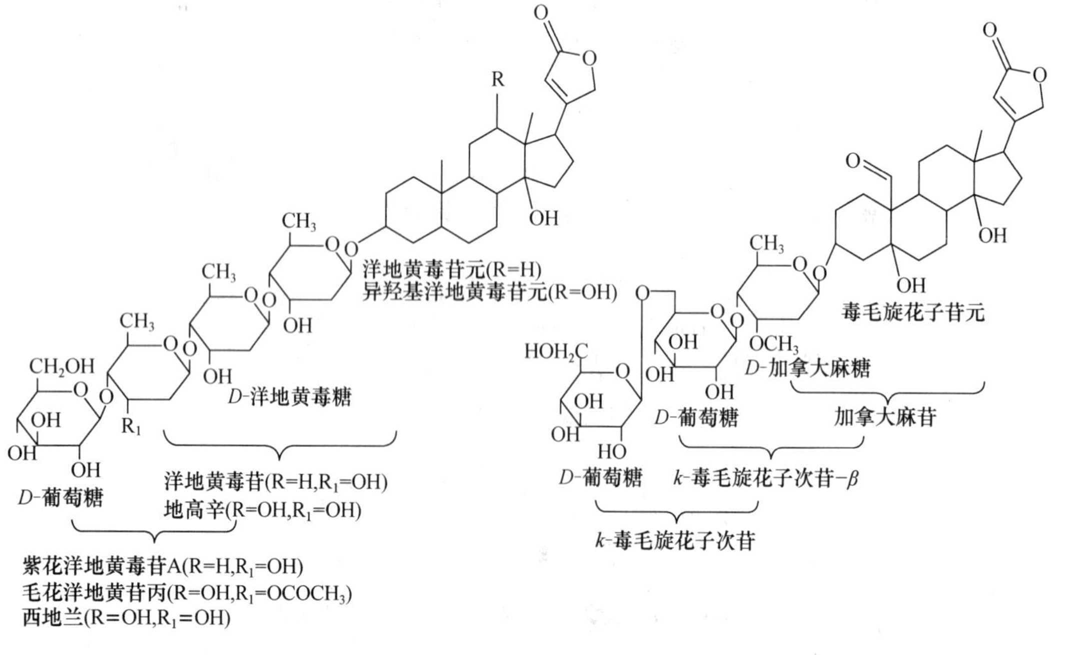

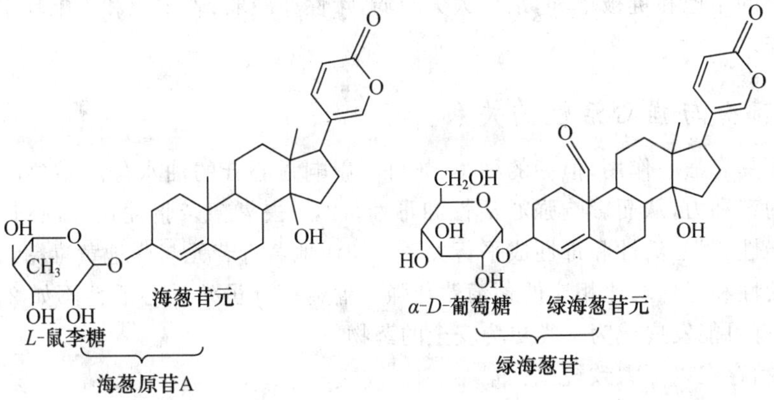


图 9-1　强心苷

## 9.2　强心苷的结构与活性的关系

大量基础研究和临床研究证明，强心苷的化学结构对其生物活性有较大的影响。强心苷的强心作用取决于苷元部分，主要是甾体母核的立题结构、不饱和内酯环的种类及某些取代基的种类及其构型。糖部分本身不具有强心作用，但可影响强心苷的强心作用强度。强心苷的强心作用强弱以对动物的毒性(致死量)来表示。

### 9.2.1　甾体母核与强心作用的关系

#### 9.2.1.1　环的稠和方式

(1)A/B 环　A/B 环为顺式稠合的甲型强心苷元，$C_3$-OH 为 β-构型有强心活性，否则无活性；A/B 环为反式稠合的甲型强心苷元，无论 $C_3$-OH 是 β-构型还是 α-构型，均具有强心作用。

(2)C/D 环 C/D 环为顺式稠合，即 $C_{14}$-OH 为 β-构型时，有强心活性；C/D 环为反式稠合，即 $C_{14}$-OH 为 α-构型或 $C_{14}$-OH 与邻位 H 脱水形成脱水苷元，则强心作用消失。

#### 9.2.1.2　取代基

强心苷甾体母核中的取代基对强心作用也有影响。

当 $C_{10}$ 位的角甲基被醛基或羟甲基所取代时，强心作用增强；当 $C_{10}$ 位的角甲基被羧基取代或无角甲基时，则强心作用明显减弱。

如果在甾体母核上引入 5β-OH、11α-OH、12β-OH 时，强心作用增强；引入 1β-OH、6β-OH、16β-OH 时，强心作用降低。

引入双键 $\Delta^{4(5)}$，活性增强；引入双键 $\Delta^{16(17)}$，活性降低甚至消失。

#### 9.2.1.3　不饱和内酯环

$C_{17}$ 位侧链上的不饱和内酯环为 β-构型时，具有活性；为 α-构型时，活性减弱。

若内酯环的不饱和键被饱和，活性大大减弱，毒性亦减弱；若不饱和内酯环水解开环，活性降低甚至消失。

### 9.2.2 糖部分与强心活性的关系

糖本身不具有强心作用，但糖的种类、数目可影响强心苷的油水分配系数，影响与心肌细胞上类脂质的亲和力，从而影响强心活性和毒性。2，6-去氧糖亲脂性强，对心肌亲和力也强，这类苷的亲脂性、强心活性和毒性成平行关系。如洋地黄毒苷元与洋地黄毒糖结合的双糖苷、三糖苷强心活性和毒性均比相应的葡萄糖苷强。葡萄糖苷虽然强心活性不如2，6-去氧糖苷，但毒性亦小，有可能发展成为一类更为安全的药物。

一般来说，存在以下大致规律：

(1)一般甲型强心苷及苷元的毒性规律为：三糖苷 < 二糖苷 < 单糖苷 > 苷元。

如毒毛旋花子苷元组成的三种苷的毒性比较，结果见表9-1。

**表9-1 毒毛旋花子苷元组成的三种苷的毒性比较**

| 化合物名称 | $LD_{50}$(猫，mg/kg) |
|---|---|
| 毒毛旋花子苷元 | 0.325 |
| 加拿大麻苷(毒毛旋花子苷元-*D*-加拿大麻糖) | 0.110 |
| *k*-毒毛旋花子次苷-*β*(毒毛旋花子苷元-*D*-加拿大麻糖-*D*-葡萄糖) | 0.128 |
| *k*-毒毛旋花子次苷(毒毛旋花子苷元-*D*-加拿大麻糖-(*D*-葡萄糖)$_2$) | 0.186 |

(2)在甲型强心苷中，同一苷元的单糖苷，其毒性的强弱取决于糖的种类。单糖苷的毒性次序为：葡萄糖苷 > 甲氧基糖苷 > 6-去氧糖苷 > 2，6-去氧糖苷。

如洋地黄毒苷元与不同单糖结合的苷的毒性比较，结果见表9-2。

**表9-2 洋地黄毒苷元与不同单糖结合的苷的毒性比较**

| 化合物名称 | $LD_{50}$(猫，mg/kg) |
|---|---|
| 洋地黄毒苷元 | 0.459 |
| 洋地黄毒苷元-*D*-葡萄糖 | 0.125 |
| 洋地黄毒苷元-*D*-洋地黄糖 | 0.200 |
| 洋地黄毒苷元-*L*-鼠李糖 | 0.278 |
| 洋地黄毒苷元-加拿大麻糖 | 0.288 |

(3)在乙型强心苷及苷元中，苷元的作用大于苷，其毒性规律为：苷元＞单糖苷＞二糖苷。

(4)比较甲、乙两型强心苷元时发现，通常乙型强心苷元的毒性大于甲型强心苷元。

## 9.3 强心苷的理化性质

### 9.3.1 性状

强心苷类多为无色结晶或无定形粉末，一般为中性，具旋光性。味苦，对黏膜有刺激性。

但 $C_{17}$ 位侧链为 $\alpha$-构型时，则味不苦，但亦无生物活性。

## 9.3.2 溶解性

强心苷一般可溶于水、甲醇、乙醇、丙酮等极性溶剂，微溶于乙酸乙酯、含醇氯仿，难溶于乙醚、苯、石油醚等非极性溶剂。

强心苷的溶解性能与其结构有着密切的关系。如糖基的种类和数目、苷元中羟基等极性基团的多少和位置等都对其水溶性或亲脂性有贡献。因此，各个强心苷的溶解性差别较大。含 2,6-去氧糖多，与普通的糖相比，糖链中羟基数目少，相反亲脂性的基团增加，故其亲水性降低，而亲脂性增加。苷元上羟基数目增加，一般苷的水溶性亦增大。此外，苷元上羟基若形成分子内氢键，则其水溶性比不形成分子内氢键者减小。例如，乌本苷虽是单糖苷，但整个分子含有 8 个羟基，水溶性大(1∶75)，难溶于氯仿；而洋地黄毒苷虽是三糖苷(含 3 分子 2,6-去氧糖)，但整个分子只有 5 个羟基，故其水溶性小(1∶100 000)，易溶于氯仿(1∶40)。又如毛花洋地黄苷 B 和 C，糖链相同，但苷元上有一个羟基位置不同，前者 $C_{16}$-OH 能与 $C_{17}$-$\beta$-内酯环羰基形成分子内氢键，而后者 $C_{12}$-OH 则不能形成分子内氢键，故苷 C 的水溶性比苷 B 稍大，而在氯仿中的溶解度则苷 C(1∶1 750)比苷 B(1∶550)要小。

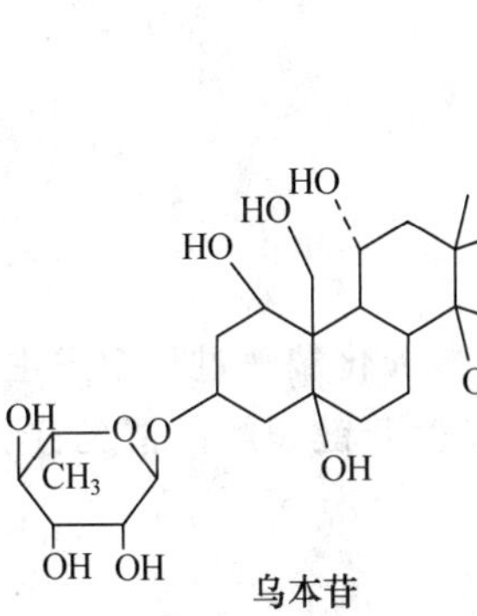


乌本苷

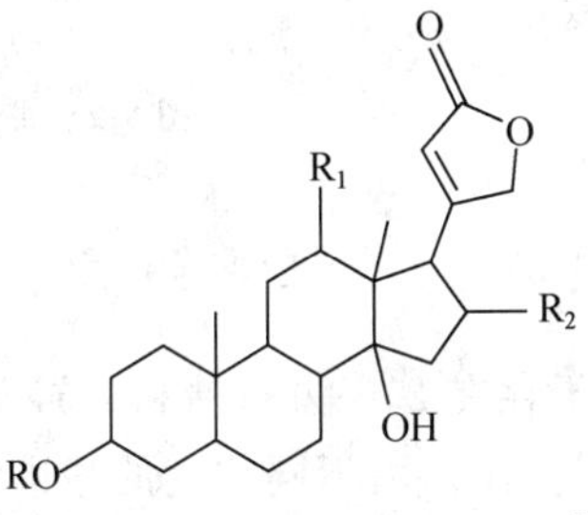


| | | | |
|---|---|---|---|
| 洋地黄毒苷 | R=dig[4]–dig[4]–dig | $R_1$=H | $R_2$=H |
| 毛花洋地黄苷B | R=dig[4]–dig[4]–dig[4]–glc | $R_1$=H | $R_2$=OH |
| 毛花洋地黄苷C | R=dig[4]–dig[4]–dig[4]–glc | $R_1$=OH | $R_2$=H |

## 9.3.3 脱水反应

强心苷在采用一般苷类化合物酸催化水解的反应条件(2%～5%盐酸或硫酸，加热回流)进行水解时，苷元往往发生脱水反应(图 9-2)。$C_5$-OH 和 $C_{14}$-OH 皆为叔醇羟基，极易与邻位碳上的氢发生脱水反应，生成脱水苷元。苷元其他位置羟基，在某些条件下亦可发生脱水反应，如 $C_{16}$-OH 与 $C_{17}$-H 脱水，生成与内酯环共轭系统共轭的双键。又如苷元 $C_4$ 位有双键，如海葱苷元，可使 $C_3$-OH 与 $C_4$-H 脱水，同时伴有 $C_4$ 位双键移位，形成共轭双键等。

## 9.3.4 苷键裂解

强心苷的苷键可被酸催化裂解，$\alpha$-羟基糖的苷键可被酶催化裂解，分子中的酯键结构还可被碱催化裂解。

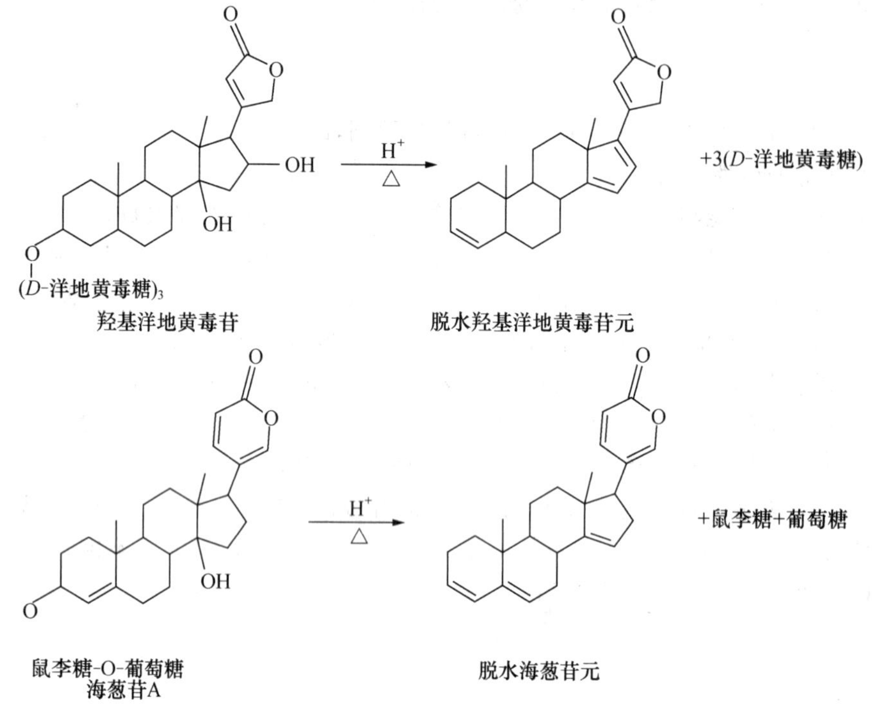


图 9-2　脱水反应

### 9.3.4.1　酸催化裂解

强心苷结构中由于存在 2,6-去氧糖和 2-羟基糖，它们在酸催化裂解过程中发生苷键裂解的难易各不相同。因此，在采用不同浓度的酸进行水解时，发生苷键裂解的情况、产物亦各不相同。

**1. 温和的酸水解**

是指用稀盐酸或稀硫酸(0.02～0.05 mol/L)，在含水醇中经短时间加热回流水解的方法。可使Ⅰ型强心苷水解为苷元和糖。因为苷元和 *α*-去氧糖之间、*α*-去氧糖与 *α*-去氧糖之间的糖苷键极易被酸水解，在此条件下即可断裂。而 *α*-去氧糖与 *α*-羟基糖、*α*-羟基糖与 *α*-羟基糖之间的苷键在此条件下不易断裂，常得到二糖或三糖。如：

紫花洋地黄苷A —稀酸温和水解→ 洋地黄毒苷元+2分子*D*-洋地黄毒糖+*D*-洋地黄双糖苷
↓
(*D*-洋地黄毒糖-*D*-葡萄糖)

*k*-毒毛旋花子苷 —稀酸温和水解→ 毒毛旋花子苷元+毒毛旋花子三糖
↓
[*D*-加拿大麻糖-(*D*-葡萄糖)$_2$]

此法不能水解Ⅱ型和Ⅲ型糖链的强心苷，也不宜用于 $C_{16}$ 位连有甲酰基的洋地黄强心苷的水解，因 16 位甲酰基即使在这种温和的条件下也能被水解。

2. 强烈酸水解

是指用较高浓度的盐酸或硫酸（2%～5%），在水中或在稀醇中加热回流水解的方法。水解时间比温和的酸水解方法要长，有时还需同时加压水解。此种条件下水解，可使所有的苷键或糖苷键断裂，产生单糖。

Ⅱ型和Ⅲ型强心苷中的糖，均非 α-去氧糖，由于 α-羟基阻挠了苷原子的质子化，使水解反应较为困难，不能用上法使之水解，必须增高酸的浓度，增加作用时间或同时加压，在这种情况下，才能得到定量的糖，但易得到缩水苷元。此外，常用冰乙酸-水-浓盐酸（35∶55∶10）混合液（Kiliani 混合液）来水解强心苷类，沸水浴上加热 1 h 即能水解完全。如黄花夹竹桃苷 B 的水解。

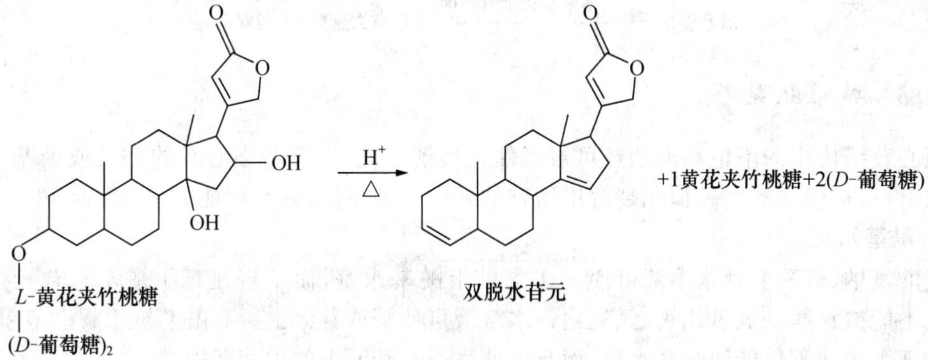


强烈酸水解的方法用于Ⅱ型或Ⅲ型糖链强心苷的水解，虽然可得到单糖，但苷元常发生脱水反应。如要避免苷元脱水，可采用其他酸催化裂解的方法，如盐酸丙酮法（Mannich）水解。

3. 氯化氢-丙酮法（Mannich 和 Siewert 法）

将乌本苷置于 1%氯化氢丙酮中，经 20℃放置 2 周并时时振摇，得到了乌本苷元单丙酮化合物和氯代 L-鼠李糖丙酮化合物，再经稀酸水解即得乌本苷元。

用此法对铃蓝毒苷及多数Ⅱ型苷进行水解，证明它是得到原来苷元的有效方法，对Ⅲ型苷推想亦应有效（Ⅲ型强心苷主要用酶解法）。此法多用于单糖苷中能溶于丙酮者，难溶于丙酮的苷类可用丁酮等代替丙酮。

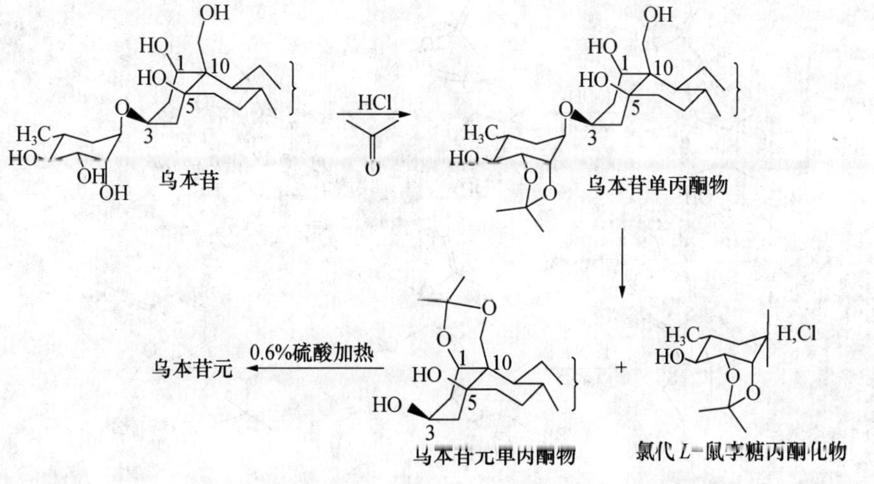

### 9.3.4.2 酶催化裂解

酶水解反应具有一定的专属性，不同的酶，作用于不同的苷键。在含强心苷的植物中，常同时含有可水解 α-羟基糖苷键的酶，但无水解 α-去氧糖的酶。故酶水解主要是酶解强心苷末端的葡萄糖。如：

紫花洋地黄苷A —(紫花苷酶)→ 洋地黄毒苷+*D*-葡萄糖

κ-毒毛旋花子苷 —(*D*-葡萄糖苷酶)→ κ-毒毛旋花子次苷+*D*-葡萄糖

κ-毒毛旋花子苷 —(毒毛旋花子双糖酶)→ 加拿大麻糖+龙胆双糖

### 9.3.4.3 碱催化裂解

强心苷结构中的不饱和内酯环可被碱催化裂解。此外，有些强心苷的苷元或糖基上有酰基存在，也可被碱水解。碱催化裂解所用碱的碱性强弱不同，其水解能力也有所区别。

**1. 酰基水解**

碳酸氢钠、碳酸氢钾水溶液可使 α-去氧糖上酰基水解，而 α-羟基糖上酰基和苷元上酰基则往往不能被水解。氢氧化钙、氢氧化钡水溶液可使糖或苷元上所有酰基被水解。氢氧化钠、氢氧化钾水溶液不仅能使酰基水解，而且可使强心苷苷元上的内酯环裂解。

**2. 内酯环水解**

氢氧化钠、氢氧化钾水溶液可使强心苷苷元上的内酯环裂解，但加酸酸化，又可闭环成原来的内酯环。氢氧化钠、氢氧化钾醇溶液与强心苷反应则使内酯环发生重排成异构化物，而且甲型和乙型强心苷的异构化产物不同。甲型强心苷在苛性碱醇溶液中首先发生内酯环中双键转位（由 $\Delta^{20,22}$ 转变成 $\Delta^{20,21}$），并产生活性亚甲基（$C_{22}$ 位）。然后 $C_{14}$-OH 质子对 $C_{20}$ 位发生亲电加成，使强心苷生成异构化苷。而乙型强心苷在苛性碱醇溶液中不能发生双键转位，不产生活性亚甲基，只能发生内酯环裂解，生成酯（如用甲醇则生成甲酯），水解产生的游离烯醇羟基与 $C_{14}$-OH 脱水环合成异构化苷。

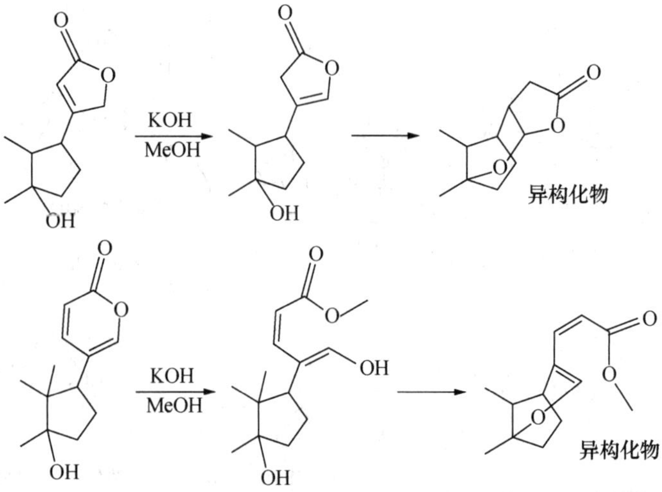

# 9.4　强心苷类成分的提取分离

从中药中分离提纯强心苷是比较复杂困难的，强心苷在植物中含量很低（1%以下），且同一类型成分复杂，除存在多种原生苷外，还有不同酶解产物的次生苷存在。此外，又常与糖类、皂苷、鞣质、色素等成分共存，这些成分往往能影响或改变强心苷在各种溶剂中的溶解度。同时强心苷类成分大多数为中性，无挥发性、无升华性，故提取方法主要采用溶剂提取法，而分离方法主要利用液-液萃取、结晶法和色谱法。

## 9.4.1　强心苷的提取

根据提取目的的不同，强心苷的提取包括原生苷提取和次生苷提取。由于强心苷易受酸、碱和酶的影响，发生水解、脱水及异构化等反应，在提取过程中应当注意这些因素的影响和应用。

### 9.4.1.1　原生苷的提取

从中药中提取原生苷，应特别注意提取溶剂的酸碱性、温度及中药中酶等因素对强心苷结构的影响。要注意抑制酶的活性，防止发生酶解，方法一般采用新鲜原料或是低温快速干燥的原料，并且用 70%以上乙醇提取。

### 9.4.1.2　次生苷的提取

提取次生苷时，要根据具体的提取目的，充分的利用强心苷的水解、脱水及异构化等反应。可利用酶解作用，方法通常是将原料药材粉末加等量水拌匀，然后在 30～40℃温度下，堆放 12～24 h 进行酶解。

### 9.4.1.3　其他注意事项

**1. 油脂的去除**

提取原料若为种子类药材，通常含有较多的油脂，提取前需进行脱脂。

**2. 叶绿素的去除**

若提取原料为含叶绿素较多的叶类等药材，则需在提取过程中将叶绿素去除，方法是乙醇提取液减压浓缩，回收乙醇至含醇量为 20%左右时静置，使叶绿素析出（生产上称此操作为析胶）；也可直接采用低于 50%的稀醇提取强心苷，此时原料中的叶绿素不被提出；若原料中叶绿素多时，也可采用稀碱液皂化去除。

**3. 鞣质等的去除**

提取液中含有的鞣质、皂苷、色素等，在实验室工作中常采用铅盐沉淀法去除，而强心苷类不被铅盐沉淀留存于滤液中，滤液经脱铅后，可进一步分离强心苷类，但此法不适于生产中应用。

## 9.4.2　强心苷的分离

强心苷的分离主要采用液-液萃取、结晶法和色谱法。对有较高含量的组分，可采用适当的溶剂，反复的结晶进行纯化。其余一般采用多种方法配合使用，来进行分离纯化。分离亲脂性单糖苷、次生苷和苷元，一般采用吸附色谱，常用的吸附剂为中性氧化铝，常用的洗脱系统为石油醚-乙酸乙酯、氯仿-甲醇、乙酸乙酯-甲醇等。亲水性的强心苷则宜选用分配色谱，常用的支持剂为硅胶、硅藻土、纤维素等，常用的洗脱系统为乙酸乙酯-甲醇-水，氯仿-甲醇-水。

## 9.4.3 提取分离实例

### 9.4.3.1 毛花洋地黄(*Digitatia lanata* Ehrh.)叶中毛花强心丙(西地兰、去乙酰基毛花洋地黄苷丙)的提取分离

毛花洋地黄为玄参科植物，叶中含三十多种强心苷，主要是由 5 种强心苷元与不同的糖缩合而成。其中属于原生苷的有毛花洋地黄苷 A、B、C、D、E，其他为次生苷。在这些强心苷中，毛花洋地黄苷 A、B、C 含量较高，毛花洋地黄苷 C(苷丙)占总苷的 20%～30%。

自毛花洋地黄叶中提取去乙酰基毛花洋地黄苷 C 的方法，生产上分为三步，即总原生苷(主要含毛花洋地黄苷 A、B、C)提取、毛花洋地黄苷 C 的分离和去乙酰化。

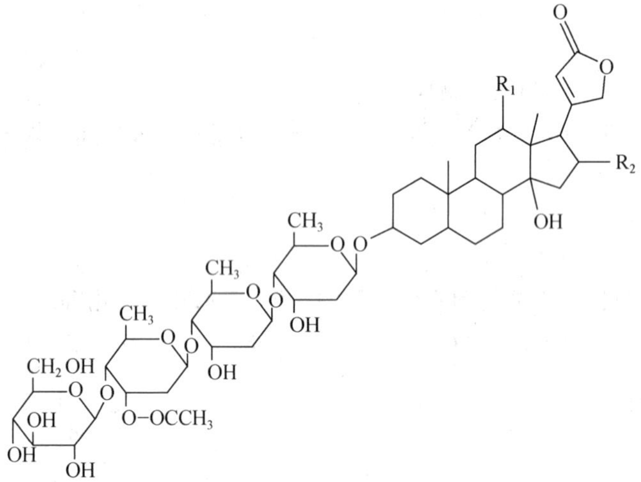


| 苷元: | $R_1$ | $R_2$ |
|---|---|---|
| 洋地黄毒苷元 | H | H |
| 羟基洋地黄毒苷元 | H | OH |
| 异羟基洋地黄毒苷元 | OH | H |
| 双羟基洋地黄毒苷元 | OH | OH |
| 吉他洛苷元 | H | –O–CHO |
| 原生苷: | | |
| 毛花洋地黄苷A | H | H |
| 毛花洋地黄苷B | H | OH |
| 毛花洋地黄苷C | OH | H |
| 毛花洋地黄苷D | OH | OH |
| 毛花洋地黄苷E | H | –O–CHO |

次生苷:

去乙酰毛花洋地黄苷A、B、C、D、E分别为原生苷A、B、C、D、E去糖上的乙酰基；洋地黄毒苷、羟基洋地黄毒苷、异羟基洋地黄毒苷、双羟基洋地黄毒苷和吉他洛苷分别为原生苷A、B、C、D、E去葡萄糖和糖上的乙酰基

**1. 总原生苷的提取**

毛花洋地黄叶粗粉以 5 倍量热乙醇(60℃，70%V/V)浸渍或渗漉至近完时，再加 2 倍量冷乙醇渗漉，醇液用少量碳酸钠调 pH 至中性，60℃以下减压回收乙醇至醇含量 20%后，浓缩液 15℃以下静置析胶。次日吸取上清液减压浓缩至无醇味，浓缩液冷却后加 0.4 倍量氯仿洗涤 1 次，水液加 95%乙醇调含醇量至 22%，用 0.3 倍量氯仿萃取 3 次，含醇氯仿减压回收氯仿，抽松，加适量水和少量晶种，摇匀静置 48 h，析出结晶的浓缩液加适量乙醚-丙酮(2∶1)的混合液，搅拌成浆状，静置过夜，抽滤，得主要含毛花洋地黄苷 A、B、C 的粗强心苷原生苷总苷。

**2. 苷丙的分离**

毛花洋地黄苷 A、B、C 在不同的溶剂中，溶解度有一定的区别，见表 9-3。

**表 9-3　毛花洋地黄苷 A、B、C 在不同的溶剂中的溶解度**

| | 水 | 甲醇 | 乙醇 | 氯仿 |
|---|---|---|---|---|
| 毛花洋地黄苷 A | 几乎不溶 | 1∶20 | 1∶40 | 1∶225 |
| 毛花洋地黄苷 B | 几乎不溶 | 1∶20 | 1∶40 | 1∶550 |
| 毛花洋地黄苷 C | 几乎不溶 | 1∶20 | 1∶45 | 1∶1750 |

按粗总苷-甲醇-氯仿-水(1∶100∶500∶500)的比例,先将总苷溶于甲醇(必要时滤过),加氯仿和水振摇萃取。氯仿层主要含苷 A 和苷 B,水层回收至小体积,冷却,抽滤结晶(苷 C 和部分苷 B),该结晶再按上比例重复一次,氯仿层主含苷 B,水层主含苷 C 结晶。

3. **去乙酰基**

按苷 C-甲醇-氢氧化钙-水(1 g∶33 mL∶50～70 mg∶33 mL)的比例先将苷 C 溶于甲醇中,氢氧化钙溶于水中,分别过滤,滤液混合,静置过夜,测 pH,以 1%盐酸调至中性,过滤,粗晶用 150 倍甲醇重结晶,得去乙酰毛花洋地黄苷 C。

#### 9.4.3.2 毛花洋地黄叶中异羟基洋地黄毒苷(地高辛、狄戈辛)的提取分离

毛花洋地黄叶粗粉加等量水拌匀,40℃左右发酵 20 h,3～4 倍 80%乙醇加热回流提取 3 次,过滤,乙醇提取液减压浓缩至含醇量 20%左右,15℃静置析胶 20 h,分出上清液。稀醇液用氯仿萃取 3 次(1/5 稀醇量),氯仿层浓缩至原生药的 1/5 量,加 10%氢氧化钠水液反复洗至无色,再用水洗至水液呈中性,回收氯仿得油状物,用 1.5 倍丙酮溶解静置析晶,过滤,粗晶用 70%乙醇重结晶,并用少量活性炭脱色,得异羟基洋地黄毒苷。

## 9.5 强心苷类成分的检识

### 9.5.1 显色反应

强心苷的显色反应是针对甾核、不饱和内酯环和糖,尤其是强心苷中的 α-去氧糖进行的。

#### 9.5.1.1 甾核的显色反应

在无水条件下,强心苷经强酸(如硫酸、盐酸)、中等强度的酸(如磷酸、三氯乙酸)、路易斯(Lewis)酸(如三氯化锑)的作用,甾体母核脱水形成双键,由于双键移位、缩合等形成较长的共轭双键系统,并在浓酸溶液中形成多烯正碳离子的盐而呈现一系列的颜色变化。

1. **醋酐-浓硫酸反应(Liebermann-Burchard 反应)**

强心苷溶于氯仿,加冷醋酐-浓硫酸(3∶2)混合液数滴,反应液呈黄-红-蓝-紫-绿的颜色变化,最后褪色。本反应的显色变化过程随分子中羟基、双键的数目与位置不同而异,羟基多、有不饱和双键的作用较快。

2. **索尔柯维斯基(Salkowski)反应**

强心苷溶于氯仿,沿管壁缓缓加入浓硫酸静置,氯仿层呈血红色或青色,硫酸层有绿色荧光。

3. **三氯化锑反应**

将强心苷的醇溶液点于滤纸或薄层上,晾干,喷以 20%的三氯化锑氯仿溶液(不含乙醇和水),干燥后于约 100℃加热 3～5 min,即出现能在可见光和紫外光下观察到的色点。各种强心苷所显现的颜色不同,如蓝灰色、紫色等。此反应的灵敏度很高,可用于纸色谱或薄层色谱的显色。

4. **Tschugaev 反应**

取样品溶于冰乙酸,加无水氯化锌及乙酰氯后煮沸,或取样品溶于氯仿或二氯甲烷,加冰

乙酸、乙酰氯和氯化锌煮沸，反应液呈紫红-蓝-绿的变化。B环有不饱和键的作用更快。

5. 磷酸反应

取样品0.1 mg置于瓷滴板上，滴加85%的磷酸1滴，如有羟基洋地黄毒苷元存在，在可见光下呈黄色，紫外光下呈强蓝色荧光。

6. 三氯醋酸-氯胺T(Chloramine T)反应

将样品醇溶液点在滤纸(或薄层板)上，喷三氯乙酸-氯胺T试剂(25%三氯乙酸乙醇溶液4 mL加3%氯胺丁水溶液1 mL混匀)，待纸片干后，100℃加热数分钟，于紫外光下观察。洋地黄毒苷元衍生的苷类显黄色荧光；羟基洋地黄毒元衍生的苷类显亮蓝色荧光；异羟基洋地黄毒苷元衍生的苷类显蓝色荧光。因此，可以利用这一试剂区别洋地黄类强心苷的各种苷元。也可用次氯酸盐、过氧化氢，过氧化苯甲酰代替氯胺T，结果更好。

### 9.5.1.2 不饱和内酯环的显色反应

强心苷中不饱和五元内酯环(甲型强心苷苷元部分)在苛性碱醇溶液中可发生双键转位，产生活性亚甲基($C_{22}$位)，能与一些活性亚甲基检出试剂产生反应而显色。而不饱和六元内酯环(乙型强心苷苷元部分)在碱性醇溶液中不发生双键转位，不产生活性亚甲基，故无此类反应。因此，此类反应可用于区别甲型或乙型强心苷及它们的苷元。

具体反应有多种，如：

1. Kedde反应(3,5-二硝基苯甲酸试剂)

取样品乙醇液1 mL，加3,5-二硝基苯甲酸试剂的碱性醇溶液3～4滴，产生红色至紫色，约10 min后褪色。

2. Legal反应(亚硝酰铁氰化钠试剂)

取样品乙醇液1 mL，水浴上蒸干，残渣用1 mL吡啶溶解，加3%亚硝酰铁氰化钠溶液和10%氢氧化钠溶液各2滴，产生红色，约10 min后逐渐褪色。

3. Baljet反应(苦味酸试剂)

样品乙醇液1 mL，加碱性苦味酸试剂数滴，放置15 min，显橙色至橙红色。此反应显色后需经较长时间才逐渐褪色。

### 9.5.1.3 糖的显色反应

针对强心苷结构中存在的特殊结构的糖α-去氧糖有一些特殊的显色反应。如：

1. Keller-Kiliani反应(三氯化铁-冰醋酸试剂)

样品乙醇液1 mL，水浴上蒸去乙醇，残渣用含少量三氯化铁的冰醋酸0.5 mL溶解，置试管中，沿管壁加浓硫酸1 mL，若冰醋酸层(上层)逐渐变绿至蓝色，表示有α-去氧糖。在两液层交界面所显的红色或其他颜色是由不同的强心苷苷元所产生。此反应是α-去氧糖的特征反应，但应注意的是不是所有含α-去氧糖的强心苷都显正反应。此反应条件有点类似温和的酸水解，只有能水解产生游离的α-去氧糖单糖的强心苷才显正反应。如毛花洋地黄苷C显正反应(有2分子洋地黄毒糖参与反应)，而K-毒毛旋花子苷则显负反应(只有加拿大麻糖和2分子葡萄糖结合的三糖产生，不发生反应)。此外，乙酰化的α-去氧糖对本反应也呈阴性。

2. 呫吨氢醇(Xanthydrol)反应

强心苷固体少许，加呫吨氢醇试剂(10 mg呫吨氢醇溶于100 mL冰醋酸，加1 mL浓硫酸)，置水浴上加热 3 min，只要分子中有 $\alpha$-去氧糖都能显红色。

### 9.5.2 色谱检识

#### 9.5.2.1 纸色谱法

对弱极性的强心苷或苷元的检识，固定相可选用甲酰胺或丙二醇，展开剂用固定相溶液饱和的苯或甲苯。如强心苷的亲水性较强，则展开剂应选用极性较大的溶剂，如丁酮-二甲苯-甲酰胺(50：50：4)或氯仿-四氢呋喃-甲酰胺(50：50：6.5)等。对极性大的强心苷或苷元的检识，固定相可选用水，展开剂用水饱和的丁酮或丁醇-甲苯-水(4：6：1)。

#### 9.5.2.2 薄层色谱

强心苷薄层色谱检识法可选用吸附色谱或分配色谱法，而以后者的分离效果较好。分配薄层色谱常用的支持剂有硅胶、硅藻土或纤维素等，固定相常用甲酰胺(将15%甲酰胺的丙酮溶液，用展开或喷雾的方法加到薄层上，然后挥去丙酮)，也有用乙二醇、二甲基甲酰胺作固定相。展开剂常用二氯甲烷-甲醇-甲酰胺(80：19：1)或丁酮-氯仿-甲酰胺(50：20：10)。吸附薄层色谱用于分离强心苷常用的吸附剂是硅胶，而氧化铝一般应用较少，只用于极性较弱的强心苷苷元或单糖苷的检识。吸附薄层色谱常用的展开剂有氯仿-甲醇(99：1或95：5)、苯-丁醇-丁酮(9：1：1)、氯仿-甲醇-醋酸(85：13：2)、乙酸乙酯-甲醇-水(80：5：5)等。

#### 9.5.2.3 强心苷显色剂

强心苷 PC 或 TLC 显色剂有多种，如：

Kedde 试剂，喷后显紫红色，几分钟后褪色；

Baljet 试剂，喷后在 90～100℃温度下烘 4～5 min，在浅橙色背景上显橙红色；

25%三氯乙酸试剂，喷后在 100℃温度下烘 2 min，显红色；

2%三氯化锑的氯仿溶液，喷后在 100℃温度下烘 5 min，各种强心苷及苷元显不同颜色。

## 9.6 强心苷类成分的结构研究

强心苷的结构比较复杂，对于其结构的研究主要借助于色谱方法、化学方法和波谱等方法相结合。其中核心技术手段波谱主要涉及紫外光谱、红外光谱、质谱和核磁共振等。

对于已知物的结构鉴定主要采用色谱方法，化学方法最常用的是苷键裂解，现在更常用的方法为波谱法。

### 9.6.1 紫外光谱

甲型强心苷因 $\Delta^{\alpha\beta}$-$\gamma$ 内酯的存在，在紫外光谱中于约 220 nm 处呈现最大吸收。乙型强心苷因具有 $\Delta^{\alpha\beta,\gamma\delta}$-$\delta$ 内酯结构而在 295～300 nm 处有最大吸收，可借此区别此两类强心苷。

苷元中若有孤立羰基存在，则在 300 nm 附近有吸收峰。强心苷元在 $C_{11}$ 或 $C_{12}$ 位有酮基，因受空间阻碍较大，不易为化学反应检出，但在紫外光下中，在 290 nm 处可见吸收峰。

## 9.6.2 红外光谱

强心苷所有官能图在红外光谱中均有相应吸收，但特征峰为不饱和内酯环产生的羰基吸收(1 800～1 700 $cm^{-1}$)。

甲型强心苷中的 $\Delta^{\alpha\beta}$-$\gamma$ 内酯在 1 800～1 700 $cm^{-1}$ 一般有两个吸收峰，较低波数的是 $\alpha$，$\beta$ 不饱和羰基产生的正常吸收峰；较高波数的是不正常吸收，随溶剂性质改变，在极性大的溶剂中，吸收强度减弱甚至消失；而正常吸收峰在极性溶剂中，吸收强度基本不变或略有加强。例如，3-乙酰毛花洋地黄毒苷元(3-acetylgitoxigenin)在二硫化碳溶液中测定时，其红外光谱在 1 800～1 700 $cm^{-1}$ 区间有 3 个羰基吸收峰，即 1 783 $cm^{-1}$、1 756 $cm^{-1}$、1 738 $cm^{-1}$。其中 1 738 $cm^{-1}$ 为乙酰基羰基的吸收；1 756 $cm^{-1}$ 是不饱和内酯环上羰基的正常吸收峰，由于羰基与 αβ 不饱和键共轭而向低波数位移 20～30 $cm^{-1}$($\alpha\beta$ 饱和内酯的羰基峰在 1 786 $cm^{-1}$ 处)；1 783 $cm^{-1}$ 处的吸收峰则是羰基的不正常吸收峰，可随溶剂的性质不同而改变。

乙型强心苷中的 $\Delta^{\alpha\beta,\gamma\delta}$-$\delta$ 内酯在 1 800～1 700 $cm^{-1}$ 一般也有两个吸收峰，只是由于环内共轭程度的增高，峰位向低波数移动 40 $cm^{-1}$。例如，嚏根草苷元(hellebrigenin)，在氯仿中测定时，出现 1 740 $cm^{-1}$ 和 1 718 $cm^{-1}$ 两个吸收峰。

根据红外光谱，不但可区别甲型和乙型强心苷，而且可依据其中非正常峰因溶剂的极性增加而吸收强度削弱或甚至消失的现象，用来指示不饱和内酯环的存在与否。

## 9.6.3 质谱

强心苷苷元部分质谱裂解方式较多也较复杂，除常见的脱甲基、羟基脱水、醛基脱 CO、脱 $C_{17}$ 位内酯环和有双键时的 RDA 裂解方式外，还可出现一些由较复杂的裂解方式产生的特征碎片。

甲型强心苷苷元的 $\Delta^{\alpha\beta}$-$\gamma$ 内酯，质谱裂解产生 m/z 111、124、163 和 164 等含有 $\gamma$ 内酯或内酯环或内酯环加 D 环的碎片离子。

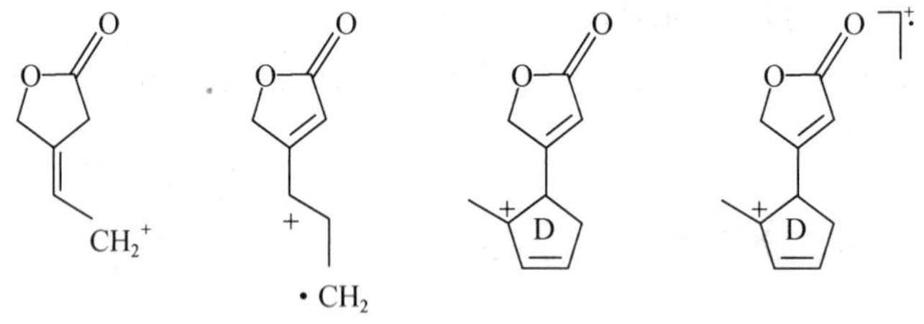


*m/z* 111　*m/z* 124　*m/z* 163　*m/z* 164

乙型强心苷苷元的 $\Delta^{\alpha\beta,\gamma\delta}$-$\delta$ 内酯，质谱裂解产生 m/z 109、123、135、136 等含有 $\delta$ 内酯环的碎片。

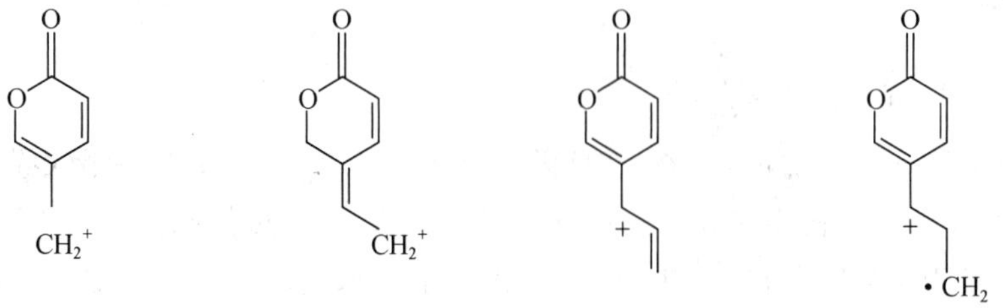


*m/z* 109　*m/z* 123　*m/z* 135　*m/z* 136

来自甾体母核的碎片离子，如由 D 环 $C_{13}$-$C_{17}$ 键和 $C_{15}$-$C_{16}$ 键断裂产生的 $m/z$ 264，由 $C_{13}$-$C_{17}$ 键和 $C_{14}$-$C_{15}$ 键断裂的 $m/z$ 249，D 环 $C_{13}$-$C_{17}$ 键断裂后还可和 $C_{14}$-OH 引起复杂的重排，产生 C 环缩为五元环的 $m/z$ 221 和 $m/z$ 203 离子。如果甾核上有羟基或羰基取代，这些离子的质荷比会发生相应的质量位移。

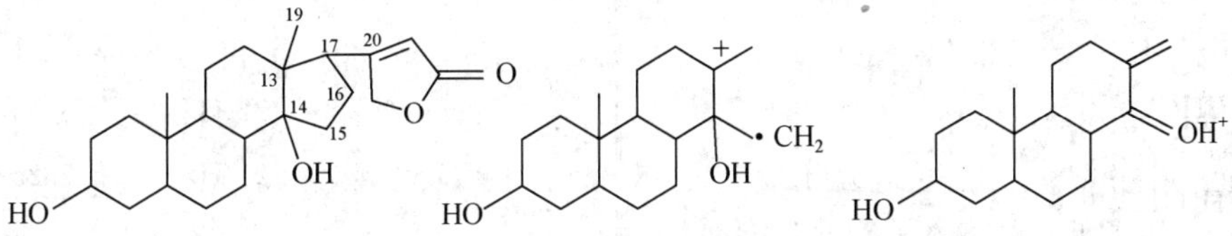


$m/z$ 264　　$m/z$ 249

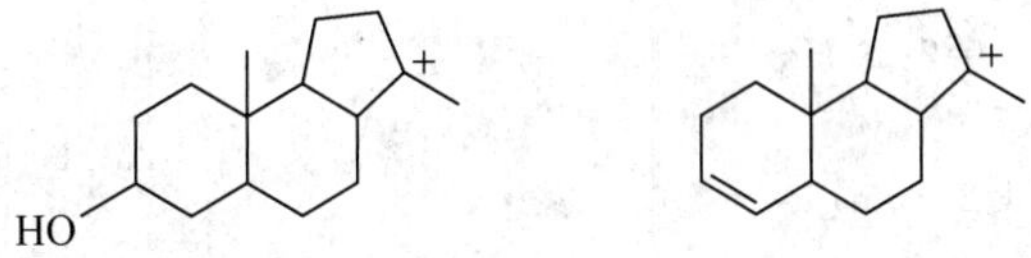


$m/z$ 221　　$m/z$ 203

在强心苷的 EI-MS 中，一般难以观察到分子离子，有时只能出现丰度极低的分子离子峰。但可较清楚地看到分子离子连续失去水或失去糖基再失水而产生的碎片离子，以及来自苷元部分和糖及部分的碎片离子。以洋地黄毒苷为例：

在其 EI-MS 中，$m/z$ 764 是分子离子峰，极弱，相对丰度仅 0.05%。较强的离子有 $m/z$ 634、504、374 和基峰 357。$m/z$ 634 是[M＋H-洋地黄毒糖]$^+$ 碎片离子；$m/z$ 504 是[M＋H-(洋地黄毒糖)$_2$]$^+$ 碎片离子；$m/z$ 357 为基峰，是苷元失去羟基形成的离子。

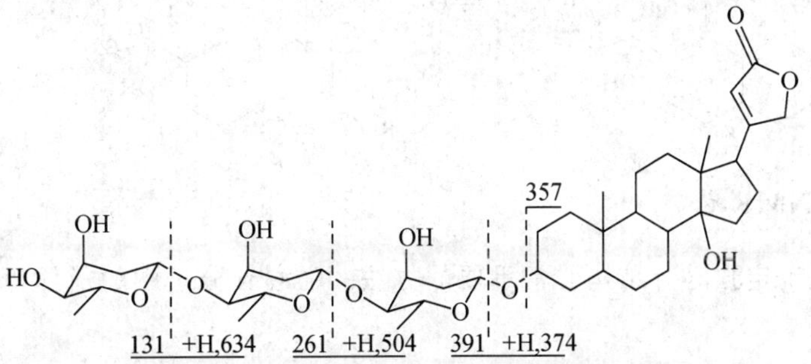


洋地黄毒苷(MW764)

FD-MS 和 FAB-MS 均适于强心苷分子量和糖连接顺序的测定，是目前在对强心苷进行 MS 测定时常用的技术。

## 9.6.4　核磁共振

### 9.6.4.1　$^1$H-NMR 谱

在各种强心苷类化合物的$^1$H-NMR 谱中，高场区均可见饱和的亚甲基及次甲基信号相互重叠严重，较难准确地一一归属。但是，在强心苷类的$^1$H-NMR 谱中仍可见不少质子信号具有明显的特征，易于解析，且可为其结构确定提供重要信息。

可识别的特征性信号主要有甲基，与氧相连的碳上质子和烯氢信号，一般化学位移值及偶合常数见表 9-4。

**表 9-4 强心苷$^{1}$H-NMR 可识别的特征数据** ppm

| 取代基 | δ值 | 取代基 | | | δ值 |
|---|---|---|---|---|---|
| 甲基 | 1.0～1.1 | 烯氢 | 甲型 | 21-H | 4.5～5.7 |
| 3-OR，3-H | 3.9～4.3 | | | | (dd, $J$=1.8,18 Hz) |
| 19-CHO | 9.5～10.5 | | | 22-H | 5.6～6.3 |
| 19-$CH_2$OH | 4.0～4.5 (ABq, $J$=12 Hz) | | 乙型 | 21-H | 7.2～7.4 (d, $J$=2 Hz) |
| 16-OR, 16-H | 4.9 (br. dt $J$=2, 8 Hz) | | | 22-H | 7.8～8.0 (dd, $J$=2,10 Hz) |
| 16-OR, 15-H | 2.0～2.7(m) | | | 23-H | 6.2～6.3 (d, $J$=10 Hz) |
| 17-H | 2.8 (m or br. d, $J$=8～9.5 Hz) | 6-去氧糖 | | —$CH_3$ | 1.0～1.6 (d, $J$=6.5 Hz) |
| | | α-去氧糖 | | α-$CH_2$ | 5.4 (dd, $J$=2,9.5 Hz) |
| —$OCH_3$ | 3.5(s) | | | | |

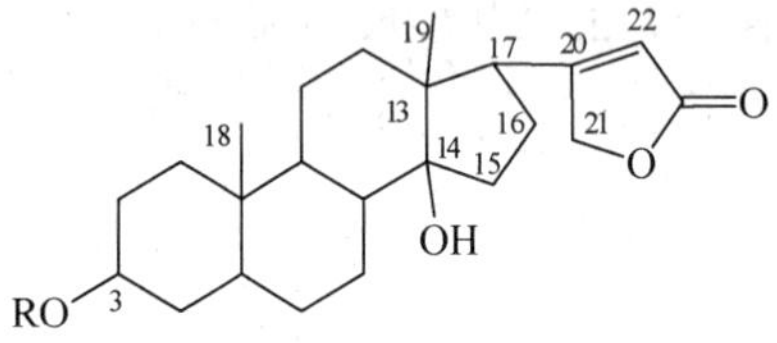


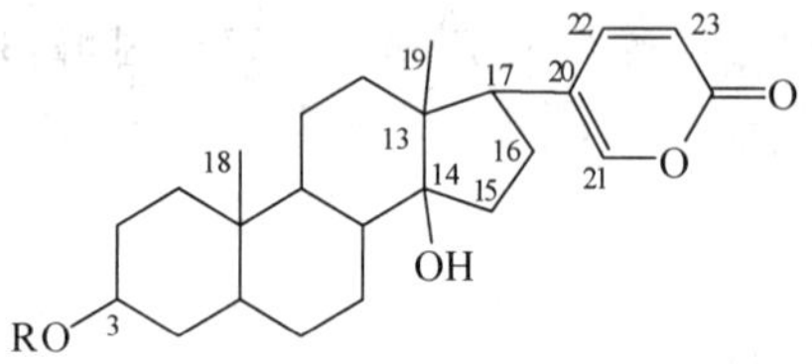


### 9.6.4.2 $^{13}$C-NMR 谱

$^{13}$C-NMR 是确定强心苷结构非常重要的方法。强心苷分子中的甾体母核各类碳的化学位移见表 9-5。

**表 9-5 强心苷甾体母核各类碳的化学位移值范围** ppm

| 碳的类型 | δ值 | 碳的类型 | δ值 |
|---|---|---|---|
| 伯碳 | 12～24 | 醇碳 | 65～91 |
| 仲碳 | 20～41 | 烯碳 | 119～172 |
| 叔碳 | 35～57 | 羰基碳 | 177～220 |
| 季碳 | 27～43 | | |

一般来说，在强心苷苷元的结构中引入羟基，可使羟基的 α-位碳和 β-位碳向低场位移。如洋地黄毒苷苷元与羟基洋地黄毒苷苷元比较，后者的 $C_{16}$ 位连有羟基，致使其 $C_{15}$、$C_{16}$、$C_{17}$ 的化学位移(δ(ppm)42.6、72.8、58.8)均比洋地黄毒苷苷元相应碳原子的化学位移值大(δ(ppm)33.0、27.3、51.5)。如果 $C_3$ 位引入 β-位羟基，$C_4$、$C_5$、$C_6$ 的化学位移均向低场位移。当

羟基被酰化后，与酰氧基相连的碳的化学位移向低场位移，而其 β-位碳则向高场位移。如洋地黄毒苷苷元 $C_2$、$C_3$、$C_4$ 的化学位移值(ppm)分别为 28.0、66.9、33.5，而 3-乙酰基洋地黄毒苷苷元的 $C_2$、$C_3$、$C_4$ 的化学位移值(ppm)分别为 25.4、71.4、30.8。

在 5α-甾体(如乌沙苷元)的 A/B 环中大多数碳的化学位移值比 5β-甾体(如洋地黄毒苷苷元)向低场位移 2～8 ppm，而且前者 18-甲基碳的化学位移值约为 12.0 ppm，后者的化学位移值约为 24.0 ppm。两者相差 11～12 ppm，易于分辨。因此，利用这一规律有助于判断 A/B 环的构象。

$^{13}$C-NMR 谱对于鉴定强心苷分子中糖链的结构以及糖链与苷元的连接位置等，同样具有重要的作用。如在$^{13}$C-NMR 谱中，苷元羟基与糖结合成苷，苷元羟基的成苷碳原子(一般称为 α-碳原子)和与其相邻的碳原子(一般称为 β-碳原子)的信号发生位移，而其他距苷键较远的碳原子的信号几乎不变；同时，苷分子中的糖部分，其端基碳原子的信号与游离单糖端基碳信号比较，也发生了位移，这种信号的移动被称为苷化位移。对苷元而言，羟基的苷化，可因羟基的性质不同而使苷化位移的方向有所改变。醇类羟基的苷化，可引起苷元 α-碳向低场位移 4～10 ppm，β-碳向高场位移 0.9～4.6 ppm；而酚羟基的苷化，可引起苷元 α-碳向高场位移，β-碳向低场位移。

强心苷分子中常见的糖有 2,6-去氧糖、6-去氧糖及它们的甲氧基糖。这些糖的$^{13}$C-NMR 化学位移值见表 9-6。

**表 9-6　2,6-去氧糖、6-去氧糖$^{13}$C-NMR 谱的 δ 值(Py-$D_6$)**　　ppm

| 糖的种类 | 1' | 2' | 3' | 4' | 5' | 6' | $-OCH_3$ |
|---|---|---|---|---|---|---|---|
| *L*-夹竹桃糖 | 95.9 | 35.8 | 79.3 | 77.1 | 69.1 | 18.6 | 56.9 |
| *D*-加拿大麻糖 | 97.6 | 36.4 | 78.7 | 74.0 | 71.1 | 18.9 | 58.1 |
| *D*-迪吉糖 | 98.2 | 33.1 | 79.1 | 67.0 | 71.2 | 17.6 | 55.1 |
| *D*-沙门糖 | 97.3 | 33.6 | 80.3 | 67.9 | 69.9 | 17.5 | 56.7 |
| *L*-黄花夹竹桃糖 | 98.9 | 73.8 | 84.8 | 76.6 | 68.9 | 18.5 | 60.6 |
| *D*-洋地黄糖 | 103.6 | 70.9 | 85.1 | 68.7 | 71.0 | 17.4 | 57.2 |

## 参考文献

[1] 匡海学. 中药化学. 北京：中国中医药出版社，2003.

[2] 丁林生，孟正木. 中药化学. 南京：东南大学出版社，2005.

[3] 吴继洲，孔令义. 天然药物化学. 北京：中国医药科技出版社，2008.

[4] 吴立军主编. 中药化学. 北京：中国医药科技出版社，2001.

[5] 陈少萍. 强心苷的抗肿瘤治疗研究进展. 药学服务与研究，2009，9(6)：401～404.

[6] 陈果，徐庆. 强心苷抗肿瘤作用的研究进展. 医学综述，2011，17(13)：2032～2034.

[7] 白玉国，赵秀丽，张爱琴. 洋地黄强心苷类药治疗充血性心力衰竭的研究进展. 药物不良反应杂志，2006，8(3)：165～168.

[8] 陈太朋，唐泽耀，能永建，等. 强心苷类抗癌作用研究进展. 中国药理学通报，2011，27(11)：1497～1499.

[9] 王倩. 洋地黄强心苷类药治疗充血性心力衰竭的临床分析. 药物与临床，2013，(1)：238～239.

[10] 程芳，王怡. 洋地黄强心苷类药在充血性心力衰竭治疗中的临床研究进展. 长春中医药大学学报，2011，27(6)：491～493.

[11] Hesham RES，Robert B，Ahmed M，et al. The traditional medical uses and cytotoxic activities of sixty-one Egyptian plants：Discovery of an activecardiac glycoside from Urginea maritima. Journal of Ethnopharmacology，2013，145：746～757.

[12] Sarah K，Barbara M，Jörg T，et al. Cardiac glycosides from Yellow Oleander (Thevetia peruviana) seeds. Phytochemistry，2012，75：114～127.

[13] Dai LP，Wang WX，Dong XJ，et al. Molluscicidal activity of cardiac glycosides from Nerium indicum against Pomacea canaliculata and its implications for the mechanisms of toxicity. Environmental Toxicology and Pharmacology，2011，32：226～232.

[14] Wang Y，Qiu Q，Shen JJ，et al. Cardiac glycosides induce autophagy in human non-small cell lung cancer cells through regulation of dual signaling pathways. The International Journal of Biochemistry & Cell Biology，2012，44：1813～1824.

[15] Peter K，Andreas G，Stefan S，et al. Cardiac glycosides potently inhibit C-reactive protein synthesis in human hepatocytes. Biochemical and Biophysical Research Communications，2010，394：233～239.

[16] Sarah K，Barbara SB，Jurgen R，et al. Method validation of a survey of thevetia cardiac glycosides in serum samples. Forensic Science International，2012，215：146～151.

[17] Marx J，Pretorius E，Bornman MS. The neurotoxic effects of prenatal cardiac glycoside exposure：A hypothesis. Neurotoxicology and Teratology，2006，28：135～143.

# 第10章　生物碱

**教学目的和要求：**

1. 掌握生物碱的概念、理化性质、提取分离和检识方法；掌握代表性中药麻黄、黄连、洋金花所含主要生物碱的结构特点、重要理化性质、提取分离及检识方法。

2. 熟悉生物碱的结构类型；熟悉中药延胡索、乌头所含主要生物碱的结构、重要理化性质以及提取分离方法。

3. 了解生物碱的分布、生物活性、生物合成、波谱特征和结构研究方法；了解中药苦参、防己、马钱子所含主要生物碱的结构和重要理化性质。

## 10.1　概述

### 10.1.1　生物碱的定义

生物碱(alkaloids)是来源于生物界(主要是植物界)的含氮有机化合物，通常具有环状结构，氮原子通常在环内；一般呈碱性；多具有显著的生理活性。生物体所含的一些含氮有机物，如氨基酸、氨基糖、肽类、蛋白质、核酸、含氮维生素习惯上不归为生物碱。

### 10.1.2　生物碱的分布

生物碱在植物界分布较广，已知50多科120属以上的药用植物中存在生物碱，大部分为双子叶植物，如罂粟科的罂粟(*Papaver somniferum* L.)、延胡索(*Corydalis yanhusuo* W. T. Wang)；毛茛科的乌头(*Aconitum carmichaeli* Debx.)和黄连(*Coptis chinensis* Franch.)；茄科的洋金花(*Datura metel* L.)、莨菪(*Hyoscyamus niger* L.)；豆科的苦参(*Sophora flavescens* Alt.)；唇形科的益母草(*Leonurus japonicus* Houtt.)；防己科的汉防己(*Stephania tetrandra* S. Moore)、蝙蝠葛(*Menispermum dauricum* DC.)；百合科、石蒜科和兰科等单子叶植物也含有生物碱，代表性的中药如百合科的川贝母(*Fritillaria cirrhosa* D. Don)和浙贝母(*Fritillaria thunbergii* Miq.)，兰科的石斛(*Dendrobium nobile* Lindl.)；麻黄科、红豆杉科、三尖杉科等少数裸子植物中也存在生物碱。植物不同部位中生物碱的分布情况各不相同，有些植物全株都分布有生物碱，有些植物在特定的部位或器官中富含生物碱，如麻黄茎的髓部、黄连的根茎、黄柏的树皮。此外，同一种植物中生物碱的含量还受产地、生长环境和采收季节等诸多因素影响，在采收药材时要注意这些因素。

### 10.1.3 生物碱的生物合成途径

一般认为氨基酸(amino acid)是生物碱生物合成途径中的初始底物,涉及生物碱生物合成的氨基酸主要有鸟氨酸(ornithine)、赖氨酸(lysine)、苯丙氨酸(phenylalanine)、酪氨酸(tyrosine)、色氨酸(tryptophan)、邻氨基苯甲酸(anthranilic acid)和组氨酸(histidine)等,由此合成的生物碱称为真生物碱(true alkaloids)。此外,甲戊二羟酸和乙酸酯也参与生物碱的合成,由此合成的生物碱称为伪生物碱(pseudoalkaloids)。

生物碱的生物合成涉及C—N键的环合反应、C—N键和C—C键的裂解反应以及某些重排、取代基的形成、增减、消除、转化等。其生物化学本质是生物体在其自身所存在的酶的参与下所发生的C—N键、C—C键、C—O键的形成与裂解。

C—N键的环合反应主要包括希夫碱(Schiff base)形成反应和曼尼希(Mannich)氨甲基化反应。希夫碱形成反应的原理是氨基和羰基加成脱去一分子水形成希夫碱。吡咯、莨菪烷、哌啶、喹诺里西啶类生物碱的生物合成中都涉及希夫碱的形成反应。曼尼希氨甲基化反应的原理是醛、胺和负碳离子(含活泼氢)反应时,负碳离子的活泼氢被氨甲基取代,得到曼尼希碱。苄基异喹啉和吲哚生物碱的生物合成中很多一级环合都涉及曼尼希反应。

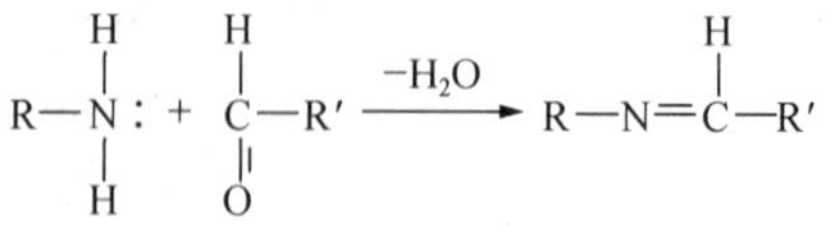

希夫碱(Schiff base)形成反应原理

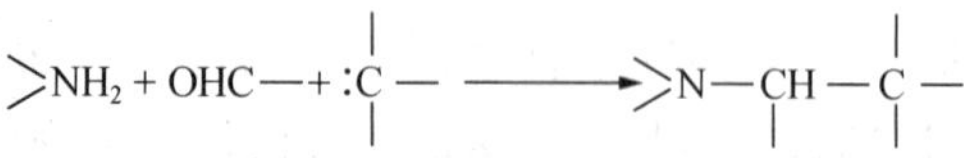

曼尼希(Mannich)氨甲基化反应原理

C-N键的裂解反应主要有霍夫曼降解法和Von Braun裂解反应等,见本章10.6.1。

### 10.1.4 生物碱的存在形式

由于生源途径相同或相近,具有同种或类似结构母核的多种生物碱往往共存于同一种植物中。少数碱性弱的生物碱如酰胺生物碱一般以游离的形式存在于植物中;大多数碱性强的生物碱,往往与植物中的酸性成分结合成盐存在于植物中,常见的酸性成分为有机酸,如草酸、柠檬酸、琥珀酸和酒石酸,个别生物碱还可与无机酸如盐酸和硫酸以成盐的形式存在于植物中,如盐酸小檗碱,硫酸吗啡等。此外,生物碱还以酯、苷、N-氧化物等形式存在于植物中。

### 10.1.5 生物碱的活性

多数生物碱具有显著的生理活性,如麻黄碱(ephedrine)具有止咳平喘的作用;阿托品(atropine)具有解痉作用;吗啡(morphine)和延胡索乙素(tetrahydropalmatine)具有镇痛作用;奎宁(quinine)具有抗疟作用;小檗碱(berberine)、苦参碱(matrine)具有抗菌消炎作用;长春新碱(vincristine)、美登木碱(maytansine)和三尖杉酯碱(harringtonine)具有抗癌作用;加兰他敏(galanthamine)和石杉碱甲(huperzine A)具有抗老年痴呆作用。

# 10.2　生物碱的结构与分类

过去大部分教材是根据生物碱的化学结构进行分类，目前较新的是根据生物碱的生源途径同时结合化学结构进行分类。根据生物碱生物合成途径的初始底物氨基酸的来源不同，可将生物碱分为鸟氨酸系、赖氨酸系、苯丙氨酸系、酪氨酸系、色氨酸系、邻氨基苯甲酸系、组氨酸系等生物碱。此外，根据化学结构分类，尚有萜类生物碱和甾体生物碱等。

## 10.2.1　鸟氨酸系生物碱

包括吡咯烷类、莨菪烷类和吡咯里西啶类生物碱。

### 10.2.1.1　吡咯烷类生物碱

结构简单，数目较少，如益母草中的水苏碱（stachydrine）、新疆党参（*Codonopsis clematidea* (Schrenk) C. B. Cl.）中的党参碱（codonopsine）、山莨菪（*Anisodus tanguticus* (Maxim.) Pascher）中的红古豆碱（cuscohygrine）。

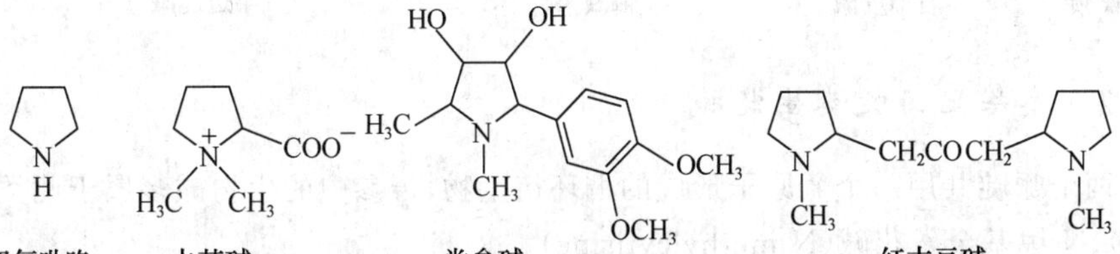

四氢吡咯　水苏碱　党参碱　红古豆碱

### 10.2.1.2　莨菪烷类生物碱

多由莨菪烷衍生的氨基醇与有机酸缩合形成酯，根据 $C_3$ 位羟基构型的不同，又分为颠茄生物碱类和古柯生物碱类，如莨菪中的莨菪碱（hyoscyamine），古柯（*Erythroxylum novogranatense* (Morris) Hier.）中的古柯碱（可卡因 cocaine）。

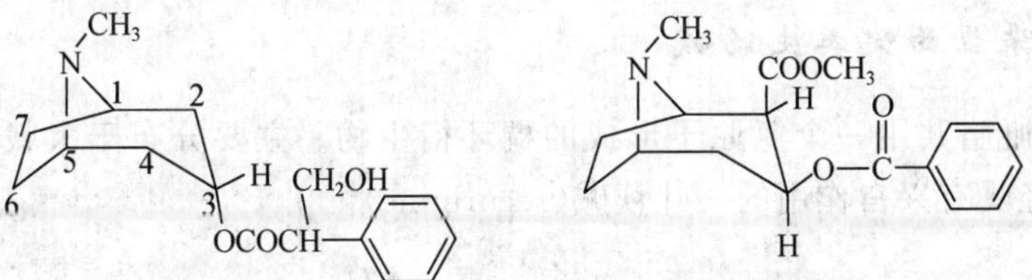

莨菪碱　古柯碱

### 10.2.1.3　吡咯里西啶类生物碱

为两个吡咯烷共用一个氮原子形成的稠环化合物，多存在于菊科的千里光属植物中，为双稠吡咯烷的氨基醇和有机酸形成的酯类，一般有肝毒性，如大叶千里光碱（macrophylline）。

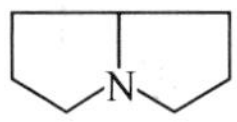

吡咯里西啶

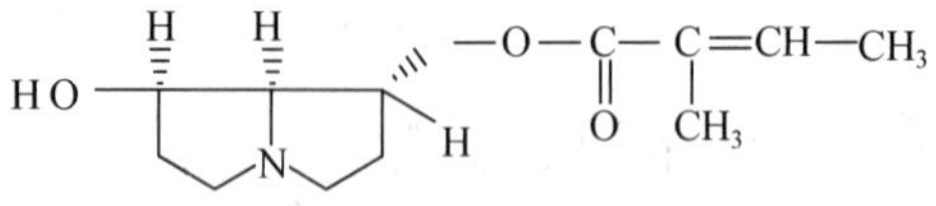


大叶千里光碱

## 10.2.2 赖氨酸系生物碱

包括哌啶类、喹诺里西啶类和吲哚里西啶类生物碱。

### 10.2.2.1 哌啶类生物碱

结构较简单,代表性的化合物如石榴皮碱(pelletierine)、槟榔碱(arecoline)、半边莲碱(lobeline),前两者为液体生物碱。

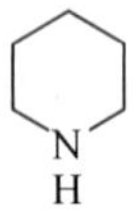


哌 啶

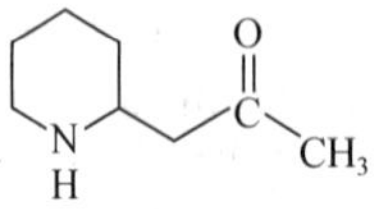


石榴皮碱

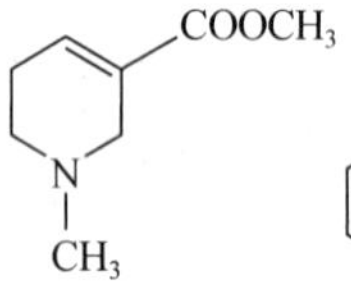


槟榔碱

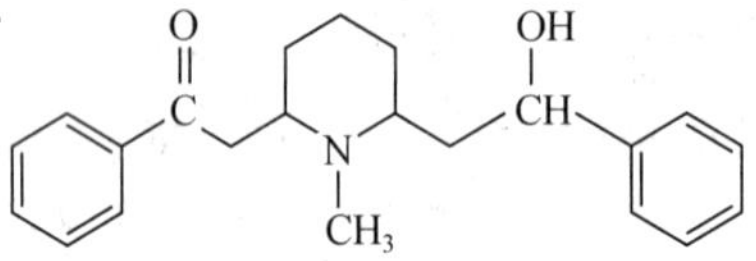


半边莲碱

### 10.2.2.2 喹诺里西啶类生物碱

是由两个哌啶共用一个氮原子形成的稠环衍生物,苦参中的生物碱多属于此类,如苦参碱(matrine)、N-甲基金雀花碱(N-methylcytisine)。

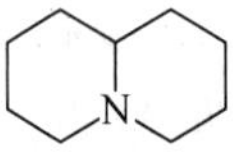

喹诺里西啶

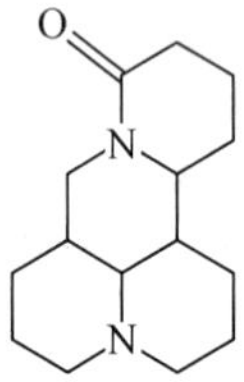


苦参碱

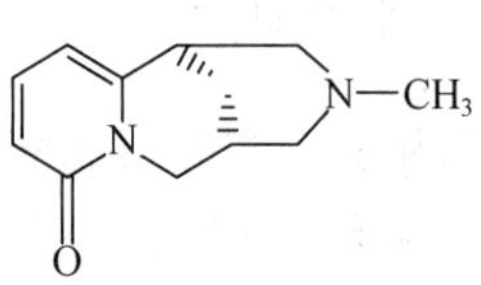


N-甲基金雀花碱

### 10.2.2.3 吲哚里西啶类生物碱

是由哌啶和吡咯共用一个氮原子形成的稠环衍生物。主要分布于大戟科一叶萩属植物中,如对中枢神经具有兴奋作用的一叶萩碱(securinine)。

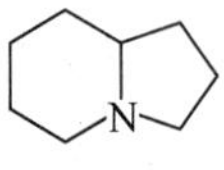

吲哚里西啶

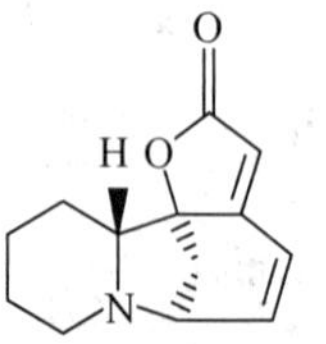


一叶萩碱

## 10.2.3　苯丙氨酸和酪氨酸系生物碱

此类生物碱数量众多，分布广泛，类型复杂，主要包括苯丙胺类生物碱、异喹啉类生物碱和苄基苯乙胺类生物碱。

### 10.2.3.1　苯丙胺类生物碱

代表性的化合物如麻黄中的 l-麻黄碱（l-ephedrine）和 d-伪麻黄碱（d-pseudoephedrine），其特点是氮原子不在环状结构内。

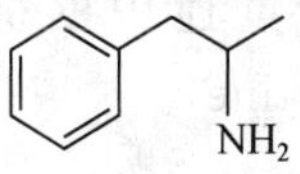


苯丙胺

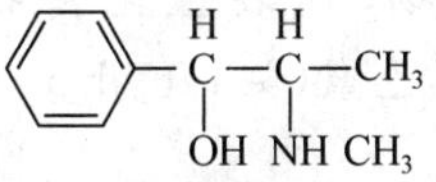


*L*-麻黄碱

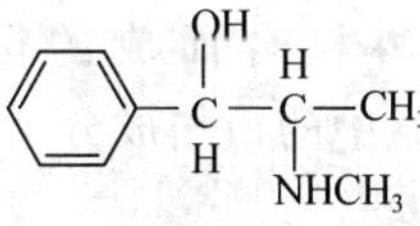


*D*-伪麻黄碱

### 10.2.3.2　异喹啉类生物碱

此类生物碱种类众多，按化学结构可分为 20 多类，这里主要介绍简单异喹啉型、苄基异喹啉型、双苄基异喹啉型、原小檗碱型和吗啡型。

**1. 简单异喹啉型**

结构较简单，如鹿尾草（*Salsola richteri* Kar.）中具有降血压作用的鹿尾草碱（salsoline）与鹿尾草定（salsolidine）；马齿苋（*Portulaca oleracea* L.）中具有强抗氧化作用的马齿苋酰胺 E（oleracein E）。

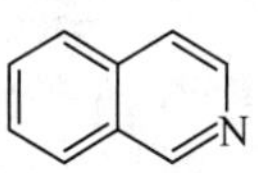


异喹啉

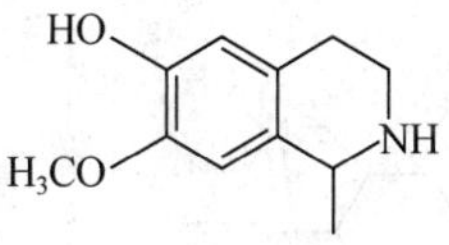


鹿尾草碱

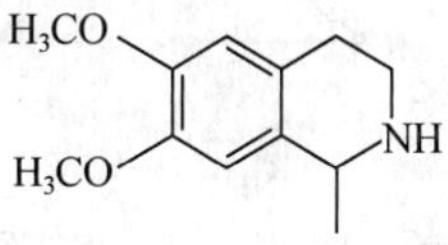


鹿尾草定

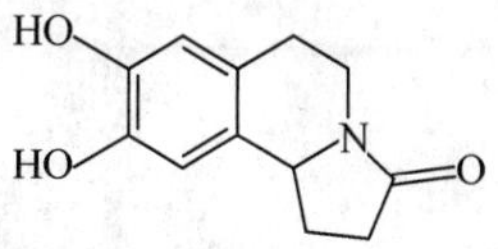


马齿苋酰胺E

**2. 苄基异喹啉型**

为异喹啉 1 位连接苄基的生物碱。如罂粟中的解痉成分罂粟碱（papaverine）、厚朴（*Magnolia officinalis* Rehd. et Wils.）中的厚朴碱（magnocurarine）、乌头中的强心成分去甲乌药碱（demethyl coclaurine）。

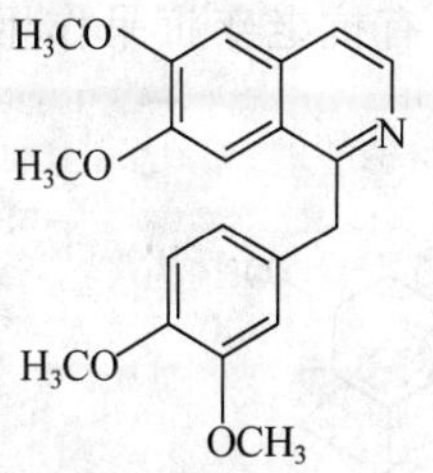


罂粟碱

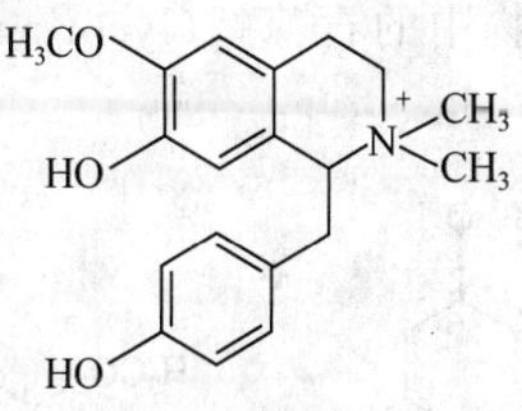


厚朴碱

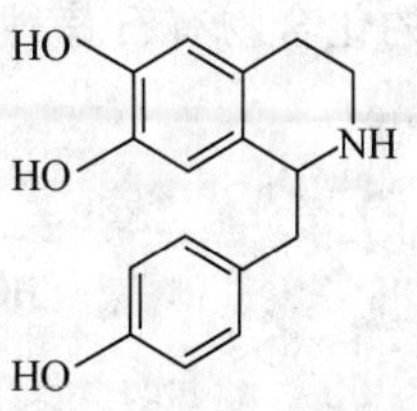


去甲基乌药碱

**3. 双苄基异喹啉型**

由两分子苄基异喹啉衍生物通过醚键连接而成。如山豆根（越南槐 *Sophora tonkinensis*

Gagnep 的干燥根及根茎)中的山豆根碱(dauricine)。

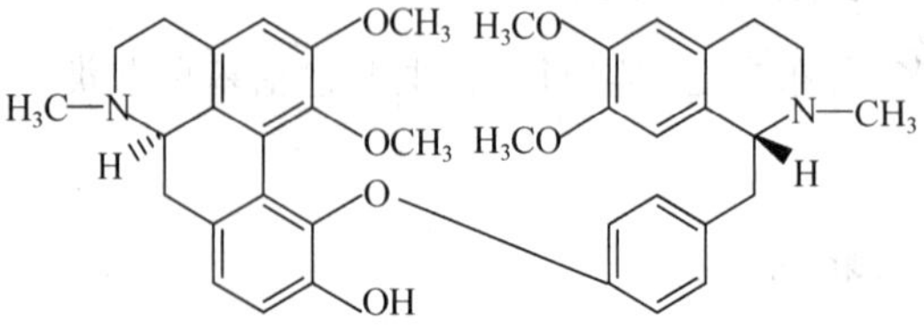


山豆根碱

### 4. 原小檗碱型

为两个异喹啉稠合而成的衍生物,代表性化合物有黄连中的抗菌成分小檗碱(berberine)、延胡索中的镇痛成分延胡索乙素(tetrahydropalmatine)。

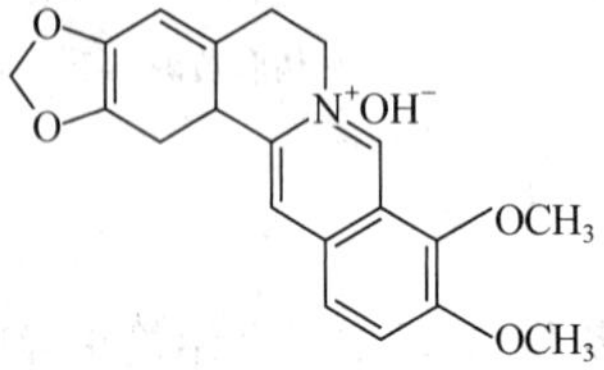


小檗碱

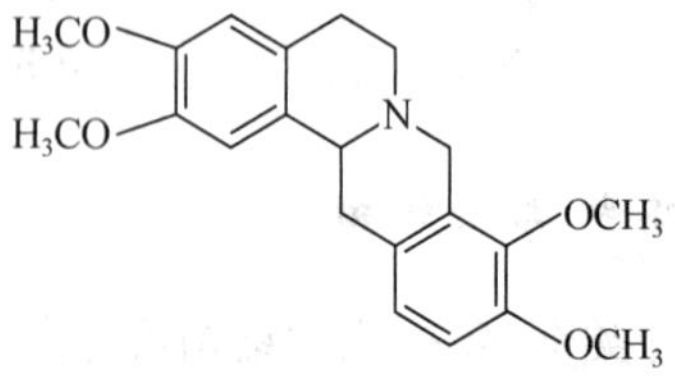


延胡索乙素

### 5. 吗啡型

这类生物碱既可看做是苄基异喹啉的衍生物又可看做是菲的部分饱和衍生物,代表性化合物有白花罂粟(*P. somniferum* L. var. *album* DC.)中的吗啡(morphine)和可待因(codeine)。

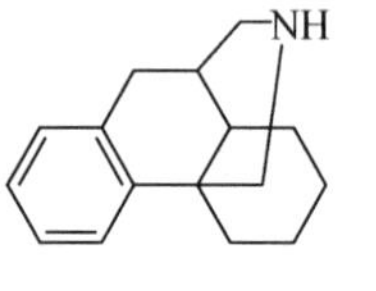


吗啡烷

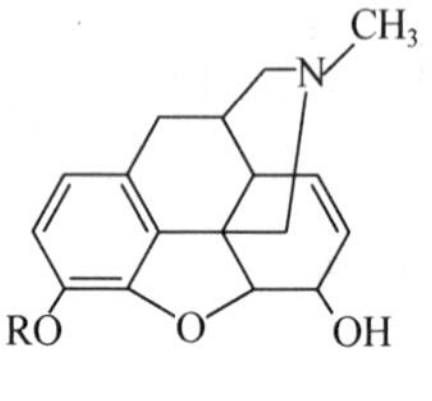


R=H,吗啡; R=CH$_3$,可待因

## 10.2.3.3 苄基苯乙胺类生物碱

代表性的化合物有石蒜科植物中的石蒜碱(lycorine)和具有抗老年痴呆作用的加兰他敏(galanthamine)。

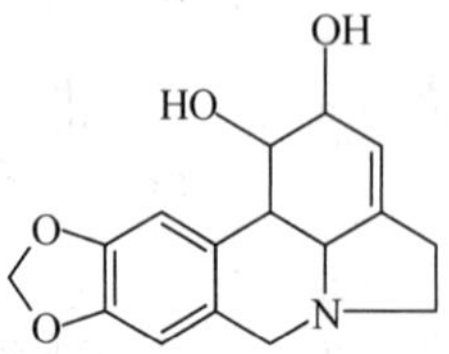


石蒜碱

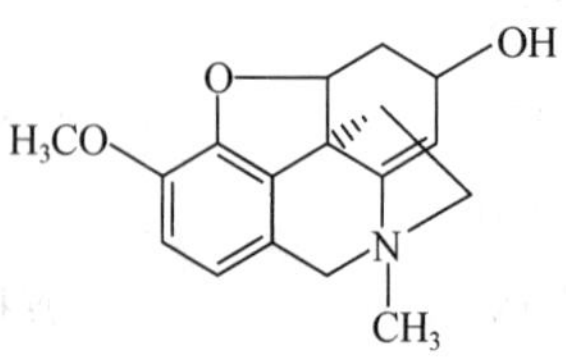


加兰他敏

### 10.2.4　色氨酸系生物碱

本类型生物碱又称吲哚生物碱，种类众多，包括简单吲哚类、二聚吲哚类等。

#### 10.2.4.1　简单吲哚类

该类生物碱只含吲哚环。代表性化合物如菘蓝(*Isatis indigotica* Fortune)中的大青素 B(菘蓝苷，isatan B)和蓼蓝(*Polygonum tinctorium* Ait.)中的靛苷(indican)。

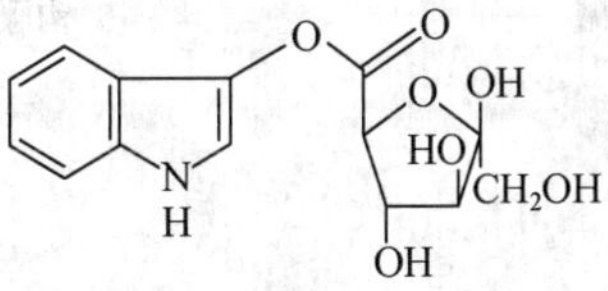

大青素B

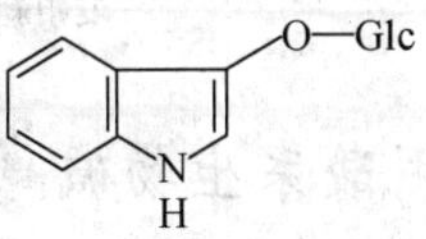

靛苷

#### 10.2.4.2　二聚吲哚类

具有两个吲哚的生物碱，代表性的化合物如长春花(*Catharanthus roseus* (L.) G. Don)中具有抗癌作用的长春碱(vinblastine)和长春新碱(vincristine)。

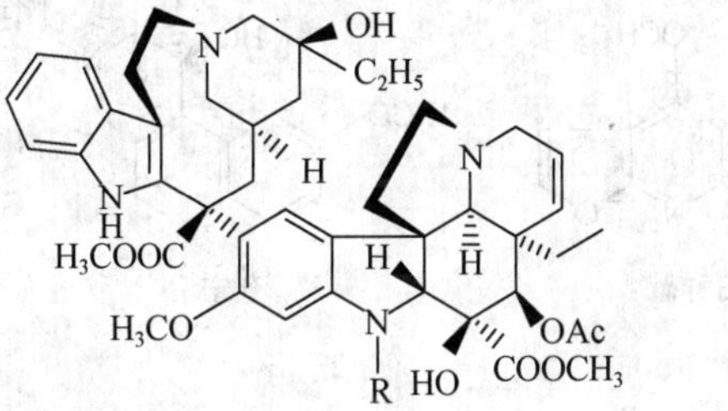

R=$CH_3$,长春碱

R=CHO,长春新碱

#### 10.2.4.3　其他吲哚类

如含有色胺结构的吴茱萸(*Evodia rutaecarpa* (Juss.) Benth.)中的吴茱萸碱(evodiamine)、萝芙木(*Rauvolfia verticillata* (Lour.) Baill.)中具有降压作用的利血平(reserpine)、马钱子(*Strychnos nux-vomica* L.)中的士的宁(番木鳖碱，strychnine)、麦角(*Claviceps purpurea* (Fr.) Tul.)中的麦角新碱(ergometrine)、钩藤(*Uncaria rhynchophylla* (Miq.) Miq. ex Havil.)中的钩藤碱(rhynchophylline)。

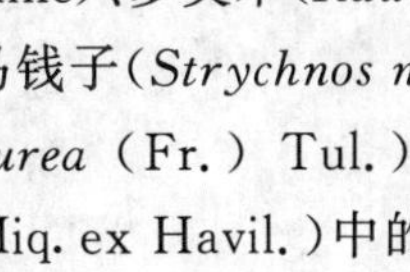

色胺

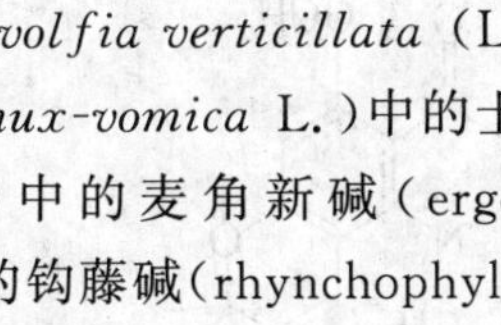

吴茱萸碱

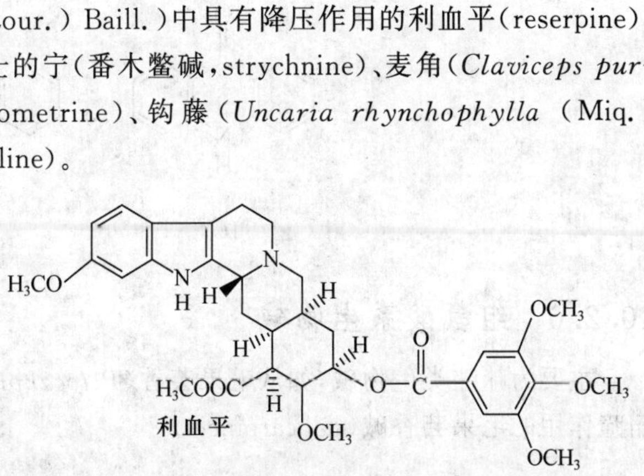

利血平

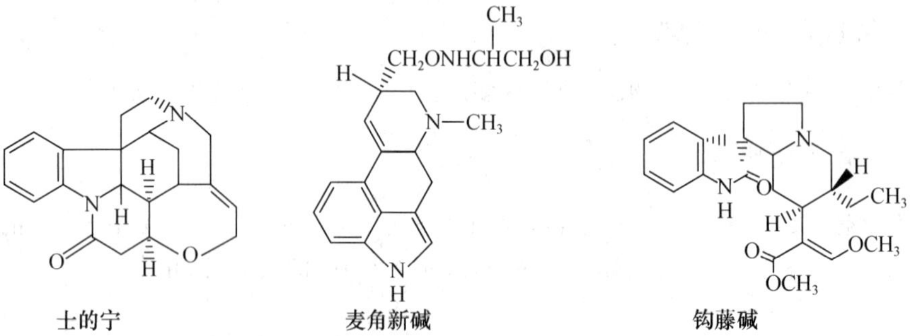


## 10.2.5 邻氨基苯甲酸系生物碱

主要包括喹啉和吖啶酮类生物碱。

### 10.2.5.1 喹啉类生物碱

代表性的有白鲜(*Dictamnus dasycarpus* Turcz.)中的白鲜碱(dictamnine)、金鸡纳(*Cinchona ledgeriana* Moens.)中具有抗疟作用的奎宁(quinine)。

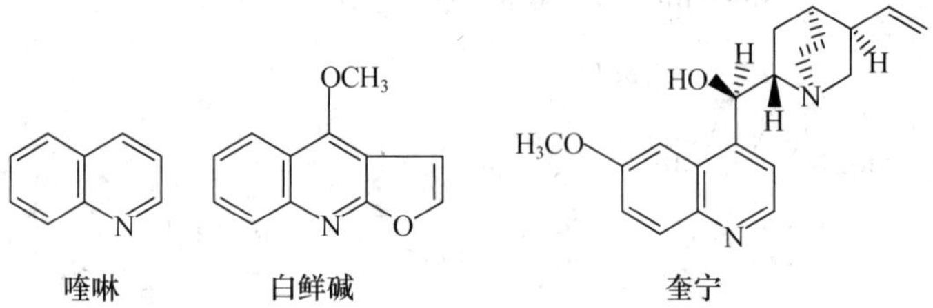


### 10.2.5.2 吖啶酮类生物碱

芸香科植物中多含有此类生物碱,如从山油柑(*Acronychia pedunculata* (L.) Miq.)中分离得到的具有抗癌活性的山油柑碱(acronycine)。

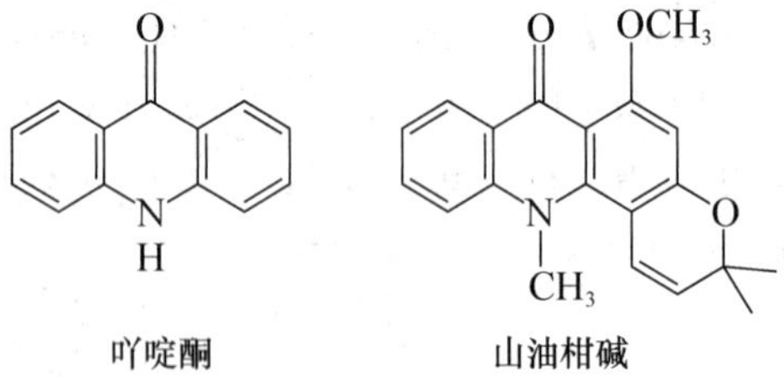


## 10.2.6 组氨酸系生物碱

主要为咪唑类生物碱,如从毛果芸香(*Pilocarpus jaborandi* Holmes)中分离得到的具有缩瞳作用的毛果芸香碱(pilocarpine)。

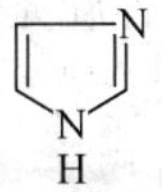

咪唑

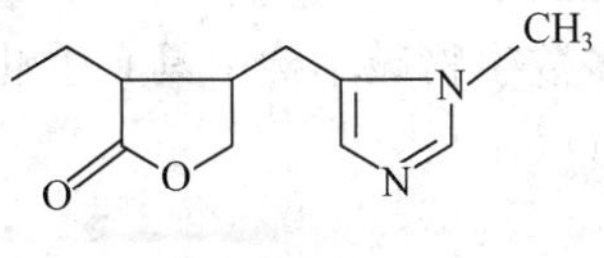

毛果芸香碱

### 10.2.7　萜类生物碱

包括单萜类生物碱，如龙胆（*Gentiana scabra* Bunge）中由环烯醚萜衍生而来的龙胆碱（gentianine）；倍半萜类生物碱，如石斛中的石斛碱（dendrobine），二萜类生物碱，如乌头中的乌头碱（aconitine），以及四环三萜类生物碱，如小叶黄杨碱（buxmicrophylline）A。

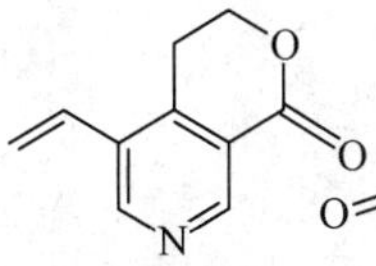

龙胆碱

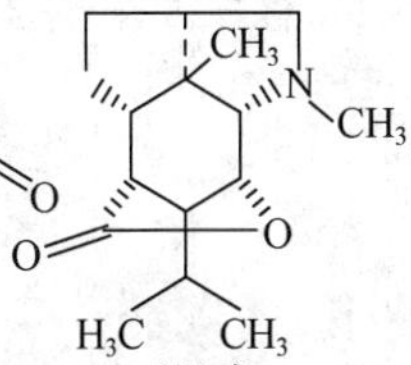

石斛碱

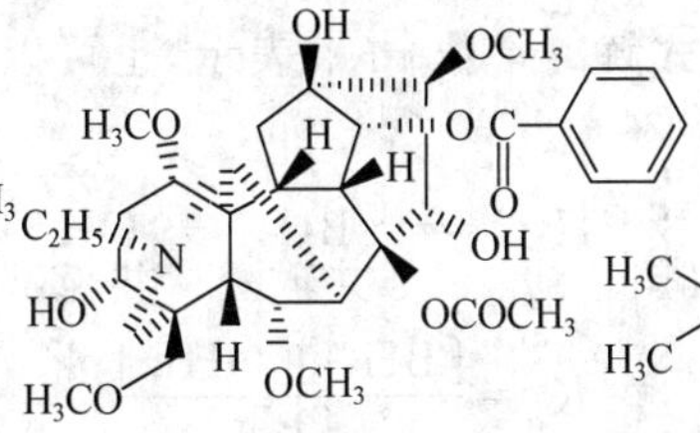

乌头碱

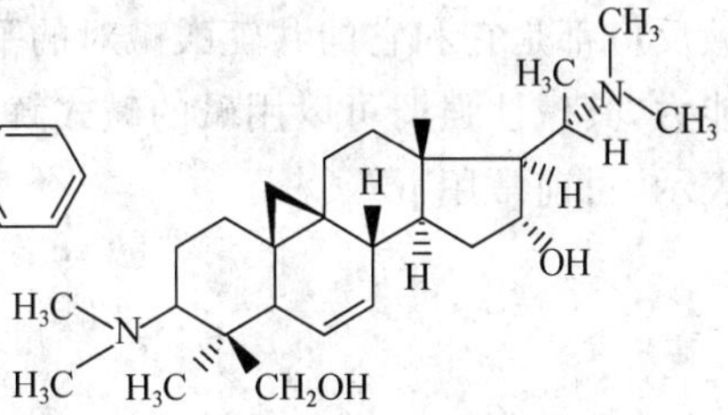

小叶黄杨碱A

### 10.2.8　甾体类生物碱

多存在于茄科植物中，如龙葵（*Solanum nigrum* L.）中的澳洲茄碱（solasonine）。

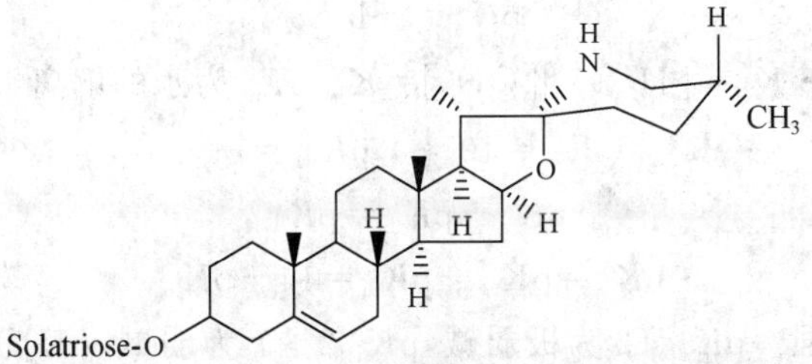

澳洲茄碱

## 10.3　生物碱的理化性质

### 10.3.1　物理性状

生物碱由 C、H、O、N 等元素构成，个别生物碱还含有其他元素，如美登木碱（maytansine）中含氯原子。多数生物碱为结晶，有一定的熔点；有些生物碱为无定形粉末，具有一定的分解点；还有少数生物碱分子中无氧原子，为液体，有一定的沸点；有些生物碱不但是液体，还具有挥发性，如槟榔碱（arecoline）；有些生物碱虽是固体，但也具有挥发性，如麻黄碱（ephedrine）。生物碱一般无色，但有些生物碱的分子结构中具有较长的共轭体系，在可见光下能呈现颜色，如小檗碱(berberine)呈黄色、血根碱(sanguinarine)呈红色。有些生物碱在可见光下无色,但在紫外光下具有荧光。大多数生物碱结构中具有手性碳,具有旋光性。生物碱一般味苦,但有些生物碱显甜味,如甜菜碱(betaine)。

## 10.3.2 碱性

### 10.3.2.1 生物碱碱性的概念及碱性强弱的表示方法

碱性是生物碱最重要的化学性质之一,在生物碱的提取、分离和结构鉴定中发挥着重要作用。根据 Lewis 酸碱理论,凡是能给出电子的供体即为碱,能接受电子的受体为酸。因生物碱分子的氮原子上具有孤对电子,可以作为电子供体或接受质子,从而使生物碱显碱性。所有酸碱反应都是它和它的共轭酸碱对的平衡,碱的强度就是它获得质子或对 Lewis 酸亲和趋向的能力,其碱性强弱可以用碱的碱式解离常数 $pK_b$ 表示,也可以用共轭酸的酸式解离常数 $pK_a$ 表示,目前常用 $pK_a$ 表示。

$$\underset{\text{碱}}{B} + \underset{\text{酸}}{H_2O} \rightleftharpoons \underset{\text{共轭酸}}{BH^+} + \underset{\text{共轭碱}}{OH^-}$$

$$K_b = \frac{[BH^+][OH^-]}{[B]}$$

$$pK_b = -\log K_b$$

$$BH^+ + H_2O \rightleftharpoons B + H_3O^+$$

$$K_a = \frac{[B][H_3O^+]}{[BH^+]}$$

$$pK_a = -\lg K_a$$

$$K_a \cdot K_b = [H_3O^+][OH^-] = K_w \text{(}K_w\text{ 为水的解离常数)}$$

$$K_w = 10^{-14},\ pK_w = 14$$

$$pK_a + pK_b = pK_w,$$

$$pK_a = pK_w - pK_b = 14 - pK_b,$$

$pK_a$ 越强,碱性越强。$pK_a<2$ 为极弱碱,$pK_a$ 2~7 为弱碱,$pK_a$ 7~11 为中强碱,$pK_a>$ 11 为强碱。有机碱的 $pK_a$ 大小顺序一般为:胍>季铵碱>烷胺类(脂叔胺碱)>吡啶(芳叔胺碱)>酰胺≈吡咯。

### 10.3.2.2 生物碱的分子结构和碱性的关系

生物碱的碱性强弱与氮原子的杂化方式、电子云密度及分子的空间效应等因素密切相关。

**1. 氮原子的杂化方式与碱性的关系**

氮原子的价电子在形成有机胺时的杂化轨道同碳原子一样,也有 sp、$sp^2$ 和 $sp^3$ 三种形式,所不同的是它是不等性杂化。在杂化轨道中,p 轨道电子成分越多,活动性越大,越容易失去(供给)电子,碱性越强,所以碱性强弱与杂化方式的关系是:$sp^3>sp^2>sp$。四氢异喹啉为 $sp^3$ 杂化,而异喹啉和吡啶为 $sp^2$ 杂化,所以四氢异喹啉的碱性($pK_a$ 9.5)大于异喹啉($pK_a$ 5.4)和吡啶($pK_a$ 5.17)。氰基上 N 原子为 sp 杂化,呈中性。季铵碱上的氮阳离子和羟基负离子以离子键形式结合，呈强碱性（p$K_a$＞11.5），类似无机碱。

**2. 氮原子上孤对电子的电子云密度与碱性的关系**

氮原子附近的电效应，主要是诱导效应和共轭效应可以影响氮原子上孤对电子云的密度，从而影响生物碱的碱性强弱。

(1)诱导效应　在氮原子附近引入供电子基团（常见的为烷基），可使氮原子的电子云密度增加，使生物碱碱性增强；若在氮原子附近引入吸电子基团（常见的有芳环、双键、含氧基团如羰基、羟基、酯基、醚基），可使氮原子的电子云密度降低，使碱性减弱。如苯异丙胺的碱性大于去甲麻黄碱，是因为去甲麻黄碱中氮原子附近引入了羟基。

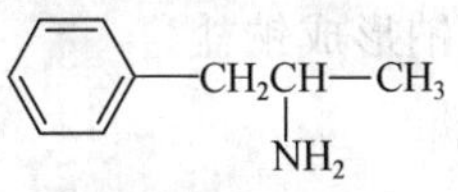

苯异丙胺(p$K_a$9.80)

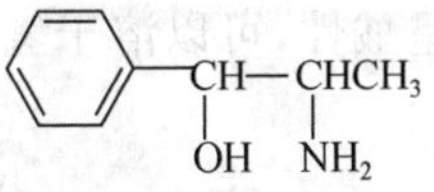

去甲麻黄碱(p$K_a$9.00)

一般来说双键和羟基的吸电子诱导效应可使生物碱的碱性减弱，但环叔胺分子中氮原子的邻位若具有 α-羟基或 α、β 双键，在立体条件许可的条件下，环叔胺可异构化形成季铵碱，使碱性增强。如醇胺型小檗碱中 N 原子上的孤对电子可与碳-氧单键的 σ 电子发生转位，形成季铵型小檗碱，使小檗碱呈强碱性。

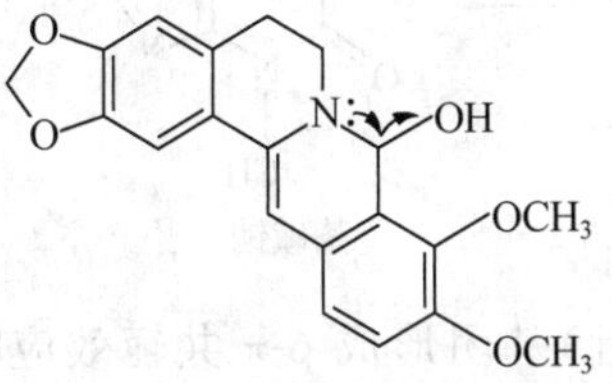

醇胺型小檗碱

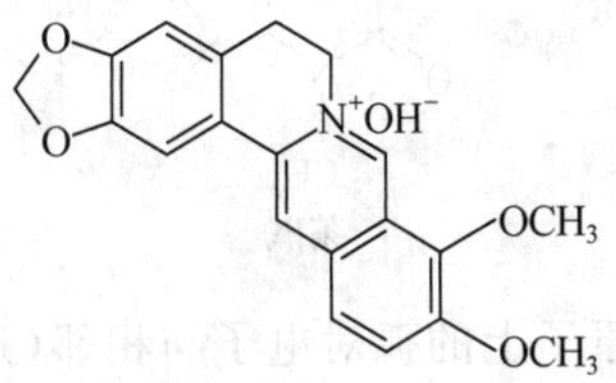

季铵型小檗碱

如果氮原子处于稠环的桥头，虽有 α-羟基或 α、β 双键，但由于分子刚化不能使叔胺氮转化为季铵型生物碱；此时由于 α-羟基或 α、β 双键的吸电子诱导效应而使碱性减弱。如伪番木鳖碱（pseudostrychnine）和新番木鳖碱（新士的宁，neostrychnine）分子中氮原子分别连接有 α-羟基和 α、β 双键，但由于分子刚化，其碱性均弱于番木鳖碱（士的宁，strychnine）。

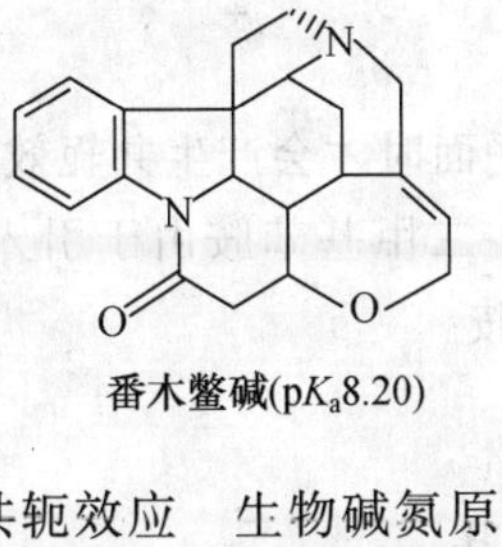

番木鳖碱(p$K_a$8.20)

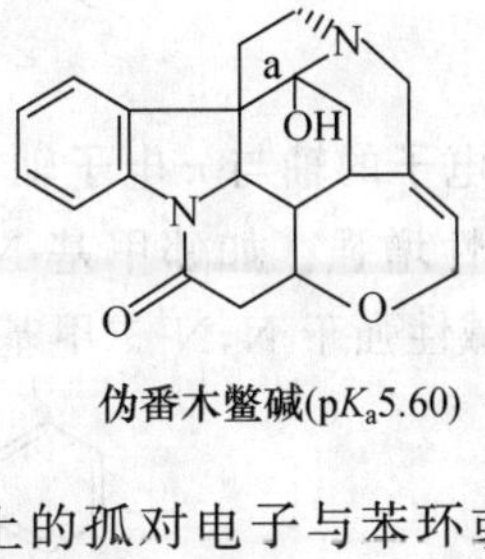

伪番木鳖碱(p$K_a$5.60)

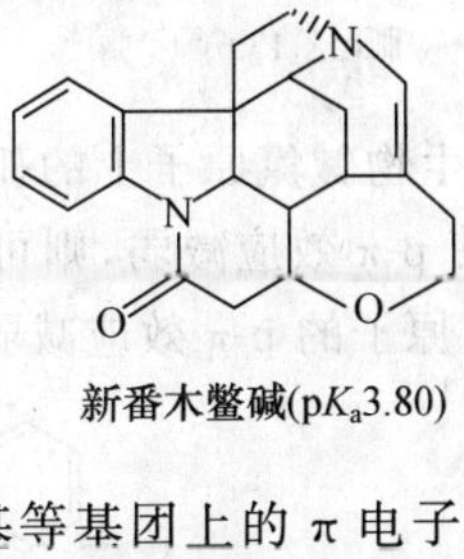

新番木鳖碱(p$K_a$3.80)

(2) 共轭效应　生物碱氮原子上的孤对电子与苯环或羰基等基团上的 π 电子共轭时，可使氮原子上的电子云密度降低，使碱性减弱。

如苯胺中氮原子上的孤对电子由于和苯环上的 π 电子共轭，其碱性（p$K_a$4.58）小于环己胺（p$K_a$10.64）。毒扁豆碱（physostigmine）分子中 $N_1$ 的孤对电子与苯环上的电子形成 p-π 共轭，使得 $N_1$ 的碱性（p$K_a$1.76）明显低于 $N_3$（p$K_a$7.88）。

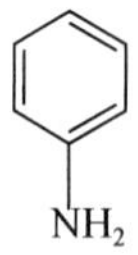
苯胺

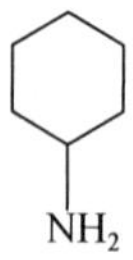
环己胺

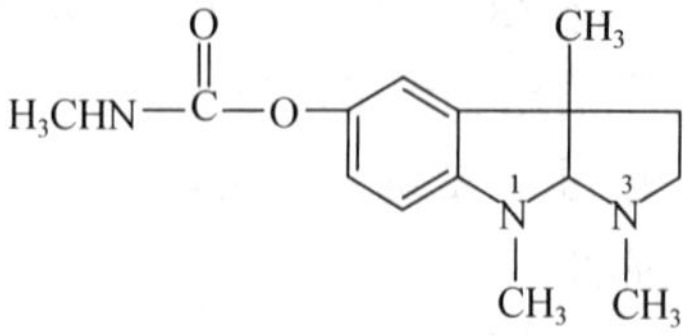
毒扁豆碱

另一典型的例子是酰胺类生物碱。由于酰胺中氮原子的孤对电子与羰基可形成 p-π 共轭效应，使其碱性极弱，几乎呈中性，不能和酸形成盐，如胡椒碱(piperine)和三甲基黄嘌呤衍生物咖啡碱(caffeine)的 $pK_a$ 值分别为 1.42 和 1.22。有的酰胺生物碱如二甲基黄嘌呤衍生物茶碱(theophylline)甚至呈酸性，可以溶于氢氧化钠形成钠盐。

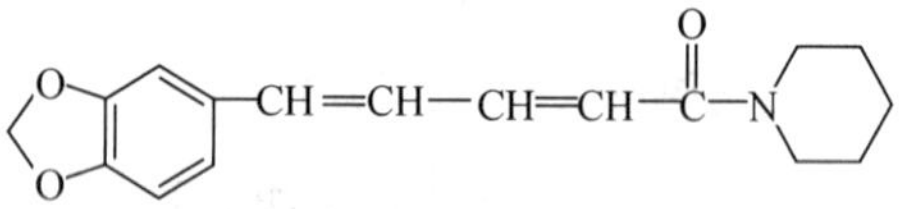
胡椒碱

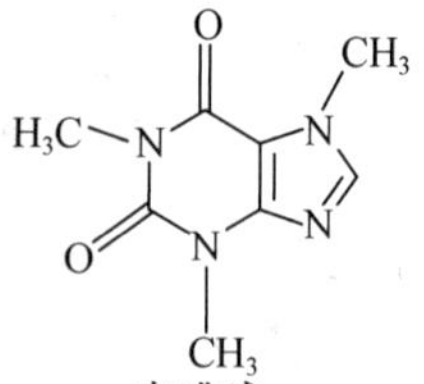
咖啡碱

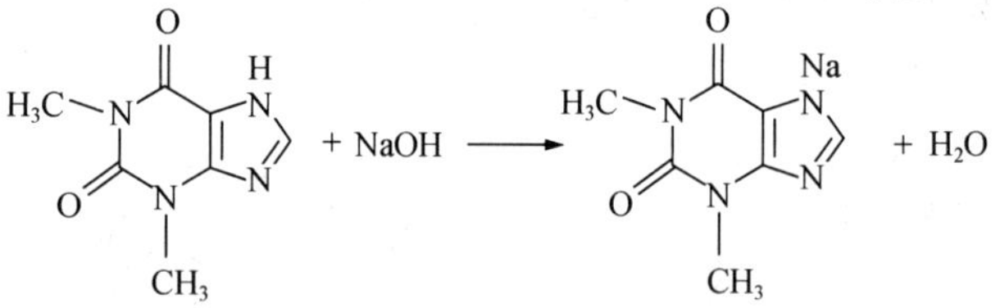
茶碱　　茶碱钠

但并非所有氮原子上的孤对电子与相邻(近)基团形成 p-π 共轭效应时，都能使生物碱的碱性减弱。如胍接受质子形成胍基盐阳离子，虽具有很强的 p-π 共轭效应，但由于胍基盐阳离子具有高度共振稳定性，吸引 $OH^-$ 的能力减弱，使 $OH^-$ 变得自由，故含胍基的生物碱呈强碱性。

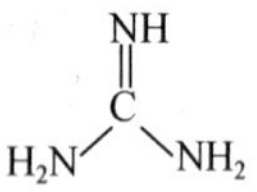
胍($pK_a$13.6)

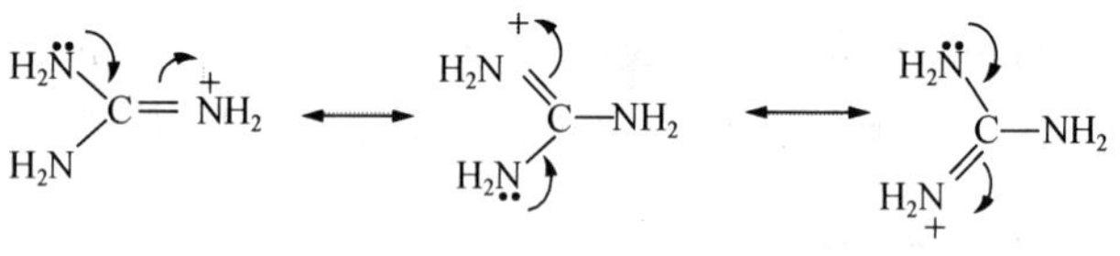

此外，生物碱氮原子上的孤对 p 电子的轴与 π 电子轴共平面时才会产生共轭效应，若引入其他基团使 p-π 效应减弱，则可使碱性增强。如邻甲基-N,N-二甲基苯胺由于引入了一个邻甲基，使 N 原子的 p-π 效应减弱，其碱性强于 N,N-二甲基苯胺。

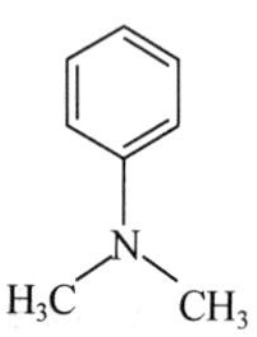
N,N-二甲基苯胺($pK_a$4.39)

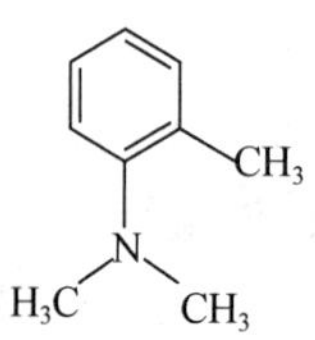
邻甲基-N,N-二甲基苯胺($pK_a$5.15)

3. 空间效应与碱性的关系

由于取代基的空间障碍或分子构象因素，使质子难于接近氮原子，而使碱性减弱。如利血平(reserpine)的脂环叔胺氮因受 $C_{19}$-$C_{20}$ 键的障碍而使碱性降低。

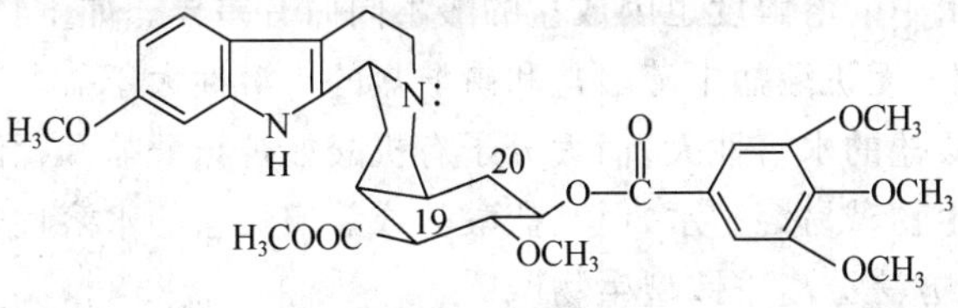

利血平($pK_a$6.07)

4. 氢键效应与碱性的关系

若生物碱的共轭酸中氮原子附近有羟基或羰基存在，有利于形成分子内氢键时，可使共轭酸稳定性增强，从而使碱性增强。如钩藤碱(rhynchophylline)的碱性比异钩藤碱(isorhynchophylline)的碱性强。

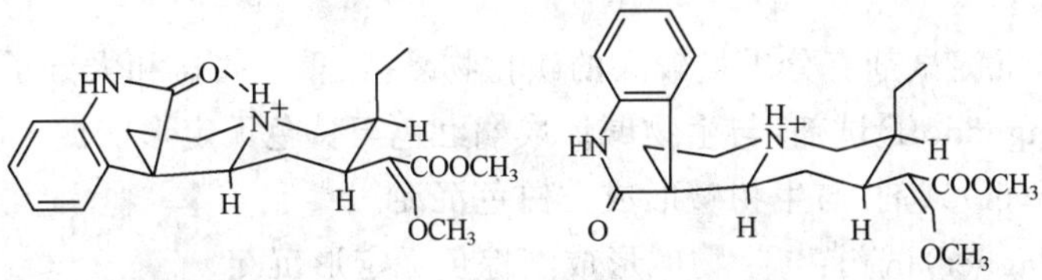

钩藤碱($pK_a$6.32) 异钩藤碱($pK_a$5.20)

此外，若分子中有羧基或酚羟基等酸性基团，生物碱则呈酸碱两性。

对于具体生物碱，分析其碱性强弱时要考虑上述多方面因素。一般来说，若分子中既存在空间效应又有诱导效应，则以空间效应为主；若共轭效应与诱导效应共存，则以共轭效应为主。

## 10.3.3 溶解性

### 10.3.3.1 生物碱的溶解性

按照生物碱在有机溶剂和水中溶解度的不同，可分为亲脂性生物碱和亲水性生物碱。亲脂性生物碱数目较多，大多数为叔胺碱和仲胺碱，易溶于极性较低的有机溶剂，如苯、乙醚、不完全的卤代烷烃(二氯甲烷、氯仿)，特别是氯仿中，但在饱和烷烃、全卤代烷烃(四氯化碳)中的溶解度较小，不溶或难溶于水。亲水性生物碱数目较少，主要是季铵型生物碱、含氮-氧化物的生物碱，以及生物碱的糖苷类化合物。这些生物碱易溶于水，或甲醇和乙醇等极性较大的溶剂，难溶于亲脂性有机溶剂。具有酚羟基的生物碱可溶于氢氧化钠溶液中，但某些酚性生物碱由于分子结构的空间位阻效应也会产生例外，不溶于碱性溶液。具有内酯结构的生物碱难溶于冷的氢氧化钠但易溶于热的氢氧化钠溶液。具有羧基的生物碱易溶于碳酸氢钠溶液。大多数生物碱能和酸形成盐而溶于酸水中，加碱至碱性后又能游离出生物碱，常常利用这个性质从中药中分离纯化生物碱。但碱性极弱的生物碱不能和酸形成盐，难溶于酸水，其酸性水溶液用氯仿提取时，生物碱可转溶于氯仿而被分离。

#### 10.3.3.2 生物碱盐的溶解性

多数生物碱盐易溶于水,溶于甲醇或乙醇等极性较大的有机溶剂,但难溶于极性较低的有机溶剂。生物碱盐在水中的溶解度也因成盐的酸不同而有差异。如生物碱无机酸盐的水溶性大于有机酸盐的水溶性,无机酸盐中硫酸盐和磷酸盐的水溶性大于盐酸盐,有机酸盐中小分子有机酸如乙酸和酒石酸盐的水溶性大,而大分子有机酸如苦味酸盐和鞣酸盐的水溶性很差,甚至难溶于水。季铵型生物碱易溶于水,但其盐酸盐或氢碘酸盐的水溶性较低,甚至能从水中析出,因此常利用盐析的方法分离季铵型生物碱。

### 10.3.4 沉淀反应

大多数生物碱能和某些试剂在酸水中生成难溶于水的复盐或分子络合物,这些试剂称为生物碱沉淀试剂。沉淀反应是鉴别生物碱的常见反应,可用于中药中生物碱的鉴别,以及提取分离过程中生物碱组分的追踪,个别生物碱沉淀试剂如硫氰酸铬铵(雷氏铵盐)还可沉淀分离季铵型生物碱。

常用的生物碱沉淀试剂有分子量较大的碘化物复盐、重金属盐和大分子酸,如下所示:

碘化铋钾(Dragendoff)试剂:与生物碱形成橘红色至黄色无定形沉淀。

碘化汞钾(Mayer)试剂:与生物碱形成类白色沉淀。

碘-碘化钾(Wagner)试剂:与生物碱形成红棕色无定形沉淀。

氯化金试剂:与生物碱形成黄色结晶。

硅钨酸试剂(Bertrad):与生物碱形成灰白色或淡黄色沉淀。

苦味酸(Hager)试剂:与生物碱形成黄色结晶。

硫氰酸铬铵(雷氏铵盐)试剂:与季铵型生物碱生成红色沉淀或结晶。

由于中药中含有的蛋白质、多肽和鞣质等成分也能和生物碱沉淀试剂形成沉淀而造成生物碱的假阳性判断,所以在中药化学成分预试之前,需要对中药提取液进行纯化以排除非生物碱类成分的干扰,常用的方法是将中药用酸水提取,提取液碱化后再用氯仿萃取,使游离生物碱与水溶性的蛋白质和鞣质等成分分开;再将氯仿液用酸水萃取,游离生物碱又可转化为生物碱盐而溶于酸水中,酸水层可用于沉淀反应;对于季铵型生物碱或其他水溶性生物碱,可以用正丁醇或氯仿-甲醇混合液进行萃取,然后再用酸水转溶后进行沉淀反应。此外,在定性鉴别时,至少需采用三个沉淀试剂来进行生物碱阳性或假阳性的判断。

### 10.3.5 显色反应

改良的碘化铋钾试剂常用于生物碱的薄层色谱鉴别用显色剂,生物碱一般显橙红色。某些试剂还能与生物碱产生特殊的颜色,可用于个别生物碱的检识。常用的生物碱显色试剂有下面几种:

Mandelin 试剂(1% 钒酸铵的浓硫酸溶液):阿托品显红色,吗啡显蓝紫色,奎宁显淡橙色,可待因显蓝色,士的宁显蓝紫色到红色。

Fröhde 试剂(1% 钼酸钠或 5%钼酸铵的浓硫酸溶液):乌头碱显黄棕色,吗啡显紫色转棕色,黄连素显棕绿色,可待因显暗绿色至淡黄色,阿托品和士的宁不显色。

Marquis 试剂(浓硫酸含少量甲醛):吗啡显橙色至紫红色,可待因显洋红色至黄棕色;古柯碱和咖啡碱不显色。

浓硫酸:秋水仙碱显黄色,小檗碱显绿色,可待因渐显淡蓝色,阿托品、古柯碱、吗啡及士的宁不显色。

浓硝酸:可待因和士的宁显黄色,吗啡显红蓝色至黄色;乌头碱显红棕色,阿托品、古柯碱和吗啡不显色。

## 10.4 生物碱的提取与分离

### 10.4.1 脂溶性总生物碱的提取

大多数生物碱为脂溶性生物碱,一般以生物碱有机酸盐的形式存在于中药中。除少数生物碱具有挥发性(如麻黄碱),可采用水蒸气蒸馏法提取外,一般常采用溶剂法提取生物碱。

#### 10.4.1.1 水或酸水提取法

根据生物碱盐易溶于水而难溶于有机溶剂的性质,可采用水或0.5%～1%的酸用浸渍法或渗漉法进行提取。常用的酸为盐酸、硫酸、醋酸和酒石酸。中药中存在的生物碱有机酸盐转化为无机酸盐后水溶性增加利于溶出。提取后的溶液因体积较大,浓缩困难,需进一步用下列方法进行总生物碱的富集。

**1. 离子交换树脂法**

将中药的水或酸水提取液通过强酸型阳离子交换树脂(交联度一般为3%～6%),使生物碱盐的阳离子交换在树脂上而与其他杂质分离,然后用氨液碱化树脂,使生物碱从树脂上游离出来,再用有机溶剂进行洗脱,浓缩有机溶剂即可获得总生物碱。

**2. 有机溶剂萃取法**

将中药的水或酸水提取液用碱(常用氨水、石灰乳或石灰水)碱化,使生物碱盐转化为游离生物碱,再用有机溶剂(如氯仿)萃取,浓缩有机溶剂即为总生物碱。

#### 10.4.1.2 醇性溶剂提取法

由于生物碱及其盐都能溶于甲醇和乙醇,可以采用甲醇和乙醇提取生物碱。甲醇毒性较强,工业中常采用乙醇或酸性乙醇作为溶剂,利用渗漉法、浸渍法或回流提取法提取生物碱。这样提取的浸膏往往含有较多脂溶性杂质,可将浸膏加酸水溶解,过滤,生物碱和酸形成水溶性的盐,从而与脂溶性的杂质分开。再将酸水液碱化后形成游离生物碱,用氯仿等有机溶剂萃取,即可获得纯度较高的生物碱。

#### 10.4.1.3 亲脂性有机溶剂提取法

将药材粉末用少量碱水(石灰乳、碳酸钠溶液或10%氨水)湿润,使中药中存在的生物碱盐转化为游离生物碱,然后用氯仿等亲脂性有机溶剂采用冷浸或回流提取法进行提取。提取液再用酸水萃取,酸水液碱化之后用氯仿等亲脂性有机溶剂萃取,回收有机溶剂即可获得纯度较高的总生物碱。

## 10.4.2 水溶性生物碱的提取

### 10.4.2.1 沉淀法

将药材中的脂溶性总生物碱提取出来后，水溶性生物碱仍保留在水液或碱水液中。可将碱水液加无机酸调至弱酸性(pH2～3)，加入生物碱沉淀试剂(实验室常用新鲜配制的雷氏铵盐饱和水溶液)，沉淀完全后过滤，用少量水洗涤沉淀至洗涤液无红色，将沉淀转溶于丙酮，滤出不溶物，将含生物碱雷氏盐的丙酮溶液通过氧化铝短柱净化，用丙酮液洗脱，收集丙酮洗脱液，再向其中加入硫酸银饱和水溶液，生物碱雷氏盐转化为生物碱硫酸盐，过滤，滤液中再加入氯化钡，生物碱硫酸盐转化为生物碱盐酸盐。过滤，滤液浓缩即为生物碱的盐酸盐；也可将生物碱雷氏盐的丙酮溶液直接通过氯离子型阴离子交换树脂，直接得到生物碱的盐酸盐。

### 10.4.2.2 溶剂法

用正丁醇、异戊醇等与水不相混溶的极性有机溶剂，对含有水溶性生物碱的水液或碱水液进行萃取，浓缩后可获得水溶性生物碱。

## 10.4.3 生物碱的分离

### 10.4.3.1 不同类别生物碱的初步分离

根据生物碱的碱性强弱、酚羟基的有无，以及溶解性能的不同，可对总生物碱进行初步分离，分离流程如图 10-1 所示。

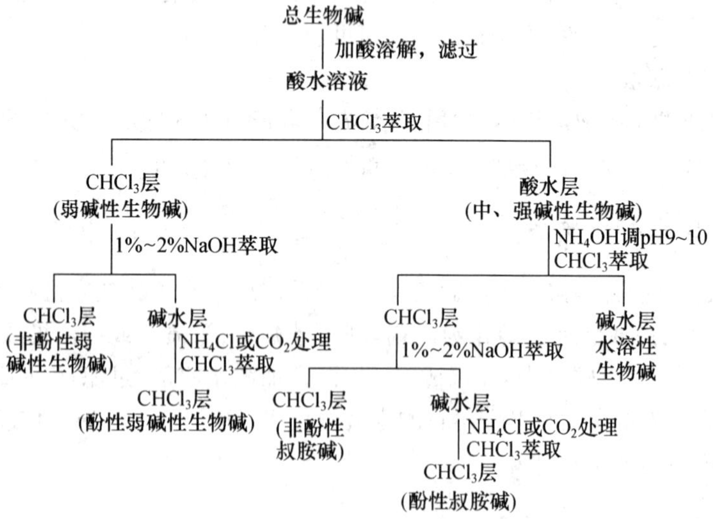


图 10-1 总生物碱的初步分离

### 10.4.3.2 单体生物碱的分离

将上述各类别的生物碱可参考下述方法进一步分离，获得生物碱单体。

1. 利用生物碱的碱性差异进行分离

根据各单体生物碱的碱性不同,可采用 pH 梯度萃取法对生物碱进行分离。常用两种方法,一种方法是将混合生物碱溶于酸水中,逐步加碱使 pH 由低到高,每调节一次 pH,用氯仿等亲脂性有机溶剂萃取一次,单体生物碱按照碱性由弱到强依次游离出来溶于氯仿中而得以分离;另一种方法是将混合生物碱溶于氯仿等亲脂性有机溶剂,再依次用 pH 由高到低的酸性缓冲液进行萃取,单体生物碱按照碱性由强到弱的顺序依次成盐而溶于酸水中,将各部分酸性缓冲液碱化后用氯仿等有机溶剂萃取,回收有机溶剂即可获得各单体生物碱。利用生物碱的碱性差异进行分离时,最好首先利用缓冲纸色谱进行一下预试,以了解混合生物碱中各单体生物碱的碱性强弱。

2. 利用生物碱的极性差异进行分离

虽然有些生物碱的碱性差异不大,但由于结构上的差异导致它们的极性不同,由此导致它们在有机溶剂中溶解度上存在差异。如中药汉防己中的汉防己乙素比汉防己甲素结构中多一个酚羟基,其极性大于汉防己甲素,在冷苯中的溶解度小于汉防己甲素,可采用冷苯法对这两个单体生物碱进行分离。

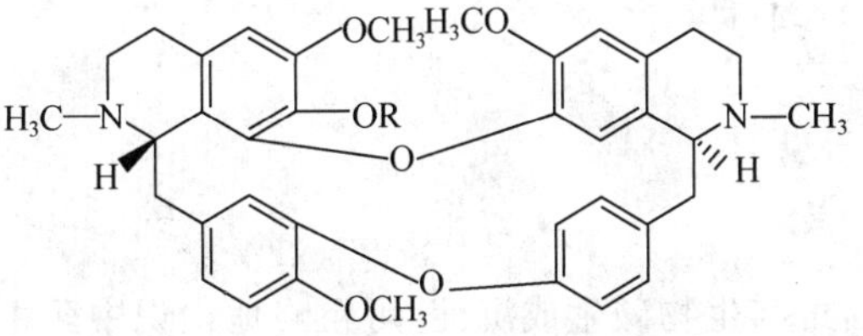


R=CH3,汉防己甲素; R=OH,汉防己乙素

3. 利用生物碱盐的溶解度差异进行分离

生物碱与酸可形成盐,根据生物碱盐在不同溶剂中溶解度的不同,可对不同生物碱进行分离。如麻黄中麻黄碱和伪麻黄碱的分离即采用此法。将麻黄的水提取液用氢氧化钠碱化后用甲苯萃取,甲苯溶液再用 2%草酸溶液(pH 6.5～7)进行萃取,麻黄碱和伪麻黄碱均转化为草酸盐。由于草酸麻黄碱在水中的溶解度比草酸伪麻黄碱小,草酸液减压浓缩后即可析出草酸麻黄碱的结晶,而草酸伪麻黄碱仍留在母液中而将两者分开,进一步精制即可获得麻黄碱和伪麻黄碱的纯品。

4. 利用生物碱的特殊官能团性质进行分离

酚性生物碱由于能溶于氢氧化钠,从而与其他非酚性生物碱分离;含羧基的生物碱由于能溶于碳酸氢钠水溶液中,从而与其他生物碱分离;含内酯键或内酰胺键的生物碱在碱液中可开环形成羧酸盐而溶于水,酸化后又环合成原生物碱在水溶液中形成沉淀,从而与其他生物碱分开。如从喜树(*Camptotheca acuminata* Decne.)的根中分离纯化具有内酯结构的喜树碱(camptothecine)就采用了这种方法。

5. 利用色谱法进行分离

由于中药中所含生物碱十分复杂,利用上述方法常不能达到分离的目的,进一步分离需采用色谱法。

吸附柱色谱法:大多数生物碱都是采用此法进行分离。吸附剂常采用氧化铝或硅胶,洗脱剂常采用苯、氯仿、二氯甲烷、乙醚等亲脂性有机溶剂或混合有机溶剂如氯仿-甲醇等。酚性生物碱还可采用聚酰胺柱色谱，利用梯度乙醇-水作为洗脱剂进行分离。

分配柱色谱法：对于极性特别相似的生物碱，用吸附色谱法不能分开时，可采用分配色谱法。如三尖杉（*Cephalotaxus fortunei* Hook.）中抗癌生物碱三尖杉酯碱（harringtonine）和高三尖杉酯碱（homoharringtonine）分离，高三尖杉酯碱比三尖杉酯碱多一个亚甲基，用吸附色谱法分离效果不佳，采用硅胶作为支持剂，用 pH5.0 的缓冲液作为固定相，用 pH5.0 的缓冲液饱和的氯仿溶液做流动相，亲脂性稍强的高三尖杉酯碱首先洗脱出来，中间是两者混合物，最后是亲脂性稍弱的三尖杉酯碱。

高效液相色谱法（HPLC）：高效液相色谱法分离效率高，分析速度快，可以使许多常规柱色谱难以分离的生物碱得到分离。根据生物碱的极性和溶解性，HPLC 法分离生物碱时可采用硅胶正相色谱或者 $C_{18}$ 反相硅胶色谱。

除上述方法外，还可利用制备性薄层色谱法、凝胶色谱、干柱色谱、中、低压柱色谱等方法分离生物碱。在实际应用中，可根据中药中生物碱存在的具体情况，选择合适的方法或综合应用多种方法进行生物碱的分离。

## 10.5 生物碱的检识

### 10.5.1 化学方法

利用生物碱沉淀试剂可与生物碱生成沉淀，可粗略地检识中药中是否存在生物碱，常用的生物碱沉淀试剂是碘-碘化钾，碘化铋钾和碘化汞钾试剂。

### 10.5.2 色谱法

常用薄层色谱法、纸色谱法和高效液相色谱法。色谱法微量、快速，可反映生物碱的数目、极性大小、碱性强弱，为生物碱的分离提供依据。

#### 10.5.2.1 薄层色谱法

吸附薄层色谱法是生物碱检识最常用的方法。硅胶是最常用的吸附剂，展开剂可根据生物碱的极性大小来选择。由于硅胶具有弱酸性，碱性强的生物碱在硅胶板上可形成盐而造成 $R_f$ 值小或者拖尾，克服这种情况可采用下述三种方法：①用碱液（0.1～0.5 mol/L 氢氧化钠溶液）或碱性缓冲液代替水来铺制硅胶板；②用碱性溶剂作为展开剂，这种方法较常用，如在检识亲脂性生物碱时可在中性展开剂中加入少许有机胺，如乙二胺；碱性强的生物碱可加入氨水；③层析缸中放置盛有氨水的小皿，使生物碱在碱性环境下展开。采取以上措施可以改善薄层色谱的展开效果。此外，氧化铝也是常用的吸附剂，因其稍显碱性而且吸附性强，适于分离亲脂性较强的生物碱。

若用吸附色谱分离效果不好时，可采用分配色谱。如分离脂溶性生物碱，可用硅胶或纤维素做支持剂，用甲酰胺做固定相，甲酰胺饱和的有机溶剂做流动相。对于水溶性生物碱，可采用水做固定相，极性较大的展开剂如正丁醇-醋酸-水（4∶1∶5，上层）系统做流动相，可获得较好的分离效果。

薄层展开后，有颜色的生物碱可直接在日光下检识；有荧光的生物碱可在紫外灯下检识；多数生物碱没有颜色，一般采用改良的碘化铋钾显色，呈橘红色斑点。还可采用碘铂酸试剂、三氯化锑试剂、硫酸铈的硫酸溶液做显色剂，不同生物碱产生不同的颜色。

#### 10.5.2.2 纸色谱法

纸色谱属于分配色谱，常用的固定相有水、酸性缓冲液和甲酰胺。

用水做固定相时，水可以是滤纸中所含6%～7%的水分，也可用水浸润滤纸。常用于水溶性生物碱和生物碱盐的分离检识，流动相为亲水性较大的溶剂，如常用正丁醇-冰醋酸-水(4∶1∶5，上层)。

用酸性缓冲液做固定相时，常采用多缓冲纸色谱的方式，即pH梯度色谱法。可将酸性缓冲液按照pH由高到低的顺序从原点依次按2 cm左右间距涂布于滤纸上，晾干后使用；流动相采用极性较小的溶剂，如苯、氯仿和乙酸乙酯；生物碱按照碱性由强到弱，在pH由高到低(酸性由弱到强)的缓冲带中依次成盐而分离开。

用甲酰胺做固定相时，可先将甲酰胺溶于丙酮中，再将滤纸浸润其中，取出，挥去丙酮即可。常用于亲脂性生物碱的分离检识，流动相为亲脂性溶剂，如苯、氯仿和乙酸乙酯(使用前需用甲酰胺饱和)。

纸色谱选用的显色剂和薄层色谱基本相同，但含硫酸的显色剂不宜使用。

#### 10.5.2.3 高效液相色谱法

高效液相色谱法用于生物碱的检识常采用反相色谱法。由于生物碱一般为碱性化合物，在流动相中常加入三乙胺等碱性溶剂调节其pH。固定相可采用常规的$C_{18}$烷基硅烷键合硅胶。若pH>8，硅胶可溶解，色谱柱易受损；所以当流动相碱性强(pH 8～11)时，宜选用弱碱性键合相硅胶做固定相，如氨基键合的硅胶。

此外，具有挥发性的生物碱，可采用气相色谱法进行分离检识。

## 10.6 生物碱的结构研究

### 10.6.1 化学方法

早期在生物碱的结构研究中，通常采用C-N键裂解反应，通过生成结构较简单的产物，来推测生物碱的结构。

#### 10.6.1.1 霍夫曼降解法

这是早年测定胺类结构的一个重要方法。其原理是伯胺、仲胺或叔胺与碘甲烷和氧化银可进行彻底的甲基化反应，生成季铵碱，季铵碱加热可脱去1分子水，消除一个$\beta$-H，C-N键断裂形成双键，如此反复直至生成三甲胺和烯类化合物。

(1)氮原子在侧键上的生物碱，经一次霍夫曼降解生成三甲胺和一烯化合物。

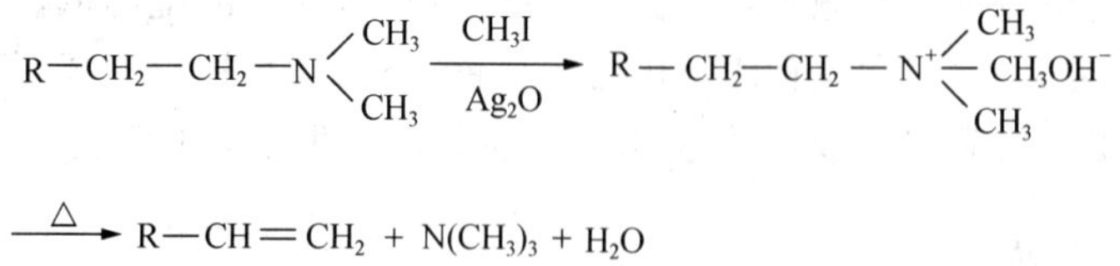

(2)氮原子二价连在环上,需经两次霍夫曼降解生成三甲胺和二烯化合物。

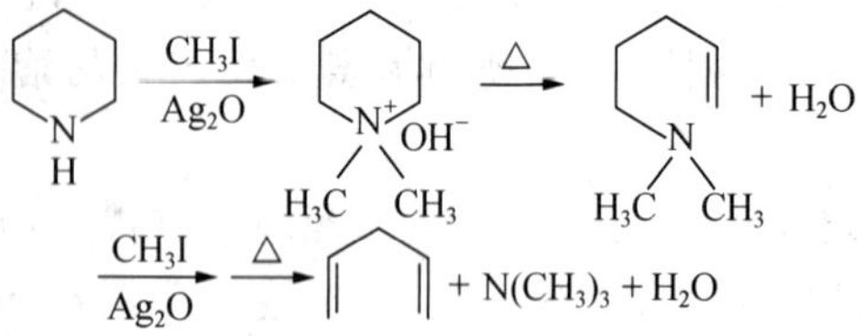

(3)氮原子三价连在环上,需经三次霍夫曼降解生成三甲胺和三烯化合物。

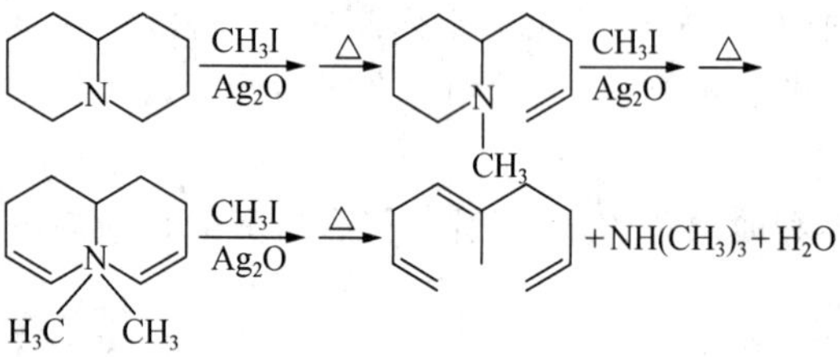

霍夫曼降解反应的条件是生物碱中必须具备 β-H,且 β-H 可消除。β-H 消除的难易与 β 位碳上取代基的类型有关,β 位碳上烷基取代多则 β-H 不易消除;β 位碳上有芳环或其他吸电子取代基时,β-H 易消除。

根据反应产物烯键的数目,可了解氮原子在分子中的结合状态。但需要注意的是,由于生物碱分子结构复杂,在霍夫曼降解过程中,除了消除反应外,还可能有其他反应产生,如双键转位、季铵碱脱甲基等,造成反应产物较复杂。此外,个别含氮杂环化合物如四氢喹啉,虽具有 β-H,但在霍夫曼降解反应中,β-H 不能消除,这是由于在霍夫曼降解反应的同时还伴有占优势的亲核取代反应,造成 C-N 键不易断裂。

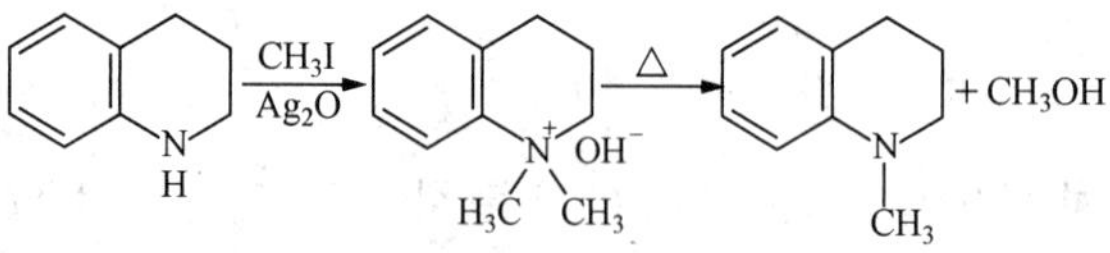

其他生物碱如喹啉、异喹啉和吡啶等由于没有 β-H,均不能产生霍夫曼降解。

#### 10.6.1.2 Emde 降解法

是在霍夫曼降解法基础上改进的方法。霍夫曼降解反应中的季铵碱用钠-汞齐试剂还原,C—N 键可断裂,这样就使霍夫曼反应不能降解的某些不具备 β-H 或 β-H 不可消除的生物碱类型得以降解。

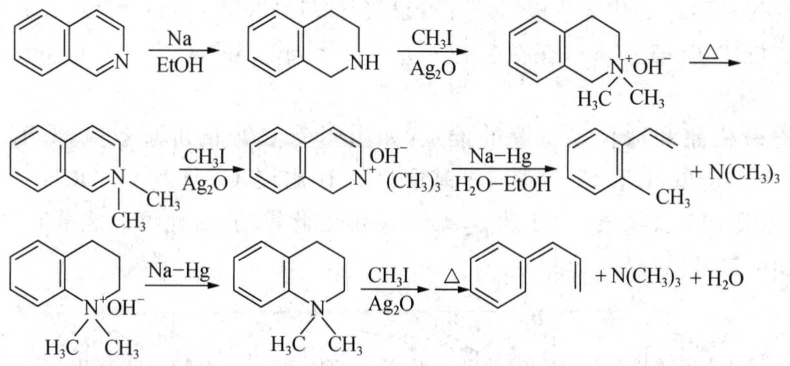

#### 10.6.1.3 Von Braun 裂解反应

是用溴化氰试剂直接裂解 C—N 键的反应。在叔胺碱裂解时，氰基常和 N 原子相连，而溴和碳相连，二取代胺基氰化物进一步水解形成羧酸，脱羧后形成仲胺。

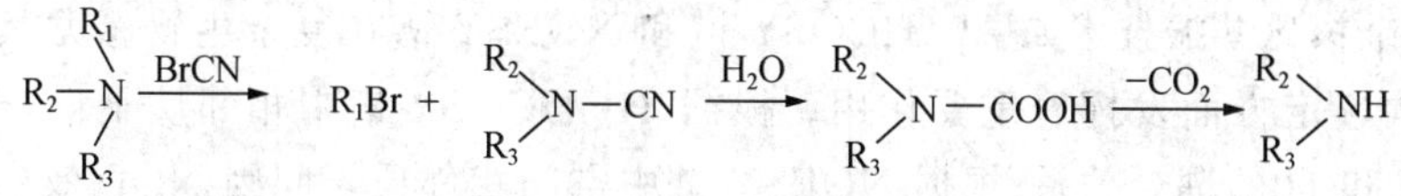

除上述三种经典裂解反应外，还有氧化裂解、共锌粉蒸馏、共碱熔融和金属钠液氨还原法等方法。

### 10.6.2 波谱法

#### 10.6.2.1 UV 光谱

紫外光谱在生物碱结构解析中发挥的作用不是很大，但对于吡啶、喹啉、吲哚等生物碱，因其具有完整的共轭系统，其紫外光谱可反映其结构的骨架类型，对于同类型生物碱的鉴别具有一定的指导意义。

#### 10.6.2.2 IR 光谱

红外光谱主要用于生物碱中特殊功能团的鉴别，如酰胺上的羰基（1 670～1 630cm$^{-1}$）、N—H（3 500～3 300 cm$^{-1}$）、C=N（1 690～1 590 cm$^{-1}$）、C—N 键（1 360～1 020 cm$^{-1}$）的识别，以及已知结构生物碱的鉴定。

#### 10.6.2.3 $^{1}$H-NMR 谱

氢谱在生物碱结构解析中发挥着重要作用。生物碱氢谱的解析规律与其他类型化合物的解析规律具有共性，所不同的是由于氮原子的存在，其电负性比碳大，造成其相连质子、甲基或相邻碳上的质子的化学位移与其他类型化合物有所不同。

不同类型 N—H 的化学位移（$\delta$）范围：脂肪胺（0.3～2.2 ppm）；芳香胺（2.6～5.0 ppm）；酰胺（5.2～10 ppm）。

不同类型 N—$CH_3$ 的化学位移($\delta$)范围：叔胺(1.97～2.56 ppm)；仲胺(2.3～2.56 ppm)；芳叔胺或芳仲胺(2.6～3.1 ppm)；杂芳环(2.7～4.0 ppm)；酰胺(2.6～3.1 ppm)；季铵(2.7～3.5 ppm)。

用于生物碱构象和取代基位置的推定：如由于受 C 环的屏蔽效应，具有 a 式构象的 N,O,O-三甲基乌药碱(I)和 $C_1$ 位没有苄基取代的 II 比较，$C_8$-H 和 $C_7$-$OCH_3$ 的化学位移均向高场位移，而具有 b 式构象的 III 的 $C_7$-$OCH_3$ 不受此影响，由此可确定苄基异喹啉生物碱中苄基构象和甲氧基的位置。

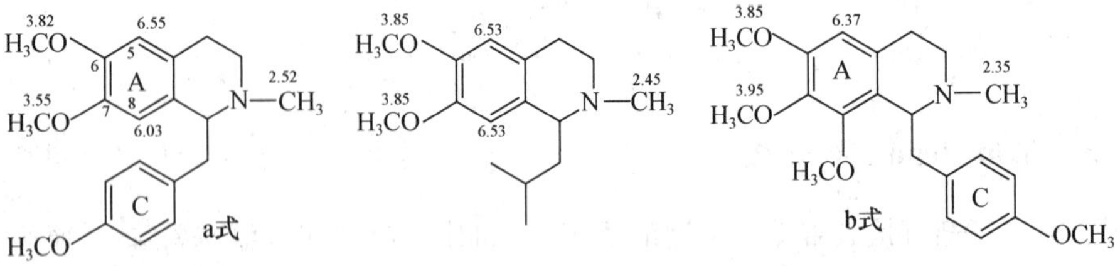


I　　II　　III

此外，二维核磁共振技术如$^1$H-$^1$HCOSY 谱和 NOESY 谱在复杂生物碱尤其是生物碱新化合物的结构鉴定方面发挥着重要作用。根据$^1$H-$^1$HCOSY 谱中相邻质子耦合产生的对称峰，可找到 H 和 H 的耦合关系；根据 NOESY 谱中空间相邻质子间因 NOE 效应产生的相关峰，在确定生物碱的空间结构和相对构型方面发挥着重要作用。

### 10.6.2.4 $^{13}$C-NMR 谱

碳谱在生物碱结构解析中也发挥着重要作用。其解析规律与其他类型化合物的解析规律亦具有共性；所不同的是，由于氮原子的存在，使其邻近碳的化学位移产生影响。

氮原子的电负性产生的吸电子效应使邻近碳原子的化学位移向低场位移：如吡咯与环己烷相比较，其 $\alpha$ 碳的化学位移均移向低场；吡啶和苯相比，其 $\alpha$ 碳和 $\gamma$ 碳的化学位移均移向低场，以 $\alpha$ 碳的位移最大；烟碱中氮原子相邻的碳(包括甲基碳)的化学位移均向低场位移。

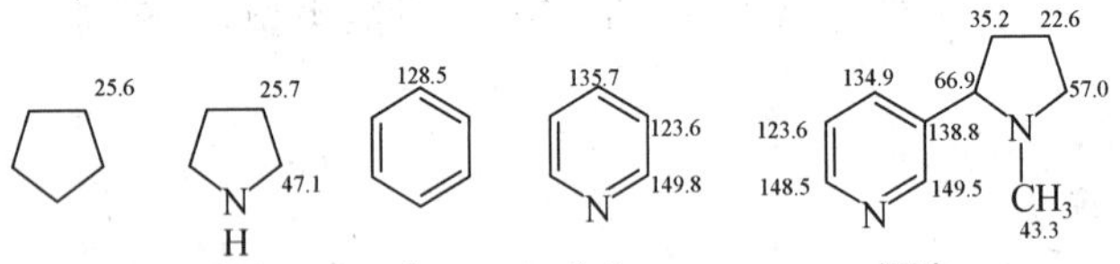


环己烷　　吡咯　　苯　　吡啶　　烟碱

当氮原子的孤对电子与邻近羰基的电子云形成 p-π 共轭时，可使羰基碳的屏蔽效应增加，使其化学位移移向高场，如酰胺中羰基碳的化学位移一般在 160～175 ppm。

此外，DEPT 谱和二维核磁共振谱如 HMQC 和 HMBC 谱在生物碱新化合物的结构鉴定方面发挥着重要作用。如利用 DEPT 谱可确定生物碱中伯、仲、叔、季碳的类型；根据 HMQC 谱的同碳 C-H 相关峰可对碳氢信号进行准确归属；根据 HMBC 谱的远程 C-H 相关峰可推断生物碱中骨架的结构。

### 10.6.2.5 MS 谱

用高分辨质谱可获得生物碱分子量和分子式的重要信息。除此之外，利用生物碱的质谱裂解规律，可对生物碱的结构类型进行推测，再结合其他波谱解析，确证其结构。下面介绍生物碱的一些裂解规律：

RDA 裂解：当生物碱中存在环己烯结构时，通常发生此种方式的裂解。如四氢原小檗碱型生物碱可从具有环己烯结构的 C 环发生 RDA 裂解，产生的主要离子碎片 a、b、c、d 对于此类型生物碱的结构解析具有指导意义。

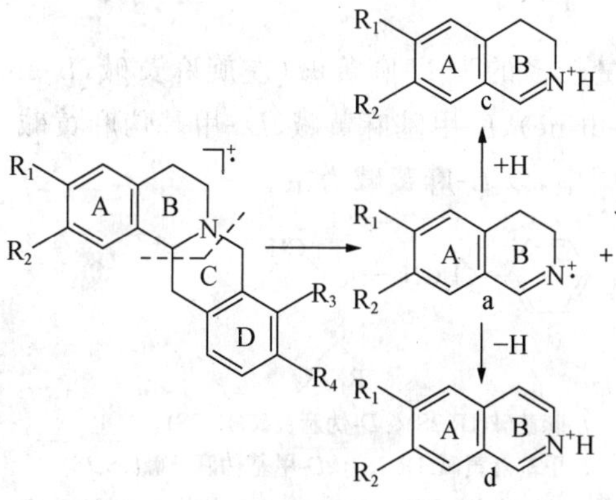


α-裂解：裂解主要发生在和氮原子相连的 α-碳和 β-碳之间的键上。其特征是含氮的碎片离子是基峰或强峰。另外，当氮原子的 α-碳连接的基团不同时，则所连接的大基团易发生 α-裂解。莨菪烷、甾体生物碱多发生此种方式的裂解。

其他裂解：对于结构中主要为芳香体系或环系较多、分子结构紧密的生物碱，如阿朴芬类、喹啉类、氧化苦参碱类、吗啡碱类及部分甾体生物碱，其环裂比较困难，一般检测不到骨架裂解产生的碎片离子，只能看到取代基或侧链裂解产生的碎片离子，其质谱中基峰或强峰多为 $M^+$ 或$[M-1]^+$。

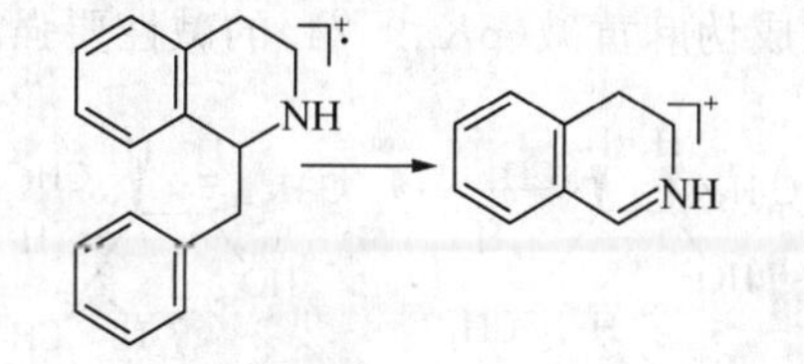


苄基四氢异喹啉类生物碱易失去苯甲基，裂解产生的二氢异喹啉碎片离子多为基峰。

# 10.7　含生物碱中药实例

## 10.7.1　麻黄

麻黄是麻黄科植物草麻黄(*Ephedra sinica* Stapf)、中麻黄(*E. intermedia* Schrenk ex

C. A. Mey.)和木贼麻黄(*E. equisetina* Bge.)的干燥草质茎,是常用中药,也是我国的特产药材。其性温、味苦辛,具有发汗、平喘、利水等功效,主治风寒感冒、发热无汗、咳喘、水肿等症。现代药理研究表明,麻黄生物碱是麻黄的主要有效成分,具有促进汗腺分泌、缓解平滑肌痉挛、舒张支气管平滑肌、升压、利尿等作用。

### 10.7.1.1 化学成分

麻黄中主要含有生物碱,含量较多的为 *L*-麻黄碱(左旋麻黄碱,*L*-ephedrine)、*D*-伪麻黄碱(右旋伪麻黄碱,*D*-pseudoephedrine)、*L*-甲基麻黄碱、*D*-甲基伪麻黄碱、*L*-去甲基麻黄碱和 *D*-去甲基伪麻黄碱,在这些生物碱中,以 *L*-麻黄碱为主。

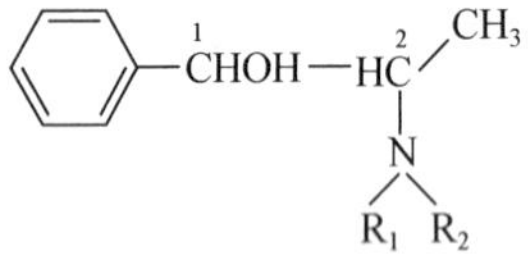


$R_1$=H,$R_2$=CH3, *L*-麻黄碱(1R,2S);*D*-伪麻黄碱(1S,2S)
$R_1$=$R_2$=CH3, *L*-甲基麻黄碱(1R,2S);*D*-甲基伪麻黄碱(1S,2S)
$R_1$=$R_2$=H, *L*-去甲基麻黄碱(1R,2S);*D*-去甲基伪麻黄碱(1S,2S)

### 10.7.1.2 麻黄生物碱的结构和理化性质

**1. 结构特征**

麻黄生物碱属于苯丙胺衍生物,*L*-麻黄碱和 *D*-伪麻黄碱互为立体异构体,其在 $C_1$ 位的构型不同。麻黄碱 $^1$H-NMR 中的 $J_{1,2}=4$ Hz,而伪麻黄碱 $J_{1,2}=8$ Hz,表明前者 $C_1$-H 和 $C_2$-H 为顺式,而后者为反式。

**2. 性状**

游离麻黄碱和伪麻黄碱为无色结晶,其含水物的熔点分别为 40℃和 119℃,二者都具有挥发性。

**3. 碱性**

麻黄生物碱中的氮原子均在侧链上,碱性较强。由于麻黄碱的共轭酸和 $C_1$-OH 形成分子内氢键时,其苯基和甲基重叠使其成为不稳定构象,而伪麻黄碱共轭酸中苯基和甲基不重叠,其稳定性大于麻黄碱,由此造成伪麻黄碱(p$K_a$ 9.74)的碱性要强于麻黄碱(p$K_a$ 9.58)。

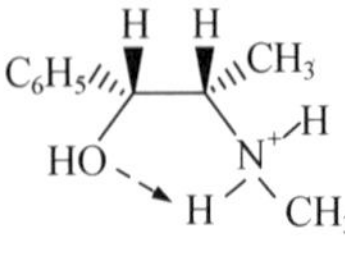


麻黄碱共轭酸

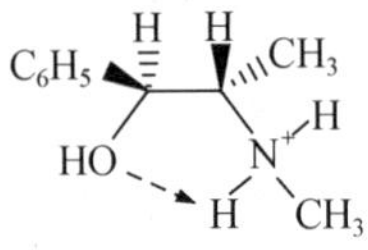


伪麻黄碱共轭酸

**4. 溶解度**

游离麻黄碱可溶于水(1∶20),易溶于氯仿、乙醚及苯中;但游离伪麻黄碱难溶于水,是由于其在水中可形成较稳定的分子内氢键,伪麻黄碱溶于乙醚和乙醇中。二者均可与无机酸和强有机酸形成盐,但是其盐的溶解度不同。如麻黄碱草酸盐难溶于水,而伪麻黄碱草酸盐易溶于水,可根据这个特征分离麻黄碱和伪麻黄碱。

5. 鉴别反应

麻黄碱和伪麻黄碱属于仲胺，不易和生物碱沉淀试剂发生反应。但下列两种反应可用于麻黄碱和伪麻黄碱的鉴别。

二硫化碳-硫酸铜反应：为仲胺的一般鉴别反应，麻黄碱或伪麻黄碱的乙醇溶液加入二硫化碳、硫酸铜试液和氢氧化钠试液各 1 滴会产生棕色沉淀。具有叔胺结构的甲基麻黄碱反应为阴性。

铜络盐反应：麻黄碱或伪麻黄碱的水溶液中加硫酸铜试剂，再加入氢氧化钠呈碱性，溶液显蓝紫色。再加入乙醚，乙醚层显紫红色，水层显蓝色。这是由于紫红色的铜络盐可溶于乙醚，溶于水中转化为四水合物显蓝色。

### 10.7.1.3 麻黄生物碱的提取分离

1. 溶剂法

根据麻黄碱和伪麻黄碱易溶于有机溶剂的性质，将麻黄的水浸煮液用碱碱化后，用甲苯进行萃取，将甲苯萃取液流经草酸溶液，麻黄碱和伪麻黄碱转化为草酸盐。根据麻黄碱草酸盐在水中溶解度小于伪麻黄碱草酸盐而将二者分开。其提取分离流程如图 10-2 所示。

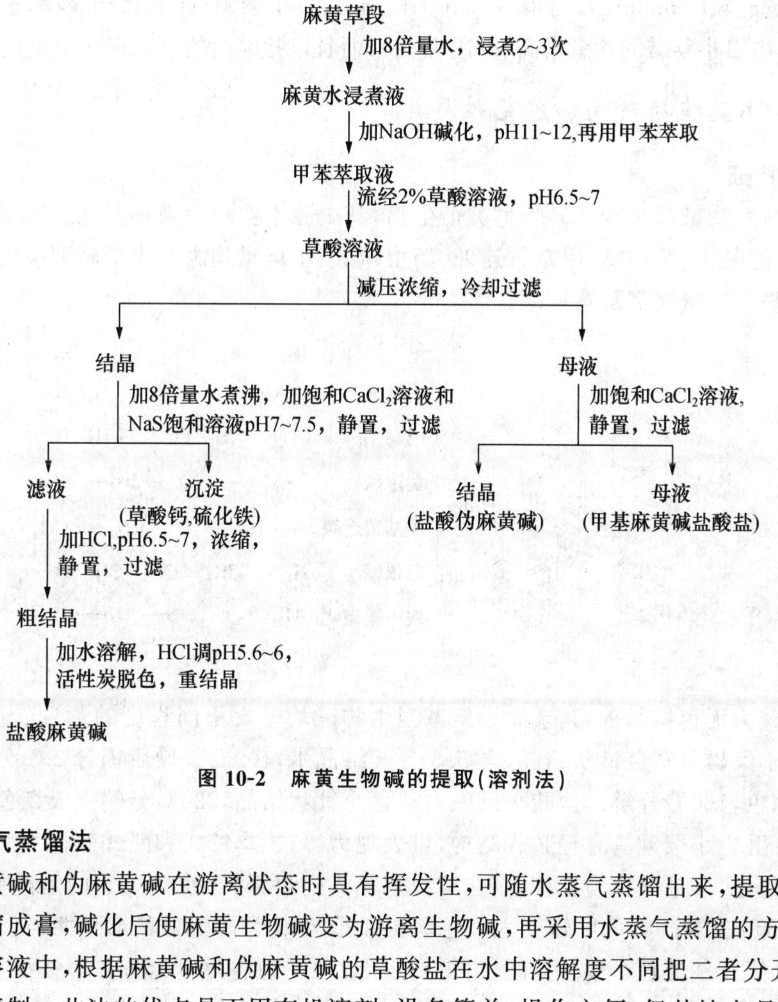


图 10-2 麻黄生物碱的提取(溶剂法)

2. 水蒸气蒸馏法

根据麻黄碱和伪麻黄碱在游离状态时具有挥发性，可随水蒸气蒸馏出来，提取时先将麻黄的水煮液浓缩成膏，碱化后使麻黄生物碱变为游离生物碱，再采用水蒸气蒸馏的方法。将馏出液溶于草酸溶液中，根据麻黄碱和伪麻黄碱的草酸盐在水中溶解度不同把二者分开，然后再按溶剂法进行精制。此法的优点是不用有机溶剂，设备简单，操作方便；但其缺点是提取过程温度较高，部分麻黄碱会分解成胺和甲胺，从而影响产品得率和质量。

3. **离子交换树脂法**

将麻黄碱的酸性水溶液通过强酸型阳离子交换树脂，生物碱盐阳离子被交换在树脂上，再用酸性水或碱性乙醇洗脱，麻黄碱的碱性比伪麻黄碱碱性弱，先被洗脱下来，从而使麻黄碱和伪麻黄碱分开。此法多在实验室使用，操作较简单。

## 10.7.2 黄连

黄连为常用中药，来源于毛莨科植物黄连（*Coptis chinensis* Franch.）、三角叶黄连（*C. deltoidea* C. Y. Cheng et Hslao.）和云南黄连（*C. teeta* Wall.）的干燥根茎，习称味连、雅连和云连。其性寒味苦，具有清热燥湿、清心除烦、泻火解毒的功效。现代药理研究表明，生物碱是黄连中主要活性成分，具有抗菌、抗病毒、消炎等作用。

### 10.7.2.1 化学成分

目前从黄连中分离得到的生物碱有小檗碱（berberine）、巴马丁（palmatine）、黄连碱（coptisine）、甲基黄连碱（worenine）、药根碱（jatrorrhizine）、表小檗碱（epiberberine）和木兰碱（magnoflorine）等，其中以小檗碱的含量最高（可达 10%），而且以盐酸盐的形式存在于黄连中。

### 10.7.2.2 小檗碱的结构和理化性质

1. **结构特征**

黄连中的生物碱都是苄基异喹啉类衍生物，其中除木兰碱为阿朴芬型生物碱外，其余生物碱如小檗碱、巴马丁、黄连碱、甲基黄连碱、药根碱、表小檗碱均为原小檗碱型生物碱，其结构如下，同时，这些生物碱又都是季铵碱。

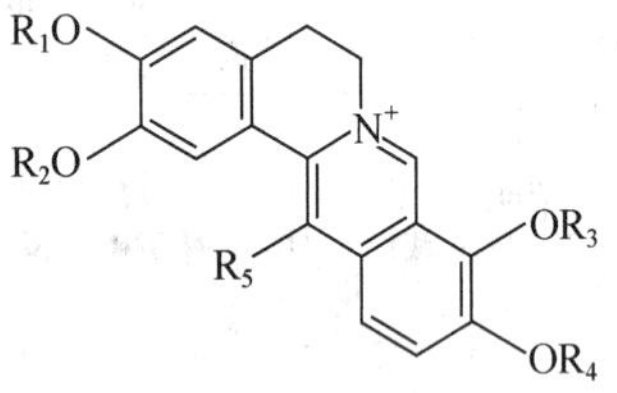


| | $R_1$ | $R_2$ | $R_3$ | $R_4$ | $R_5$ |
|---|---|---|---|---|---|
| 小檗碱 | —$CH_2$— | | $CH_3$ | $CH_3$ | H |
| 巴马丁 | $CH_3$ | $CH_3$ | $CH_3$ | $CH_3$ | H |
| 黄连碱 | —$CH_2$— | | —$CH_2$— | | H |
| 甲基黄连碱 | —$CH_2$— | | —$CH_2$— | | $CH_3$ |
| 药根碱 | H | $CH_3$ | $CH_3$ | $CH_3$ | H |
| 表小檗碱 | $CH_3$ | $CH_3$ | —$CH_2$— | | H |

2. **性状**

除木兰碱为无色结晶外，其余原小檗碱型生物碱均呈现不同程度的黄色。从水和乙醇中结晶析出的小檗碱是黄色针状结晶，含 5.5 分子结晶水，100℃干燥后仍含 2.5 分子结晶水，在 110℃变黄棕色，160℃分解。盐酸小檗碱为黄色小针状结晶，220℃分解生成红色的小檗红碱，285℃完全熔融。小檗碱具有羟胺式结构，可表现为醇式、季铵式和醛式三种互变异构体，其中以季铵式最稳定，溶液颜色为红棕色；在溶液中加入过量强碱，季铵离子的解离受到抑制而转变为醛式或醇式，溶液颜色可转变为黄色。由于醛式或醇式小檗碱亲脂性强，易溶于有机溶剂，用过量氢氧化钠处理小檗碱盐时，可得到溶于乙醚的游离小檗碱；在季铵型小檗碱的水溶液中加入过量碱则能生成游离小檗碱的沉淀。

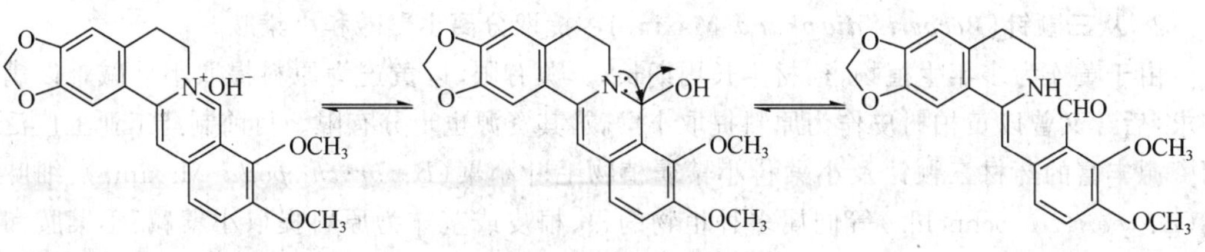


季铵式小檗碱(红棕色)　　醇式小檗碱(黄色)　　醛式小檗碱(黄色)

3. **碱性**

小檗碱及其衍生物均为季铵型生物碱，碱性强。和酸脱去一分子水可形成小檗碱的盐。

4. **溶解度**

因为均为季铵型生物碱，小檗碱及其衍生物的水溶性强。游离小檗碱可缓缓溶于水中，易溶于热水和热乙醇，但在冷乙醇中溶解度不大，难溶于苯、氯仿、丙酮。不同小檗碱盐的溶解度有所不同，其中小檗碱盐酸盐在冷水中的溶解度小，较易溶于沸水，几乎不溶于乙醇；小檗碱的硫酸盐和磷酸盐在水中溶解度较大；小檗碱和大分子有机酸形成的盐在水中的溶解度很小。

5. **鉴别反应**

沉淀反应：小檗碱的酸性水溶液可与生物碱沉淀试剂生成沉淀。

丙酮加成反应：在小檗碱的盐酸盐水溶液中，加入氢氧化钠呈强碱性，然后滴加丙酮数滴，即生成黄色结晶性的小檗碱丙酮加成物，有一定的熔点，可供鉴别。

漂白剂显色反应：在小檗碱的酸性水溶液中加入漂白粉(或通入氯气)，溶液转变为樱红色。

### 10.7.2.3　小檗碱的提取和分离

1. **从黄连中提取分离小檗碱和甲基黄连碱**

根据小檗碱及其他生物碱盐的溶解度不同进行分离，具体流程如图 10-3 所示。

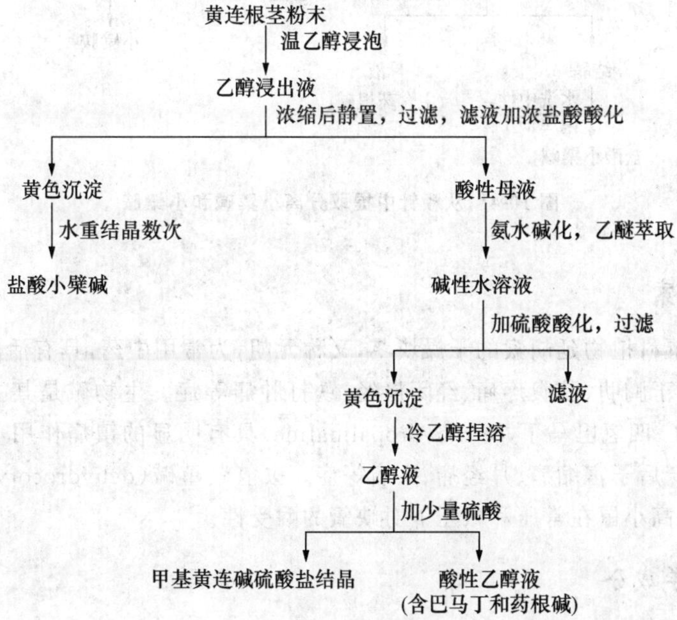


图 10-3　小檗碱的提取

2. 从三颗针(*Berberis diaphana* Maxin.)中提取分离小檗碱和小檗胺

由于黄连为多年生植物，药材生长周期长，资源有限，以黄连为原料提取小檗碱难以满足需求，后续又曾以黄柏树皮作为原料提取小檗碱，其资源也十分有限。目前制药工业上广泛应用资源丰富的药材三颗针及小檗科小檗属植物毛叶小檗(*B. brachypoda* Maxim.)、细叶小檗(*B. poiretii* Schneld.)等同属多种植物的根、根皮或茎作为原料提取小檗碱、小檗胺和药根碱等生物碱。

小檗胺为白色结晶(乙醇)，属于酚性双苄基异喹啉叔胺型生物碱，具有中等强度的碱性，难溶于水，易溶于乙醇、氯仿、乙醚和石油醚等有机溶剂，可溶于酸水和碱水，其与碘甲烷反应产生的异汉防己碱双季铵型碘化物(檗肌松)临床上用于中药麻醉的肌肉松弛剂。提取分离小檗碱和小檗胺等生物碱的流程如图 10-4 所示。

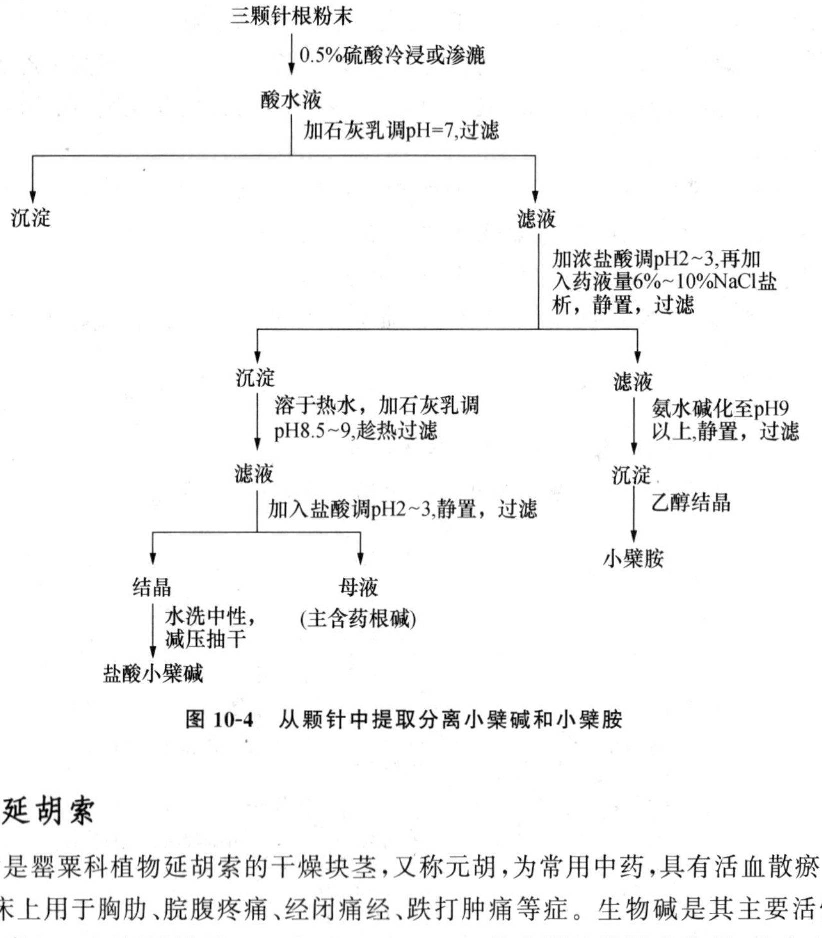


图 10-4 从颗针中提取分离小檗碱和小檗胺

## 10.7.3 延胡索

延胡索是罂粟科植物延胡索的干燥块茎，又称元胡，为常用中药，具有活血散瘀、利气止痛的作用，临床上用于胸肋、脘腹疼痛、经闭痛经、跌打肿痛等症。生物碱是其主要活性成分，其中延胡索乙素(*DL*-四氢巴马丁，tetrahydropalmatine)具有明显的镇痛作用，临床上用于内科病痛、产前阵痛、产后子宫缩痛、月经痛、头痛等症。去氢紫堇碱(dehydrocorydaline)具有扩张冠状动脉、明显提高小鼠在常压和减压下对缺氧的耐受性。

### 10.7.3.1 化学成分

早在 20 世纪 30 年代，我国科研工作者就开始了延胡索化学成分的研究，目前已从延胡索中分离得到 20 多个生物碱，均属于异喹啉衍生物，其结构类型可细分为原小檗碱型非酚性叔胺碱、酚性叔胺碱及季铵碱，普托品型叔胺碱，以及阿朴芬型非酚性叔胺碱、酚性叔胺碱和季铵碱。延胡索中的主要活性成分延胡索乙素（*DL*-四氢巴马丁）在延胡索中含量很低，只有十万分之三，属于微量成分。但防己科植物华千金藤（*Stephania sinica* Diels）的根中的 *L*-四氢巴马丁（俗称颅定通）含量很高（1.5%），可作为提取 *L*-四氢巴马丁的原料。此外，中药黄藤（*Daemonorops margaritae* (Hance) Becc.）的根及根茎中含有高达 3% 的巴马丁，经提取巴马丁后还原可制取四氢巴马丁。

1. 原小檗碱型生物碱

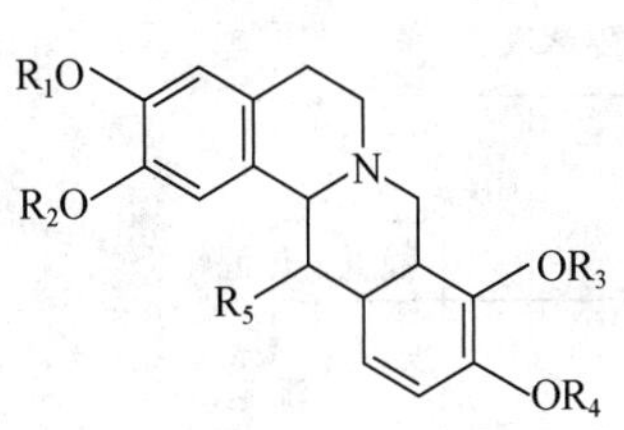

| | $R_1$ | $R_2$ | $R_3$ | $R_4$ | $R_5$ |
|---|---|---|---|---|---|
| *D*-紫堇碱 | $CH_3$ | $CH_3$ | $CH_3$ | $CH_3$ | $CH_3$ |
| *DL*-四氢巴马丁 | $CH_3$ | $CH_3$ | $CH_3$ | $CH_3$ | H |
| *L*-四氢黄连碱 | — $CH_2$ — | | — $CH_2$ — | | H |
| *L*-四氢非洲防己碱 | $CH_3$ | H | $CH_3$ | $CH_3$ | H |
| *D*-紫堇球碱 | H | $CH_3$ | $CH_3$ | $CH_3$ | $CH_3$ |
| 紫堇单酚碱 | $CH_3$ | $CH_3$ | $CH_3$ | H | H |

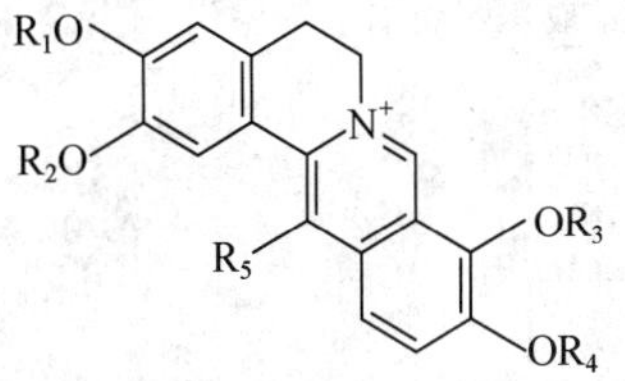

| | $R_1$ | $R_2$ | $R_3$ | $R_4$ | $R_5$ |
|---|---|---|---|---|---|
| *L*-黄连碱 | — $CH_2$ — | | — $CH_2$ — | | H |
| 去氢紫堇碱 | $CH_3$ | $CH_3$ | $CH_3$ | $CH_3$ | $CH_3$ |
| 非洲防己碱 | $CH_3$ | H | $CH_3$ | $CH_3$ | H |

2. 普托品型生物碱

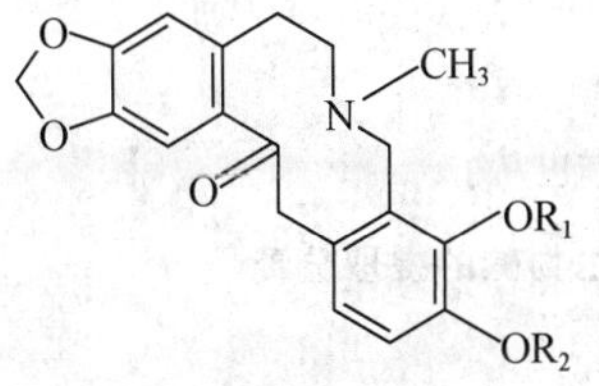

| | $R_1$ | $R_2$ |
|---|---|---|
| 普托品 | — $CH_2$ — | |
| α-别隐品碱 | $CH_3$ | $CH_3$ |

3. 阿朴芬型生物碱

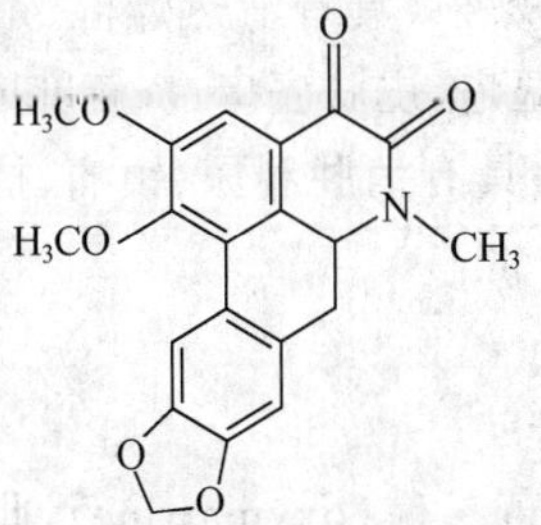

紫堇二酮

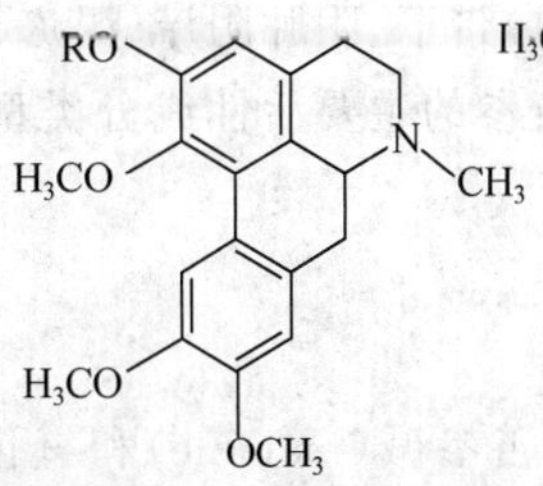

R=$CH_3$,海罂粟碱；R=H，前荷牡碱

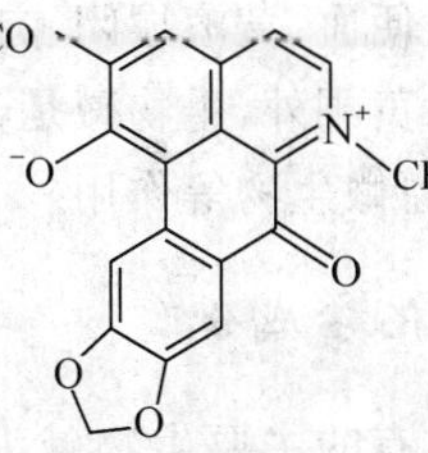

南天竹灵

### 10.7.3.2 提取分离

延胡索中生物碱数目众多，分离难度大，分离方法有多种，主要是溶剂法结合柱色谱的方法，如图 10-5 所示。

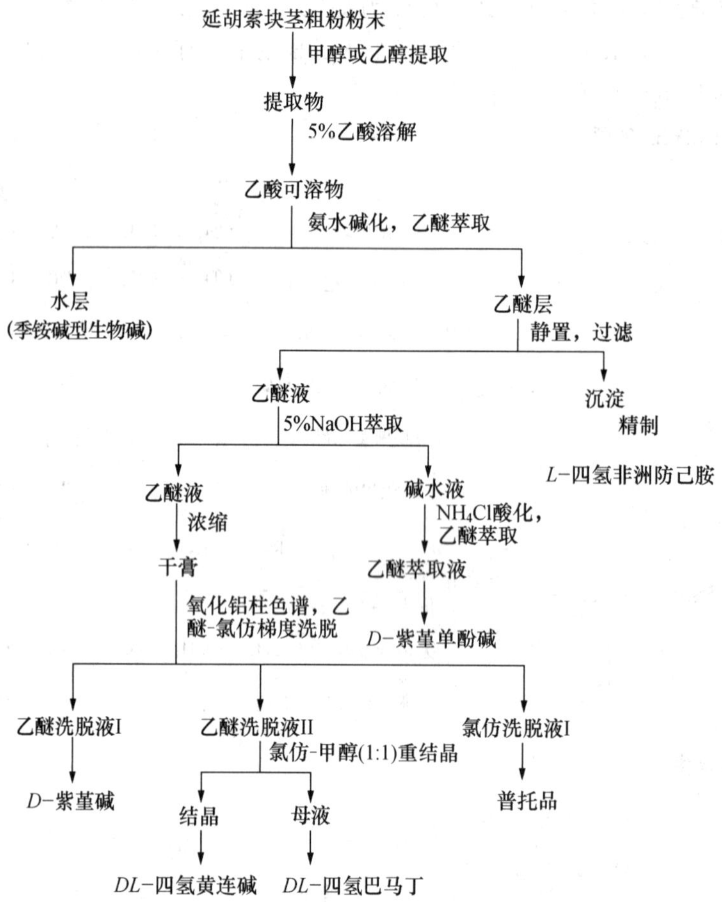


图 10-5 延胡索生物碱的提取分离

## 10.7.4 苦参

苦参是豆科植物苦参(*Sophora flavescens* Alt.)的干燥根，具有清热燥湿、杀虫、利尿作用，用于热痢、便血、黄疸尿闭、赤白带下、阴肿阴痒、湿疹、湿疮、皮肤瘙痒、疥癣麻风；外治滴虫性阴道炎。除黄酮外，生物碱是苦参的主要活性成分类型，具有消肿利尿、镇痛、抗肿瘤、抗心律失常、抗病原微生物等作用。

### 10.7.4.1 化学成分

苦参中含有的主要生物碱为苦参碱(matrine)和氧化苦参碱(oxymatrine)，此外，还有羟基苦参碱(hydroxymatrine)、N-甲基金雀花碱(N-methylcytisine)、巴普叶碱、安那吉碱、去氢苦参碱等生物碱。除了N-甲基金雀花碱，苦参所含的主要生物碱的类型均为喹诺里西啶衍生物，根据两个喹诺里西啶环骈合位置的不同，又可分为苦参碱型和安那吉碱型两种类型。这些生物碱中均含有两个氮原子，一个是酰胺氮，一个是叔胺氮。

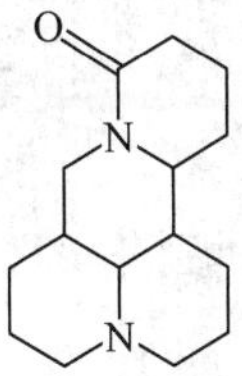
苦参碱

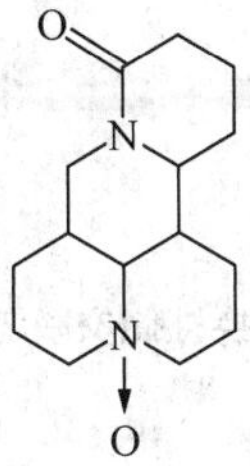
氧化苦参碱

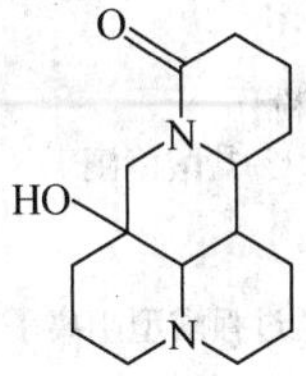
羟基苦参碱

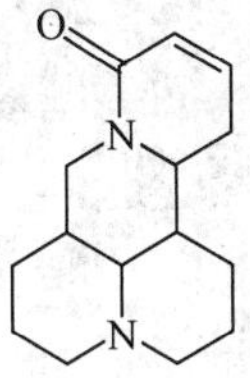
去氢苦参碱

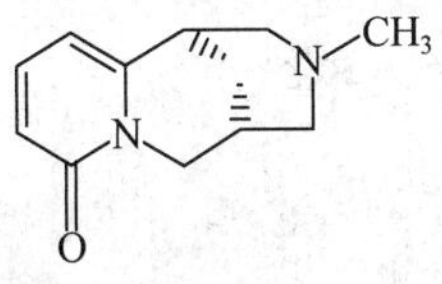
N-甲基金雀花碱

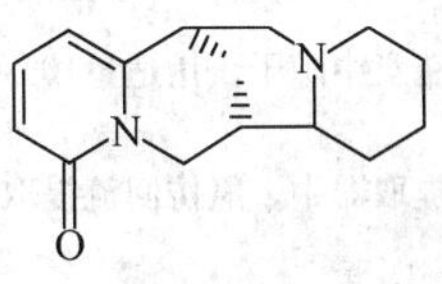
安那吉碱

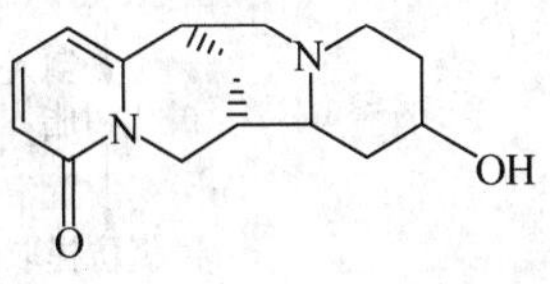
巴普叶碱

### 10.7.4.2 苦参生物碱的理化性质

1. 性状

苦参碱有 $\alpha$，$\beta$，$\gamma$，$\delta$ 四种异构体。除 $\gamma$-苦参碱为液体外，其余三种均为结晶体。常见的为 $\alpha$-苦参碱，为针状或柱状结晶，熔点 76℃。氧化苦参碱为无色正方体状结晶（丙酮），熔点 207～208℃，含一分子结晶水的氧化苦参碱的熔点为 77～78℃。

2. 溶解性

苦参碱即可溶于水，又能溶于苯、乙醚、氯仿、二硫化碳等亲脂性有机溶剂。氧化苦参碱是苦参碱的氮氧化物，具有半极性的配位键，其亲水性更强，更易溶于水；可溶于氯仿，难溶于乙醚。苦参型生物碱的极性顺序为：氧化苦参碱＞羟基苦参碱＞苦参碱。

3. 碱性

苦参中的生物碱含有两个氮原子，一个是叔胺氮，呈强碱性；一个是酰胺氮，接近中性，所以苦参生物碱的碱性类似于一元碱，具有强碱性。

4. 水解性

苦参碱型生物碱的内酰胺可被水解皂化生成羧酸衍生物，酸化后又可恢复环状结构。例如，苦参碱在 5％氢氧化钾的乙醇溶液中可皂化生成苦参碱酸钾，加盐酸酸化后又环合成苦参碱。但是去氢苦参碱由于具有 $\alpha$，$\beta$ 不饱和内酰胺结构，使得内酰胺更加稳定，不易皂化。安那吉碱型生物碱都是芳香性的内酰胺键，稳定性大，也不易皂化成钾盐，根据这个特性可将这两类生物碱分离。

5. 其他

苦参碱经双氧水处理，可氧化生成氧化苦参碱；氧化苦参碱在室温下经弱还原剂 KI 或 $SO_2$ 还原，可还原为苦参碱。

### 10.7.4.3 苦参生物碱的提取分离

苦参以酸水渗滤，将渗滤液通过阳离子交换树脂提取总生物碱，然后利用总碱中各种生物碱的极性差异采用溶剂法和色谱法进行分离。

1. **总生物碱的提取**

如图 10-6 所示。

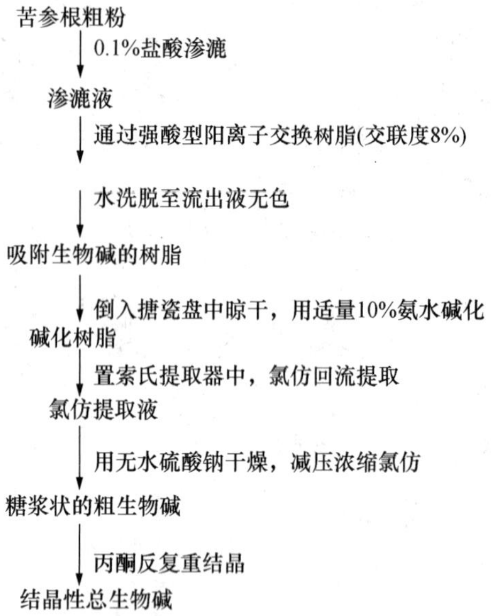


**图 10-6　苦参中总生物碱的提取**

2. **主要生物碱的分离**

如图 10-7 所示。

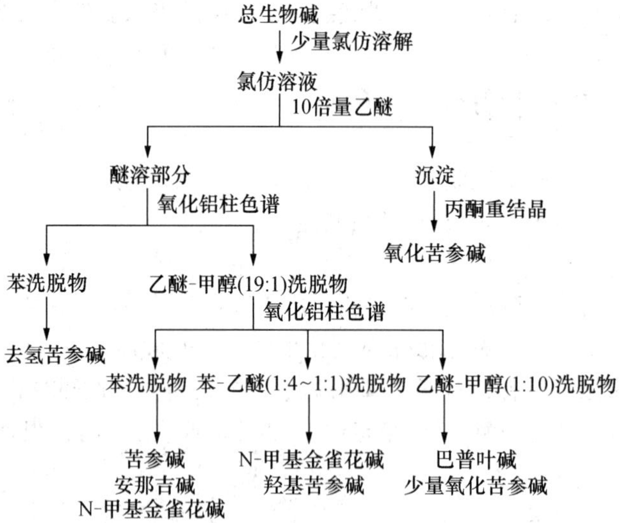


**图 10-7　苦参中主要生物碱的分离**

## 10.7.5　洋金花

洋金花是茄科曼陀罗属植物毛曼陀罗(*Datura innoxia* Mill)和白花曼陀罗(*D. metel*

L.)的花，前者习称北洋金花，后者习称南洋金花。洋金花性温、味辛、有毒，具有解痉止痛、止咳平喘的作用。以洋金花为主的中药麻醉剂，自古以来在中国就有应用。洋金花中主要活性成分为莨菪烷类生物碱，以东莨菪碱(scopolamine)、莨菪碱(hyoscyamine)和去甲基莨菪碱(norhyoscyamine)为主，其中东莨菪碱含量最高。莨菪碱及其外消旋体阿托品(atropine)具有解痉镇痛、解有机磷中毒和散瞳作用；东莨菪碱除具有阿托品的作用外，还具有镇静麻醉的作用。由于莨菪烷类生物碱最初从茄科颠茄属植物颠茄(*Atropa belladonna* L.)的叶中分离得到，习惯上又统称为颠茄生物碱。除茄科曼陀罗属、颠茄属植物外，茄科莨菪属的多种植物也含有莨菪烷类生物碱，如中药天仙子(*Hyoscyamus niger* L.)(莨菪的种子)含有莨菪碱及少量东莨菪碱；山莨菪中含有山莨菪碱(anisodamine)和樟柳碱(anisodine)，具有明显抗胆碱、扩张小血管和改善微循环等作用。

### 10.7.5.1　化学成分

洋金花、颠茄和莨菪中的颠茄生物碱均属于莨菪烷的衍生物，是由莨菪醇(即 $C_3$-羟基莨菪烷)和芳香酸(主要是莨菪酸和羟基莨菪酸)脱水形成的一元酯类生物碱。主要有莨菪碱、东莨菪碱、N-去甲基莨菪碱、山莨菪碱和樟柳碱等。

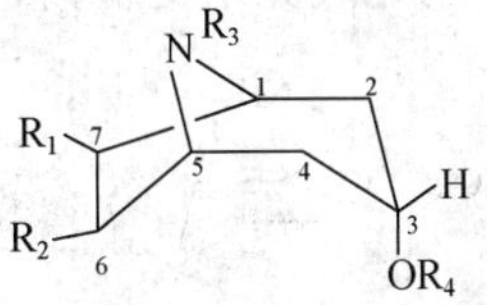

莨菪酰基：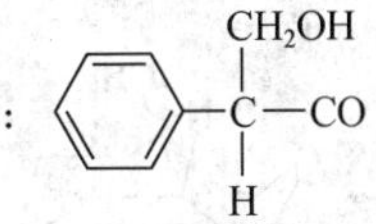

羟基莨菪酰基：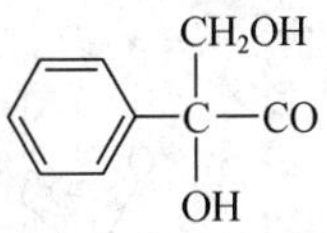

| | $R_1$ | $R_2$ | $R_3$ | $R_4$ |
|---|---|---|---|---|
| 莨菪碱(阿托品) | H | H | $CH_3$ | 莨菪酰基 |
| 东莨菪碱 | —O— | | $CH_3$ | 莨菪酰基 |
| N-去甲基莨菪碱 | H | H | H | 莨菪酰基 |
| 山莨菪碱 | H | OH | $CH_3$ | 莨菪酰基 |
| 樟柳碱 | —O— | | $CH_3$ | 羟基莨菪酰基 |

### 10.7.5.2　莨菪烷类生物碱的理化性质

**1. 一般性状及溶解性**

莨菪碱为细针状结晶(乙醇)，mp111℃；其外消旋体阿托品为长柱状结晶，mp118℃；易溶于乙醇、氯仿；可溶于四氯化碳、苯，较难溶于乙醚和热水，难溶于冷水，几乎不溶于石油醚；临床常用硫酸阿托品，为含有一分子水的白色结晶性粉末，mp195～196℃，易风化，遇光易变质，易溶于乙醇和甘油，难溶于氯仿、丙酮、乙醚等有机溶剂。游离的东莨菪碱为黏稠液体，其一水合物为结晶，mp59℃，亲水性较强，可溶于水，易溶于热水、乙醇、乙醚、氯仿或丙酮，难溶于四氯化碳、苯或石油醚；医用为氢溴酸东莨菪碱，为白色结晶或颗粒状粉末，含三分子结晶水，微有风化性；其无水物的 mp195℃，易溶于水、可溶于乙醇，微溶于氯仿，几乎不溶于乙醚。山莨菪碱为针状结晶，自苯中结晶含一分子苯，mp62～64℃，其亲脂性弱于阿托品，能溶于水或乙醇；氢溴酸山莨菪碱为白色针状结晶，易溶于水。樟柳碱和东莨菪碱性质相似，具有较强亲水性，其氢溴酸盐为白色结晶体，易溶于水。

2. 旋光性

莨菪醇虽有手性碳，但整个分子并无光学活性；而莨菪烷类生物碱却都具有左旋的旋光活性，其贡献主要来自于莨菪酰基中的手性碳。山莨菪碱的旋光性来自于莨菪醇和莨菪酰基中的所有手性碳。阿托品无旋光性，它是莨菪碱的外消旋体，这是因为莨菪碱中莨菪酰基中手性碳上的氢位于羰基的 α 位，当莨菪碱与碱液接触或受热时，容易烯醇化产生互变异构，而形成外消旋的阿托品。

3. 碱性

除 N-去甲基莨菪碱为仲胺碱外，上述其他四个生物碱均为叔胺碱。由于立体效应等因素的影响，其碱性差异很大，莨菪碱（N-去甲基莨菪碱）＞山莨菪碱＞东莨菪碱和樟柳碱。这是因为东莨菪碱和樟柳碱结构中 $C_6$、$C_7$ 位有氧环，其对氮原子上的孤对电子产生显著的空间位阻，造成其碱性很弱（p$K_a$ 6.20）。而山莨菪碱中 $C_7$ 位的羟基产生的立体效应较小。而莨菪碱和 N-去甲基莨菪碱由于不存在氧环或羟基引起的空间位阻效应，其碱性最强（p$K_a$ 9.65）。

4. 水解性

上述生物碱都具酯碱，易水解，水解产物为莨菪醇和酸，其在碱性水溶液中水解速度更快。东莨菪碱和樟柳碱在碱液中水解后生成的东莨菪醇不稳定，可异构化成异东莨菪碱。

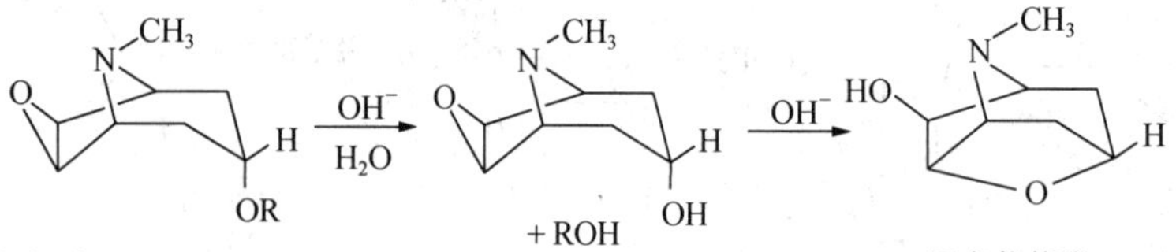


东莨菪碱：R=莨菪酰基
樟柳碱：R=羟基莨菪酰基
异东莨菪醇

5. 鉴别反应

莨菪烷类生物碱具生物碱通性，能和多种沉淀试剂发生沉淀反应；其他特殊鉴别反应如下：

氯化汞沉淀反应：莨菪碱（阿托品）能和氯化汞的乙醇溶液反应生成黄色沉淀，加热后沉淀转为红色；东莨菪碱形成白色沉淀。这是因为莨菪碱的碱性强于东莨菪碱，加热时可使氯化汞转化为砖红色的氧化汞。而东莨菪碱只能与氯化汞形成白色的分子复盐的沉淀。

Vitali 反应：莨菪碱（阿托品）和东莨菪碱结构中由于具有莨菪酰基，当用发烟硝酸处理时，可产生硝基化反应，形成三硝基衍生物，该衍生物与苛性碱的醇溶液可反应，发生分子内双键重排，形成具有醌样结构的衍生物而呈深紫色，渐转为暗红色，最后颜色消失。

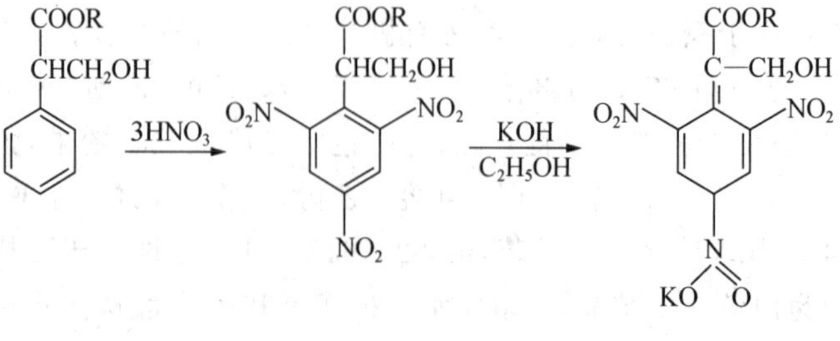

过碘酸氧化乙酰丙酮缩合反应(DDL 反应)：樟柳碱中的羟基莨菪酸的部分具有邻二羟基结构，可被过碘酸氧化生成甲醛，甲醛与乙酰丙酮在醋酸铵溶液中加热，可缩合生成二乙酰基二甲基二氢吡啶(DDL)而显黄色。

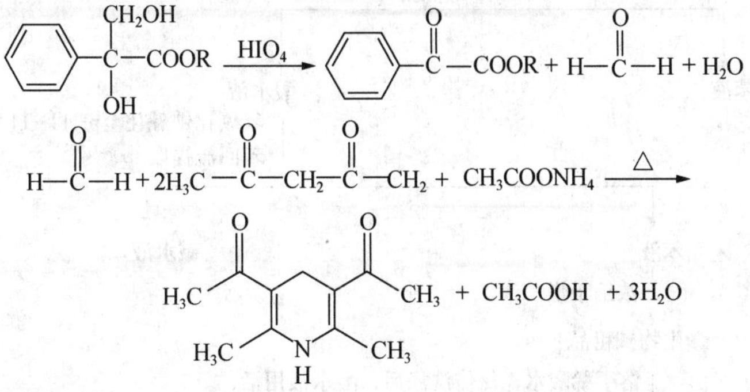


### 10.7.5.3　莨菪烷类生物碱的提取和分离

**1. 洋金花中东莨菪碱和莨菪碱的提取和分离**

由于洋金花中东莨菪碱含量较高，所以常作为提取东莨菪碱的原料。可采用阳离子交换树脂富集总生物碱，再利用东莨菪碱的碱性弱于莨菪碱的性质而将两者分开。其提取分离流程如图 10-8 所示。

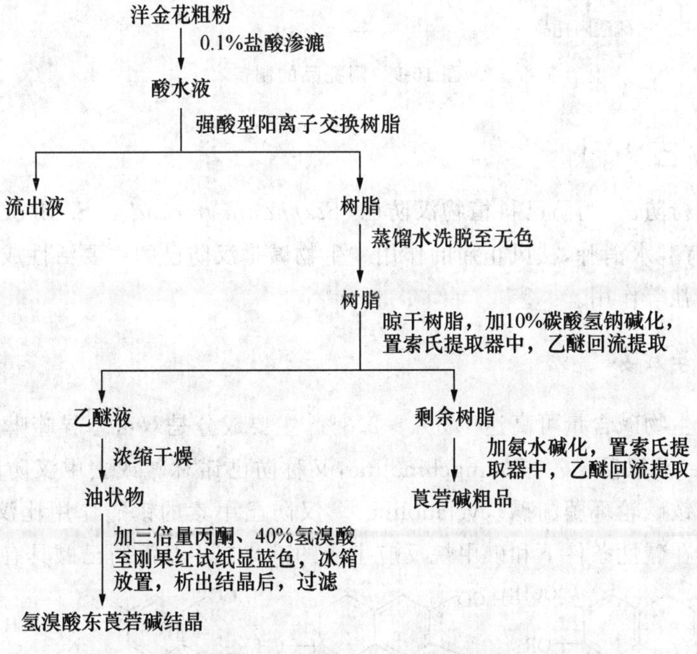


图 10-8　洋金花中东莨菪碱和莨菪碱的提取和分离

**2. 颠茄草或曼陀罗叶中莨菪碱的提取和阿托品的制备**

由于颠茄草和曼陀罗叶中莨菪碱含量较高，可作为制取阿托品的原料。其提取分离流程如图 10-9 所示。

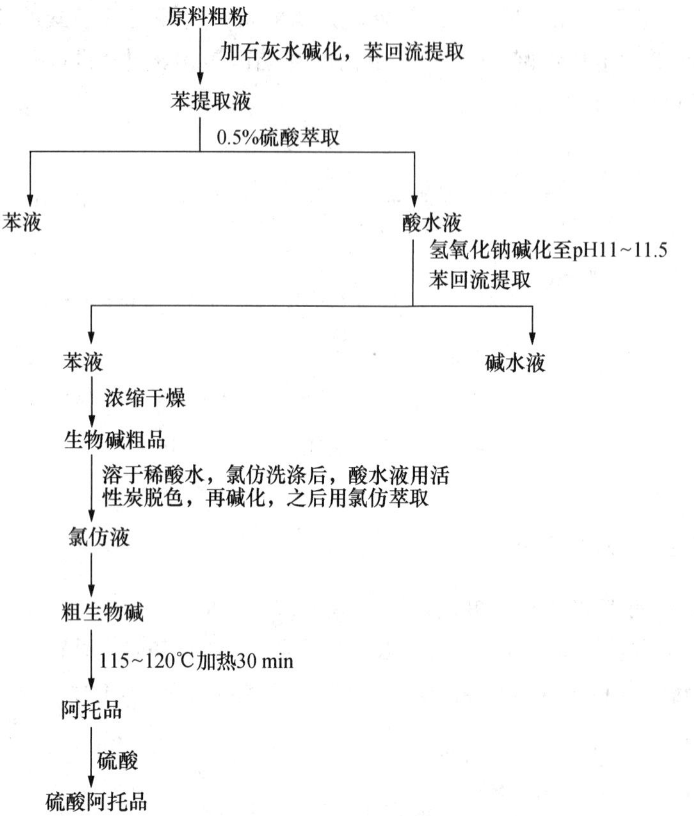


图 10-9 阿托品的制备

## 10.7.6 汉防己

汉防己又称粉防己，为防己科植物汉防己（*Stephania tetrandra* S. Moore）的干燥根。其性寒味苦辛，具有利水消肿，祛风止痛的作用。生物碱是汉防己的主要活性成分，具有镇痛、消炎、降压、肌肉松弛等作用。

### 10.7.6.1 化学成分

汉防己中的生物碱含量可高达 1.5%～2.3%，主要成分是双苄基异喹啉类生物碱汉防己甲素（tetrandrine）和汉防己乙素（fangchinoline，又称防己诺林碱或去甲汉防己甲素），及少量的原小檗碱型季铵碱轮环藤酚碱（cyclanoline）。汉防己甲素的镇痛作用比汉防己乙素强，汉防己甲素和乙素在碱性条件下和碘甲烷反应生成的碘化二甲基汉防己碱具有肌肉松弛作用。

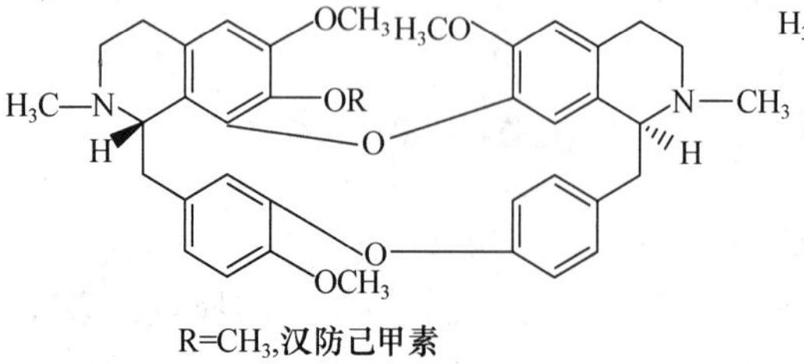


$R=CH_3$,汉防己甲素
R=H,汉防己乙素

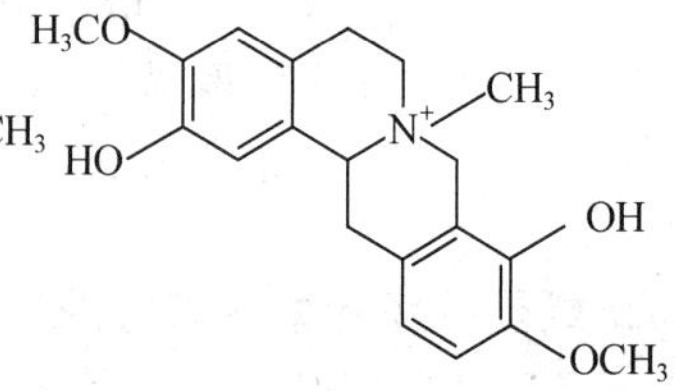


轮环藤酚碱

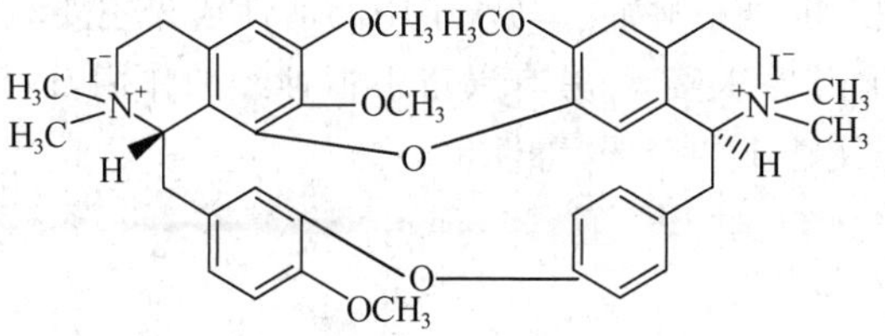

碘化二甲基汉防己碱（汉肌松）

### 10.7.6.2 汉防己生物碱的理化性质

1. 性状

汉防己甲素为白色结晶，mp217～218℃，$[\alpha]D^{28}$ +286.7（$CHCl_3$）。汉防己乙素为白色结晶(丙酮)，具有双熔点，126～177℃熔融，200℃固化，237～238℃再熔融。

2. 溶解性

汉防己甲素可溶于甲苯，汉防己乙素是 7-去甲基汉防己甲素，结构中具有一个酚羟基，极性大于汉防己甲素，难溶于甲苯，根据该性质可将两者分离开。此外，由于汉防己乙素中的酚羟基位于两个含氧基团之间，由于空间位阻效应而不显示酚羟基的通性，难溶于氢氧化钠溶液，为隐性酚羟基。轮环藤酚碱为酚性季铵碱，可溶于水、乙醇、氯仿，不溶于苯。

### 10.7.6.3 汉防己甲素和汉防己乙素的提取和分离

汉防己甲素和汉防己乙素的提取和分离，如图 10-10 所示。

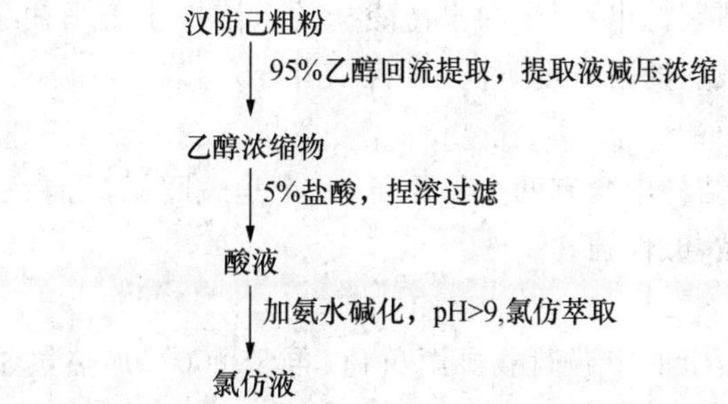


图 10-10 汉防己甲素和汉防己乙素的提取和分离

## 10.7.7 马钱子

中药马钱子是马钱科植物马钱(*Strychnos nux-vomica* Linn.)或云南马钱(*S. pierriana* A. W. Hill)的干燥成熟种子。其性温，味苦，有大毒，具有通络止痛、散结消肿等功效，主治风湿顽痹、麻木瘫痪、跌扑损伤、痈疽肿痛。马钱子中的活性成分主要为生物碱，含量为1.5%～5%。其中主要成分士的宁(番木鳖碱)具有兴奋中枢神经的作用，但毒性很大；马钱子碱的作用和士的宁类似，但其作用比士的宁弱，毒性也大。

#### 10.7.7.1 化学成分

马钱子中主要生物碱为士的宁(strychnine，番木鳖碱)和马钱子碱(brucine)，均属于吲哚衍生物，此外，还含少量的十多种其他吲哚类生物碱。

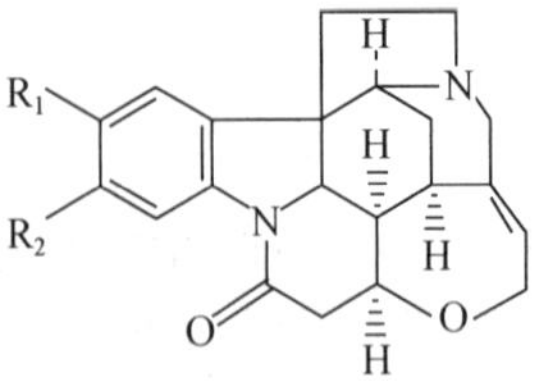

| | $R_1$ | $R_2$ |
|---|---|---|
| 士的宁(番木鳖碱) | H | H |
| 马钱子碱 | $OCH_3$ | $OCH_3$ |

#### 10.7.7.2 马钱子生物碱的理化性质

**1. 性状**

士的宁为单斜柱状结晶(乙醇)，味极苦，mp286～289℃，$[\alpha]D^{20}$-104 (EtOH)，其毒性极强。医用为硝酸士的宁，为无色无臭的针状结晶或白色结晶性粉末。马钱子碱为针状结晶，味极苦，mp178℃，$[\alpha]D^{20}$-127 ($CHCl_3$)，有强毒性。

**2. 溶解性**

士的宁和马钱子碱均难溶于水，易溶于氯仿等有机溶剂；马钱子碱硫酸盐的水溶性小于士的宁硫酸盐，易从水中结晶析出；而士的宁盐酸盐的水溶性小于马钱子碱盐酸盐，也易从水中结晶析出，根据其生物碱盐的溶解度不同，可将二者分开。

**3. 碱性**

士的宁和马钱子碱结构中含有两个氮原子，一个是酰胺氮，几乎无碱性，一个是叔胺氮，碱性强，所以它们是一元碱，碱性强。

**4. 鉴别反应**

与硝酸的显色反应：士的宁遇硝酸显淡黄色，再于100℃加热蒸干，残渣遇氨气转变为紫红色。马钱子碱遇浓硝酸即显深红色，再加氯化亚锡溶液，经还原反应后溶液颜色由红色转变为紫色。

与浓硫酸和重铬酸钾的显色反应：士的宁加浓硫酸1 mL，再加重铬酸钾，最初氧化反应后显蓝紫色，继续氧化后变为紫堇色、紫红色，最后变为橙黄色，加水则迅速变黄色。马钱子碱不能产生相似的颜色反应。

#### 10.7.7.3 马钱子生物碱的提取和分离

根据士的宁和马钱子碱盐酸盐和硫酸盐溶解度的差异，可将二者分开，其提取分离流程如图10-11所示。

### 10.7.8 乌头

乌头为毛茛科乌头属植物川乌(*Aconitum carmichaeli* Debx.)的块根，其子根加工品为

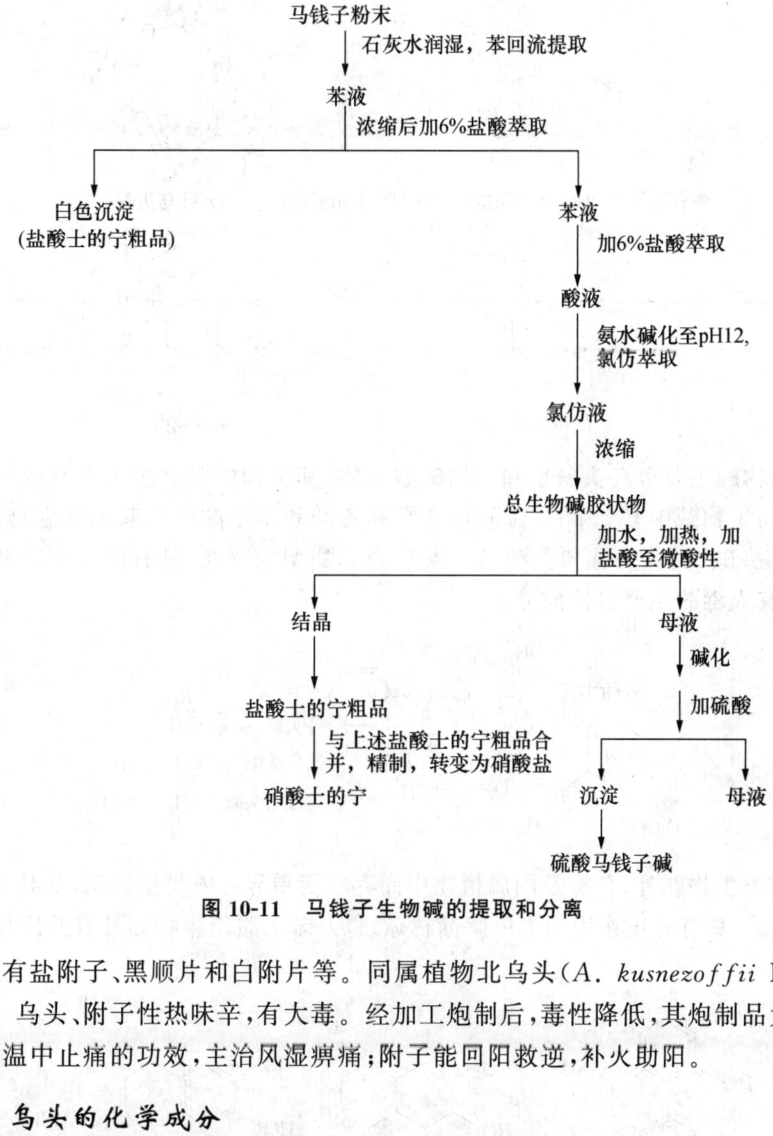


图 10-11　马钱子生物碱的提取和分离

附子，炮制品有盐附子、黑顺片和白附片等。同属植物北乌头（*A. kusnezoffii* Reichb.）的块根称为草乌。乌头、附子性热味辛，有大毒。经加工炮制后，毒性降低，其炮制品为临床常用中药，乌头具有温中止痛的功效，主治风湿痹痛；附子能回阳救逆，补火助阳。

### 10.7.8.1　乌头的化学成分

乌头和附子中的主要化学成分为生物碱。我国学者在 20 世纪 60 年代就开始了乌头化学成分的研究，目前已从乌头及同属多种植物中分离得到 90 多种生物碱。其主要成分为乌头碱（aconitine）、美沙乌头碱（mesaconitine）和次乌头碱（hypaconitine）。乌头碱具有镇痛、麻醉、消炎和降压作用，毒性很强，但经加热处理后，可水解为乌头原碱（aconine），其毒性大大降低却仍能保持镇痛消炎等作用，故临床常用其炮制品。

### 10.7.8.2　乌头生物碱的结构特征

乌头及同属植物中的生物碱主要为二萜类生物碱，具有多个环系，根据其骨架碳原子数目的不同，又可分为 $C_{19}$ 和 $C_{20}$ 二萜生物碱。$C_{19}$ 二萜生物碱包括牛扁碱型和异叶乌头碱型生物碱，其中牛扁碱型生物碱按照 $C_7$ 位是否有含氧基团又分为乌头碱型和牛扁碱型；$C_{20}$ 二萜生物碱包括阿替生型和维替碱型，其结构母核如下。

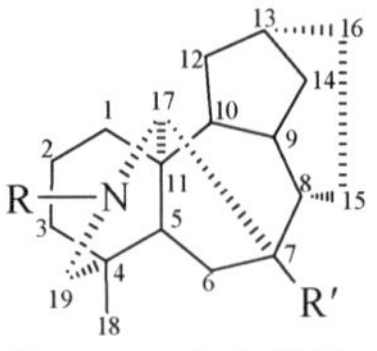

牛扁碱型[R′=H，乌头碱型；R′=OH，牛扁碱型]

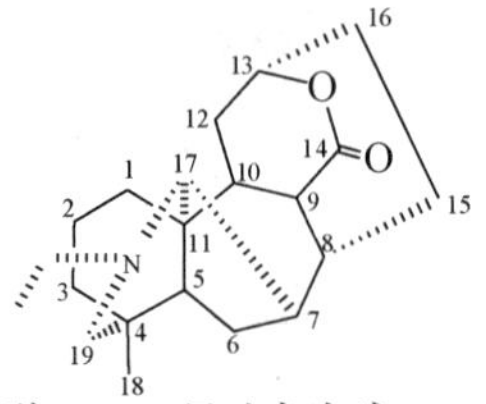

异叶乌头碱

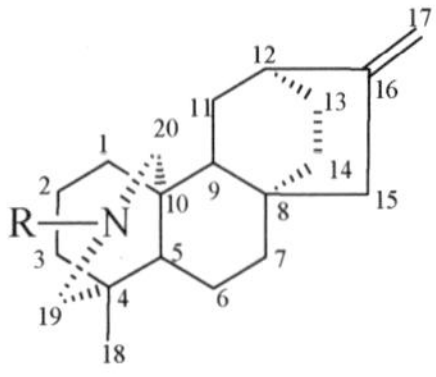

阿替生型

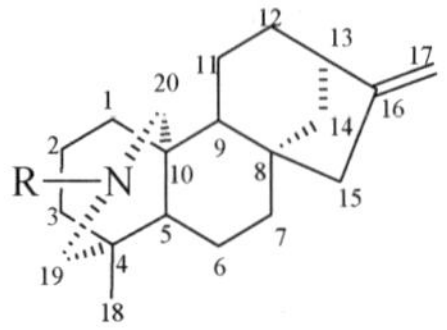

维替碱型

乌头中生物碱主要以乌头碱型和牛扁碱型为主，其结构中常有多个羟基或甲氧基等含氧基团取代；乌头生物碱中 $C_{14}$ 和 $C_8$ 位的羟基常和乙酸和苯甲酸形成双酯型生物碱，如乌头中的主要成分乌头碱、次乌头碱和美沙乌头碱均为双酯型生物碱，具有麻辣味，亲脂性强，毒性大，是乌头具有大毒的主要毒性成分。

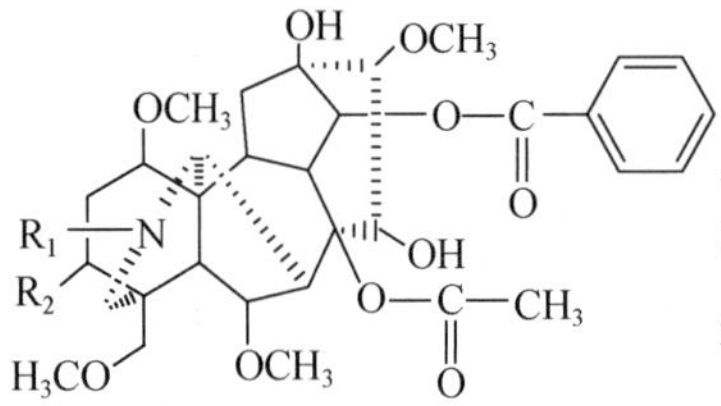

| | $R_1$ | $R_2$ |
|---|---|---|
| 乌头碱 | $C_2H_5$ | OH |
| 次乌头碱 | $CH_3$ | H |
| 美沙乌头碱 | $CH_3$ | OH |

除了二萜类生物碱外，乌头及同属植物中尚存在简单异喹啉类生物碱，如具有强心作用的 *DL*-去甲乌药碱、具有升压作用的去甲萨苏林碱；以及苯乙胺衍生物如具有升压作用的甲基多巴胺盐酸盐。

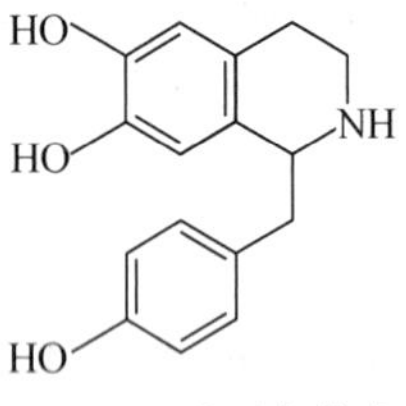

*DL*-去甲乌药碱

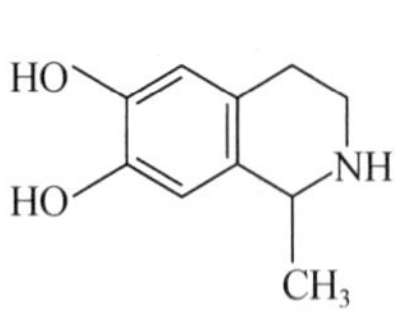

去甲萨苏林碱

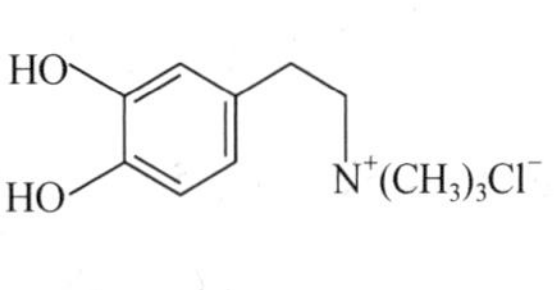

甲基多巴胺盐酸盐

### 10.7.8.3 乌头生物碱的理化性质

1. 性状

乌头生物碱具有完好的结晶，乌头碱 mp198℃，$[\alpha]D^{20}$ + 16（$CHCl_3$），次乌头碱 mp187℃，$[\alpha]D^{20}$ +22.2（$CHCl_3$），美沙乌头碱 mp204℃，$[\alpha]D^{20}$ +26（$CHCl_3$）。

2. 碱性

乌头碱、次乌头碱和美沙乌头碱均为叔胺型生物碱，碱性较强。

3. 水解性

乌头的主要毒性成分乌头碱、次乌头碱和美沙乌头碱为双酯型二萜生物碱，其在加热过程中酯键可水解,形成毒性较低或无毒的醇胺型生物碱。如乌头碱经加热(100℃)其 $C_8$ 位的乙酯键可水解,形成乌头次碱,其毒性降低为乌头碱的 1/1 000,进一步加热(160～170℃),$C_{14}$ 位的苯甲酯键水解形成几乎无毒的乌头原碱。利用水解性减低乌头双酯型二萜生物碱的毒性是乌头炮制加工的原理。

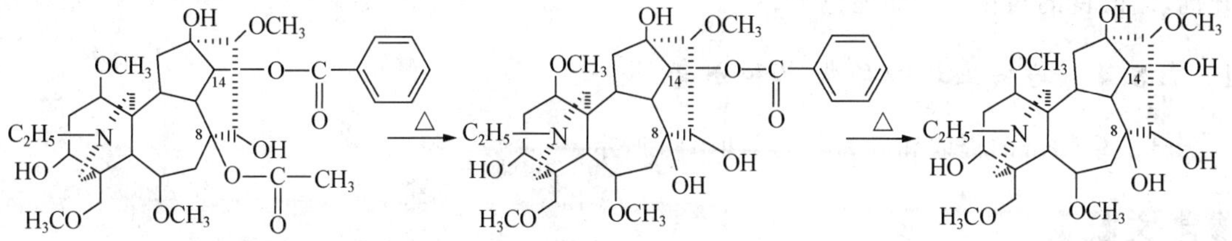


4. **溶解性**

乌头碱、次乌头碱和美沙乌头碱等双酯型二萜生物碱亲脂性强,易溶于苯、氯仿、乙醚、无水乙醇等有机溶剂,微溶于石油醚,难溶于水。其盐酸盐均可溶于氯仿。乌头生物碱的提取和分离如图 10-12 所示。

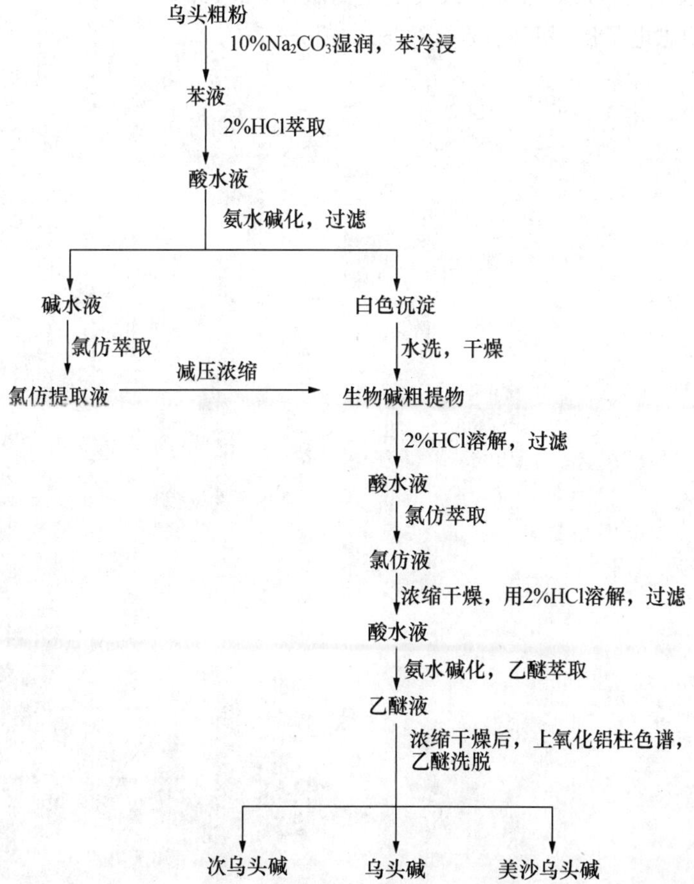


图 10-12　乌头生物碱的提取和分离

5. **鉴别反应**

由于乌头碱、次乌头碱和美沙乌头碱等双酯型二萜生物碱具有毒性，其限量检出尤为重要。可采用薄层色谱的方法进行快速检识，如采用氧化铝薄层色谱法，用氯仿-丙酮（3∶2）或乙酸乙酯-乙醇（4∶1）做展开剂；或采用硅胶薄层色谱法，用氯仿-乙醇-二乙胺（19∶1∶1）做展开剂，用改良的碘化铋钾做显色剂。

### 10.7.8.4 乌头生物碱的提取和分离

乌头生物碱的提取和分离参见图 10-12 所示。

## 参考文献

[1] 肖崇厚. 中药化学. 上海：上海科学技术出版社，1987.
[2] 肖崇厚. 中药化学. 上海：上海科学技术出版社，1997.
[3] 匡海学. 中药化学. 北京：中国中医药出版社，2003.
[4] 王锋鹏. 生物碱化学. 北京：化学工业出版社，2008.
[5] 徐任生. 天然产物化学. 2 版. 北京：科学出版社，2004.
[6] 蔡少青. 生药学. 6 版. 北京：人民卫生出版社，2012.
[7] 中国植物志电子版. 网址：http://frps.eflora.cn/.

# 第 11 章　其他类成分

**教学目的和要求：**

1. 掌握氨基酸、蛋白质的性质及提取分离方法；动物药、菌物药中主要的化学成分类型。

2. 了解鞣质、树脂类成分的分类；矿物药的主要化学成分；了解氨基酸、蛋白质、动物药的提取实例。

## 11.1　鞣质

鞣质又称单宁，是一类结构比较复杂的多元酚类化合物，具有涩味和收敛性。因其能与生兽皮中的蛋白质结合而形成致密柔韧，有良好透气性的皮革而被称为鞣质。

鞣质除在苔藓植物中少量存在外，广泛分布于植物界，在树皮和虫瘿中常见。约 70％以上的中草药中含有鞣质类化合物，如五倍子、贯众、方儿茶、地榆、柯子、大黄、牡丹皮、仙鹤草和老鹤草中均含有大量鞣质。目前人们认为，鞣质是由没食子酸（或其聚合物）的葡萄糖（及其他多元醇）酯、黄烷醇及其衍生物的聚合物以及两者混合共同组成的植物多元酚。随着实验手段的不断提高，越来越多的鞣质单体被分离提取并确定结构。迄今为止，已发现了 400 多种鞣质及多元酚类化合物。

与此同时，鞣质作为一种药用有效成分也逐渐为人们所认识。鞣质不仅可以收敛、止血、抗菌，而且还有抗氧化、抗诱变、抗炎抗过敏、改善肾功能、抗肿瘤和抗癌变、改善肾功能、调节血糖及防龋等药理作用。鞣质可使人红细胞及血浆蛋白变性，与蛋白质形成不溶性鞣酸蛋白，肌注含鞣质的注射液能使局部组织产生硬结并伴有牵引痛和压迫痛，因此鞣质被认定为中药注射剂的过敏成分。

### 11.1.1　鞣质的分类

鞣质按结构类型可分为三大类，即水解鞣质（hydrolyzable tannins），缩合鞣质（condensed tannins）以及缩合鞣质与水解鞣质中的葡萄糖以碳碳键连接而成的复合鞣质（complex tannins）。

#### 11.1.1.1　水解鞣质

水解鞣质由于分子中具有酯键和苷键，在稀酸和酶的作用下，可水解成比较简单的化合物。根据鞣质水解所得的酚酸及多元醇的不同，分为没食子鞣质（gallictannins）、逆没食子鞣质（ellagitannins）、可水解鞣质低聚体（hydrolysable tannin oligomers）、C-苷鞣质（C- glycosidic tannins）和咖啡鞣质（caffeetannins）。五倍子鞣质在国际上又称中国棓鞣质（chinese gallotannin)，是可水解鞣质类的代表。

#### 11.1.1.2 缩合鞣质

以黄烷-3-醇或黄烷-3，4-二醇为单体，通过C-C键(部分C-O键)缩合而成的化合物，可形成二聚体或3～5个单体缩合而成的多聚体。缩合鞣质在中药中分布较广，如大黄、虎杖、肉桂、儿茶、乌药、毛杜仲、蛇麻、麻黄、金荞麦、四季青、槟榔、沙棘籽等均含缩合鞣质。

#### 11.1.1.3 复合鞣质

山茶素B(cameliatannin B)，山茶素D(camelliatannin D)及番石榴素A、C(guavin A、C)等分子结构中是由逆没食子鞣质部分与原花色素部分结合组成的，具有可水解鞣质与缩合鞣质的一切特征。因此认为这类由可水解鞣质部分与黄烷醇缩合而成的鞣质属于上述两类鞣质以外的第三类鞣质，即复合鞣质。

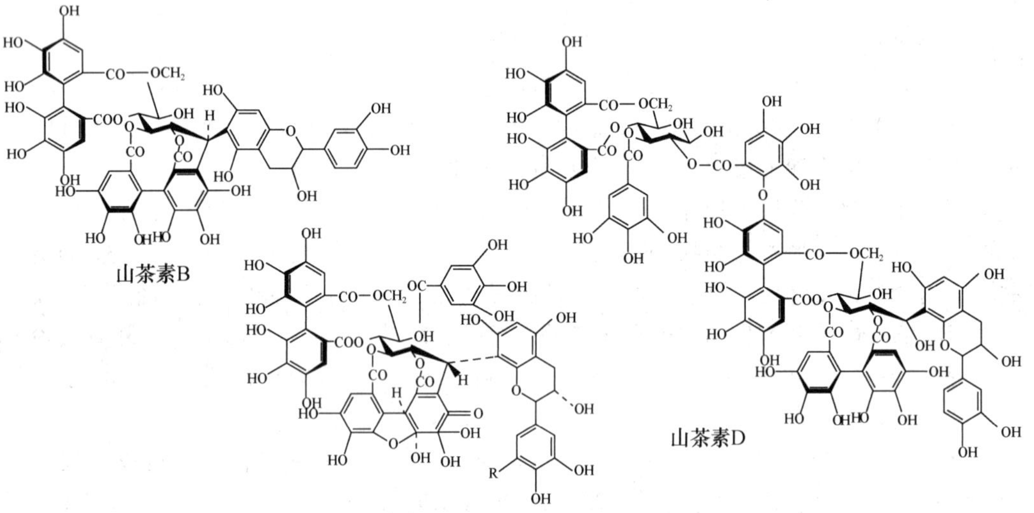

山茶素B

山茶素D

番石榴素A R=H
番石榴素D R=OH

### 11.1.2 鞣质的性质与检识

#### 11.1.2.1 鞣质的性质

(1)性状　大多为灰白色无定形粉末，少数为结晶状，如老鹳草素，并多具有吸湿性。

(2)溶解性　鞣质极性较强，可溶于水、甲醇、乙醇、丙酮以及乙酸乙酯、丙酮和乙醇的混合液，难溶或不溶于乙醚、苯、氯仿、石油醚、二硫化碳及四氯化碳等。少量水能增加鞣质在有机溶剂中的溶解度。

(3)还原性　鞣质含有很多酚羟基，为强还原剂，能还原斐林试剂。

(4)与蛋白质的反应　鞣质能与蛋白质结合产生不溶于水的沉淀，故可作为收敛剂并用于鞣皮。实验室中通常使用明胶来沉淀鞣质，可作为提纯、鉴别鞣质的一种方法。

(5)与重金属盐沉淀　鞣质的水溶液能与重金属盐，如醋酸铅、醋酸铜、氯化亚锡或碱土金属的氢氧化物溶液等作用，生成沉淀。在提取分离及除去鞣质时均可利用这一性质。

(6)与生物碱沉淀　鞣质的水溶液可与生物碱生成难溶或不溶的沉淀，故可用作生物碱沉淀试剂。在提取分离及除去鞣质时常利用这一性质。

(7)与三氯化铁的作用　鞣质的水溶液与 $FeCl_3$ 作用，产生蓝黑色或绿黑色沉淀。蓝黑墨水的制造就以鞣质为原料。

(8)与铁氰化钾氨溶液的作用　鞣质与铁氰化钾氨溶液反应呈深红色，并很快变成棕色。

#### 11.1.2.2 鞣质的检识

(1)颜色反应　鞣质一般可用三氯化铁反应、溴水反应、乙酸铅反应、香草醛浓硫酸反应、二甲氨基苯甲醛反应、甲醛浓盐酸硫酸铁铵等反应鉴别。如果三氯化铁反应无色，提示无鞣质或有单取代酚羟基的缩合鞣质；三氯化铁反应显蓝色，一般为具邻三酚羟基化合物，可分为水解鞣质和没食子儿茶酸缩合鞣质；三氯化铁反应显深绿色，一般具邻二酚羟基化合物，可分为邻二酚羟基的黄酮和儿茶素类缩合鞣质。如果溴水反应有黄色或橙红色沉淀为缩合鞣质。如果乙酸铅反应有沉淀且沉淀溶于乙酸的为缩合鞣质。如果香草醛浓硫酸反应与对二甲氨基苯甲醛反应呈红色，说明存在儿茶素类缩合鞣质。如果甲醛浓盐酸硫酸铁铵反应有樱红色沉淀，说明存在缩合鞣质。

(2)色谱法　进一步的分析一般用薄层色谱(TLC)法、纸色谱(PC)法等。TLC法应用较多，检测鞣质的分解产物没食子酸的重现性好，灵敏度高，斑点集中较清晰。PC法分离效果差，斑点重叠不集中，拖尾现象严重。也可用HPLC法区分各种鞣质类型，HPLC可识别植物提取物中的鞣质是普通鞣质还是咖啡酰鞣质、类黄酮鞣质或其他物质，在研究植物中鞣质和与其有关的多酚化合物分布情况方面特别有效。

(3)光谱法　近年来，各种光谱技术在鞣质的结构鉴定得到了广泛的应用，如X-衍射、圆二色谱(CD)、快原子轰击质谱(FAB-MS)、磁共振氢谱($^1H$-NMR)、磁共振碳谱($^{13}C$-NMR)以及液相色谱-质谱(LC-MS)联用等。应用CD谱可以确定鞣质中六羟基联苯基(HHDP)、去氢六羟基联苯基(DHHDP)的绝对构型；应用$^1H$-NMR并结合化学降解产物的比旋度可分析得到整个分子的绝对构型；应用$^{13}C$-NMR可以确定整个分子的碳骨架和各个官能团之间的结合位置。这些光谱技术和色谱分离方法结合在一起，已经阐明了数百种新鞣质化合物的结构。随着更先进的色谱光谱技术和新的检测手段的出现，相对分子质量在500～3 000的鞣质类化合物的结构测定将不会成为困扰人们的问题，只要分离出鞣质单体，就能鉴定出它的结构。

(4)定性鉴别应用　鞣质的定性检识反应很多，最基本的检识反应是使明胶溶液变混浊或生成沉淀。此外，鞣质的简易定性检识法如下式所示。以丙酮-水(8∶2)浸提植物原料(0.1～0.5 g)，将提取物在薄层色谱上(硅胶G板上，多用氯仿-丙酮-水-甲酸不同比例作展开剂)展开后，分别依次喷以三氯化铁及茴香醛-硫酸或三氯化铁-铁氰化钾(1∶1)溶液，根据薄层上的斑点颜色可初步判断化合物的类型。

### 11.1.3 鞣质的提取和分离

#### 11.1.3.1 鞣质的提取

鞣质的提取方法多种多样，经典的提取方法有温水浸提法、有机溶剂提取法；新型的提取方法有超声波法、微波法、超临界流体萃取、膜技术、半仿生高压水提法等，将现代与传统技术结合，提取效率和纯度大大提高，为鞣质提供了广阔的应用前景。

因鞣质含有多个酚羟基使其具有较强极性及不稳定性，因此将它从药材中分离出来比较困难。在提取容器选择上，因鞣质易与金属离子生成缩合物而不易提出，故一般选用玻璃或不锈钢容器。鞣质遇酸碱不稳定，温度过高也对提取有影响，故提取过程应避免使用酸碱，且温度控制在 50℃以下。一般提取物在溶剂中冷浸 2～7 d，对于水解鞣质可选用快速搅拌，过滤回收的方法，以防止水解的发生。

在溶剂的选择方面，传统的方法采用 95%的乙醇，通过对提取率及溶剂自身性质的比较，改用丙酮较多，因丙酮沸点低，易于回收，与鞣质无溶剂化作用，且提取率较高，故用丙酮和水作溶剂较为理想。

实验室常用方法为：将植物浸泡在丙酮和水溶剂中，室温放置，过滤，在 40℃以下减压浓缩滤液，依次用乙醚、乙酸乙酯、正丁醇萃取浓缩液，鞣质存在于乙酸乙酯和正丁醇部分，再用色谱柱进行分离。

#### 11.1.3.2 鞣质的分离

目前已报道的鞣质分离方法有分级沉淀法、活性炭吸附法、大孔树脂吸附法、膜分离法、离子交换法等。

## 11.2 树脂类

树脂存在于植物界，尤其是种子植物中，由植物体内的挥发油成分如萜类经过复杂的化学变化如氧化、聚合、缩合等作用而形成的一类化学组成较复杂的混合物，没有一定的组织结构，是一些不定型的高分子混合物，常与挥发油并存于植物某些分泌细胞、树脂道、导管中。具有良好的防腐、抗菌、消炎、活血、祛瘀、消肿等功效。

### 11.2.1 结构与分类

树脂很多是二萜烯和三萜烯的衍生物以及木脂素类，常混有挥发油、树胶及游离芳香酸。树脂有天然树脂和合成树脂之分，天然树脂是指由自然界中动植物分泌物所得的无定型有机物质，如松香、琥珀、虫胶等；合成树脂是指由简单有机物经化学合成或某些天然产物经化学反应而得到的树脂产物。

树脂在植物体内大多与挥发油、树胶、有机酸等混合存在，与挥发油混合存在的称油树脂，如松油脂；与树胶混合存在的成为胶树脂，如没药、阿魏；与有机酸混合存在的称为香树脂，如松香、安息香；与糖结合成苷的称为糖树脂(树脂苷)，如牵牛子脂苷。根据树脂的化学成分可以将树脂分为 3 类。

#### 11.2.1.1 树脂酸类

为二萜酸或三萜酸的衍生物，分子中有羧基，故显酸性，能溶于碱水。树脂酸在植物体内多呈游离态存在，也有的与醇或酚结合成酯的形式存在。如松香中的松香酸是二萜树脂酸类，在松香中占 90%以上；乳香中的 $\alpha$-乳香酸则属于三萜树脂酸类。

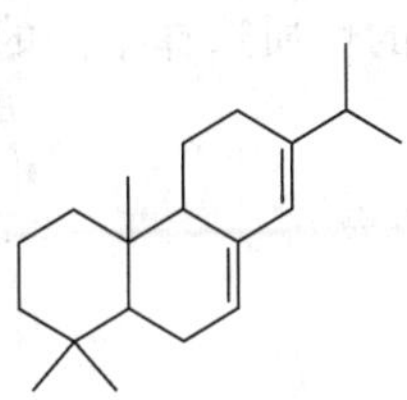

松香酸

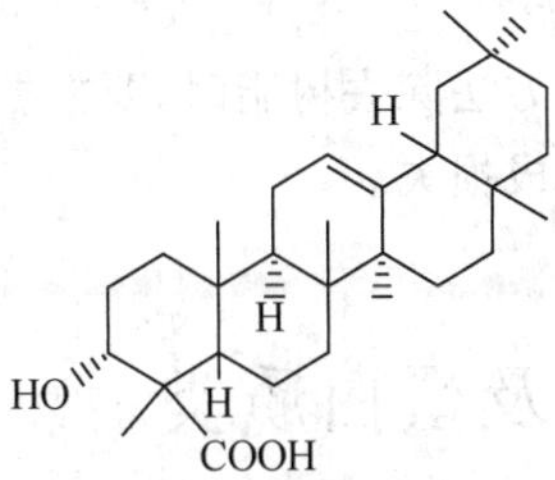


α-乳香酸

#### 11.2.1.2　树脂醇类

是具有醇羟基或酚羟基的一类树脂，在植物体内大多与树脂酸或芳香酸（苯甲酸、桂皮酸、水杨酸等）或鞣酸结合成酯的形式存在，极少数呈游离状态。

#### 11.2.1.3　树脂烃类

这是一类结构复杂的含氧的中性树脂成分，它们的性质很稳定，不能成盐或酯，也不易被酸或碱破坏，与大多数试剂不起反应，与烃的性质相似，故称为树脂烃。

### 11.2.2　树脂的性质与检识

树脂常为非晶形固体或半固体，少数为液体。多具光泽，质硬而脆。不溶于水，也不吸水膨胀，而有别于树胶；易溶于醇、乙醚、二硫化碳、氯仿等有机溶剂，在碱性溶液中能部分或完全溶解，在酸性溶液中不溶。加酸酸化，树脂又会沉淀析出。加热至一定温度，则先软化而后熔融为黏性液体，燃烧时发生浓烟及明亮的火焰，并有特殊的气味。

树胶常呈黄棕色至暗棕色的不规则颗粒状或团块状，加水合氯醛或烯醇封藏，则多少溶解；封藏在水或石油醚中，均不溶解；加苏丹Ⅲ或紫草溶液可被染成红色（松香除外）。

### 11.2.3　树脂的提取与分离

树脂在植物界分布很广泛，但大多数树脂均无医疗作用，仅有少数作为药用，如阿魏是镇静祛风药，可用于镇痛祛痰及治疗神经衰弱，松香有兴奋、利尿作用，乳香、没药有兴奋、收敛、防腐作用，血竭可治疗跌打损伤、疮疡不敛等。一般在提取中药有效成分时，与其共存的少量树脂会影响有效成分的提纯，可将其除去，除去的方法有：

(1)醇溶水沉法　利用树脂溶于乙醇不溶于水的性质，在中药的乙醇提取液浓缩后加入足量的水稀释，树脂类成分即可沉淀析出，放置待沉淀完全后，滤除。

(2)铅盐沉淀法　树脂可与醋酸铅产生沉淀，可利用此性质在中药的提取液中加入醋酸铅，使树脂沉淀而将其滤除。

(3)有机溶剂萃取法　若中药的水提取液中含有少量树脂时，可将水提取液浓缩后，用乙醚、氯仿等有机溶剂进行萃取，树脂转溶于有机溶剂层与水溶性成分分离。

(4)碱溶酸沉法　由于大多数树脂都显酸性，因此可加碱使树脂变为盐溶于碱水，从而与不溶于碱的成分分离。

(5)活性炭吸附法　中药的水提取液中若含有少量树脂，可在其中加入适量活性炭，加热，过滤，则树脂被活性炭吸附而被除去。但应注意，活性炭的用量不宜过多，以免造成有效成分的损失。

在应用以上几种方法除去树脂时，要根据有效成分的性质选择不同的方法，以免将有效成分也同时去除掉而造成损失。

# 11.3 氨基酸及蛋白质类

## 11.3.1 氨基酸

氨基酸广泛存在于动植物体内，由于它的分子中同时含有氨基和羧基，所以称为氨基酸。主要分为两类：一类是构成生物有机体蛋白质的氨基酸，大部分已应用于临床；另一类是天然氨基酸，300 余种，有的为中药的有效成分，作为药用的氨基酸已有一百多种，其中包括组成蛋白质的 20 余种氨基酸。氨基酸在生物体内以肽键结合，构成结构和功能不同的蛋白质，氨基酸是维持生命的基本物质。

### 11.3.1.1 氨基酸的结构与分类

从结构上看氨基酸是羧酸分子中羟基上的氢被氨基所取代的衍生物。根据氨基酸和羧基相对位置，即氨基处于羧基的邻位（$\alpha$ 位）、间位（$\beta$ 位）和间隔二位（$\gamma$ 位）等，将氨基酸分为 $\alpha$-氨基酸、$\beta$-氨基酸、$\gamma$-氨基酸等，其中以 $\alpha$-氨基酸占多数。组成蛋白质的基本氨基酸化学结构可用通式表示，如图 11-1 所示。

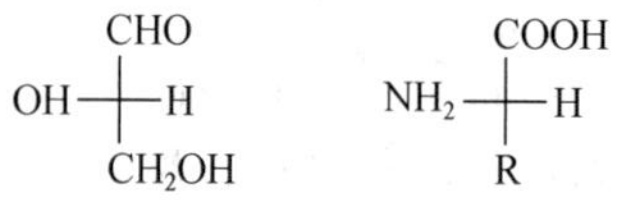

*L*-甘油醛　　*L*-氨基酸

**图 11-1 氨基酸的结构通式**

为了表达蛋白质和多肽的氨基酸组成结构，其中氨基酸的名称常用三字或一字表示，见表 11-1。

**表 11-1 基本氨基酸种类与名称**

| 名称 | 三字母符号 | 单字母符号 | 名称 | 三字母符号 | 单字母符号 |
|---|---|---|---|---|---|
| 丙氨酸(alanine) | Ala | A | 亮氨酸(leucine) | Leu | L |
| 精氨酸(arginine) | Arg | R | 赖氨酸(lysine) | Lys | K |
| 天冬酰胺(asparagine) | Asn | N | 甲硫氨酸(methionine) | Met | M |
| 天冬氨酸(asparitic acid) | Asp | D | 苯丙氨酸(phentermine) | Phe | F |
| 半胱氨酸(cysteine) | Cys | C | 脯氨酸(proline) | Pro | P |
| 谷氨酸(glutamate) | Glu | E | 丝氨酸(serine) | Ser | S |
| 谷氨酰胺(glutamine) | Gln | Q | 苏氨酸(threonine) | Thr | T |
| 甘氨酸(glycine) | Gly | G | 色氨酸(tryptophan) | Try | W |
| 组氨酸(histidine) | His | H | 酪氨酸(tyrosine) | Tyr | Y |
| 异亮氨酸(isoleucine) | Ile | I | 缬氨酸(valine) | Val | V |

根据 R 基的化学结构，亦可将氨基酸分为脂肪族、芳香族和杂环族 3 类，其中以脂肪族氨基酸为最多。根据氨基酸分子中所含氨基和羧基的数目，分为中性氨基酸、酸性氨基酸和碱性

氨基酸三类。中性氨基酸分子中羧基和氨基数目相等;酸性氨基酸分子中羧基多于氨基;碱性氨基酸则氨基多于羧基。

### 11.3.1.2　氨基酸的理化性质

(1)性状　氨基酸为无色结晶,具较高熔点。

(2)溶解性　多数氨基酸易溶于水,难溶于有机溶剂,如丙酮、乙醚、氯仿等。

(3)成盐　氨基酸与强酸、强碱均能成盐,因而氨基酸既有碱性又有酸性,是一种两性化合物。同时,分子内氨基和羧基可相互作用生成内盐。

(4)等电点　在水溶液中,分子中的羧基和氨基可以分别像酸、碱一样离子化。因为反应是可逆的,故当向溶液中加酸时,抑制了羧基的电离,在强酸溶液中,氨基酸主要以阳离子状态存在;反之,如果加碱,则抑制氨基电离,在强碱溶液中,氨基酸主要以阴离子状态存在。当将氨基酸溶液调至某一特定 pH 时,氨基酸分子中羧基电离和氨基电离的趋势恰好相等,这时溶液的 pH 称为该氨基酸的等电点。不同的氨基酸,具有不同的等电点。在氨基酸的等电点时,分子以内盐的形式存在,因而其溶解度最小,可以沉淀析出。

(5)与茚三酮反应　$\alpha$-氨基酸与水合茚三酮加热反应,产生紫色混合物。可用于鉴别氨基酸以及氨基酸的薄层色谱显色。

(6)与亚硝酸反应　除亚氨基酸(脯氨酸、羟脯氨酸)外,$\alpha$-氨基酸中的氨基能与亚硝酸作用,放出氮气,生成 $\alpha$-羟基酸。

### 11.3.1.3　氨基酸的检识

**1. 理化检识**

供试液制备:取中药粗粉 1～2 g,加水 10～20 mL 温浸 1 h,滤过,滤液供下述试验用。

(1)Ninhydrin 反应　取供试液 1 mL,加 2%茚三酮溶液 2～3 滴,摇匀,在沸水浴中加热 5 min,冷却后,如显蓝色或紫蓝色,表明含有氨基酸、多肽或蛋白质。此反应亦可作色谱检识,但有的氨基酸产生黄色斑点,并受氨气、麻黄碱、伯胺、仲氨等杂质的干扰而产生假阳性。

(2)Isatin 反应　取供试液滴于滤纸上,晾干,喷洒吲哚醌试液,加热 5 min,不同的氨基酸类显示不同的颜色。

(3)Folin 试剂　取 1,2-萘醌-4-硫黄钠 0.02 g 溶于 5%碳酸钠溶液 100 mL 中,临用时现配。不同氨基酸显不同颜色。

**2. 色谱检识**

(1)纸色谱检识　展开剂:①正丁醇-醋酸-乙醇-水(4∶1∶1∶2);②甲醇-水-吡啶(20∶20∶4);③水饱和的酚。

(2)薄层色谱检识　展开剂:①正丁醇-醋酸-水(4∶1∶5,上层);②氯仿-甲醇-17%氨水(2∶2∶1);③96%乙醇-26%氨水(77∶23);④酚-水(3∶1)。在检识氨基酸的色谱中,可用单向色谱法或双向色谱法,较好的双向展开系统是正丁醇-醋酸-水(3∶1∶1)与酚-水(3∶1)溶剂。显色剂:①茚三酮试剂:喷后于 110℃加热,显紫色。如为脯氨酸、海人草氨酸则显黄色。氨也有反应,因此要注意氨气的干扰。②吲哚醌试剂:灵敏度不如茚三酮试剂。③1,2-萘醌-4磺酸试剂:喷后于室温干燥,不同的氨基酸显不同的颜色。

### 11.3.1.4 氨基酸的提取与分离

1. **氨基酸的提取**

蛋白质氨基酸的提取是将蛋白质经酸、碱或酶水解后，分离得到各种氨基酸，天然游离氨基酸的提取是采用水或稀醇等急性溶剂进行提取。

（1）水提取法　将中药粗粉用适量水浸泡，滤过，减压浓缩至 1 mL 相当于 1 g 药材，加 2 倍量乙醇或甲醇除去蛋白质、多糖等杂质，滤过，将滤液减压浓缩至无醇味，通过强酸性阳离子交换树脂，用 1 mol/L 氢氧化钠或 2 mol/L 氨水溶液洗脱，收集对茚三酮呈阳性部分，浓缩，得总氨基酸。

（2）稀乙醇提取法　中药粗粉加 70% 乙醇回流提取（或冷浸），滤过，减压浓缩至无醇味，然后按水提取法通过阳离子交换树脂后即得总氨基酸。

2. **氨基酸的分离**

一般先通过色谱法检查含有几种氨基酸，然后选择适宜分离方法。

（1）溶剂法　根据各种氨基酸在水和乙醇等溶剂中溶解度的不同，将氨基酸彼此分离。例如：胱氨酸和酪氨酸在冷水中极难溶解，而其他氨基酸易溶，故可将这两种氨基酸与其他氨基酸分离；酪氨酸在热水中溶解度大，而胱氨酸在冷、热水溶解度均小，借此分离。

（2）成盐法　氨基酸与某些无机或有机化合物结合，生成难溶性的氨基酸盐，可利用这一性质分离纯化某些氨基酸。如南瓜子中南瓜子氨酸的分离是通过与过氯酸形成结晶性盐；亮氨酸可与邻二甲苯-4-磺酸反应生成亮氨酸磺酸盐，然后再与氨水反应得亮氨酸。在总氨基酸水溶液中加入正丁醇，先提出中性氨基酸，再向水溶液中加磷钨酸、苦味酸或苦酮酸等试剂，沉淀出碱性氨基酸混合物。

（3）电泳法　将总氨基酸水溶液调至适当 pH，于电泳槽或纸片上，在一定电场中，中性氨基酸留在远点，带净正电荷的碱性氨基酸移向阴极，带净负电荷的酸性氨基酸则移向阳极，此种现象称为电泳。氨基酸的电泳移速，与氨基酸本身所带电荷、缓冲液例子性质、pH、黏度、温度等有关。溶液的 pH 越接近等电点，氨基酸净电荷越低，离子移动速度越慢；反之，则加快。因此，控制电泳液 pH，可使氨基酸完全分离。

（4）离子交换树脂法　在阳离子交换树脂上，酸性氨基酸和羟基氨基酸吸附力最弱，中性氨基酸较强，含芳香环的氨基酸更强，碱性氨基酸最强。常用洗脱液为柠檬酸钠和醋酸钠缓冲液，将此缓冲液 pH 调到 3.28、4.30 和 6.71，则可一次洗脱出酸性氨基酸、中性氨基酸和碱性氨基酸。

### 11.3.1.5 实例

1. **南瓜子氨酸**

南瓜子为葫芦科植物南瓜（*Cucurbita moshata* Duch.）的种子，从其中分离到的南瓜子氨酸是一种碱性氨基酸，故可与高氯酸（$HClO_4$）形成结晶性盐从稀乙醇中析出。

其提取方法如下：

南瓜子 —压榨去油→ 渣饼 —6倍量水，50℃温浸4 h→ 水浸出液 —通过强酸性阳离子交换树脂→ 树脂柱 —水冲洗→ —1%$NH_4OH$冲洗→ 氨水洗脱液 —浓缩至干→ —加水再浓缩至无氨味→ 残渣 —2倍量水溶解→ 水溶液 —加10倍量EtOH→ —放置、过滤→ 滤液 —加$HClO_4$至pH5→ —放置→ 析出结晶(南瓜子氨酸高氯酸盐) —用水溶解→ —通过弱碱性阴离子交换柱→ 流出液 —放置→ 南瓜子氨酸结晶 —水-乙醇-乙醚混合溶剂重结晶→ 南瓜子氨酸纯品(mp260℃)

2. **使君子氨酸**

使君子是使君子科使君子(*Quisqualis indica* L.)的种子，从其中提出的氨基酸即使君子氨酸，其钾盐可驱蛔。其提取方法如下：

使君子粗粉 —苯冷浸，脱脂，压滤→ 脱脂粉 —先用1%HOAc50℃温浸，过滤，后用水50℃温浸，过滤→ 滤液 —通过强酸性阳离子交换柱→ 树脂柱 —水洗至中性→ —0.15 mol/L的$NH_4OH$洗脱→ 氨水洗脱液 —减压浓缩→ —加乙醇放置→ 析出结晶(使君子氨酸) —稀乙醇重结晶→ 使君子氨酸纯品(mp190~191℃)

## 11.3.2　蛋白质

蛋白质是一种由氨基酸通过肽键聚合而成的高分子化合物，分子量可达数百万甚至上千万，多可溶于水，形成胶体溶液，加热煮沸则变性凝结而自水中析出。在中药中，蛋白质是普遍存在的一类化合物，但已发现作为有效成分而存在的却为数不多。随着研究工作的不断深入，陆续地开发了中药具有不同活性的蛋白质。例如，天花粉蛋白(Trichosanthin)具有引产作用和抗病毒作用，对艾滋病病毒也具有抑制作用。

### 11.3.2.1　蛋白质的理化性质

(1)溶解性　多数蛋白质溶于水，不溶于有机溶剂，溶解度受 pH 影响。

(2)分子量　蛋白质溶液具有亲水胶体特性，分子量多在 10 000 D 以上，高的可达 10 000 000 D 左右，为高分子物质，不能透过半透膜，此性质可用于提纯蛋白质。

(3)两性和等电点　蛋白质分子两端有氨基和羧基，同氨基酸一样具有两性和等电点。

(4)盐析和变性　蛋白质在水溶液中可被高浓度的硫酸铵或氯化钠溶液盐析而沉淀，此性质是可逆的。当蛋白质被加热，或与酸、碱等作用时，则变性而失去活性，此反应不可逆。

(5)水解　蛋白质在酸、碱、酶等作用下可逐步水解，最终产物为各种 $\alpha$-氨基酸。

(6)与酸作用　蛋白质与鞣质、三氯醋酸、苦味酸、硅钨酸等反应产生不溶性物质。

(7)与金属盐作用　蛋白质与多种金属盐如氯化高汞、硫酸铜等反应产生沉淀。

### 11.3.2.2　蛋白质的检识

由于蛋白质系由各种氨基酸组成，各种氨基酸具有不同的基团和肽链，因而蛋白质可产生各种颜色反应，供检识用。

1. 理化检识

(1)双缩脲反应　蛋白质中存在大量肽链，当其在碱性水溶液中遇少量硫酸铜溶液时，即显紫色或紫红色。

(2)Millon 反应　蛋白质遇 Millon 试剂或共热能呈红色，证明蛋白质中有酪氨酸的存在。

(3)Hopkins-Cole 反应　由于吲哚衍生物与乙醛酸缩合产生紫色。蛋白质分子中包含有色氨酸时呈阳性反应。

(4)硫的反应　如果蛋白质分子中含有半胱氨酸或蛋氨酸等含硫氨基酸时，与碱及醋酸铅共热会产生黑色硫化铅沉淀。

(5)Sakaguchi 反应　蛋白质分子中含有精氨酸时，在中性或微碱性的水溶液中加 α-萘酚的稀氢氧化钠溶液，混匀后滴加 1%次亚氯酸钠溶液数滴(避免过量)，出现红色为阳性反应。

(6)Dansyl 反应　蛋白质或肽类分子中末端氨基酸部分中的氨基在有碳酸氢钠溶液存在时，易与 1-二甲胺基萘-5-磺酰氯反应生成相应的磺酰胺衍生物，从而具有强烈的黄色荧光(在紫光灯下观察)，在 0.1～0.001 μmol/L 时也能借其显著的荧光而被检识。

2. 色谱检识

薄层吸附剂：硅胶 G；展开剂：氯仿-甲醇(或丙酮)(9∶1)；显色剂：2%茚三酮溶液。

### 11.3.2.3　蛋白质的提取与分离

蛋白质在组织或细胞中一般都是以复杂的混合物形式存在，每种类型的细胞都含有上千种不同的蛋白质。蛋白质的提纯和分离是生物化学中一项艰巨而繁重的任务。到目前为止，还没有一个单独或一套现成的方法把任何一种蛋白质从复杂的混合蛋白质中提取出来。

1. 蛋白质的提取

蛋白质一般用水冷浸提取，但其浸出液中除蛋白质外，尚含有糖、无机盐、有机酸和苷类等杂质，故常先加入等量乙醇或丙酮，使蛋白质沉淀。由于在常温下蛋白质对溶剂的不稳定性，故操作时应在较低温度下迅速进行，并需加以搅拌，勿使局部溶剂浓度过高，析出沉淀即为总蛋白质，其中还可能带有一部分杂质，经离心后分出沉淀，以水溶解，再用部分分级沉淀法、透析法、色谱法、凝胶过滤法、电泳法等进行纯化，有时几种方法合并使用，则分离效果更佳。

2. 蛋白质的分离

分离提纯某一特定蛋白质的一般程序可以分为前处理、粗分离和细分级 3 步。

(1)前处理　分离提纯某一蛋白质，首先要求把蛋白质从原来的组织或细胞中以溶解的状态释放出来，并保持原来的天然状态，不丢失生物活性。为此，根据不同的情况选择适当的方法，将组织和细胞破碎。动物组织和细胞可用电动捣碎机或匀浆机破碎或用超声波处理法破碎；植物组织和细胞，由于具有由纤维素、半纤维素或果胶等物质组成的细胞壁，一般需用与石英砂和适当的提取液一起研磨的方法破碎或用纤维素酶处理也能达到目的；细菌细胞的破坏比较麻烦，因为整个细菌细胞壁大骨架实际上是一个借共价键连接而成的称为肽聚糖的囊状分子，非常坚韧。破碎细菌细胞的常用方法有用超声波震荡，与砂研磨、高压挤压或溶菌酶处理等。组织或细胞破碎后，选择适当的介质把所要的蛋白质提取出来。

如果所要的蛋白质主要几种在某一细胞组分，如细胞核、染色体、核糖体或可溶性的细胞浆等，则可利用差速离心方法将它们分开，收集该细胞组分作为下步提纯的材料。这样可以除去很多的杂蛋白质，使提纯工作变得容易。

(2)粗分离　一般这一步的分级用盐析、等电点沉淀和有机溶剂分级分离等方法。这些方法的特点是简便、处理量大，既能除去大量杂质，又能浓缩蛋白质溶液。

(3)细分级　进一步提纯，一般使用层析法，包括凝胶过滤、离子交换层析、吸附层析以及亲和层析等。必要时还可以选择电泳法。

结晶是蛋白质分离提纯的最后步骤。蛋白质纯度越高、溶液越浓就越容易结晶。结晶的最佳条件是使溶液略处于过饱和状态，此时较容易得到结晶。要得到适度的过饱和溶液，可解控制温度、加盐盐析、加有机溶剂或调解 pH 等方法来达到。

### 11.3.2.4　实例

**1. 天花粉蛋白**

天花粉是葫芦科植物栝楼(*Trichosanthes kirilowii* Maxim.)根中的蛋白质，有生津止渴，除火润燥、排脓消肿等功效。天花粉蛋白是栝楼根的一种有效成分，主要用于中期妊娠引产，并用以治疗恶性葡萄胎和绒癌。临床用精制天花粉蛋白的提取分离法如下：

新鲜天花粉原汁 $\xrightarrow[\text{调pH至4，离心}]{\text{冷却至10℃以下，加1 mol/L 的HCl}}$ 上清液 $\xrightarrow[\text{离心}]{\text{10℃以下加原体积0.8倍的}Me_2CO}$ 上清液

$\xrightarrow[\text{离心}]{\text{10℃以下加原体积0.4倍的}Me_2CO}$ 上清液 $\xrightarrow[\text{离心}]{\text{10℃以下加原体积0.5倍的}Me_2CO}$ 沉淀 $\xrightarrow[\text{离心}]{\text{加蒸馏水溶解}}$ 上清液 $\xrightarrow[\text{离心}]{\text{10℃以下透析48 h}}$

上清液 $\xrightarrow{\text{冷冻干燥}}$ 精制天花粉蛋白

**2. 半夏蛋白**

半夏是天南星科植物半夏[*Pinellia teranta* (Thunb.) Breit.]的块茎，现主要用镇咳祛痰，《本草纲目》中曾记载半夏有“堕胎”作用。经动物试验证明半夏蛋白是抑制小白鼠早期妊娠的有效成分。半夏蛋白不含有己糖，可能是分子大小、结构和性质极为相近的一组蛋白。其提取分离方法如下：

将新鲜半夏汁加固体硫酸铵至 80％饱和度，室温静置。待盐析完全后，滤取沉淀物，每 5 g沉淀物用 50 mL 离子交换水溶解，然后进行透析。透析完全后取出离心，将上清液在 10℃下放置过夜，次日如有沉淀再离心除去，将清液在 28～30℃放置，24 h 后即有结晶析出，约一星期后结晶完全，取所得结晶用 10％饱和度硫酸铵溶液溶解，对同浓度的硫酸铵溶液透析平衡，如有沉淀可弃去，离心后，上清液对 0.008 mol/L 磷酸钠缓冲液(内含 0.02％迭氮钠作为防腐剂)透析平衡，25～30℃放置，晶体即自上而下沿透析袋壁析出。

## 11.4　动物药

动物药是指动物的整体或动物体的某一部分、动物体的生理或病理产物、动物体的加工品等供药用的一类中药，主要来源于动物的组织、器官、腺体、体液、分泌物以及皮、骨、角、甲和胎盘，是中医中药的重要组成部分。

从本草记载来看，《神农本草经》收载动物药 65 种；《新修本草》收载动物药 128 种；《本草纲目》收载动物药 461 种；《本草纲目拾遗》收载动物药 160 种；《中药大辞典》(1977)收载动物

药 740 种;《中国药用动物志》一、二集(1979—1982 年)收载动物药 832 种;《中国动物药志》(1996)收载动物药 975 种,据不完全统计,历代本草共收载动物药 600 余种。中国最早的方书《五十二病方》中即载有以鹿肉、鸡血及蛋卵等动物药入方剂以疗病;在中医学典籍《黄帝内经》中共有 13 首方剂,其中 5 个处方是以人或动物器官及组织入药,如左角发酒、鸡矢醴、乌鲗骨丸、马膏等均属此列;在现存最早的完整药学典籍《神农本草经》已有牛黄、犀角、鹿茸、阿胶等多种动物药的记载,尤其阿胶的应用,说明了中国在制药技术上早已用动物药材为原料,进行加工、提取、精制而制成较为纯净的药剂。

当前中医临床常用的动物药约有 200 多种,其中列为"细料药"的有几十种。如牛黄、犀角、羚羊角、珍珠、鹿茸、熊胆、琥珀、玳瑁、麝香、猴枣、马宝、蛇胆、海狗肾、蛤蚧、白花蛇、海马、海龙等。因动物药往往具有独特的疗效,一般毒性低、副作用少、容易被人体吸收等特点。因此,动物药早已成为祖国医药学宝库中的重要组成部分。

## 11.4.1 动物药中的化学成分主要类型

与植物药相比,动物药中的化学物质是极其丰富的,活性组分中除了小分子化合物外,还包含许多氨基酸、多肽、蛋白质、有毒生物碱、甾体、萜类、多糖、微量元素、脂质类、酶类等大分子化合物。

### 11.4.1.1 氨基酸

目前研究发现蝉蜕中含有大量的氨基酸类成分,其中游离氨基酸 12 种,水解氨基酸 17 种,相对含量以丙氨酸、脯氨酸和天冬氨酸等最高;蛤蚧含有甘氨酸、谷氨酸、脯氨酸、丙氨酸、精氨酸、赖氨酸、亮氨酸等 18 种氨基酸。其中谷氨酸、甘氨酸、天冬氨酸、赖氨酸、精氨酸、亮氨酸的含量较高,人体必需氨基酸含量较丰富,占总量的 30%~45%。

### 11.4.1.2 蛋白质和多肽

近年来,从各种动物中提取分离的具有生物活性的蛋白质和肽类物质非常多,比如各种抗菌肽、降血压的血管紧张素转换酶抑制肽、抗血栓肽、抗肿瘤肽等等。

蜂毒中含蜂毒素Ⅰ和Ⅱ,是蜂毒的主要生物活性物质,属于多肽类。同时含有多种游离氨基酸,如甘氨酸、精氨酸、谷氨酸等。水蛭素(Hirudin)是水蛭唾液腺中的一种酶,属多肽类物质,是水蛭所含的主要成分,是迄今发现的最强的天然凝血酶抑制剂,其一级结构系由 65 个氨基酸组成。水蛭素有极强的抑制凝血酶活性,为一种高效抗凝血剂和抗血栓剂。

动物药的组成中蛋白质占有很大比例,比如蛇毒中蛋白质含量为 90%,蜈蚣中蛋白质含量为 60%~70%,鹿血中蛋白质含量为 70%~80%,蚂蚁中蛋白质含量为 42%~67%。

### 11.4.1.3 毒性成分

蜈蚣主要化学成分为两种似蜂毒的毒性成分,即组织胺和溶血蛋白质。研究表明,蜈蚣的水提取物和醇提取物均具有一定的抗肿瘤作用。河豚毒素(tetrodotoxin,TTX)是从海洋河豚类 *Fugu spp*. 的卵巢及肝脏中提取的具有强烈毒性的生物碱类化合物,有极强的镇痛和局麻作用,其局麻作用的强度是可卡因的 16 000 倍,现已用作药理试剂使用。石房蛤毒素(saxitoxin,BTX)是从海洋贝类大石房蛤(*saxidomus giganteus*)中分得的毒性生物碱,其毒性为氰化钾的 1 000 倍。箭毒蛙碱(batrachotoxin,BTX)是从栖息在哥伦比亚西部密林中的箭毒蛙(*phyllobates aurothaenia*)中分得的剧毒生物碱,对肌肉和中枢神经亦有麻痹作用。沙海葵毒素(palytoxin,PTX)是从腔肠动物毒沙海葵(*palythoa toxica*)中分得的毒性极强的化合物,是迄今发现的非蛋白毒素中毒性最强的酰胺类化合物。

#### 11.4.1.4　甾体、萜类及其苷类

(1)激素类　如鹿茸中的雌酮(oesterone)、麝香中的雄甾酮(androsterone)、紫河车中的孕甾酮(progesterone)以及昆虫类动物变态激素如蜕皮素(ecdysone)和甲壳类动物变态激素如蜕皮甾酮(ecdysterone)等。蜕皮素和蜕皮甾酮能促进蛋白质合成、促进体内胆固醇排泄和抑制血糖升高等。

(2)胆汁酸(bile acid)　为胆甾酸与甘氨酸或牛磺酸的结合物,是动物胆汁的主要成分。胆汁的生理功能,主要是胆甾酸的作用。迄今已发现的胆甾酸有 100 多种,其中最重要的有胆酸(cholicacid)、去氧胆酸(deoxycholic acid)、鹅去氧胆酸(chenodeoxycholic acid)、熊去氧胆酸(ursodeoxycholic acid)和猪去氧胆酸(hyodeoxycholic acid)等。近年从海绵动物、扁形动物、节肢动物、环节动物、腔肠动物和棘皮动物等动物体中,分离出一些结构新颖的海洋甾体类化合物,主要表现出甾体母核上的取代基及 $C_{17}$ 位侧链上的多样化。其活性有待进一步研究。

(3)萜类　近 20 年来,从海洋无脊椎动物中,分离出 1 000 余种结构新颖的萜类化合物,其中有单萜、倍半萜、二萜、二倍半萜、三萜、四萜等,它们中的许多化合物具有生物活性。从海绵动物(luffaiella variabilis)中分得的二倍半萜内酯(manoalide)有抗癌作用。

(4)苷类　动物界所含的皂苷主要存在于棘皮动物中,特别是在海参纲及海星纲中。从海参纲中分得的几乎全是三萜类皂苷,而从海星纲中分得的则多是甾体皂苷。这些皂苷类成分大多有较强的生物活性,其中一些有抗肿瘤作用。

#### 11.4.1.5　多糖类

甲壳质(chitin)亦称壳多糖、几丁质等,其化学名为[(1,4)-2-乙酰氨基-2-脱氧-$\beta$-D-葡萄糖]的直链生物聚合体,简称聚-N-乙酰-*D*-葡糖胺。部分水解脱乙酰基得到脱乙酰甲壳质(chitosan)。

甲壳质在自然界分布极广,广泛存在于植物、菌类细胞壁、甲壳纲动物及昆虫中,如虾蟹外壳、乌贼骨架及昆虫翅膀等。尤其在节肢动物、蛛形类、甲壳类、昆虫类生物中几乎都含有,其表皮中甲壳质占 25%～50%(干燥品)。甲壳质一般与蛋白质、碳酸钙、磷酸钙等紧密缔合成络合体,共同形成表皮及生物体的支撑组织。

透明质酸(Hyaluronic acid,HA)为不含硫酸基的、具有特殊功能的胞外高分子多糖。以公鸡冠为原料制备的透明质酸制剂"Healon"已被广泛应用于眼科手术。近年来,透明质酸还被誉为理想的保湿因子。

4-硫酸软骨素(即硫酸软骨素 A)是最早发现的一种酸性黏多糖。具有降低血脂、抗动脉粥样硬化和抗粥样斑块形成的作用,亦有抗凝血作用。

#### 11.4.1.6 微量元素

微量元素是人体中一类极为重要的微量成分，参与人体内各种酶、激素、维生素、核酸等的合成、代谢，对免疫功能、激素的调节、基因表达的调控等均起着重要的作用。在分析中国林蛙与中华大蟾蜍的输卵管中的8种微量元素后，发现后者可以代替前者入药。鹿茸传统商品上认为二杠茸质佳，经对微量元素分析发现，二杠茸与三杈茸均含有26种微量元素，二杠鹿茸中主要含有微量金属元素Cu、Fe、Mn、Zn，相比较三杈茸二杠茸的Fe含量较高。

### 11.4.2 动物药中有效成分的提取与分离

动物药中化学成分包括蛋白质、氨基酸、多糖、甾体等多种化学成分，因此对于动物药的提取，可根据不同成分的性质，采用不同的提取方法。

#### 11.4.2.1 蛋白质、多肽及氨基酸类的提取

氨基酸、多肽、蛋白质广泛存在于动物类中药，是动物药中普遍存在的化合物。蛋白质氨基酸的提取一般是将蛋白质经酸、碱或酶水解后，分离得到各种氨基酸；天然游离的氨基酸常采用水或稀醇等极性溶剂进行提取。为了尽可能的提取完全，常需要对一些动物药进行细胞破碎，使其蛋白质、多肽及氨基酸释放出来进入提取溶剂中，以达到提取的目的。同时，有些活性蛋白，为避免其变性失活在细胞破碎过程中应注意控制条件。

#### 11.4.2.2 其他类成分的提取

动物药所含生物碱有多种类型，且大多为衍生物。如河豚中毒性极强，有松弛肌肉痉挛、减轻晚期癌痛作用的河豚毒素，属胍类衍生物；动物胆汁中有促进红细胞新生、血清抗炎、治疗肝硬变作用的胆红素属吡咯衍生物；蟾蜍色胺属吲哚类生物碱。动物药中的生物碱类成分，常根据不同的溶解性，选用不同的溶剂进行提取。

动物药中所含多糖结构多样，性质各异。目前常用的提取方法有碱解法、热水浸提法、酶解法或碱解与酶解相结合的方法。如张红岩等用木瓜酶消化方法提取分离鹿茸中酸性多糖；唐孝礼等以碱法与酶法水解相结合，然后用醋酸钾和乙醇分级沉淀的方法从黑海参体体壁中提取分离得到黑海参酸性黏多糖。

对于动物药中的甾体类成分，常选用有机溶剂进行提取或萃取，常用的有甲醇、乙醇、丙酮、氯仿、乙酸乙酯、二氯甲烷等。有人从鲜蟾酥中提纯脂蟾毒配基和华蟾酥毒基，其方法是：将鲜蟾酥研磨后，加入有机溶剂并搅拌，得到蟾酥溶液，然后静止放置，最后将经过静止放置的蟾酥溶液进行过滤，并把得到的过滤液浓缩、干燥，就可制得含脂蟾毒配基和华蟾酥毒基量较高的蟾酥粉产品。

萜类在动物中的分布广泛，结构奇特，对于其提取多根据提取成分的亲脂亲水性、特殊官能团的专属反应性以及极性等差异进行提取分离。有报道先经浓盐酸水解再用$CH_2Cl_2$来提取斑蝥素。

另外，一些动物药中含有油脂类成分较多，常用乙醚或石油醚进行脱脂。

### 11.4.3　动物药的研究实例

(1)抗菌肽 LP-1 的分离纯化

发酵液 —离心分离→ 上清液 —浓HCl,调pH为2.5→ —9 000 r/min离心15 min→ 沉淀 —80%乙醇抽提3次→ 抽提液 —真空抽干→ 干粉 —少量离子水→ —2 mol/L NaOH调pH 7.0→ 溶液 —1 mol/L HCl调pH 2.5→ —12 000 r/min离心，10 min→ 沉淀 —1%$NH_4HCO_3$溶解→ —冷冻干燥→ 粗品 —磷酸缓冲液溶解→ —6倍体积冰丙酮→ —12 000 r/min 4℃离心10 min→ 上清液 —10倍体积冰丙酮→ —12 000 r/min 4℃离心10 min→ 沉淀 —少量磷酸缓冲液溶解→ —Bio-Rad Hi-pore 反相柱色谱→ 活性色谱峰 —冻干→ —少量碳酸氢铵缓冲液→ —Bio-Rad Hi-pore 反相柱色谱→ 活性色谱峰(即LP-1)

(2)河豚毒素的提取　河豚毒素常用于镇痛、局麻、松弛肌肉痉挛、阻断钠通道。在生理研究上,已成为机制研究的工具药,为神经细胞膜研究必不可少的标准药物。河豚毒素的提取具体步骤如下:

取河豚鱼的内脏捣碎后,加 5 倍量的甲醇,用乙酸调节 pH 在 4～5 之间,然后于沸水浴上加热回流 20 min,分离甲醇溶液后,再重复提取一次,合并两次甲醇溶液,过滤备用。减压浓缩去除甲醇,剩余物用少量乙醚脱脂分层,分离去乙醚脱脂液,即得毒素原液。

(3)没食子中抗肿瘤活性成分的分离及纯化　没食子干燥果实 3.5 kg,95%乙醇浸没回流 3 次,分别为 3、2、1 h,合并滤液,减压浓缩,得干浸膏 430 g,标为醇提浸膏。药材醇提后挥净醇味,加适量蒸馏水煎煮 3 次,每次 2 h,合并滤液,减压浓缩,得干浸膏 1 kg,标为水提浸膏。醇提浸膏加适量水混悬,分别用氯仿、乙酸乙酯、正丁醇萃取,得氯仿层 7 g、乙酸乙酯层 400 g、正丁醇层 6 g 和水层 2 g 四部分浸膏。氯仿层样品 7 g,上硅胶柱,石油醚-丙酮梯度洗脱,分得化合物Ⅰ、Ⅱ、Ⅲ。乙酸乙酯层样品 100 g 上硅胶柱,氯仿-甲醇洗脱。60∶1,50∶1,30∶1 部分再 Sephadex LH-20 凝胶柱层析得化合物Ⅳ-Ⅶ的粗品,重结晶,得其单体。经理化性质和光谱数据鉴定以上化合物机构依次为:没食子酸(Gallic acid)(Ⅰ);间-二没食子酸(*m*-Digallic acid)(Ⅱ);对-二没食子酸(*p*-digalloyl acid)(Ⅲ);没食子酸甲酯(Methyl gallate)(Ⅳ);没食子酸乙酯(ethyl gallate)(Ⅴ);1,2,3,6-四-O-没食子酰基-*β*-*D*-葡萄糖(1,2,3,6-tetra-O-galloyl-*β*-*D*- glucose,简称 TG)(Ⅵ);1,2,3,4,6-五-O-没食子酰基-*β*-*D*-葡萄糖(1,2,3,4,6-penta-O-galloyl-*β*- *D*-glucose)(Ⅶ)。

## 11.5　矿物药

矿物药是中药富有特色的组成部分,在我国利用矿物、岩石治疗疾病有悠久的历史。明代《本草纲目》中记载了 161 种矿物药,如朱砂、铅丹、代赫石、铜青、砒石、石膏、滑石、卤碱等,分别以汞、铅、铁、铜、砷、钙、硅、镁等为主要成分。从中药分类来看,矿物药的功能分类甚广,例如石膏为清热泻火药、朱砂为安神药、赤石脂为收敛药等。现将常用矿物药的主要成分和功效简介如表 11-2 所示。

表 11-2 矿物药的主成分及功效简介

| 品名 | 主成分 | 功效 |
| --- | --- | --- |
| 石膏 | $CaSO_4 \cdot 2H_2O$ | 清热泻火，除烦止渴 |
| 白矾 | $KAl(SO_4)_2 \cdot 12H_2O$ | 解毒杀虫，燥湿止痒，祛除风痰，止血止泻 |
| 雄黄 | $As_2S_2$ | 解毒杀虫，燥混祛淡，截疟 |
| 赭石 | $Fe_2O_3$ | 平肝潜阳、降逆止血 |
| 朱砂 | HgS | 清心镇惊，安神解毒 |
| 紫石英 | $CaF_2$ | 镇心安神，温肺、暖宫 |
| 磁石 | $Fe_3O_4$ | 平肝潜阳，聪耳明目，镇惊安神，纳气平喘 |
| 炉甘石 | $ZnCO_3$ | 解毒明目退翳，收湿止痒敛疮 |
| 滑石 | $Mg_3(Si_4O_{10})(OH)_2$ | 利尿通淋，清热解暑，祛湿敛疮 |
| 自然铜 | $FeS_2$ | 散瘀，接骨，止痛 |
| 芒硝 | $Na_2SO_4 \cdot 10H_2O$ | 泻热通便，润燥软坚，清火消肿 |
| 玄明粉 | $Na_2SO_4$ | 泻热通便，润燥软坚，清火消肿 |
| 硫黄 | 矿物硫族自然硫 | 外用解毒杀虫疗疮，内服补火助阳通便 |
| 赤石脂 | $Al_4(Si_4O_{10})(OH)_8 \cdot 4H_2O$ | 涩肠，止血，生肌敛疮 |
| 钟乳石 | $CaCO_3$ | 温肺，助阳，平喘，制酸，通乳 |
| 花蕊石 | Ca 和 Mg 的碳酸盐 | 涩肠止泻，收敛止血 |
| 禹余粮 | FeO(OH) | 涩肠止泻，收敛止血 |
| 金礞石 | K、Mg、Al 和硅酸 | 坠痰下气，平肝镇惊 |
| 青礞石 | Mg、Al、Fe 和硅酸 | 坠痰下气，平肝镇惊 |

### 11.5.1 矿物药的检测

某些常用的矿物药按国际惯例严禁入药，如雄黄为含汞、含砷的毒物，密陀僧为含铅化合物，砒石为剧毒的三氧化二砷。而《中国药典》收载的 107 种中成药中，有 26 种含朱砂，14 种含雄黄。如何解决这一矛盾，除临床慎用外，《中国药典》规定了相应的定性鉴定和含量测定方法，如铁盐检查法、重金属盐检查法、砷盐检查法等。此外，对矿物药中所含微量元素可用原子吸收光谱法等进行监测。

重金属盐检查法系指在实验条件下能与硫代乙酰胺或硫化钠作用显色的重金属盐，通过纳氏比色管作目视比色，判断重金属盐的存在情况，做出限量规定，保证用药的安全。

砷盐检查法系指中成药中微量砷的限量检查法，分为古蔡氏法和二乙基二硫代氨基甲酸银法，后者可作砷盐的含量测定用。

当中成药中含有矿物药时，应对各味矿物药的主成分作含量测定，例如对赭石、磁石、自然铜、禹余粮、青礞石等可作铁含量测定；对朱砂可作硫化汞含量测定；对雄黄可作砷含量测定。同时还应对其他矿物药进行重金属和砷的限量检查。

### 11.5.2 矿物药的提取分离

有关矿物药提取分离报道很少，一是由于矿物药主成分及含量较明确，且主成分均高达90%以上，大部分为无机物；二是有效成分多为微量元素，提取分离难度极大；三是矿物药大多难溶于水，在传统汤剂中仅为微量组分。目前对矿物药的提取分离主要是基于分析测定的需要。现以冰硼散为例简介如下：

冰硼散是由冰片、朱砂、硼砂和玄明粉四味药组成的散剂，其分离测定方法为：取冰硼散，加乙醚提取 3 次，弃去提取液，残留物缓加热水，搅拌，使硼砂与玄明粉溶解，离心，吸取上清液，重复上述操作，直至离心液中加酚酞指示剂不显红色，示硼砂与玄明粉已提取完全，此时之残留物即为朱砂，并进行朱砂的含量测定。水提液中玄明粉与硼砂不再分离，用酸碱滴定法和沉淀法分别测定两者的含量。

### 11.5.3 矿物药实例

**1. 石膏**

石膏系硫酸盐矿物硬石膏族石膏，主成分为含水硫酸钙($CaSO_4 \cdot 2H_2O$)，生用清热泻火，除烦止渴。用于外感热病，高热烦渴等。煅石膏收湿，生肌，敛疮，止血。外治溃疡不敛，湿疹瘙痒。药理实验证明，单味石膏即可退热，但有研究认为这与硫酸钙无关，而与所含微量元素有关。近年研究发现，在感染高热时，应用铁、铜含量较高的石膏等清热降火药，将通过内源性白细胞递质(LEM)的作用，加速铁、锌流入肝细胞内和导致铜蓝蛋白复合物及急性期反应蛋白合成的加速，从而增强机体防御能力和杀伤微生物的能力。按《中国药典》规定，石膏中含水硫酸钙的含量不得少于95%，重金属含量小于百万分之十，砷盐含量小于百万分之二。烧之，火焰为淡红黄色，能熔成白色磁状小球。烧至 120℃时失去部分结晶水即成白色粉末状或块状的煅石膏。

**2. 麦饭石**

麦饭石是中酸性花岗岩质炭石，主要矿物组分有：钾长石，斜长石、石黄、黑云母或角闪石及少量磷灰石等。其化学成分主要是硅铝酸盐，系由二氧化硅($SiO_2$)、三氧化二铝($Al_2O_3$)、氧化铁($Fe_2O_3$)、氧化亚铁(FeO)、氧化镁(MgO)、氧化钙(CaO)、氧化钠($Na_2O$)、氧化钾($K_2O$)、二氧化钛($TiO_2$)、五氧化二磷($P_2O_5$)、氧化锰(MnO)、二氧化碳($CO_2$)、氟(F)、硫(S)组成。还含镍(Ni)、锆(Zr)、锶(Sr)、钡(Ba)、钴(Co)、铬(Cr)、锆(Zr)、钪(Sc)、钒(V)、铜(Cu)、锌(Zn)、铀(U)、钍(Th)13 种主要微量元素。是近代开发的矿物药。在增强皮肤弹性和毛细血管伸缩功能、解除疲劳和增强体质等方面具有明显的作用。

麦饭石对镉(Cd)、汞、砷、铅等有害元素具有较强吸附能力，同时对大肠杆菌、痢疾杆菌、金黄色葡萄球菌、白色念珠菌等也具有较强吸附能力，还具有促进幼鼠生长发育、刺激小鼠肝 RNA 及 DNA 生物合成，增强耐缺氧和抗疲劳等生物活性。毒理试验表明，麦饭石对家兔呼吸、血压、离体小肠及大鼠心电图未发现异常影响；小鼠尾核试验未见诱发骨髓嗜多染红细胞微核率增高，也未见小鼠精子畸变。

## 11.6 菌物药

中国是世界上最早利用菌物的国家，在距今 6000 多年前的仰韶文化遗址中就发现了菌物的遗迹；东汉时期《神农本草经》所记载的365种药物中，详述了四川灵芝、漆光灵芝、茯苓、猪苓、雷丸、桑耳、白僵蚕等品种；在明代《本草纲目》(1578年)中，李时珍根据菌物的形态、生态、食用价值对其进行了初步分类，书中收载的1 892种药物中有20多种真菌，包括三菌、五蕈、六芝、七耳以及羊肚菜、舵菜、黑粉、茯苓、猪苓、桑黄、雷丸和僵蚕等，是历代本草中收集真菌最多的书籍；到清代《本草从新》中又增加了冬虫夏草与银耳；近年猴头、蜜环菌等也被新开发入药，发展至今被允许入药的药用真菌已达30余种。

真菌与中医药关系密切，入药历史悠久。在中药范畴内，它有两种基本药用方式："药用真菌"与"真菌药物"，二者均为"真菌类中药"。药用真菌：以真菌的子实体、菌核等入药者称药用真菌。历代医学典籍中记载有茯苓、灵芝、雷丸、白僵蚕、木耳、马勃、霍菌、五木耳、香菇及冬虫夏草等30余种，多应用于中药汤剂与中成药等，来源以野生采集和人工培育为主。真菌药物：是由固体发酵生产而来，指真菌在含一定水分的发酵基质(固体材料)上发酵后产生的药用菌质。发酵基质包括营养基质(农副产品)、药性基质(中药材)及以营养基质和药性基质混合而成的全性基质。真菌的固体发酵产品从古代的曲、酱、酒等至现代的"菌质"(如槐芪菌质)已有上千年历史。

## 11.6.1 菌物药中化学成分的主要类型

目前从药用菌物中分离鉴定的化学成分主要有多糖类、萜类(倍半萜、二萜、三萜)、甾体、生物碱、色素类等成分，另外还有一些氨基酸、蛋白质、脑苷类等成分。

### 11.6.1.1 多糖

药用菌物多糖作为一类具有重要生物活性的成分，在对人类疾病的治疗方面显示出很好的疗效。如灵芝，多糖类化合物是灵芝(*Ganoderma* spp.)所含主要化学成分之一。灵芝多糖种类很多，有水溶性多糖、酸性多糖和碱性多糖。目前已分离得到的200多种灵芝多糖中大部分为$\beta$-型葡聚糖，少数为$\alpha$-型葡聚糖，还有一些氨基聚糖、脱氧聚糖和蛋白聚糖。

### 11.6.1.2 萜类

**1. 倍半萜类**

是药用真菌中一类重要的化学成分，结构类型、生物活性多种多样。目前报道的倍半萜类型主要有16类，主要集中在牛肝菌、红菇、香菇、乳菇、小皮伞和蜜环菌等药用菌物中。以下是在香菇(*Lentinus connatus* BCC 8996)中发现两个倍半萜类成分 Connatusin A 和 Connatusin B。

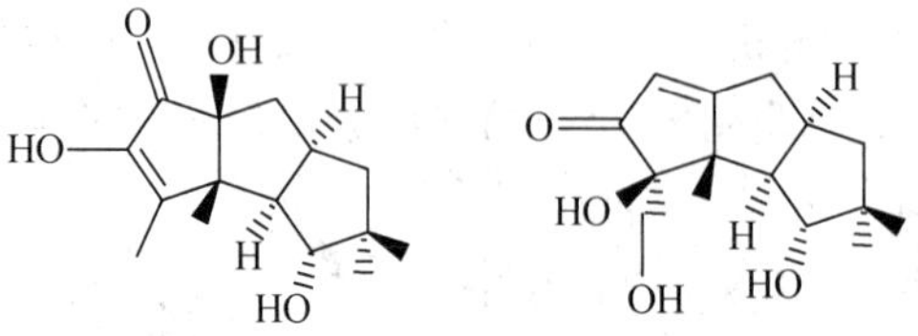


**2. 二萜类**

从猴头(*Hericium erinaceum*)菌丝体中分得一个新二萜化合物 Erinacine B。在侧耳属、黑蛋巢菌的几种伞菌粗环射脉菌中均报道含有天然二萜类化合物，如侧耳（*Pleurotus mutilus*）中发现的 Mutilin 和 Pleuromutilin，多汁乳菇（*Lactarius volemus*）中分离到的 Volemolide，空柄乳牛肝菌（*Suillus cavipes*）中分离到的 Cavipetins A-D，粗糙肉齿菌（*Sarcodon scabrosus*）中发现的 Sarcodonines A，G，I and Sarbronine M。

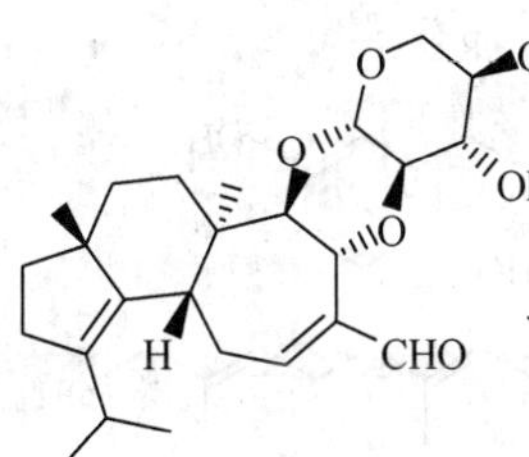
Erinacine B

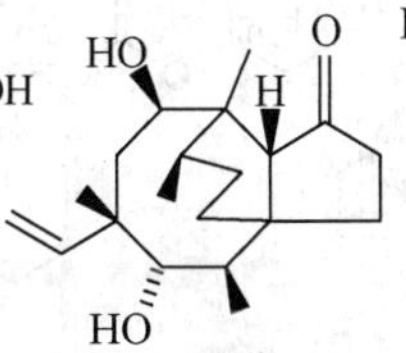
Mutilin

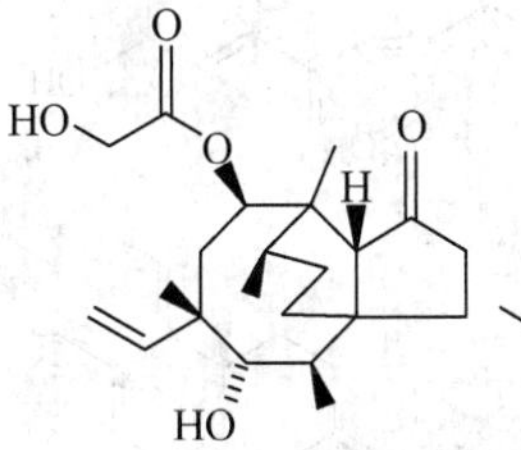
Pleuromutilin

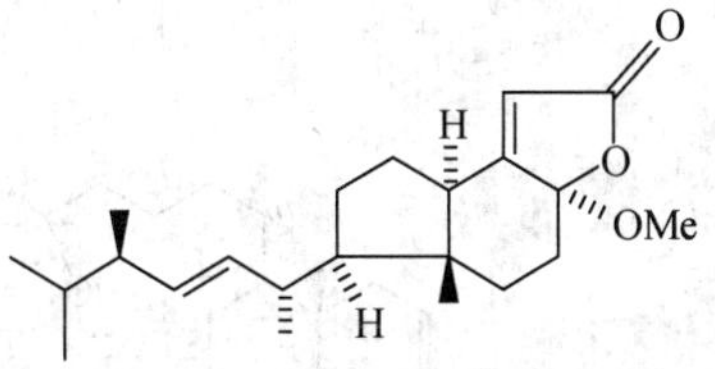
Volemolide

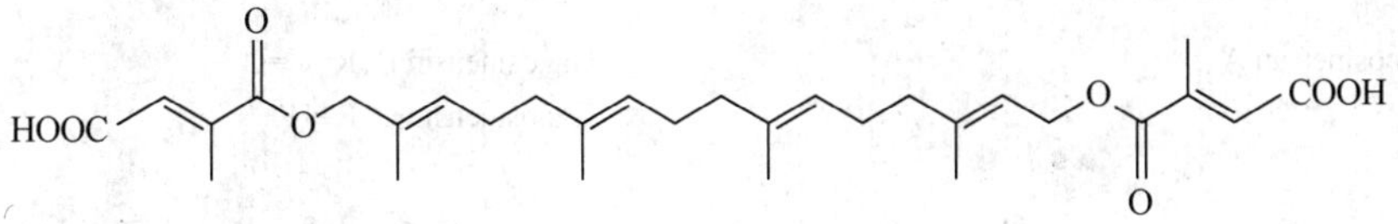
CavipetinA

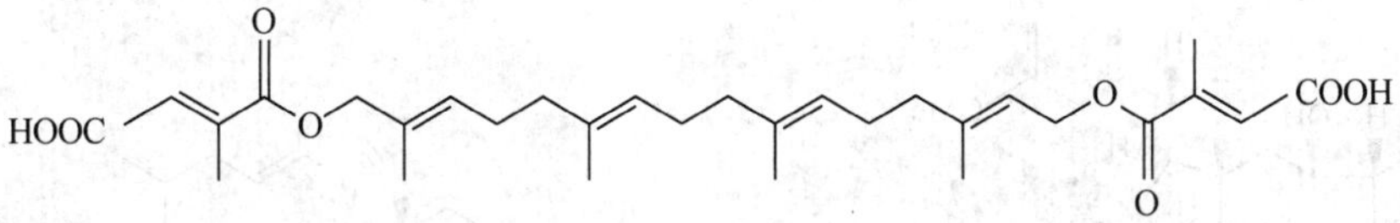
CavipetinB

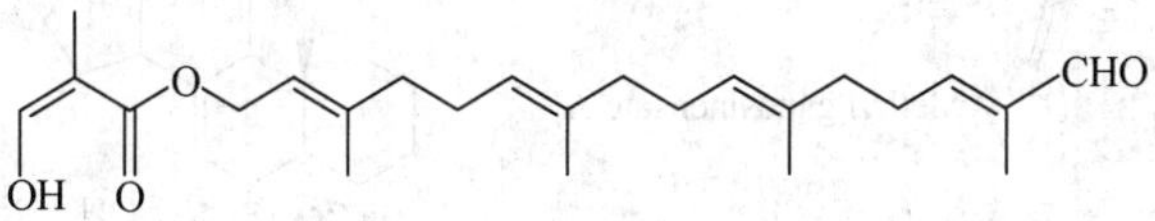
CavipetinC

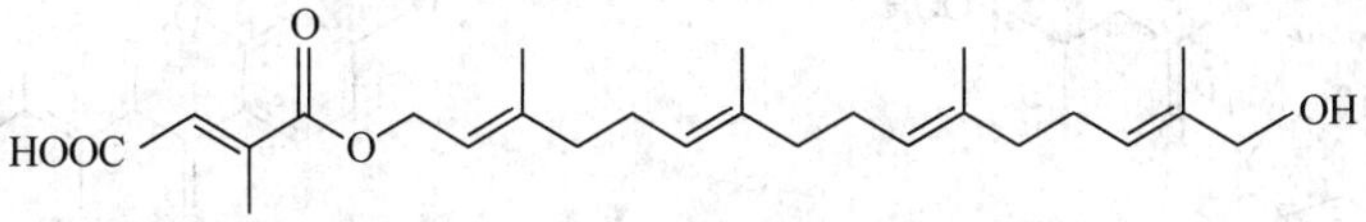
CavipetinD

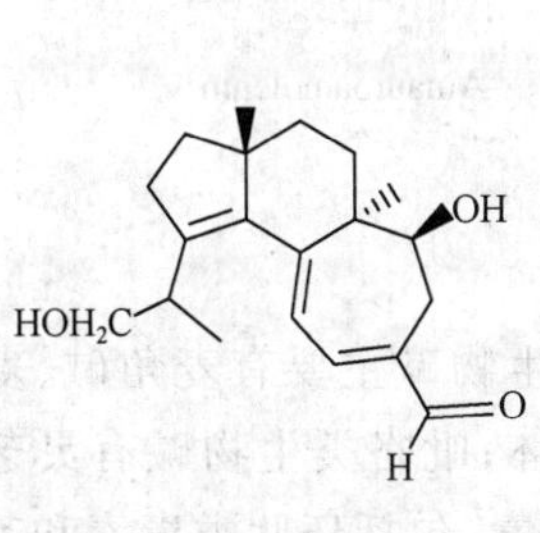
Sarcodonin A

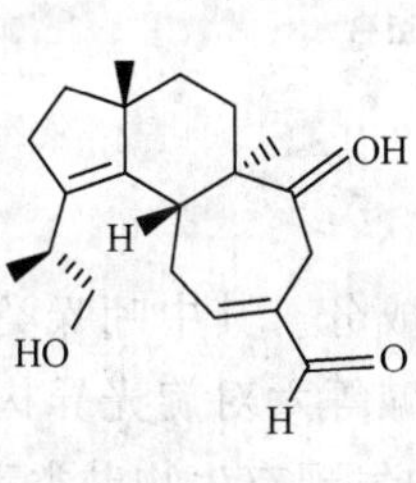
Sarcodonin G

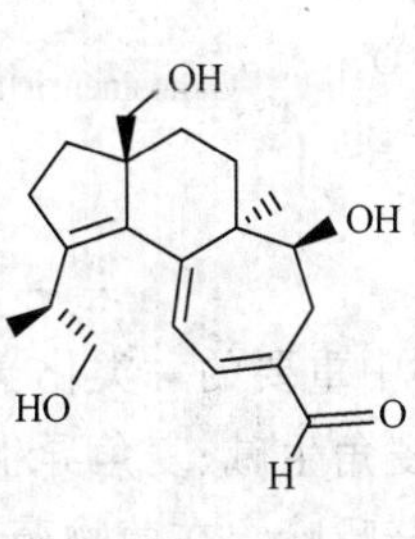
Sarcodonin I

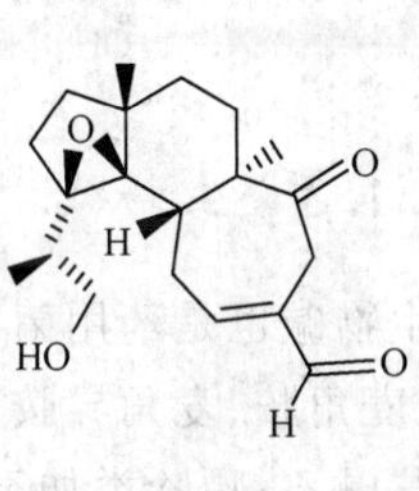
Sarbronine M

### 3. 三萜类

是药用菌物中的一类重要成分，也是四川灵芝、茯苓和桦褐孔菌等药用菌物的主要成分。目前对茯苓三萜和灵芝三萜研究较多。茯苓三萜可以分为 2 个类型，羊毛甾烷型和 3，4 开环的羊毛甾烷型，其中茯苓羊毛甾烷型三萜主要来自茯苓的内核皮和发酵液，3，4 开环的羊毛甾烷型三萜主要来自茯苓皮。目前，已从灵芝属菌物的子实体、孢子粉和菌丝体中先后发现 130 多种三萜类化合物，大部分为羊毛甾烷型三萜酸或酯。

近年化学工作者不断从灵芝科药用菌物中发现许多新的三萜类成分，包括从紫芝（*Gano-*

*derma sinense*)中发现的法尼基羟醌醚羊毛甾三萜(Ganosinensins A-C)和含有四元环新奇骨架的三萜成分 Methyl ganosinensate A 和 Ganosinensic acid B,从厦门假芝(*Amauroderma amoiensis*)中发现一个新奇的羊毛甾三萜与苯并吡酮的聚合物 Amauroamoienin。

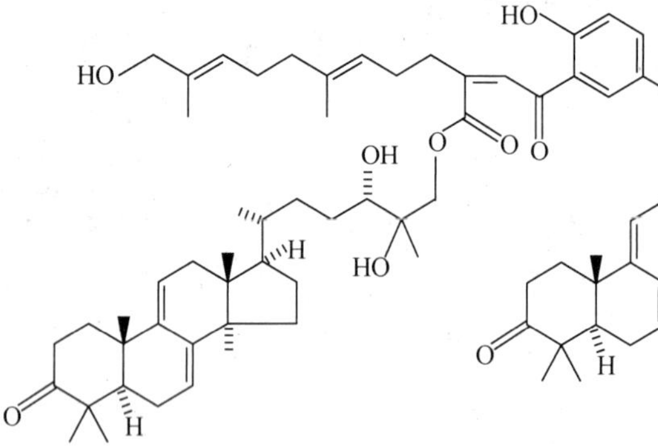

Ganosinensin A

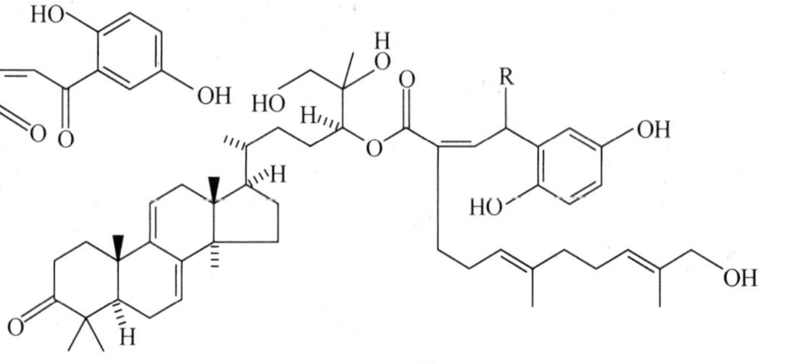

Ganosinensin B R=C=O
Ganosinensin C R=H

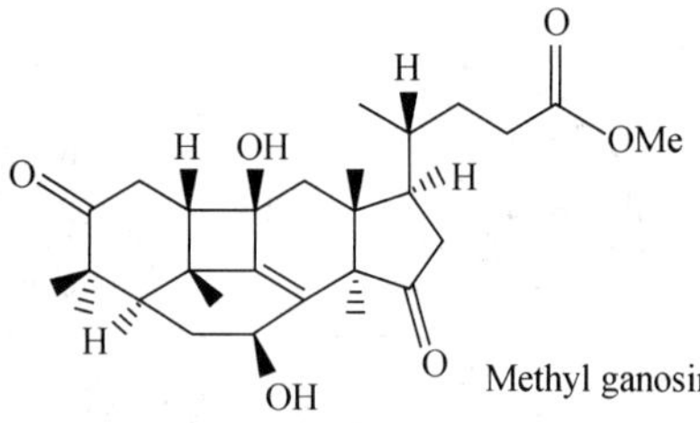

Methyl ganosinensate A

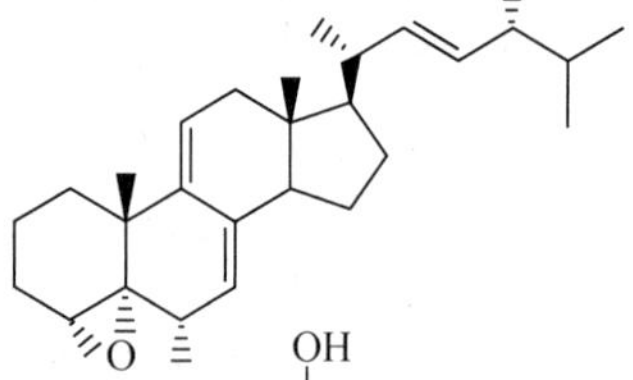

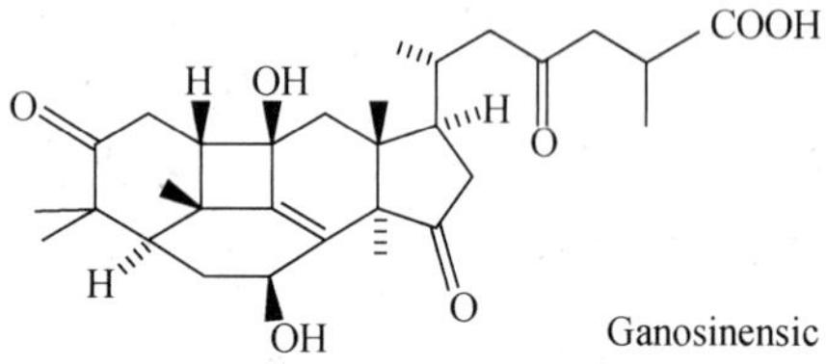

Ganosinensic acid B

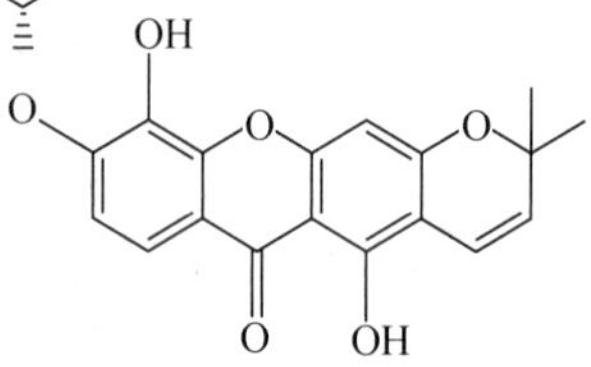

Amauroamoienin

### 11.6.1.3 生物碱

生物碱也是药用菌物中重要的一类化学成分。其中吲哚类生物碱主要有麦角碱、麦角胺新碱、麦角胺、麦角异胺、麦角生碱、麦角异生碱等六对旋光异构体;吡咯类生物碱有灵芝碱甲和灵芝碱乙;嘌呤类如香菇嘌呤。在菌物药中发现有生物碱类毒素,包括环肽类毒素和其他小分子生物碱毒素。还有一些生物碱能与金属离子螯合或独自显出鲜艳的颜色,成为有经济价值的色素,如乳菇(*Lactarius blennius*)子实体中发现的绿色色素 Blennione,灵芝中分离到吡啶类生物碱 Sinensine,还有从厦门假芝中得到 7,8-二甲基咯嗪。

香菇中的香菇嘌呤 Eritadenine 能降低血清中各种脂类包括胆固醇,其降血脂作用比常用降血脂药物安妥明要强 10 倍,且口服比注射有效。同时它能降低因进食超量酪蛋白引起的高胆固醇,也能降低胆汁中的胆固醇而增加脱氧胆酸。

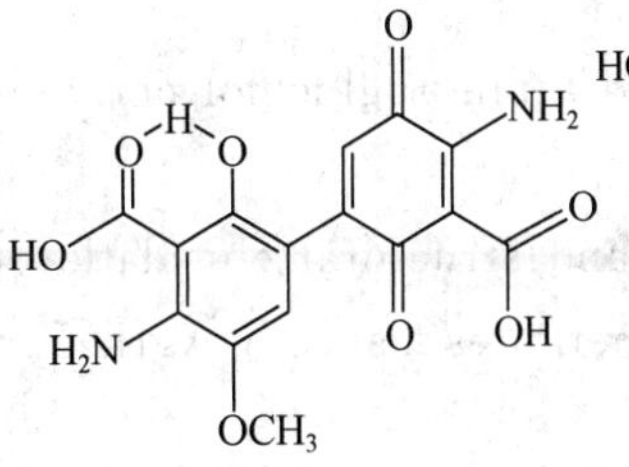

Blennione

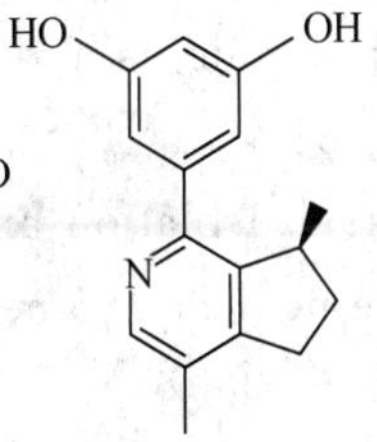

Sinensine

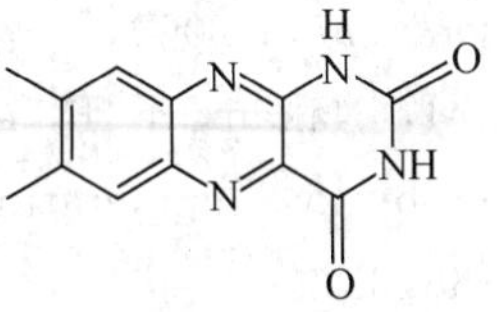

7,8-dimethylalloxazine

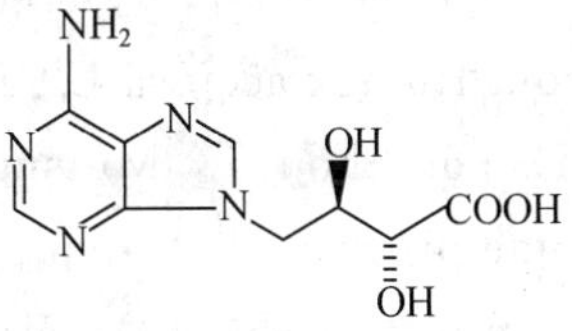

Eritadenine

#### 11.6.1.4　甾体

药用菌物中甾体类成分报道较多，目前发现的类型主要为麦角甾醇类及其衍生物。麦角菌、侧耳、酵母菌、猪苓、冬虫夏草、金针菇等药用菌物中均含有甾醇类化合物。

#### 11.6.1.5　色素类

国外对菌物中色素研究较早，目前许多国家已经把大型真菌色素批准为药业产品和食品添加剂，并建立了相应的色素管理机构。

#### 11.6.1.6　其他类成分

药用菌物中还含有氨基酸、蛋白质、有机酸、多元醇、呋喃衍生物类、微量元素、素食纤维和维生素等成分。

### 11.6.2　菌物药的研究实例

槐耳是我国民间重要的药用真菌，其学名为 *Trametes robiniophila* Murr.，中药名为槐栓菌。它是生长在槐及洋槐、青檀等树干上的高等真菌子实体，属于真菌门 Eumycota，担子菌亚门 Bisidiomycotina，层菌纲 Hymenomycetes，非褶菌目 Aphyllophorales，多孔菌科 Polyporaceae，栓菌属 *Trametes*。槐耳的入药史最早可追溯到公元 3 世纪(1600 年前)葛洪的《肘后方》到明朝的《本草纲目》等有关草本均有记载。其别名有“槐菌”、“槐蛾”、“槐鸡”、“槐鹅”等，现已确证槐耳就是槐栓菌。

现已知多糖蛋白(PS-T)是槐耳菌质的重要有效成分，因此测定多糖与蛋白质的含量可作为发酵质量的监控指标和判定菌质的发酵终点，也是药品的重要质量标准，于 2008 年起被批准用于肝癌、肺癌、乳腺癌、胃肠癌等的治疗，并继续扩大、深入研究有关槐耳的各种作用机制研究。

## 参考文献

[1]王坤凤，袁永兵，吴玲芳，等. 缩合鞣质的研究进展. 中草药，2013，44(12)：1687-1699.

[2]邢晶晶，曹婷婷，杨帆，等. 鞣质类化合物研究的进展情况. 黑龙江医药，2011，24(5)：776-780.

[3]刘刚，孙磊，乔善义. 鞣质的分离和分析方法研究进展. 国际药学研究杂志，2013，40(2)：172-176.

[4]徐勤. 鞣质的研究进展. 华夏医学,2004，17(1)：113-115.

[5] Bicker J，Petereit F，Hensel A. Proanthocyanidins and a phloroglucinol derivative from Rumex acetosa L.. *Fitoterapia*，2009，80：483-495.

[6] Shoji T，Mutsuga M，Nakamura T，et al. Isolation and structural elucidation of some procyanidins from apple by low-temperature nuclear magnetic resonance. J Agric Food Chem，2003，51(13)：3806-3813.

[7] Lin L C，Kuo Y C，Chou C J. Immunomodulatory proanthocyanidins from Ecdysanthera utilis . J Nat Prod，2002，65(4)：505-508.

[8] Killday K B，Davey M H，Glinski J A，et al. Bioactive a-type proanthocyanidins from Cinnamomum cassia . J Nat Prod，2011，74(9)：1833-1841.

[9] Lin H C，Lee S S. Proanthocyanidins from the leaves of Machilus philippinensis . J Nat Prod，2010，73：1375-1380.

[10]刘颖,徐庆,陈章良. 抗真菌肽 LP-1 的分离纯化及特性分析. 微生物学报,1999，39(5)：441-447.

[11]国家中医药管理局《中华本草》编委会.《中华本草》. 上海：上海科学技术出版社,1999.

[12]王本祥. 蜂蜜产品的医疗效能. 长春：吉林人民出版社,1981：35.

[13]高秀华. 水蛭素的临床应用. 国外医药(合成药生化药制剂分册),2001，22(5)：272.

[14]张莅峡. 中药水蛭中的微量元素和氨基酸的分析. 沈阳药学院学报,1991，8(3)：172.

[15]林文銮,黄惠莉,陈少欣. 河豚毒素的提取研究. 华侨大学学报(自然科学版),1999，20(4)：412-414.

[16]桥本芳朗. 鱼贝类の毒. 东京：学会出版ンタノ,1978，63-75.

[17]陈文伟. 河豚鱼的毒性及其加工利用探讨. 中国海洋药物,1998，(4)：30-33.

[18]孟宪梅,卢士英,阎东明,等. 石房蛤毒素研究及应用进展. 食品科技,2010，35(8)：150-154.

[19]刘非燕. 90 种云南毒蕈体外抗癌活性评价及活性成分研究. 浙江大学博士论文,2006.

[20]陈晓青,蒋新宇,刘佳佳,等. 中草药成分分离分析技术与方法. 北京：化学工业出版社,2006.

[21]杨璐,李国玉,王金辉. 蝉蜕化学成分和药理作用的研究现状. 农垦医学,2011,33(2)：184-186.

[22]范玉林,王海波. 蛤蚧体与蛤蚧尾化学成分的比较. 中成药,1989，11(1)：35.

[23]范玉林. 鹿茸中的微量元素. 中药通报,1986，11(5)：44-46.

[24]岳雪莲,杨天文,危北海. 海龙、海马中微量元素及氨基酸的比较. 时珍国药研究,1996，7(1)：18-19.

[25]阎林奇,吴少杰,郭瑞华. 河豚毒素的研究进展. 华北煤炭医学院学报,2008，10(1)：48-50.

[26]宫庆礼,崔建洲,阎承璋,等. 从河豚鱼肝脏提取河豚毒素的方法. 中国专利：

03138707.1，2004.01.28.

[27]张红岩，吕琳. 鹿茸酸性多糖的含量测定研究. 中成药，1988，(10)：34.

[28]唐孝礼，邱鹏新，黎明涛，等. 黑海参酸性黏多糖的分离纯化. 中药材，1999，22(5)：223.

[29]庄毅，陈建伟，谢小梅，马琳. 中药内的菌物药. 中草药，2012，43(8)：1457-1461.

[30]赵友兴，吴兴亮，黄圣卓. 中国药用菌物化学成分与生物活性研究进展. 贵州科学，2013，31(1)：18-27.

[31]庄毅，洪净，许有玲. 中药范畴内的菌物药. 世界科学技术--中医药现代化，2009，11(6)：777-782.

[32]庄毅. 菌物与药物. 中国食用菌，2004，23(3)：3-6.

[33]李立新，叶胜龙，王艳红，汤钊猷. 槐耳浸膏的实验研究及临床应用进展. 中国肿瘤，2007，16(2)：110-113.

[34]吴兴亮，卯晓岚，宋斌，等. 中国药用真菌(子囊菌)多样性及其化学成分. 贵州科学，2012，30(1)：1-20.

[35]陈若云，于德泉. 灵芝三萜化学成分研究进展. 药学学报，1990，25 (12)：940-953.

[36] Toyota M，Hostettmann K. Anti-fungal diterpenic ester from the mashroom Boletinus cavip . Phytochemistry，1990，29 (5)：1485-1489.

[37] Egger H，Reinshagen H. New pleuromutilin derivatives with enhanced antimicrobial activity：I. J. Antibios.，1976，29：915-922.

[38] Gao Y，Jiang RZ，Chen YH，et al. Characterization and anti-tumor activity of glycopeptides from Ganoderma sinensis. Chem. Res. Chin. Univ.，2009，25 (1)：47-51.

[39] Kobata K，Wada T，Hayashi Y，et al. Studies on chemical components of mushrooms. Part III. Volemolide，a novel norsterol from the fungus Lactarius volemus. Bios. Biot. Bioch.，1994，58 (8)：1542- 1544.

[40] Liu L，Shi XW，Zong SC，et al. Scabronine M，a novel inhibitor of NGF-induced neurite outgrowth from PC12 cells from the fungus Sarcodon scabrosus. Bioorg. Med. Chem. Lctt.，2012，22 (7)：2401-2406.

[41] Spiteller P，Steglich W. Blennione，a green aminobenzoquinone derivative from Lactarius blennius. J. Nat. Prod.，2002，65 (5)：725-727.

# 第 12 章　现代中药有效成分的筛选

**教学目的和要求：**

1. 了解现代中药有效成分的整体、细胞和分子三个筛选水平的关系以及随机筛选、计算机虚拟筛选、高通量筛选和生物信息等筛选的优缺点。

2. 掌握现代中药有效成分筛选技术的内容、特点以及每种筛选技术的适用性。

中药有效成分是指中药及其复方中发挥药效作用的化学成分(群)，是中药临床应用、药效毒理、作用机制、生产工艺、质量控制等研究的基础与核心。中药有效成分研究是中药现代化的重要组成部分，某些有效成分能直接研发成药物，有效成分为中药复方现代化提供物质基础，并为中药制造现代化起到物质保障作用，同时又是中药专利的重要核心组成部分。中药有效成分的筛选是中药新药研发过程中的重要步骤。由于中药作用的整体性、中药成分和作用机制的复杂性，寻找适合于中药复杂体系的中药有效成分的筛选方法，阐明中药有效成分及药效作用的本质，一直是中药研究的关键问题。

我国传统中药为我们提供了一个巨大的资源库，从中药中提取分离筛选新的化合物，有极大的优势。西方发达国家的研究者在对化学合成新化合物感到困难重重的今天，也开始面向天然化合物寻找新药。由于中药已经过了数千年临床应用的检验，根据已有资料可以提供其可能的药理作用信息，也可以减少筛选的盲目性。

传统的中药有效成分研究往往遵循先化学分离、后分析鉴定，再结合药理实验以确定主成分的活性导向方法，应用此法已阐明很多中药活性成分，但这样的分离、分析操作繁琐、周期长，并且不能完全阐明中药多成分、多靶点的作用特点。而现代药物筛选手段并不适用于多成分、多靶点、组合药效的中药活性成分筛选，因此针对中药的筛选新方法不断出现，筛选技术不断进步，从整体动物水平上升到细胞、分子水平，由传统的筛选技术发展为快速高效的高通量筛选。

## 12.1　中药有效成分的筛选水平

### 12.1.1　整体水平

应用整体动物进行中药有效成分筛选可以从整体水平直观地反映出治疗效果、不良反应以及毒性作用，对预测被筛选样品的临床价值和应用前景具有十分重要的意义。

利用动物模型研究中药活性成分是采用特殊的实验动物模型，将中药模拟中医临床给药，然后从受药动物体内分析中药活性成分的一种方法。这种方法的实质是利用动物的生理机能将中药活性成分从中药内分离并分散到动物组织内，再运用分析化学的方法，从动物组织中分离活性成分。

近 10 年来发展起来的转基因动物技术，在人类疾病模型建立中具有重要作用。目前转基因动物技术日趋成熟，并已应用于医药学领域，它既可作为“生物反应器”使用，也可作为疾病动物模型用于疾病致病机理及药物筛选的研究。转基因动物是指用实验方法将外源基因导入染色体基因组内进行稳定整合，并能遗传给后代的一类动物。在医学研究中转基因动物可以“真实”地体现目的基因的活动特征，将分子水平、细胞水平、整体水平的研究有机地联系起来，可在不破坏活体原有系统的前提下，对一个或多个因素进行研究，使问题简化。利用转基因动物可建立敏感动物品系及人类相同疾病的动物模型用于药物筛选，避免了传统的动物模型与人类某种症状相似的疾病在致病原因、机制不尽相同的缺点，其结果准确、经济、试验次数少、大大缩短试验时间，现已成为人们试图进行药物“快速筛选”的一种手段。目前，已经培育出较多的转基因动物用于药物筛选研究，并已在抗肿瘤药物、抗艾滋病病毒药物、抗肝炎病毒药物、肾脏疾病药物的筛选中取得突破性进展。

建立新的整体动物病理筛选模型，是新药开发中不可或缺的一个重要环节，是药物筛选工作的长期重要任务。转基因技术和基因敲除技术的应用，为建立动物疾病模型提供了有利的条件，重视转基因技术和基因敲除技术在药物筛选和模型建立中的应用，可以加快药物筛选的速度。目前，虽然已经建立了大量的药物筛选模型，但仍然有许多疾病还不能在动物身上复制出来，加上生物体内大量内源性物质的干扰，从受药动物体内分析中药活性成分将比直接分析中药成分更为艰巨，从代谢产物出发推断活性成分的物质结构也存在较大的困难。建立重大疾病、疑难疾病以及中医病症的动物模型，应通过多方面分析中医证候形成的原因，力争使动物模型能够比较全面反映中医的证型实质。

### 12.1.2　细胞水平

细胞水平筛选模型是以细胞功能为基础的筛选模型，除了能用于鉴定分子水平发现的化合物外，还着眼于细胞整体的某些功能和信号转移途径中的其他位点。在对每一个分子通路并不完全了解的情况下，细胞水平筛选是唯一可用的方法。细胞水平药物筛选可以观察被筛选样品对细胞的作用，不反映被筛选样品作用的具体途径和靶标，只能反映样品对细胞生长过程的综合作用。细胞生物学的发展使更多的细胞可用于筛选，除正常细胞外，转基因和病理细胞等也被更多地应用于药物筛选实验中。目前，多数生物性物质都可以通过转基因的方法由细胞表达，为药物筛选创造了更好的条件。由于细胞模型的材料来源比较容易，故其在中药有效成分筛选方面具有广阔的前景。

当前，细胞模型所用的检测活性方法有同位素法、平板倾注法、掺入法、浊度法、生物炭光法等。其中，同位素法和掺入法因其放射性问题应用较少。平板倾注法因其操作复杂、用时较长、重现性差等缺点不适于大批量的操作。而浊度法和生物荧光法等则因为容易受到培养基与代谢产物的影响而应用受限。近年来，TTC(氯化三苯基四氮挫)和 MTT(四甲基偶氮挫盐)比色法是较为常规使用的测量细胞活性的方法。TTC 比色法是基于细菌能将 TTC 还原成红色甲臜而多用于食品、水卫生微生物学等方面的筛查。但是，TTC 法没有 MMT 法敏感，因此 MTT 法应用更为广阔。MTT 比色法于 20 世纪 80 年代创立，其原理是活细胞内的线粒体脱氢酶可以将 MTT 还原成蓝紫色甲胺 Formazan 结晶。该晶体在 560～610 nm 下的吸光度值与细胞活性成正比。实验数据进一步表明,在570 nm下,该蓝紫色晶体的吸光度值与细胞活性比例关系最佳。因此,在实验中多选择570 nm处进行吸光度测试。MTT方法简单快速、灵敏准确,已经广泛用于免疫细胞等动物细胞的活性筛查中。如细胞培养筛选抗球虫剂的研究,用牛免疫缺陷病毒筛选抗艾滋病药物,用嗜肝DNA病毒模型筛选抗病毒中草药,用人体肺癌细胞筛选对肺癌化疗的敏感性药物,中药对癌细胞体外药敏试验的临床研究,分散的人蜕膜质细胞培养模型用于抗生育药物的筛选研究等。细胞水平的筛选模型可以应用到各种人类疾病的研究和治疗药物的筛选中,由于细胞的生长条件和来源较实验动物更经济方便,细胞水平的筛选模型可以进行大规模药物筛选,是高通量药物筛选的重要研究领域。

## 12.1.3 分子水平

根据生物分子的类型,分子水平的药物筛选模型主要分为受体酶、通道、基因和其他类型的模型。

受体筛选模型:典型的是受体与放射性配体结合模型,一般方法是让受体、配体、被测物以及必要的辅助因子一起加入到缓冲溶液中温孵。达到平衡后过滤,滤纸上残留的即为结合的放射性配体,可以通过液体闪烁计数来测量。这一方法具有灵敏度高、特异性强等特点,适合大规模筛选。

酶筛选模型:筛选作用于酶的药物,主要观察药物对酶活性的影响,由于酶与药物的相互作用也是分子间的结合,故酶的反应底物和产物都可以作为检测指标,并由此确定反应速度。

以受体或酶活性检验为基础,对150种常用中药的400余种提取物系统地进行生物活性筛选,得到了5 000余种生物活性测定结果,为了解中医用药的机理提供了一些实验依据。

利用稳定表达人囊性纤维化跨膜电导调节因子(cystic fibrosis transmembrane conductance regulator,CFTR)和对卤族元素碘离子高度敏感的荧光绿蛋白突变体EYFP-H148Q的Fischer大鼠甲状腺上皮细胞为筛选模型,测定386种中药单体化合物对CFTR介导的$I^-$内流速度的影响,发现生物碱类化合物荷叶碱对野生型和vF508突变型CFTR $Cl^-$通道具有激活作用,而对G551D突变型CFTR $Cl^-$通道无激活作用。

利用基因芯片筛选双龙方主要成分(人参皂苷$Rb_1$,丹参酚酸B)诱导大鼠骨髓间充质干细胞(MSCs)分化过程中的差异表达基因,并对差异表达基因进行聚类分析,可知双龙方主要有效成分对大鼠MSC s增殖及分化的影响。

虽然多数受体、酶以及离子通道的检测方法都已经建立,但作为药物筛选模型,特别是高通量药物筛选模型,在技术和方法上仍然有许多重要的内容要探索。因为能够与靶点作用的化合物的药理作用,要受到多种因素的影响,所以仅仅依靠分子水平模型的结果评价药物作用,也存在着显著的不足。

# 12.2 中药有效成分的筛选形式

## 12.2.1 随机筛选

随机筛选是中药有效成分筛选方式中最经典、最基本的,它是用一个或多种生物活性测试手段筛选中药成分(群)。从原始阶段人类寻找药物到目前对新化合物的各种生物活性测试,实际上都是随机筛选。现在应用的许多药物就是通过随机筛选得到的,随机筛选的特点是能够发现全新药物,但几率低。如,利用细菌培养法筛选抗菌素;利用 MTT 法对从淫羊藿中分离得到的异戊烯基黄酮类化合物进行体外抗肿瘤活性筛选。

## 12.2.2 计算机虚拟筛选

计算机虚拟筛选多集中于合成领域,现已成功应用于中药的有效成分筛选。其策略的是基于机制明确的靶标分子结构进行分析,阐明靶标的功能、三维结构和天然底物的化学结构特征。其方法包括三维定量构效关系(3D-QSAR)方法、建立药效基团模型的方法以及在此基础上的三维结构搜寻方法。3D-QSAR 方法将小分子成分的理化参数和三维结构参数与药效拟合出定量关系,以此关系筛选中药小分子有效成分。药效基团模型方法是对一系列小分子有效成分作 3D-QSAR 分析研究,并结合构象分析,推测受体的空间形象,然后以此虚拟受体为依据来筛选中药中的有效成分。这 2 种方法是密不可分的。基于药效基团模型的三维结构搜寻方法是以药效基团模型为搜索标准(即提问结构),来搜寻小分子三维结构数据库,发现候选化合物,预测其活性,揭示其作用机理,进而形成中药有效成分计算机虚拟筛选策略:定量构效关系研究——三维药效团构建——中药化学成分数据库搜索——搜索结果评价。成功的中药有效成分计算机虚拟筛选可大量减少生物筛选的工作量,提高新活性成分发现的几率。这种方法为改进现有中药药效成分筛选方法提供理论上的先导和思路,从而改变以往中药有效成分研究"泛泛分离,普遍筛选"的状况。如,利用 ACE 受体拮抗剂药效团,以快速搜索模式进行三维数据库搜索,从中药化学成分数据库中获得来源于 114 味中药的 96 个命中成分,其中,丹酚酸 A、丹酚酸 B、去甲基棱砂贝母碱 A 等具有 ACE 受体拮抗活性。

## 12.2.3 高通量筛选

高通量筛选是 20 世纪 80 年代后期形成的寻找新药的高新技术,是以药物作用靶点为主要对象的细胞和分子水平的筛选模型,根据样本与靶点结合的表现,判断化合物的生物活性。高通量筛选涉及基本技术主要有:自动化技术,数据处理等计算机软件技术和生物评价法微量化、敏感化并转化为可用多孔板、多通道法测定的技术。高通量筛选的理论基础是:药物与靶点的相互作用。药物的治疗作用多数是通过药物与靶标相结合而产生的。如作用于受体的药物筛选,是根据受体-配体相互作用的理论建立的筛选方法,通过筛选,可以发现与特定受体相结合的化合物。对酶活性的影响,如在以酶抑制剂为筛选目标筛选时,可采用酶活性作为指标，说明药物的作用，这是高通量筛选中广泛采用的模型。对细胞的作用，可反映整体细胞对药物作用的反应。反向药理学是对高通量药物筛选引发的研究过程的概括，即从药物作用靶点水平筛选药物，然后进行作用机理研究、组织器官水平研究、药效学研究、疾病相关动物模型研究和药物开发研究。但由于高通量筛选应用的是分子细胞水平的模型，其结果距全面认识中药有效成分的药理作用还有一定距离，必须在筛选之后进行组织器官和整体动物水平的药物筛选工作。

### 12.2.4 生物信息学筛选

生物信息学是一门应用信息科学、计算机科学、生物计算数学、比较生物学等学科的观点和方法对生命现象及其组成分子（核酸、蛋白质等）进行研究的学科，它以计算机为工具，互联网为平台，对生物信息进行提取、储存、加工和分析，用信息理论和生物数学的方法去理解和阐述生物大分子，最终对它们进行处理和应用。生物信息的研究归根到底就是通过数学和计算机的分析手段将生命的数据（基因和蛋白）变为可商业化的信息，从而大大缩短药物及生物技术产品开发的时间。传统药物研究周期长，针对性差，不能做到“因人而异，辨证施治”。生物信息学在以下几个方面指导药物研制。

①生物信息学帮助研究者有目的的去了解研制药物的信息，建立自主信息系统，选定目标，开发产品，针对病因及发病机制去开发。

②生物信息学可用于确定药理作用目标，并进行筛选。利用群体遗传学，分子流行病学和人类基因组计划，可获得包括疾病基因在内的大量资料，就可设计正常与疾病状态下生化代谢途径的计算机模型，并在此模型上确定最佳治疗点，获得理想的药理作用目标。

③生物信息学更有利于新药的理性设计。理性设计是制药工业开发新药的新研究方式，即通过定向设计合成化合物，定向筛选方式发现新药。这就要求了解药物分子和靶点是如何在空间构象上相互作用的。生物信息学就能通过改变药物分子结构开发出新药，使之更为有效。如确定艾滋病毒的蛋白酶是药理目标，就应设计与 HIV 病毒蛋白酶空间结构结合并发挥作用的药物分析，有目的改变其结构，使药物的抗病毒活性更强。

④生物信息学有助于从已有药源（天然药物等）筛选未被发现或利用的新活性物质。

⑤生物信息学将构建一个高通量新药筛选平台，依据系种数据库（如小分子库）筛选专一性药物（图 12-1）。

利用群体遗传学，分子流行病学和人类基因组计划，可获得包括疾病基因在内的大量资料，就可设计正常与疾病状态下生化代谢途径的计算机模型，并在此模型上确定最佳治疗干涉点，获得理想的药理作用目标。

基因筛选药物是生物信息学药物筛选的一个重要方向，该筛药模型是将待筛药物作用于人或动物的细胞，利用基因芯片检测细胞中基因的变化，通过与数据库中大量的基因与疾病关系数据的比较分析，判断药效。该技术可在很短的时间内对上万种待筛样品进行筛选，从而使筛选药物速度加快。由于基因芯片能同时对基因变化进行跟踪检测，使得在传统筛药方式下难以察觉的副作用也会立即表现出来，提高了新药的安全性。

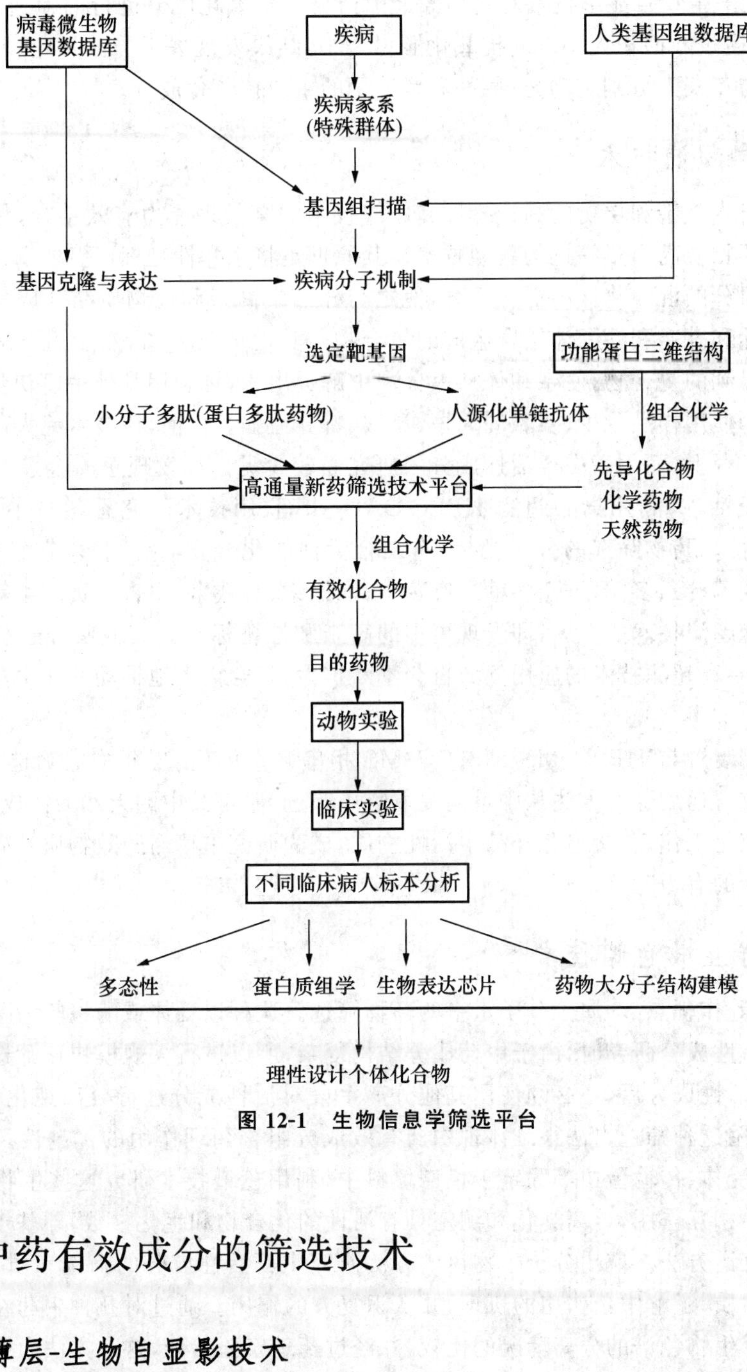


图 12-1　生物信息学筛选平台

# 12.3　中药有效成分的筛选技术

## 12.3.1　薄层-生物自显影技术

薄层色谱-生物自显影技术结合了比色法(或荧光法)与色谱分离技术两者的优点，是一种集鉴定、分离和活性测定于一体的药物筛选方法。该方法不需要特殊的仪器设备，操作简单，耗费低，适合一般实验室操作。人们最早采用纸色谱-生物自显影技术对抗菌药物进行筛选，而后发展到采用薄层色谱与生物显色剂联合用于食品等微生物的测定以及各类天然抗菌成分的筛选，此外在胆碱酶抑制剂、抗氧化剂和糖苷酶抑制剂的筛选等方面得到了广泛的应用。

如,应用薄层色谱-生物自显影技术对乌药等3中药材的抗氧化成分进行的筛选,以DPPH自由基为显色剂,通过峰面积大小判断抗氧化能力大小,结果发现去甲异波尔定、厚朴酚与和厚朴酚木犀草素与芹菜素分别是乌药、厚朴和紫苏子的主要抗氧化成分。

### 12.3.2 亲和超滤技术

亲和超滤技术将亲和层析的高选择性和超滤技术的高处理能力有效结合,是一种能大规模进行生物特征物质高通量筛选的新型技术。其原理是将亲和性靶标(受体、酶等)与天然、合成或代谢的多组分的混合物样品混合孵育,使之与样品中高亲和性物质结合成复合物。利用超滤手段将靶标和高亲和性配体结合生成的复合物与其他成分分离,然后用合适的洗脱液处理超滤膜截留得到的复合物,使亲和体从大分子中解吸出来,再利用其他手段初步鉴定亲和体的结构。该技术使用样品量少、实验周期短、灵敏、特异性强。目前,该技术绝大部分应用于生物工程和制药工程上,而用于中药活性成分的研究尚较少见。如发现短瓣金莲花中黄酮碳苷类化合物的抗炎活性;利用离心超滤-HPLC-DAD-MS联用技术研究忍冬与小牛胸腺DNA(抗菌、抗病毒、抗癌药物筛选的分子靶标)有结合活性的化合物,超滤技术在苷类(三七总皂苷、甜菊糖苷、黄芩苷)、多糖(香菇多糖)、麻黄素、绿原索、马钱素、银杏花黄酮类等研究中均有应用。随着亲和超滤技术的发展,即发现更多的高亲和性靶标和更大截留分子量的超滤膜制备技术的发展,亲和超滤技术的应用领域将会不断扩大,将会极大地推动其在中药活性筛选中的应用。

将超滤分离装置与HPLC/MS/MS、GC/MS相串联,可以实现药物的筛选、分离和检测在线一次性完成。运用这种方法从中草药提取物中筛选、鉴定其中的天然活性成分,有可能减少大量的分离纯化工作,直接追踪样品中活性物质,成为研究中草药药效物质基础和从中寻找新药先导化合物的有力工具。

### 12.3.3 分子生物色谱技术

以受体、酶等作靶点,均属于分子水平的药物筛选。这种以受体或酶检验为基础的筛选方法应用于中药活性成分研究时,由于中药成分结构复杂,所以进行大规模快速筛选存在着一定的困难;筛选出活性成分后,还必须使用其他分离手段对活性成分进行分离纯化,并进行结构鉴定。而且,采用这种筛选方法很难体现中药有效成分组合药理作用的优越性。将生物体内活性物质如酶、受体、传输蛋白等固定于色谱填料中,利用色谱技术研究这些生物大分子有效物质之间的特性相互作用,分离纯化和测定具有活性的化合物和生化参数,即基于分子识别原理的分子生物色谱方法。应用分子生物色谱方法研究中药活性成分的筛选和质量控制,发现新的生理活性物质,了解中药作用的机理,并认识复方的作用。通过对几种中药在以人血清蛋白为配基的分子生物色谱的分离情况的比较,并经过药理实验验证,这一方法为中药的活性成分定量分析及快速筛选提供了新的可能性。酶、受体、DNA、膜蛋白、膜磷脂、血浆中的运输蛋白和其他具有重要生理功能的生物大分子均可作为分子生物色谱的配基,开展中药及其复方有效成分筛选的研究。他们这种以分子识别为基础的生物色谱应用于中药活性成分筛选在两个层次上进行,首先以血液中存在的运输蛋白为靶体进行活性成分的粗筛选和质量控制,然后以特异性靶体筛选具有特定活性的物质。在技术发展上,建立了以分子生物色谱为核心,与NMR、MS等可提供结构信息的手段联用的一体化系统。由于中药药理作用的特殊性,“多成分、多靶点、多渠道”组效关系的存在已成共识，单一高选择性靶体筛选难以解决中药复方活性成分的筛选，而这种粗筛选方法有可能较好地解决这一问题，既排除了绝大部分非活性物质，又保留了多种多样的活性成分。

### 12.3.4　血清药物化学技术

在药代动力学对血清分析的基础上，研究体内成分的生物活性。“血清药理学”和“血清化学”概念的提出，使人们渐渐认识到中药中的众多成分，只有被吸收入血者才能产生作用。血中含有的成分才有可能是中药在体内直接作用的物质。中药的药效物质基础应在给药后的血清组成中进行探讨。对进入血清的成分进行研究，能在相对有限的成分中探明与中药(复方)效应相关的药效物质基础。用这种方法研究了茵陈蒿汤、葛根芩连汤、归苓片、芍药甘草汤、延胡索等血中移行成分。分离鉴定了六味地黄丸的体内直接作用物质。利用进入血中的成分在细胞和分子水平研究生物活性时可以排除粗制剂理化性质(电解质、鞣质、不同的 pH 值、渗透压)的干扰，防止通过转化或代谢成为有效成分的组分的漏筛。但此方法也存在一些问题：血清药物浓度较低；不同种属、不同年龄的动物对药物吸收有一定差异；给药剂量、采血时间不同。血中含药成分数及量也不尽相同。血清药物化学只注意了入血的成分而未能充分考虑入血成分在体内作用的靶标和入血成分如何起作用。

### 12.3.5　蛋白质组学技术

蛋白质组学的发展为中药的研究提供了契机。因为中药的作用靶点和作用途径大多是通过蛋白质来体现的，如果利用蛋白质组学相关技术研究中药对细胞蛋白表达谱的影响，就可以建立蛋白质组学和生物信息学等技术平台，利用此平台将中药复方多组分、多靶点、多途径作用特点与基因蛋白表达关联起来，比较各自不同的表达差异谱，确定不同配伍组方对应的蛋白表达靶点，并根据表达的器官特异性及表达水平与复方的君、臣、佐、使理论及用药剂量相关联，同时根据不同配伍组方蛋白靶点的相互作用，分析复方各组成之间的密切关系，阐明药物作用的物质基础及内在的配伍规律。

另外，近几年发展和改进的柔性分子对接技术，其快而准确的计算和模拟方法可以预示化学小分子与蛋白质的亲和性。作为化学蛋白质组学的计算技术，分子对接能从中药复杂体系中快速筛选出可能的有效成分，然后在细胞和动物模型中应用足够强度和选择性的化学探针，来鉴别和验证中药靶蛋白质，并且可在此基础上优化有效成分的分子结构和研究中药的协同作用机制。宋云龙等采用柔性分子对接技术，将 15 个喜树碱(Camptothecinum，CPT)类化合物对接到 Topo I-DNA 切割复合物中，分别从原子水平和分子立场角度阐明了喜树碱类抗肿瘤化合物与 Topo I 的相互作用机制。

### 12.3.6　代谢组学技术

代谢组学(metabonomics)是 20 世纪 90 年代中期发展起来的一门新兴组学技术，是通过考察生物体系(细胞、组织或生物体)受刺激或扰动后，其代谢产物的变化或随时间的变化，来研究生物体系的一门新兴学科。中药“多组分、多靶点、整体调节”的特点及中医药理论的“整体观”、“辨证论治”与代谢组学的全景式、整体互动性、综合性不谋而合，是中医药现代化的最佳切入点。

中药(尤其是复方)进入机体后,起效的是中药中的原形成分或代谢产物或与机体作用形成的新成分,三者构成体内中药成分的代谢物组。中药代谢物组通过多器官、多系统、多靶点,协调干预人体内源性代谢物组来治疗疾病。中药代谢物组的作用都会反映到各种生物化学途径上,使内源性代谢物组中某种或多种物质的浓度和比例发生变化。而内源性代谢物组变化特征模式提供了药物作用机制和作用靶点的信息。通过追踪中药影响体内内源性代谢物组的组成和变化,可以整体评价中药的疗效和安全性,阐明中药效应物质基础及作用机制,解决中药现代化的瓶颈问题。

借助代谢组学先进的研究方法和技术平台,在中医药理论的指导下从不同角度、不同层次上系统的研究中药及其复方,可以快速筛选出多种活性组分,有助于揭示中药及其复方产生药效的物质基础,为中药现代研究提供了崭新的思路。采用代谢组学技术,对中药彭县雪胆和尖萼楼斗菜的抗菌物质基础及作用机制进行相关研究。通过对彭县雪胆乙醇提取物、雪胆甲素及已知作用模式的 9 种常用抗菌素处理的金黄色葡萄球菌培养液进行 HPLC-DAD-ESI-MS 代谢谱研究和主成分分析(PCA),发现彭县雪胆乙醇提取物、雪胆甲素与万古霉素的投影点聚集在一起,表明彭县雪胆的作用模式与万古霉素的作用模式类似,都是通过抑制细胞壁的合成发挥抗菌作用,说明雪胆甲素是彭县雪胆抗菌的主要物质基础。

### 12.3.7 基因芯片技术

基因芯片技术是指采用点样法,将数以万计的 DNA 探针固化于支持物表面上,产生二维 DNA 探针阵列,然后与标记样本杂交,通过检测杂交信号来实现对生物样品的检测或医学检测。在相关基因的确定、药物筛选等方面,该项技术以其快捷方便的优势而被广泛应用于药用动、植物等方面的研究中。基因芯片技术成为解决新药开发中分离和鉴定药物的有效成分这一重大障碍的有力手段。其能大规模地筛选,从基因水平解释药物的作用机制,可以利用基因芯片分析用药前后机体不同组织器官基因表达的差异,从而发现一组病症相关基因和药物效应基因作为药物筛选靶标。如台湾 AGT 公司将中药经过提取,利用高效液相反相色谱柱将中药提取物分离得到 $n$ 个组分,用芯片点样仪将溶液点在塑料片上制备出可用于中药有效成分的筛选。

基因芯片技术不仅可用于中药活性成分研究,而且可以在众多的配方中有针对性地选择合适的中药复方作为新药开发的目标,从基因水平上搞清中药的作用机制。如,用基因芯片筛选抗肿瘤血管生成中草药相关基因。加强基因芯片技术在中药活性成分研究中的应用,对于我国发展中药现代化、促进中药走向国际市场具有重大意义。基因芯片技术虽有诸多优点,但要成为实验室或临床可以普遍采用的技术目前尚有一些关键问题亟待解决。如何提高芯片的特异性,简化样本制备和标记操作程序,增加信号检测的灵敏度和高度集成化样本的制备,基因扩增,核酸标记及检测仪器的研制和开发等,已成为当今国内外研究的热点。

### 12.3.8 分子烙印技术

分子烙印技术,也称分子印迹技术(MIT),其应用前提是能够制备出具有分子识别能力的聚合物材料-分子烙印聚合物(MIPs)。利用分子烙印高分子制成亲和色谱柱,利用色谱分离技术的高速高效性和质谱测定技术的高灵敏度和独有的混合解析能力,在线连接 HPLC-MS,

可以直接从中药复杂体系中分离、筛选出有效成分并进行直接鉴定，实现中药有效成分的分离、筛选、鉴定一体化技术。

将化合物分离鉴定手段与高通量药物筛选技术相结合，可以直接对提取的组分进行分离和活性检测并鉴定，不仅可以节省研究费用，提高发现活性化合物的速度，同时也可以保证研究目标的准确性。

基于分子识别原理，根据靶酶、分子烙印高分子及药物抗体与活性成分结合能力的差异，分别利用靶酶、分子烙印高分子及药物抗体制成亲和色谱柱，利用色谱分离技术的高速高效性和质谱测定技术的高灵敏度和独有的混合解析能力，在线连接 H PLC-MS，可以直接从中药复杂体系中分离、筛选出有效成分并进行直接鉴定，实现中药有效成分的分离、筛选、鉴定一体化技术，其过程如图 12-2 所示。这是最近几年出现的药物筛选新技术之一。

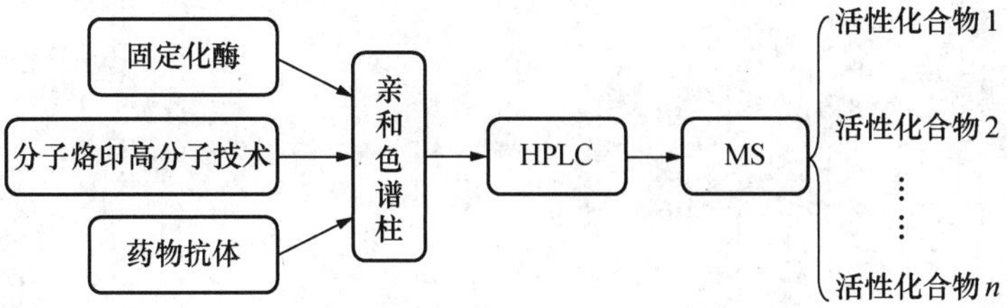


**图 12-2 中药有效成分的分离、筛选、鉴定一体化技术**

如利用细胞膜色谱法筛选鉴定了当归、太白花、红毛七中的有效成分；利用抗体亲和色谱柱筛选出抗丙型肝炎的先导化合物；利用分子烙印聚合物亲和色谱柱成功筛选出抗肿瘤的 EGFR 抑制剂，实验证明活性化合物在这几种柱中的保留时间与活性成正比。

## 参考文献

[1]陈梅，赵鑫，沈舒，等．中药药效物质基础研究思路与方法概述. Strait Pharmaceutical Journal，2010，22(3).

[2]杜冠华. 药物筛选新技术与中药现代化研究. 世界科学技术—中药现代化. 2000，2(4).

[3]刘玉荣，李剑勇，杨亚军. 非生物学药物筛选方法及其应用. 时珍国医国药. 2010，21(10).

[4] 岳荣彩，单磊，严诗楷，等．化学蛋白质组学在中药现代化研究中的应用. 世界科学技术—中药现代化. 2010，12(4).

[5] 盛佳钰，苏永华．基于代谢组学的中药新药研究概况. 江苏中医药. 2012，44(5).

[6] 张燕玲，王耘，乔延江．中药有效成分族群辨识研究概况．世界科学技术—中药现代化. 2012，14(3).

[7]罗傲雪，范益军，宋关斌．2 型糖尿病药物筛选技术研究进展. 生物医学工程学杂志. 2006，23(4).

[8]张典，袁秉祥. 药物筛选形式. 西北药学杂志. 2004，19(5).

[9] 徐仿周，吴继洲. 基因芯片技术在中药中的应用研究进展. 国外医学药学分册. 2005，32(5).

[10]王瑜. 药物创新与高通量筛选．西北药学杂志. 2004，19(1).

[11] 王星,张燕玲,乔延江．药效团技术在中药药效成分研究中的应用．世界科学技术—中药现代化.2012,14(4).

[12] 朴胜华,罗朵生．中药物质基础研究方法评述．中国药房.2012,23(23).

[13] 李剑勇，杨亚军，张继瑜,等．中药有效成分的分离筛选鉴定一体化技术与分子烙印技术．时珍国医国药.2008,19(12).